Enfermedades que curan

Si este libro le ha interesado y desea que le mantengamos informado
de nuestras publicaciones, escríbanos indicándonos qué temas son de su interés
(Astrología, Autoayuda, Psicología, Artes Marciales, Naturismo,
Espiritualidad, Tradición…) y gustosamente le complaceremos.

Puede consultar nuestro catálogo en www.edicionesobelisco.com

*Los editores no han comprobado la eficacia ni el resultado de las recetas,
productos, fórmulas técnicas, ejercicios o similares contenidos en este libro.
Instan a los lectores a consultar al médico o especialista de la salud ante
cualquier duda que surja. No asumen, por lo tanto, responsabilidad alguna
en cuanto a su utilización ni realizan asesoramiento al respecto.*

Colección Salud y Vida natural
Enfermedades que curan
Katia Bianchi y Sandra Pellegrino

Título original: *Le malattie che fanno guarire*

1.ª edición: febrero de 2023

Traducción: *Manuel Manzano*
Maquetación: *Juan Bejarano*
Corrección: *TsEdi, Teleservicios Editoriales, S. L.*
Diseño de cubierta: *TsEdi, Teleservicios Editoriales, S. L.*

© 2021, OM EDIZIONI
(Reservados todos los derechos)
© 2023, Ediciones Obelisco, S. L.
(Reservados los derechos para la presente edición)

Edita: Ediciones Obelisco, S. L.
Collita, 23-25. Pol. Ind. Molí de la Bastida
08191 Rubí - Barcelona - España
Tel. 93 309 85 25
E-mail: info@edicionesobelisco.com

ISBN: 978-84-9111-903-6
Depósito Legal: B-19.832-2022

Printed in Poland

Reservados todos los derechos. Ninguna parte de esta publicación, incluido el diseño de la cubierta,
puede ser reproducida, almacenada, transmitida o utilizada en manera alguna por ningún medio,
ya sea electrónico, químico, mecánico, óptico, de grabación o electrográfico, sin el previo consentimiento
por escrito del editor. Diríjase a CEDRO (Centro Español de Derechos Reprográficos, www.cedro.org)
si necesita fotocopiar o escanear algún fragmento de esta obra.

KATIA BIANCHI
SANDRA PELLEGRINO

Enfermedades que curan

*Los programas biológicos especiales de la
Nueva Medicina de Hamer: leyes y herramientas
de la evolución para tomar forma a partir
de las nuevas experiencias*

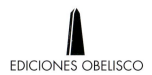

EDICIONES OBELISCO

PRÓLOGO

Llega el tiempo de Cristo, el primer sanador

Esta época que atravesamos está cada vez más cargada de profundos significados que nos conectan con el mundo de los arquetipos.

Katia Bianchi y Sandra Pellegrino escriben este libro inmersas en estos ritmos astrales e inspiradas en la presencia simbólica de la sabiduría y el conocimiento.

Su ciencia es verdadera, como la del Dr. Hamer es ciencia verdadera, una ciencia que finalmente conduce de regreso al Uno y que se vuelve plenitud y totalidad precisamente porque se reconecta con lo superior: del plano de la materia más pesada al plano del amor divino. En efecto, precisamente en su «pesadez» más aparente (enfermedad, dolor, patología) encuentra huellas de lo sagrado mostrando y revelando esa sencillez propia de las brillantes intuiciones del saber que acompañan siempre a los saltos evolutivos.

Todo descubrimiento en el camino evolutivo está lleno de esta «simple» maravilla: aquí comprender el proceso de la enfermedad, es decir, poder redescubrir el sentido que se había perdido, significa reconectar con el mayor sentido, con la positividad que distingue nuestro caminar como hombres, quienes naturalmente redescubren su verdadera naturaleza de «dioses en el exilio».

Por supuesto, este agosto de 2010, desde el punto de vista de los grandes movimientos planetarios, nos ha enriquecido con una de las configuraciones astrales más poderosas jamás vistas.

Durante el tiempo de redacción de este libro, se han alternado en el cielo algunos «tránsitos» verdaderamente emblemáticos.

Aquí muestro los gráficos simbólicos; incluso para aquellos que no son expertos en astrología creo que la cruz que está compuesta en el cielo y resaltada en rojo puede parecer evidente.

A partir del 24 de junio:

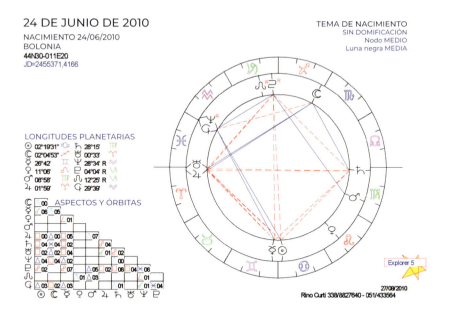

Para pasar al 7 de agosto:

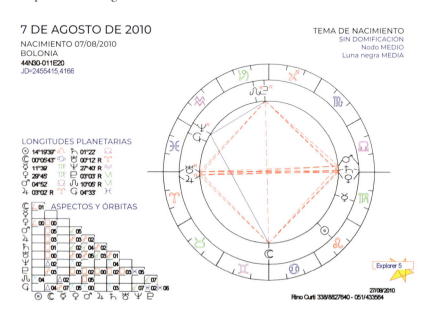

Hasta el 3 de septiembre de este increíble 2010:

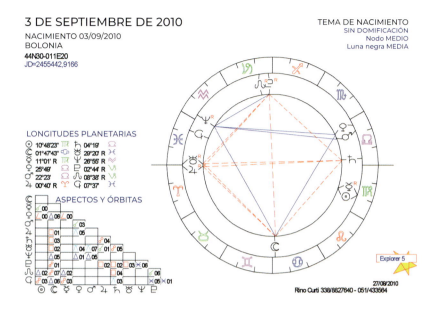

Las tablas representadas arriba muestran una configuración activa que luego se hace más y más evidente con el avance de la Luna en su paso del signo de Sagitario al de Capricornio. Este movimiento fortalece y destaca la gran cruz representada por la cuadratura múltiple entre el Sol/Mercurio (conjunción en Cáncer); Saturno (en los últimos grados de Virgo); Júpiter y Urano (conjunción en Aries) y precisamente la Luna, Plutón y el nodo norte en Capricornio (es el gran cuadrado rojo de las imágenes).

Los cuatro rincones de nuestro cielo están activos y con ellos se abre el inmenso potencial del gran camino del corazón… que es, y será cada vez más en el tiempo, fruto de un gran «trabajo» interior que nos acerca a realizar el gran proyecto de transformación, una puerta que nos lleva cada vez más lejos en el camino querido por los alquimistas, que va del plomo al oro…

En agosto, entre el 7 y el 14, hubo una extraordinaria acumulación de energía: casi todos los planetas del campo resultaron en una cuadratura perfecta, inscrita en una geometría simbólica verdaderamente rica en implicaciones a nivel del alma: Saturno, recién ingresado en el signo de Libra (justicia, armonía, belleza, pero también bloqueo, retraso, duda) está en la muy importante conjunción con Marte y Venus.

En todo esto, pero en particular en la cuadratura de Saturno y Plutón (la transformación del poder, ¡simbólicamente es justo el camino que lleva del plomo al oro!) y en la oposición a Júpiter/Urano en Aries (un gran cambio «revolucionario», Urano), será posible ver y quizá superar todo lo que la arbitrariedad y la injusticia han acumulado durante años a expensas de la humanidad, ahora en todos los lugares de la tierra, en todos los campos del conocimiento y en todas las actividades humanas.

La cruz ha sido siempre el emblema crístico del amor que recuerda simbólicamente nuestra forma humana y la caracteriza en su camino de ascensión que conduce a la «espiritualización de la materia».

Estos patrones repetitivos que representan la activación de este camino poderoso y sutil están ahora activos como nunca antes.

Este libro es hijo de esta activación crística del amor que finalmente contempla la posibilidad de redescubrir el camino al cielo en nuestra vida cotidiana. Tal vez la «enfermedad» del mundo y de los hombres se está resolviendo y el signo de la curación (la «crisis epileptoide» como diríamos en la Nueva Medicina) se hace cada vez más evidente.

En un pasaje del libro se hace esta declaración:

«Las enfermedades son procesos de desestructuración y reestructuración. Pertenecen al mismo orden de realidad que las guerras y las revoluciones, que es también el de la enfermedad y la muerte: el orden de la transformación. Son manifestaciones del proceso evolutivo».

Creo que la conexión con el alto cielo de los arquetipos astrales se activó muy fuertemente en el corazón de nuestras dos autoras y que les ayudó no poco a encontrar y experimentar la gran transformación que se estaba produciendo en el cielo de los dioses y en el de los hombres, sus representantes directos en la tierra.

En el cielo se dibuja un mapa de una transformación simbólica, un salto evolutivo, una sanación cósmica, que es parte de un proceso que ha estado siempre en el camino humano que conduce a lo divino. Hoy todos podemos enriquecernos con un instrumento más de comprensión y divulgación a través del uso y la práctica activa de la Nueva Medicina. Nuestras autoras nos muestran la activación de esta herramienta y su eficacia. Su sencillez, que desarma, es parte de ese camino. Al principio del libro encontrarás estas palabras:

«Este libro trata sobre la curación y la enfermedad como herramientas para la curación y la evolución. Cuando pienso en sanar, siempre me viene a la mente Jesús, el Maestro de todos los sanadores, otro tipo raro, que no creía en la enfermedad ni en la muerte».

Ahora quizá ha llegado verdaderamente el tiempo de la gran sanación: ¡el tiempo de Cristo!

Rino Curti

INTRODUCCIÓN

El primer sanador

Este libro trata sobre la curación y la enfermedad como herramientas para la curación y la evolución.

Cuando pienso en sanar, siempre pienso en Jesús, el Maestro de todos los sanadores, otro tipo raro, que no creía en la enfermedad ni en la muerte. Nos lo entregaron como un modelo inalcanzable, un prototipo que ha quedado único, del que hemos perdido la matriz. También nos dijeron que Él es nuestro Maestro, pero en cuanto tratamos de hacer lo que Él nos enseña, se nos dice que estamos locos: «¿No creerás que eres Jesús?».

Pero entonces, ¿qué hemos aprendido del Maestro en estos últimos dos mil años, durante los cuales lo hemos matado, para luego lamentarlo, venerarlo, rezarle, pero sin tomarlo nunca en serio?

¿Es un tonto quien piensa que es como Jesús? Pero ¿cómo podríamos definir a alguien hecho como Jesús, que a pesar de todas las pruebas y enseñanzas recibidas, después de más de dos mil años todavía no se ha dado cuenta?

Te propongo un juego. Dejemos que nuestra imaginación se ponga en marcha un momento y dejemos que una escena de hace más de dos mil años fluya ante nuestros ojos, pero, esta vez, ¡por el amor de Dios, tomémoslo en serio!

Jesús está de pie, tranquilo y sereno, en medio de una multitud de personas que han venido a escucharlo, a pedirle ayuda, a mirar alrededor, a espiarlo o controlarlo. Está de pie frente a un hombre paralítico, bajo la atenta mirada de los amigos que lo han traído hasta él. El enfermo le pide ayuda con los ojos. Ya ni siquiera se atreve a pedir algo para sus piernas, que llevan toda una vida inertes. ¿Qué puede pedir ahora? La pregunta que está en sus ojos ya no la sabe leer, sin embargo pregunta con la mirada algo que nunca pudo expresar con palabras, algo que su mente rechaza y que vive enterrado en lo más profundo de su corazón, alimentado por una antigua fe en los milagros: el sueño de una curación imposible. Es algo impronunciable, indecible, apenas apreciable, que ya no recuerda, un movimiento embrionario silencioso, casi imperceptible.

Ahora se atreve a levantar los ojos hacia él, los deja hundirse hasta perderse, con su silenciosa pregunta, en la mirada clara y atenta del joven rabino.

Y Él responde a la pregunta tácita y dice… dice… el absurdo más inconcebible, increíble, tan impensable para quien ha estado paralizado toda la vida como para ser incluso ofensivo:

—¡Levántate y anda!

Y el paralítico, en lugar de objetar, como haría cualquier persona sensata, dice:

—Con todo mi respeto, rabino, ¿no me está tomando el pelo?

Está de acuerdo con ese absurdo: ¡se levanta, toma su camastro y comienza a caminar!

Pero ¿te parece normal?

¡Sin embargo, es tan SIMPLE!

Antes de pronunciar su prescripción, el Maestro había dicho al paralítico: «Tus pecados te son perdonados».

Con esa declaración había establecido un vínculo entre la enfermedad y la culpa, una culpa que se puede deshacer fácilmente.

La curación se define como la restauración de la pertenencia interrumpida por el peso del sentimiento de culpa. No se toma como un mérito del terapeuta, sino como el resultado natural del reconocimiento de la realidad. En verdad, Él no ve culpa ni enfermedad.

Jesús ve a una persona plenamente capaz de andar: ¡ésa es la realidad!

La enfermedad define a la persona por lo que no es, la hace existir en su no ser. De hecho, cuando hablamos de una persona con discapacidad en términos que pretenden ser «respetuosos», llamamos «in-vidente» a un ciego, etc. Este «in-» termina por convertirse en parte de su identidad, la misma identidad que el primer sanador demuestra no reconocer:

«¡Levántate y anda!».

A Él no le importa el «in-». Lo mismo haría la mente inconsciente. No hay negación en el inconsciente. Automáticamente, el lenguaje inconsciente lee e integra todas las expresiones en forma de indicativo, presente, afirmativo: todo existe aquí y ahora, siempre y para siempre. No hay algo que no exista, podría existir, existiría, si existiera: todo siempre y sólo «existe». Todo es entero, íntegro, sano.

Este lenguaje se resume en el nombre de Dios: «Yo soy el que soy». Y he aquí lo que nosotros, en nuestra integridad, recomponemos con nuestro «país extranjero interno», que es lo que realmente somos.

Éste es también el lenguaje de la curación, que el primer Sanador supo utilizar… ¡procedente de Dios!

Dado que, según la ley judía de la época, sólo Dios puede perdonar los pecados, se había valido de la autoridad del mismo Dios como hombre. Y por eso será acusado de blasfemia por los fariseos, a quienes les responderá: «¿Qué es más fácil, decir "tus pecados te son perdonados" o "levántate y anda"?».

Realmente no hay diferencia en cuanto a dificultad: en el inconsciente, como en la mente de Dios, no hay culpa, como no hay dolencia o enfermedad.

A menudo, después de las curaciones milagrosas, Jesús restablece la relación con la persona curada: «Ve en paz. Tu fe te ha salvado».

Al hacerlo, se aleja de la gratitud del hombre curado, rechaza su dependencia y favorece su autonomía, que se basa en el reconocimiento de la naturaleza divina de todo ser humano. Le recuerda al hombre curado que fue sólo su movimiento lo que lo curó, ese movimiento tan insensato, absurdo, que tuvo la confianza de hacer: caminó. Con las piernas sin vida caminó, y con ese movimiento sin sentido, tomó conciencia de lo que es capaz un ser humano. Jesús simplemente lo invitó a averiguar qué podía hacer y al mismo tiempo les mostró a todos lo que puede hacer un ser humano.

¿Qué aprendemos acerca de la curación en esta historia?

Lo primero que destaca por su evidencia es que la curación es un movimiento: Jesús no hace reflexionar al paralítico sobre la historia de su vida o las causas de su parálisis, no trata de convencerlo de sus cualidades o posibilidades, no le ofrece entrenamientos ni programas agotadores, difíciles, dolorosos, no le pide sacrificios, compromisos, penitencias, reparaciones, no le expone teorías en las que creer, ni siquiera le pide que tenga fe, sólo le prescribe un movimiento: «Levántate y anda».

De niña, cuando me quejaba a mi abuelo de algún dolor o malestar, señalaba con el dedo el punto de mi cuerpo que me estaba causando problemas, y decía:

—¡Abuelo, me duele aquí!

Me miraba con mucha atención y luego me decía, con aire divertido y tranquilizador a la vez:

—¿Te duele ahí? ¡Entonces ve más allá!

Aquella respuesta, que parecía tan extraña a mi mente racional, tenía sin embargo el poder de tranquilizarme, tanto que me dedicaba a otra cosa, mientras que el dolor que un momento antes me había acosado se instalaba en un rincón de mi experiencia perceptiva, y luego se disolvía plácidamente. ¡Era gracioso cómo la broma de mi abuelo tenía un poder casi mágico! ¡He tardado casi cincuenta años en entender que mi abuelo lo decía en serio!

Así que la curación es un movimiento, pero no un movimiento lógico y sensato. Es un movimiento completamente insano, sin sentido, absurdo con respecto a la imagen que el enfermo tiene de sí mismo y del resto del mundo.

La curación es un movimiento absurdo respecto a la visión del mundo, dentro de la cual el hombre está enfermo, aplastado por la culpa, marcado por su exclusión, incurable si no es directamente por Dios.

Eso, por otro lado, es un movimiento completamente fácil y natural en la visión del mundo del Primer Sanador. No ve a los enfermos, a los culpables, excluidos. Ve seres inocentes, perfectos en su naturaleza divina, que nunca han salido de la casa del Padre. ¡Eso es lo que quiere decir cuando nos exhorta a ver a Dios en nuestro prójimo! Así, en el paralítico, Jesús ve a una criatura divina que, momentáneamente presa de una extraña locura compartida con sus semejantes, está convencida de que debe yacer en un camastro con las piernas inertes de por vida. Entonces Jesús lo vuelve a llamar a la realidad, lo despierta. Es como si le dijera a su prójimo:

—Pero ¿qué haces ahí todo encogido? ¡Vamos, no seas tonto! ¡Termina con eso y camina bien!

El paralítico sabe bien que esa dimensión, a donde Jesús lo llama, es realmente la realidad, la siente, la reconoce, sabe bien que, hasta un momento antes de que el rabino lo despertara, vivía en la ilusión del «in-».

De la resonancia del paralítico con el movimiento prescrito por Jesús, aprendemos que la curación es un movimiento que germina dentro de nosotros, que tiene sus raíces dentro de nosotros, tanto que lo reconocemos y podemos producirlo por accidente o cuando se nos sugiere. Cuando Jesús dice: «Levántate y anda», le habla al hombre perfecto que «se hace» el paralítico y sabe que lo entiende.

Cuando daba mis primeros pasos en la profesión hace muchos años, me encontré trabajando con un chico de catorce años, Piero, con daño cerebral debido a una parálisis cerebral neonatal causada por un accidente durante el parto. Sus fisioterapeutas me lo habían enviado para entrenarlo en el uso del entrenamiento autógeno, una técnica de concentración y relajación, que debía ayudarlo a relajar los músculos contraídos por la parálisis y facilitar el desarrollo motor. Piero estaba casi completamente paralizado al nacer. Luego ganó mucho en la adquisición de movimientos, a través de varias cirugías y terapias de diversa índole, seguido por la atención inteligente y amorosa de una familia extraordinaria. Cuando nos encontramos, Piero caminaba con dificultad, con las piernas muy rígidas, hablaba mal y mantenía los brazos cruzados con las manos agarrotadas por un espasmo que le permitía moverse sólo mediante tirones repentinos, como si tuviera grandes resortes en las articulaciones. Todo el movimiento que le faltaba a su cuerpo lo tenía en sus ojos, brillantes como estrellas, curiosos, extraordinariamente expresivos y siempre en movimiento. Sus fisioterapeutas trataban de enseñarle el movimiento para coger un vaso y llevárselo a la boca, durante seis años y, durante esos seis años no habían tenido éxito alguno: sus brazos seguían chasqueando en el movimiento de extensión extrema o en el de recogimiento extremo, sin término medio.

Cuando había completado el entrenamiento, lo guie en algunas visualizaciones de movimientos. Una vez le pedí que se imaginara con un vaso lleno de agua frente a él:

—Imagina que coges el vaso, te lo llevas a la boca, bebes y vuelves a ponerlo sobre la mesa. Imagina que este movimiento viene solo, que es fácil, natural, que lo puedes hacer completamente sin esfuerzo…

Al final de la visualización, se rio y me dijo que había logrado llevar a cabo mis instrucciones.

Cuando volvió a estar sentado frente a mí en el escritorio, cogí un vaso lleno de agua y lo puse frente a él:

—¿Puedes mostrarme cómo lo hiciste? –le pregunté.

Entonces hizo algo que nunca he olvidado, ¡enorme, increíble, hermoso como la Mona Lisa!

Lo que hizo fue girar la mano hacia fuera, exactamente al revés de como tomaríamos algo, con un movimiento suave y plástico estiró el brazo hacia el vaso, lo llevó hacia atrás, hasta la boca, y bebió, antes de volverlo a poner en su lugar, sin dejar caer una sola gota de agua. ¡Admirable! Se me saltan las lágrimas cada vez que lo recuerdo.

Con ese movimiento inverso que había encontrado dentro de sí mismo, Piero comenzó a comer solo, a vestirse y desvestirse, a lavarse, a estudiar y hasta a escribir. Había descubierto que el movimiento se volvía autónomo en muchas actividades diarias.

¿Quién podría haberle enseñado? ¿Quién podría haber imaginado ese movimiento, sino él mismo, en el fondo de su mente?

En el distrito de salud, la oficina que debía reembolsar a la familia por los honorarios que me habían pagado por las sesiones rechazó el reembolso, justificando la negativa por el hecho de que yo le había enseñado al niño el movimiento equivocado.

Entonces, ¡benditos sean los movimientos equivocados, si nos hacen crecer y descubrir nuevos mundos! Pensé por un momento en ese bendito chapucero que había construido la torre de Pisa y me dio paz. No podemos esperar que nuestros movimientos creativos sean entendidos o aceptados. Sólo el uso que hagamos de ellos los revelará con el tiempo. Mientras tanto, basta el placer de disfrutar del movimiento creativo, dejándonos sorprender y conquistar.

Lo más sorprendente de todo es que la curación es un movimiento fácil, tan fácil que ni siquiera se nos pasaría por la cabeza hacerlo.

Nuestra mente lógica, muy sabia, no puede creer que una enfermedad, especialmente una grave, se cure con un movimiento tan banal, fácil, natural. ¡No! ¡Nos negamos! Una enfermedad grave se cura sólo con el compromiso de grandes y poderosos medios: intervenciones quirúrgicas o farmacoterapéuticas pesadas, duras, dolorosas, largas; punzantes y terribles opciones de vida, fatigantes renuncias, largos y sufridos caminos psicológicos, espirituales o existenciales, capaces de cambiarnos totalmente, de despellejarnos vivos para volver a hacernos nuevos, para volvernos a sanar. Deberíamos cambiar de vida, de país, hacer algo absolutamente excepcional, pero ¡por el amor de Dios, no es algo tan simple!

Nuestra mente lógica está educada para pensar que los males vienen naturalmente, que nos golpean con facilidad, mientras pensamos en disfrutar de la vida, debido a nuestra naturaleza malvada y maligna, inherente a nuestro deseo de placer. Los acontecimientos positivos, liberadores, las conquistas, los pasos de la evolución, en cambio, deben llegar necesariamente como recompensa después de largas jornadas fatigosas, dolorosas, tras caminos de renuncia, de sacrificio, de expiación.

Es así como los movimientos curativos, por ser demasiado fáciles y naturales, acaban convirtiéndose en materia oculta y pareciendo absurdos a nuestras conciencias educadas por la razón.

Precisamente porque germina en nuestro fondo y es fruto de nuestra integridad, el movimiento sanador es también placentero, un motivo más para rechazarlo, en la visión de nuestra mente lógica.

Y así fue como facilitar el movimiento se convirtió en lo más difícil de hacer.

A medida que nos transporta a la cosmovisión del Primer Sanador, el movimiento de sanación es un cambio radical en la cosmovisión y la percepción de nosotros mismos. Entonces es un movimiento creativo.

Cuando estamos enfermos, nos identificamos con la parte de nosotros que sufre, que nos hace sentir amenazados, que tiene miedo, que está enojada, desolada, que nos hace sentir devaluados y excluidos, culpables, desaparecidos. Esa parte termina tomando todo el campo de nuestra imagen de nosotros mismos y haciéndonos ver la curación como un evento imposible.

Cualquiera habrá experimentado un dolor de muelas normal o un dolor de cabeza. Todos sabemos que ciertos males pasan, pero cuando los sufrimos siempre parece que nunca pasarán.

El movimiento de sanación nos hace ampliar la mirada sobre la experiencia en la que nos sentimos enfermos, abre una ventana más grande sobre nuestra vida y sobre el mundo. El mundo que vemos desde esa ventana más grande nos da una idea de nuestra enfermedad a medida que nos lleva más lejos. En este nuevo mundo que vemos, la enfermedad es sólo un momento, un pasaje.

Desde la perspectiva que tenemos en la cosmovisión de la enfermedad, la curación es un movimiento imposible.

En realidad, sólo hay una forma de hacer posible lo imposible: ¡hacerlo! La curación también forma parte de este orden de hechos imposibles.

La historia del mundo es la historia de los movimientos imposibles. Imagínate qué empresa debió de ser para el primer hombre que ideó un tren explicar el concepto a sus contemporáneos: un caballo de acero, que tira de una serie de vagones movidos por un mecanismo similar al de una cafetera y que viaja en una ruta binaria hecha especialmente para él. ¡Este loco está convencido de que puede cubrir el mundo con rieles para llevar su loco vehículo a todas partes!

Y, sin embargo, sean buenas o malas, la historia del mundo está hecha de estas empresas: cosas inconcebibles, que toman forma y llegan a existir. Tal vez no lo sabían los que se burlaban de Leonardo da Vinci cuando estrellaba sus prototipos de aviones contra el suelo. Pero eso lo sabían bien los que persiguieron a Galileo, como también los que siguen calumniando y persiguiendo a los científicos más creativos. Saben bien que, en la visión del Primer Sanador, en su Reino que no es de este mundo, el poder no es posible, o mejor aún, el poder no tiene sentido.

Pero ¿qué tiene que ver con todo esto el sistema de la Nueva Medicina?

Tiene algo que ver porque marca la transición de la medicina como ciencia de las enfermedades a una ciencia integrada de la curación. La NM de Hamer nos brinda las herramientas para hacer esta transición, porque lo que concebimos como enfermedades lo vemos como procesos de curación.

En este sentido, la NM es también una herramienta en la visión del Primer Sanador, una ciencia de este mundo que nos conduce al Reino que no es de este mundo. Por eso los españoles la llaman «Medicina Sagrada», porque desde la concepción de una naturaleza maligna, perversa, falaz y amenazante, nos lleva a redescubrir la sacralidad de la naturaleza, su intrínseco y esencial poder equilibrante y curativo, su infinita fuerza de transformación y evolución. Con este cambio de paradigma del conocimiento finalmente hacemos justicia a la naturaleza, a la que hemos saqueado, vilipendiado y temido durante siglos.

En este libro queremos mostrar cómo lo que llamamos «enfermedades» son eventos insertos en el desarrollo de los procesos naturales, a través de los cuales cualquier organismo, organización o sistema integra nuevos eventos, transformándose en el desarrollo del proceso en una forma en la que evoluciona y se condensa la información de nuevas experiencias en un vehículo transmisible a otros organismos.

Nos transformamos en el transcurso de nuestra vida y dejamos nuestro cuerpo cuando una nueva experiencia nos exige una transformación mayor, que no podemos imaginar, sin volvernos irreconocibles para nosotros mismos. Luego, la transformación posterior y el siguiente paso evolutivo se produce con la muerte.

Las enfermedades crónicas, agravantes o degenerativas son el resultado de un bloqueo del desarrollo natural de los programas biológicos, son la expresión de nuestra resistencia a integrar las experiencias y permitir los procesos reparadores de la naturaleza.

La naturaleza es simple: toda la materia viva se mueve de acuerdo con cinco leyes biológicas y un número indeterminado de programas biológicos naturales, de los cuales actualmente conocemos sólo una parte.

Este libro pretende explicar cómo las enfermedades definidas por la ciencia médica se traducen en términos de programas biológicos naturales, activados por conflictos biológicos precisos, conectados a experiencias específicas de *shock*.

Hemos prestado particular atención a los programas biológicos especiales y a la aplicación concreta del método diagnóstico y terapéutico de la Nueva Medicina, según nuestra experiencia.

Otro tema tratado está relacionado con el campo del cuidado: cómo utilizar el conocimiento de las leyes biológicas para tratarse dentro de un sistema de salud que no las reconoce y que se basa en principios y prácticas completamente diferentes.

El sistema de Hamer es el primer sistema verdadero en medicina, la primera medicina sistémica. Como tal, es una herramienta insustituible de síntesis interteórica que nos permite explicar los procesos de enfermedad como eventos que reciben su significado de sus conexiones con todos los demás eventos de la vida y de la experiencia de la persona y con los movimientos de todo el resto de la materia viva.

Precisamente como sistema, la Nueva Medicina nos permite explicar, además de nuestras experiencias diarias, las observaciones realizadas durante años por muchos científicos en diferentes campos y utilizar esas observaciones y conocimientos en sus interconexiones. Esto la convierte en una valiosa herramienta de integración e investigación que nos permite releer los conocimientos ya adquiridos y utilizarlos de manera consciente y funcional, porque permite vínculos claros, inmediatamente rastreables hasta hechos humanos complejos y concretos. Precisamente el carácter sistémico e integral de la

NM, que la acerca a la complejidad del lenguaje imaginario, ofrece la posibilidad de hacer realidad el profundo sentido del deseo que nos inspira en nuestra búsqueda personal: el deseo de escuchar, ESCUCHAR, expresando el respeto más radical por las manifestaciones auténticas de las personas, escuchando cómo dejar lugar a un brote que crece por su empuje interior, que crea cada vez algo nuevo.

La sensación que experimentamos al escuchar nos ayuda a redescubrir en nosotros mismos el significado más profundo del cuerpo, experimentado como el espacio del éxtasis divino en el momento de la creación: el cuerpo que es espacio, agua que fecunda, luz que calienta, tierra que brota.

En el reconocimiento dado a la existencia, el cuerpo, hecho del mismo polvo que la tierra, es la armonía de todos sus elementos que resuenan con el mundo.

Y aun en su enfermedad, el cuerpo es la semilla que se hincha y se abulta, se vuelve del revés, se deforma para ir más allá de su propia forma, más allá de sí misma, pero realizando su camino interior.

Y si se congela en una etapa de su transformación, aparece deformada: ya no es una semilla, una planta o un fruto.

Ahora vemos el sufrimiento, la patología como esas deformaciones de la semilla que crece, las degeneraciones de su límite, los signos de su transformación.

Nuestros pacientes son como semillas en un momento de su transformación. Detenidas en su proceso, han perdido el contacto con su dinámica interior para convertirse en árbol, no son más que semillas deformes, arrancadas de la tierra y amorosamente observadas por el frío ojo analítico de la ciencia, aspereza por aspereza, hinchamiento por hinchamiento, grieta por grieta.

Una a una, sus deformaciones aparecen como síntomas, signos de sufrimiento y degeneración, que hay que frenar congelando la semilla, conservándola.

En conjunto, las deformaciones de la semilla son los signos y las herramientas de su transformación, la memoria congelada del árbol que está en ella y se refieren a eso que busca. Y tan pronto como se descongela, tan pronto como se acerca a la tierra, las asperezas de la semilla se vuelven más agrias, sus jorobas más hinchadas, sus grietas más profundas, para disolver el límite que la contiene.

Por lo tanto, la única ayuda real que podemos brindar es crear un espacio en el que el cuerpo de la semilla pueda ir más allá de su límite sin ser perturbado, en el que los síntomas se realicen como herramientas y procesos de su transformación. Podemos ayudar a nuestros pacientes a dar sentido a su sufrimiento, ya que ya no lo vemos como un enemigo contra el que luchar, sino como la realización del poder creativo que hay en ellos, de su capacidad autónoma y biológica de evolución.

Este espacio no se crea bombardeando al paciente con información, sugerencias, prescripciones, reglas, sino siguiéndolo y facilitándole su expresión, ayudándolo a liberarse de los obstáculos, constricciones, miedos y adicciones que lo detienen en su camino, caminando junto a él, porque mientras él realiza su curación, nosotros, acompañándolo, avanzamos hacia la nuestra.

ADVERTENCIAS E INSTRUCCIONES DE USO

El propósito de este libro es proporcionar una lectura razonada y crítica de los programas biológicos especiales, incluidos los descritos en el diagrama de nervios craneales, complementada con nuestras observaciones, nuestras contribuciones originales, nuestras pruebas, aplicaciones y experiencias. La intención es brindar una herramienta de trabajo simple de usar y consultar, pero amplia y completa.

En el primer capítulo encontrarás una síntesis esquemática de todo el sistema de la NM. Para una descripción más exhaustiva de las cinco leyes biológicas y su elaboración, las circunstancias históricas de su descubrimiento, la dinámica del DHS y las características generales de los conflictos biológicos, véase nuestro primer libro[1] y la bibliografía del apéndice, donde se enumeran todas los textos de Hamer que hemos utilizado.

Un estudio detallado de las constelaciones de conflictos ha sido deliberadamente excluido de este libro, ya que un tratamiento completo y pormenorizado de este tema con una relectura de la psicopatología y con ejemplos para hacerlo comprensible requiere espacio suficiente para otro libro. Y eso es lo que tenemos en proyecto. Por el momento reservamos para el tema de las constelaciones una breve descripción de los criterios para definir una constelación y una tabla que resume de manera esquemática las constelaciones conocidas. En los capítulos segundo, tercero, cuarto y quinto encontrarás la descripción de todos los programas especiales. La discusión sobre los programas especiales no pretende sustituir los textos originales del autor, que siguen siendo para nosotros, en sus sucesivas actualizaciones, las primeras y más autorizadas fuentes de referencia de la NM, sino sólo proponer una presentación integral, al mismo tiempo sistemática y discursiva, que da cabida a explicaciones, ejemplos razonados, elementos críticos y preguntas abiertas, que permiten digerir mejor el bocado de las «Tablas de la NM», para hacerlas más asimilables en la experiencia.

En el párrafo dedicado a cada programa, antes de la localización cerebral del BH con el esquema gráfico relativo, encontrarás la indicación de los códigos de referencia que identifican cada programa en las tablas de la NMG

---

1. K. Bianchi, S. Pellegrino: *Viaggio nella Nuova Medicina*, OM Edizioni, 2009.

para facilitar su consulta. A continuación encontrarás el tipo de conflicto con ejemplos tomados de experiencias reales, las etapas del desarrollo del programa y su sentido biológico.

La inclusión en la discusión de los datos obtenidos de la «Tabla de los nervios craneales» hace que los aspectos motores y sensores sean más claros incluso para aquellos que no saben alemán, ya que aún no está disponible en español.

Quienes ya estén familiarizados con las tablas de la NM encontrarán que nuestra clasificación de programas especiales difiere en algunos aspectos de la de Hamer. Al disponer los programas de tal forma que nos quedaran claros, hemos preferido mantener siempre el mismo criterio de clasificación: el área cerebral de proyección del tejido implicado en el programa especial, por tanto la conducción cerebral del programa. La adherencia a este criterio permite resolver problemas de clasificación derivados de la inclusión de otros criterios, como el problema que representa la división de programas de tejidos ectodérmicos corticalmente conductores en programas con úlcera y programas sin úlcera o funcionales. Esta distinción, que hasta ahora se ha mantenido en las distintas ediciones de la «Tabla Científica de la NMG» hasta la de 2009, parece contradictoria con la descripción de la fase de solución de estos programas funcionales, que en todo caso se trata de regeneración tisular, con o sin interacción de otros programas. El propio Hamer, en la última edición italiana de la Tabla, explica, en un comentario al margen de dos líneas, que estos programas funcionales, clasificados en la sección de programas sin úlcera, presentan siempre una ulceración del tejido en fase activa. Incluso los programas de parálisis muscular, aunque se conoce principalmente el aspecto de pérdida funcional, implican siempre, por sí mismos o por la interacción de otros programas, también una atrofia o distrofia del tejido implicado. Por lo tanto, en esta discusión, encontrarás que estos programas funcionales siempre se refieren al área cerebral relativa de proyección.

También notarás, especialmente si eres médico, biólogo o si conoces bien la anatomía, que a veces no hay confirmación, en el conocimiento anatómico, de los tejidos que Hamer describe como el asiento de los procesos orgánicos activados por un programa especial. Por ejemplo, Hamer habla de «músculos estriados del estómago» o del «epitelio del pavimento de la curvatura menor del estómago» o de «parte de los músculos estriados del útero» o incluso de «fibras musculares lisas en los músculos estriados». Pues bien, en el estado actual de los conocimientos anatómicos, estos tejidos no existen como tales, es decir que, por ejemplo, en el estómago no se ha observado una capa de células musculares estriadas que los anatomistas puedan identificar como un tejido real. Tratando de resolver esta inconsistencia, nos dimos cuenta de la diferencia fundamental en la metodología de investigación entre la anatomía clásica y el trabajo de Hamer. De hecho, Hamer siempre ha construido su sistema a partir de la observación de los efectos detectables de las funciones. Estas funciones no siempre son atribuibles a lo que los anatomistas consideran un tejido real, pero a veces se destacan a través de sus inervaciones. Ciertamente deducimos su presencia por sus efectos, cuando, por ejemplo, vemos que un tejido de musculatura lisa, en una fase del programa, asume una función de musculatura estriada, es decir, se comporta como si fuera un músculo estriado. Deducimos la existencia de funciones distintas a las propias de un tejido porque las vemos en determinadas fases del comportamiento de ese tejido. En los casos en los que no hemos encontrado la presencia del tejido, al que se refiere la función descrita por Hamer, hemos sustituido la redacción que describe el tejido (que en realidad no se encuentra allí) por la redacción que hace referencia a la función (que en cambio se observa en sus efectos o en el tipo de inervación). Por ejemplo, en lugar de hablar de «músculos estriados del estómago», hablamos de «función de musculatura estriada del estómago». A veces, Hamer se refiere a un tejido arcaico, que, aunque en la actualidad los anatomistas no lo reconocen como un tejido real, sobrevive en células o grupos dispersos de células, evidentemente suficientes y suficientemente conectadas para realizar su función cuando sea necesario. A menudo los patólogos, al observar un órgano, encuentran que los tejidos de las células tienen características morfológicas típicas de las células de otros tejidos o que no son claramente identificables. Se descartan los comentarios relacionados con estas excepciones. Es probable que estas células «OVNI» sean el soporte tisular de funciones arcaicas supervivientes o de nuevas funciones en evolución. Sería interesante investigar seriamente estas observaciones apartadas por la medicina como excepciones. Después de todo, el conocimiento anatómico actual se ha definido en los dos siglos anteriores y las adquisiciones nunca han sido cuestionadas, mientras que podrían tener una evolución a partir de una revisión hecha con los métodos y conocimientos actuales.

También tenemos en cuenta el hecho de que, a medida que el mundo, la naturaleza y las enfermedades cambian, existe una alta probabilidad de que el cuerpo humano cambie con el tiempo, incluso en su aspecto que nos parece más constante, como su forma. Somos más altos que nuestros antepasados y tenemos rasgos algo diferentes, nos enfermamos de diferentes enfermedades, por lo que es razonable pensar que con el tiempo también construiremos diferentes células para diferentes funciones. Si, como decía Lamark, «es la función la que crea el órgano», nos encontramos con que el estudio de la medicina a partir de las funciones nos ayuda a comprender el cuerpo no sólo en sus aspectos estáticos, sino también en los evolutivos. El carácter sistémico de la NM es posible precisamente porque su método de investigación se basa en las funciones que generan los tejidos y órganos. Es precisamente esta perspectiva funcional la que nos permite ver el cuerpo en construcción y la que nos muestra los aspectos evolutivos de las enfermedades.

El sexto capítulo está dedicado al diseño del mapa personal de conflictos y a su uso para rastrear los síntomas hasta los conflictos y, por lo tanto, hasta los datos prácticos y las condiciones existenciales que los generan y sustentan. La claridad sobre lo que nos sucede nos permite tomar decisiones sobre nuestras enfermedades, nuestros tratamientos y nuestras opciones de vida. En este capítulo encontrarás consideraciones que van más allá de la teoría de Hamer, pero que sin embargo son una extensión de las leyes biológicas a campos distintos al biológico, que consideramos importante tratar.

El séptimo capítulo está dedicado a aspectos del sistema mundial de salud, que es importante conocer, ya que es posible que tengamos que recurrir a ellos y que, por tanto, debamos poder utilizar las herramientas que éste pone a nuestra disposición, sin ser apresados por su lógica, siendo siempre los «encargados del proceso de tratamiento».

En el capítulo ocho encontrarás indicaciones generales sobre los principios, criterios y remedios terapéuticos, que también se insertan en el contexto de las descripciones de los programas mismos, cuando las manifestaciones del programa son tales que sugieren precauciones particulares. Es necesario que tengas en cuenta que este contenido, como el de cualquier otro libro de medicina, no sustituye la consulta de tu médico cuando lo necesites.

La última advertencia, la más importante: ¡no confíes en nadie, ni siquiera en nosotros! Revisa siempre cada principio y cada afirmación, digiérela, hazla tuya y confía sólo en lo que sientes, y ve siempre a donde te sientas bien.

Esperamos que este libro sea un mapa de viaje claro pero incompleto para ti, de modo que haya espacio para las cajas que necesitarás agregar. Hemos dejado preguntas que no sabemos cómo responder, para dejar espacio a vuestras respuestas y a vuestras preguntas.

En este trabajo descubrimos cómo el estudio de la medicina, a partir de la memorización abstracta y estéril de elementos estáticos, puede convertirse en la apasionante lectura de un libro de aventuras. Este libro es nuestro cuerpo: un código iluminado, que viene de las profundidades del tiempo inmemoriales pero memorizadas. Descifrarlo es como leer historias interminables, aventuras maravillosas, donde hasta las enfermedades se convierten en arcanos recuerdos del futuro.

Esperamos que este libro sea el espacio entre líneas en el que puedas escribir tu diario de viaje, y que el viaje sea placentero, emocionante, divertido.

¡Ten un buen viaje!

CAPÍTULO 1

Estructura teórica del sistema de la nueva medicina

El sistema teórico de la NM consta de las cinco leyes biológicas, los programas y superprogramas biológicos especiales y la teoría de los nervios craneales.

Las cinco leyes biológicas

Presentamos a continuación un breve resumen esquemático de las cinco leyes biológicas.[1]

> **La primera ley biológica o «regla de hierro del cáncer»**
>
> Todo programa que da origen a una enfermedad surge instantáneamente en el momento en que ocurre un trauma, que es una experiencia impredecible, repentina e inconcebible, que nos toma por sorpresa, dramática, que se vive con una fuerte carga emocional, en un estado de ánimo de suspensión y de aislamiento, que se da simultáneamente en tres niveles: psíquico, cerebral y orgánico.
>
> Hamer llama a este trauma «*shock* biológico» o «*Dirk Hamer Syndrome*» (DHS).
>
> El contenido del DHS, es decir, la experiencia particular vivida en el momento del trauma, determina la localización del brote de Hamer en el cerebro (BHC) y el correspondiente brote de Hamer a nivel orgánico (BHO).

---

1. Para un tratamiento más extenso de las cinco leyes, nos remitimos a los textos de la NM que tratan más específicamente de este tema (ver en la bibliografía).

que dirigen el relativo programa biológico especial de tejidos orgánicos implicados.

El desarrollo del programa especial activado por el DHS es sincrónico en los tres niveles (psíquico, cerebral, orgánico) desde el DHS hasta el final de la fase de solución del conflicto, en caso de que se alcance la solución.

La segunda ley biológica: ley del desarrollo bifásico de los programas biológicos especiales

El desarrollo de cualquier programa biológico especial pasa por una fase de conflicto activo, que va desde el DHS hasta la resolución del conflicto, y una fase de resolución o sanación, que va desde la resolución del conflicto hasta la restauración del estado normal de bienestar. Ésta se divide en dos subfases. La fase activa se caracteriza por la actividad simpática persistente, mientras que las dos fases de curación son vagotónicas, con una fuerte reactivación simpática entre las dos subfases.

La tercera ley biológica o «sistema ontogenético de los programas naturales biológicos especiales y sensibles», también llamada «brújula de Hamer»

El desarrollo de los programas biológicos especiales es diferente, dependiendo de la distinta derivación embriológica del tejido en el que se activa.

Los programas de los tejidos derivados del endodermo (dirigidos por el tronco cerebral) y los derivados del mesodermo arcaico (dirigidos por el cerebelo), por lo tanto de todos los tejidos dirigidos por el paleoencéfalo, muestran una proliferación celular o un aumento de la función en la fase activa del conflicto, mientras que, en la fase de la curación, las proliferaciones exuberantes, crecidas en la fase activa, se reducen por necrosis caseosa o se conservan en forma de quistes. La función que se incrementó en la fase activa se normaliza.

Los programas de tejidos dirigidos por el neoencéfalo, es decir, los tejidos derivados del mesodermo reciente (dirigidos por la médula cerebral) y los derivados del ectodermo (dirigidos por la corteza cerebral) implican ulceración, necrosis o atrofia del tejido, o una pérdida funcional en la fase activa, mientras que en la fase de cicatrización se reparan las úlceras y la necrosis, se regenera el tejido atrófico y se restablecen las funciones.

La cuarta ley biológica: el sistema de los microbios condicionado ontogenéticamente

Los microbios tienen una función fundamental en los procesos de los tejidos afectados por un programa biológico especial: presentes siempre en relación simbiótica en nuestro organismo, se reproducen, aumentando en número en los tejidos por impulso del cerebro y realizando funciones concretas.

Existe una correspondencia precisa entre el tipo de microbios, la derivación embrionaria de los tejidos en los que viven y las áreas cerebrales de referencia.

Los hongos y las micobacterias, los microbios más antiguos de nuestro organismo, actúan en los tejidos dirigidos por el paleoencéfalo. Proliferan en la fase activa y se activan en la fase de la curación, para reducir, mediante necrosis caseosa, la proliferación exuberante de la fase anterior. Eliminan los tejidos que ya no se necesitan.

Las bacterias son obreras que limpian las áreas necróticas y reconstruyen tejido nuevo.

Proliferan a partir del conflictolisis, durante la primera fase vagotónica, y reparan la necrosis de los tejidos mesodérmicos, dirigidos por la médula cerebral.

Los virus, suponiendo que puedan considerarse una forma de vida por derecho propio, son los verdaderos reconstructores.

Se multiplican y actúan en la fase de la curación, reparando úlceras y necrosis de los tejidos regulados por la corteza cerebral.

La quinta ley biológica

Las enfermedades no son disfunciones accidentales o signos de degeneración que debemos combatir, sino partes de programas biológicos especiales y sensibles, que constituyen la experiencia, codificada en el desarrollo de la evolución de la especie, de estrategias de adaptación y supervivencia en condiciones de excepcional emergencia.

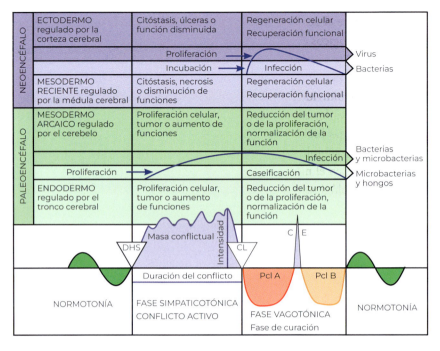

Representación esquemática de la síntesis de la segunda, tercera y cuarta ley

Programas biológicos normales y programas especiales

Nuestro organismo es un sistema vivo. Funciona procesando e integrando todo lo que sucede y, cada vez que integra una experiencia, se reorganiza en función de ésta o se transforma. Un organismo no puede dejar de integrar todo lo que sucede: para existir, debe transformarse a lo largo del tiempo según lo que sucede porque, de acuerdo con su naturaleza, crea conocimiento con el proceso mismo que garantiza su existencia.

En el desarrollo de la evolución, el cuerpo se ha desarrollado, organizándose de la manera más funcional según las necesidades de la especie y ha codificado una serie de programas normales que regulan el funcionamiento de los diversos tejidos, órganos, aparatos y sistemas orgánicos, y que permiten la integración y el automantenimiento.

Cuando lo que sucede es tan repentino, inesperado o inconcebible, es decir, cuando nos sorprende una experiencia totalmente nueva, se desactivan los modos normales de integración y se activa el primer programa especial, un programa de crisis que nos permite trabajar la memoria biológica: el trauma o DHS.

El DHS abre el acceso a la memoria biológica y le permite activar otros programas biológicos especiales.

Estos programas consisten en los movimientos de adaptación que han tenido éxito en el desarrollo de la evolución de la especie y el desarrollo embriológico del individuo, y describen los procesos de evolución tal como podemos observarlos en la naturaleza si seguimos su desarrollo sin interferir.

Los programas biológicos especiales son los procedimientos que dan acceso a la memoria biológica con las secuencias de información contenidas en ella, expresadas en el mismo lenguaje en el que está codificada esa memoria.

Las leyes biológicas son las reglas del funcionamiento de la memoria biológica, sus programas y procedimientos de autoprogramación.

Explican cómo funcionan los procesos de transformación y evolución de los organismos vivos.

Cada tipo de tejido, según su derivación embriológica y el área cerebral que controla sus funciones, tiene codificado un determinado tipo de programas biológicos. Éstos vuelven a activarse cada vez que ese tejido es cuestionado por una experiencia traumática que, para integrarse, requiere una transformación, un cambio en la forma de ese tejido. Este cambio de forma, que permite integrar la experiencia traumática, se produce a través de la reactivación del programa que constituía ese tejido. Los programas biológicos especiales, por tanto, no son más que secuencias de esos movimientos embriológicos que surgen de escuchar al cuerpo en una sesión de osteopatía.

El programa especial afronta la emergencia de la fase de conflicto activo, almacenando los aspectos motores y emocionales de la información traumática a lo largo de la fase de conflicto, dotando al organismo de los recursos necesarios para afrontar y resolver esta fase. Para ello, el programa proporciona el tejido diana de las «tarjetas de memoria» y de la organización necesaria: hace crecer nuevas células o eliminar otras para moldear en el tejido los circuitos de memoria necesarios para contener la nueva información, y condiciona el funcionamiento de manera oportuna para elaborar e integrar la información traumática y llevar a solución el conflicto. Tras la resolución del conflicto, la información relativa al trauma y al procedimiento que condujo a su solución se integra en la memoria celular y son eliminadas las estructuras tisulares que han constituido los circuitos de memoria temporal para contener la información traumática durante la fase activa del conflicto. Quedan cicatrices, que constituyen la memoria del proceso que tuvo lugar en el tejido.

Hamer reunió todos los programas especiales que tuvo la oportunidad de observar en su desarrollo en las distintas ediciones de las *Wissenschaftliche Tables der Germanischen Neuen Medizin*, que de vez en cuando se ha ido ampliando y enriqueciendo con nuevos programas. En la última edición italiana de 2009, el autor hace más aclaraciones sobre los cambios de sensibilidad durante el transcurso de los programas especiales, revisa algunos principios y corrige algunos recuadros de los programas de alteración sensorial, que en ediciones anteriores había considerado como programas de alteración funcionales, y ahora afirma que «siempre» se expresa mediante la ulceración y la subsiguiente reparación del tejido, manteniéndolos en la sección de los EBS libre de úlceras. En esta edición cambia radicalmente el desarrollo del programa del periostio, que en ediciones anteriores había considerado como un programa funcional de parálisis de la sensibilidad con posterior reacción dolorosa e inflamatoria (reumatismo), aquí rebautizado como reacción dolorosa e inflamatoria en fase activa con anestesia en las dos subfases de solución, con un sentido biológico completamente distorsionado.

La versión italiana de 2009 es la traducción de las versiones en inglés y francés de la edición alemana de 2007. Optamos por esta solución porque encontramos que no hay correspondencia con la edición de 2006. Sin embargo, ya existe una edición alemana de 2008, que se anuncia en el sitio web alemán www.Pilhar.com[2]

Programas biológicos superespeciales: las constelaciones esquizofrénicas

La intensidad y duración de las manifestaciones críticas en las fases de solución de los programas EBS está en función de la duración e intensidad de las fases activas. Si el conflicto fue muy intenso y prolongado, la fase de la curación podría ser insostenible.

Para resolver conflictos, los programas especiales nos dan un tiempo limitado, más allá del cual la resolución puede volverse mortal.

---

2. En este sentido, debemos precisar que, en cuanto al programa del periostio, hemos podido comprobar la perfecta correspondencia del programa especial descrito en las ediciones de la tabla anteriores a 2008. En cuanto a los programas de alteración funcional de las facultades sensoriales, nos parece razonable pensar en alguna reducción del tejido en la fase activa y su reparación en la fase de solución, como escribe Hamer en la última edición de la tabla y como escribió, además, también en las tablas relativas a las fases de solución de estos programas en ediciones anteriores. Parece un poco engañoso, en este sentido, haber distinguido la categoría «EBS sin úlcera», que recoge estos programas de alteración sensorial junto con algunos otros y que continúa incluso en la última edición.

Como posibilidad adicional, en el desarrollo de la evolución hemos codificado, además de programas especiales, también los superprogramas biológicos, que Hamer llama «constelaciones».

Mientras que el programa especial permite superar una situación de emergencia excepcional, la constelación permite sobrevivir en condiciones imposibles, ya que suspende todos los programas activados, como la constelación de la corteza periinsular, o garantiza a la persona la mayor seguridad y protección posible y el estado de disponibilidad de aprovechar las condiciones favorables para la solución de los conflictos.

Los superprogramas biológicos especiales, que Hamer ha llamado «constelaciones esquizofrénicas», entran en funcionamiento cuando tenemos dos o más conflictos activos simultáneamente que afectan a los dos hemisferios cerebrales o a dos áreas del cerebro lo suficientemente alejadas entre sí para crear una polaridad magnética.

Tal situación puede ocurrir en cuatro casos:

- Cuando tenemos un foco activo en una zona del cerebro y otro en la otra.
- Cuando tenemos un foco activo en una zona y, en la otra, uno en crisis epileptoide, es decir, en el breve estado de simpaticotonía fuerte que separa las dos fases vagotónicas.
- Cuando tenemos dos brotes de crisis epileptoides. En los dos últimos casos, sólo estaremos en la constelación por poco tiempo.
- Cuando tenemos un solo conflicto paracentral, es decir, un BH en posición interhemisférica, que repercute en los dos hemisferios.

Una excepción a estas reglas es la constelación de la médula cerebral, que se activa incluso con brotes en solución.

Efectos del superprograma especial

La activación simultánea de dos áreas polares del cerebro altera el ritmo, la actividad eléctrica de los dos hemisferios, que también quedan desfasados entre sí.

A nivel de la corteza hormonal, el superprograma detiene el desarrollo de la masa conflictiva y determina una activación cuyos efectos se expresan sobre todo a nivel psíquico y conductual.

Para las constelaciones de tronco, cerebelo y médula cerebral, no se produce la detención del desarrollo de la masa en conflicto, sino la activación adicional del superprograma relativo.

En este caso, además de la sintomatología orgánica, habrá una reacción a nivel psíquico y conductual que crea un suprasentido biológico, generando las condiciones dentro de las cuales la persona en extrema dificultad puede encontrar una protección extrema y puede captar más posibilidades de solución.

Psiquiatría a tres niveles
Incluso más que las constelaciones en otras partes del cerebro, las constelaciones de la corteza cerebral nos permiten explicar claramente los trastornos neurológicos y psiquiátricos, así como las llamadas psicosomatosis, identificando sus causas en experiencias traumáticas precisas y en los programas biológicos relacionados.

La «psiquiatría a tres niveles» define los trastornos psiquiátricos como combinaciones de varios programas biológicos especiales activos simultáneamente, con excepción de la «manía primaria», debido a la depresión de la producción de hormonas femeninas, como resultado de un conflicto en el área de la corteza hormonal izquierda, y de la «depresión primaria», por depresión hormonal masculina, en presencia de un BH en la corteza hormonal derecha.

Constelaciones similares tienen una sintomatología psíquica y orgánica común comparable, por lo que pueden representar clases psicopatológicas y fisiopatológicas.

En ciertas constelaciones, la sintomatología recuerda, tanto psíquica como orgánicamente, el contenido de los conflictos individuales; algunos otros, en cambio, muestran síntomas muy diferentes, que ya no tienen nada que ver con los conflictos originalmente combinados.

Salto cuántico
Hamer llama «salto cuántico psíquico» a la ampliación del contenido conflictivo, característica de la combinación de varios contenidos conflictivos. Esta expansión determina una nueva organización mental, con una percepción y visión revolucionada de la realidad y una nueva manera de comunicar.

La combinación de varios conflictos determina también un correspondiente «salto cuántico orgánico», que establece un equilibrio orgánico que fluctúa en el conflicto.

Estos saltos cuánticos tienen un sentido biológico o, más precisamente, constituyen un supersentido biológico para el organismo, el cual, atrapado en demasiados conflictos, se encuentra en condiciones de extrema dificultad y peligro para la existencia y le permite seguir viviendo en condiciones imposibles.

Suprasentido biológico y psíquico
El suprasentido de la constelación, a nivel psíquico, está constituido por la suspensión, el desapego de la realidad, que permite vivir en otro universo,

donde encontrar los recursos esenciales para la vida, que no se encuentran de otra manera, a partir de los cuales construir un contexto en el que sea posible una elaboración de los traumas, desde donde, quizá, algún día, poder volver a la realidad compartida.

El suprasentido a nivel orgánico de la constelación dentro del territorio está constituido por la inhibición recíproca de los programas en los tejidos, de modo que los síntomas orgánicos relacionados se manifiestan atenuados o no se manifiestan en absoluto. Los conflictos están, de momento, congelados y prácticamente no hay acumulación de masa conflictiva.

En los demás casos, la constelación restablece un equilibrio conflictivo que vuelve eficientes funciones vitales, que estarían impedidas por los únicos programas activos de los EBS, o que limitan la actividad y el derroche de recursos no disponibles en el momento.

El número de constelaciones es prácticamente infinito. Hamer ha observado más de 500, que ha podido ver recurrentes con cierta regularidad con características similares, y ha codificado sólo un cierto número.

Teoría de los nervios craneales

Hemos visto que, además de programas que provocan proliferación celular, o lisis, atrofia, úlceras, también existen programas que se expresan con una modificación de la función de un tejido o de un órgano. Además, a menudo vemos que, junto con un programa de modificación de tejidos, también encontramos una modificación de la función y de los aspectos sensoriales y motores. Por ejemplo, el crecimiento de un adenocarcinoma intestinal siempre va acompañado de una modificación del peristaltismo, del movimiento del intestino; por otro lado, un programa de ulceración epidérmica implica siempre también una modificación, un desarrollo de sensibilidad, así como una parálisis motora de los músculos estriados implica casi siempre un programa medular concomitante de atrofia muscular y una relativa afectación de los músculos lisos.

Los aspectos de proliferación celular o citóstasis parecen estar dirigidos por el área cerebral correspondiente mediante una especie de resonancia magnética, lo que hemos llamado el sistema de transmisión «por radio», comprobable en la doble evidencia del brote de Hamer en el órgano afectado por el programa y del brote en el área cerebral de referencia. La regulación de los programas motores, sensoriales o funcionales, en cambio, parece depender más bien del sistema nervioso, el sistema de transmisión «por cable».

La teoría de los nervios craneales tenía la función de explicar la organización y el funcionamiento de los programas sensores motores y funcionales, y sus interacciones. Al tratar de explicar estos aspectos, Hamer sintió curiosidad por la estructura de los nervios craneales.

Se trata de grandes cables nerviosos que tienen sus núcleos de procesamiento en el tronco cerebral y que emergen de la superficie posterior de éste en doce pares. Básicamente tenemos doce nervios, que emergen de la parte posterior derecha del tronco para inervar el lado derecho del cuerpo, y doce en el izquierdo.

En medicina, esta disposición se considera nada más que un hecho de simetría corporal. Hamer, por otro lado, señaló que hay una razón más funcional que la simple simetría, en el hecho de que los nervios craneales están organizados en pares simétricos. En efecto, la lógica del estadio evolutivo de los tejidos dirigidos por el tronco cerebral es la de la lombriz de agua, que organiza en su lado derecho las funciones de adquisición, incorporación, digestión y asimilación de los alimentos, y en su lado izquierdo las funciones de expulsión de los productos de rechazo.

Así, los nervios craneales transportan impulsos e información para la incorporación y digestión de alimentos y experiencias en el lado derecho del cuerpo y para la excreción de desechos en el lado izquierdo. Pero los nervios craneales transportan no sólo fibras hacia y desde los núcleos de procesamiento del tronco cerebral, sino también fibras hacia y desde los núcleos mesencefálicos y áreas del bulbo raquídeo y de la corteza cerebral. Por lo tanto, las fibras transportadas por los nervios craneales provienen tanto de las áreas ipsilaterales del tronco como de las áreas contralaterales de la corteza cerebral, y llevan los impulsos motores y sensoriales del tronco del encéfalo a los tejidos endodérmicos de la boca, la faringe y el tronco, y a los órganos de las cavidades abdominal y torácica, implicados en la incorporación del alimento, del agua y del aire y en la expulsión de sustancias de desecho, así como los impulsos sensoriales y motores corticales a los tejidos mesodérmicos y ectodérmicos.

La organización de las fibras nerviosas en la estructura particular de los nervios craneales muestra cómo todas las funciones reguladas por las áreas corticales y medulares, es decir, las áreas más evolucionadas del cerebro, son conducidas y contenidas dentro de la antigua estructura de la lombriz de agua. Esta disposición nos hace conscientes de que, en circunstancias de especial urgencia, la lógica de la lombriz de agua toma el timón de la situación y es capaz de orientar los comportamientos, previendo la inhibición de los impulsos más evolucionados pero también más complejos de las áreas corticales.

En condiciones de emergencia somos capaces de reaccionar con la máxima rapidez e inmediatez siguiendo la lógica del cerebro arcaico, que excluye todas las demás necesidades evolucionadas, para asegurar la supervivencia biológica del organismo.

Además, la disposición de los nervios craneales nos ayuda a explicar la activación de programas motores, sensoriales o funcionales en correspondencia con programas de crecimiento o de reducción celular.

Hamer expuso su teoría de los nervios craneales en un par de capítulos cortos en la última edición del *Testamento para una nueva medicina*, en un recuadro en la última edición de la *Tabla científica de la Nueva Medicina* y en las *12 + 1 Hirnnerven – Tables*, del cual, por el momento, aún no se ha publicado ninguna traducción al italiano.[3] Después de la primera compilación, Hamer abandonó temporalmente la sistematización de los diversos programas motores sensoriales y funcionales en el sistema de referencia de la *Tabla de los nervios craneales* e incluyó parte de estos programas en la sección «EBS sin úlcera» de la columna roja y en las tablas dedicadas a los programas de la musculatura de la última edición de la *Tabla científica*.

La importancia otorgada por Hamer a la organización de las funciones neocorticales en los nervios craneales del tronco cerebral depende del hecho de que es en esta particular organización donde se reconoce la evolución del intestino antiguo de la lombriz, durante el cual las antiguas cualidades intestinales (sensoriales, absorbentes, peristálticas, secretoras, excretoras) se han vuelto más complejas y se han enriquecido con las funciones corticales y medulares del neoencéfalo, sin dejar de integrarse en la organización de la antigua lombriz de agua, que todavía sigue siendo cabeza de evolución, para garantizar una complejidad que pueda crecer con el tiempo, pero sin poner en peligro las funciones biológicas fundamentales y su lógica. Esto significa que podemos evolucionar en complejidad, elevándonos por encima de nuestras necesidades básicas, pero sin olvidar nunca la sencillez del animal original que somos y que toma el mando en nosotros cada vez que nuestra supervivencia biológica necesita ser protegida.

En la tabla siguiente tenemos una representación esquemática de todas las coordenadas del sistema de la Nueva Medicina, según su sucesión y sus interrelaciones.

---

3. *12 + 1 Hirnnerven – Tabelle*, *Amici di Dirk*, Ediciones de la Nueva Medicina, Alhaurín el Grande, julio de 2004.

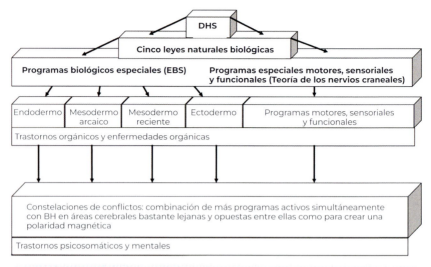

El DHS, a través de un proceso regulado por las cinco leyes biológicas, activa uno o más programas biológicos especiales, en el desarrollo de los cuales reconocemos los fenómenos que llamamos «enfermedades orgánicas». Una combinación de más programas biológicos especiales da lugar a los trastornos psicosomáticos y a los trastornos psíquicos

El sistema de la Nueva Medicina

Programas especiales naturales biológicos sensatos (EBS). El DHS (síndrome de Dirk Hamer)

El DHS es el primer programa biológico especial, el estado de *shock* biológico, el programa de crisis que se activa frente a una experiencia nueva, repentina e inconcebible, cargada emocionalmente y vivida en estado de suspensión e incomunicabilidad.

La información traumática, actualmente no integrable, se mantiene activa en el cerebro, es decir, se aísla dentro de un campo magnético (BH), se mantiene tal como se experimentó y con la misma carga emocional que cuando se produjo el *shock*.

En el instante en que se activa, el brote de Hamer (BH) cambia la frecuencia de vibración del tejido cerebral que incluye y, por tanto, también el ritmo de vibración del hemisferio cerebral en el que se encuentra.

Es precisamente este cambio de frecuencia lo que hace que la información traumática sea inalcanzable para el resto del cerebro, manteniéndola en un canal diferente al que se comunica el resto del cerebro.

Este cambio de frecuencia realiza el sentido biológico del DHS, que consiste en permitir que el cerebro retenga la información no digerible hasta que se den las condiciones para poder digerirla y para garantizar la función de acceso a la memoria biológica, desde donde es posible activar el programa adecuado y crear las condiciones para integrar la nueva e inesperada experiencia.

De hecho, en el instante en que se activa el brote de Hamer en el área específica del cerebro (BHC), determinado por la experiencia particular del *shock*, también se activa un brote de Hamer en el tejido corporal regulado por esa área cerebral en particular (BHO). Aquí se activa el programa especial.

En la página siguiente encontramos un esquema sintético de los efectos del DHS en los tres niveles (psíquico, cerebral, orgánico) y una representación de la acción del brote de Hamer activo sobre el sistema de frecuencia electromagnética del cerebro y sobre el aislamiento de la información traumática, así como de la activación simultánea del brote de Hamer a nivel orgánico.

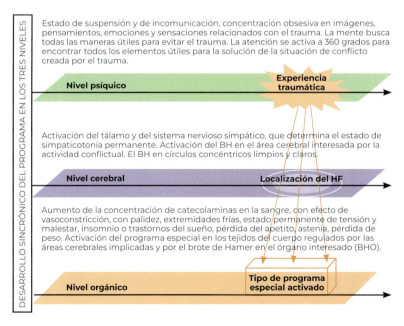

Efectos del DHS en los tres niveles

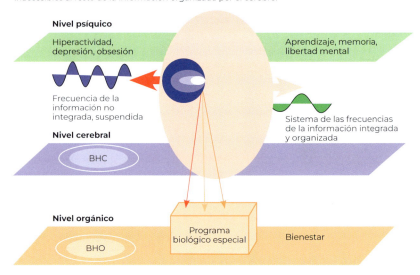

Aislamiento de la información traumática en el BH

Programas EBS	Conflictos biológicos	Control cerebral	Conexión cerebro-órgano	Desarrollo
Programas de tejidos de derivación endodérmica	Conflictos del bocado	Tronco cerebral	Homolateral	Proliferación del tejido e incremento de función en fase activa; destrucción por caseificación por la acción de micobacterias u hongos, en la fase de la curación
Programas de la musculatura lisa		Mesencéfalo	Homolateral	
Programas de los tejidos derivados del mesodermo arcaico	Conflictos de ataque	Cerebelo	Contralateral	Proliferación del tejido e incremento de función en fase activa; destrucción por caseificación por la acción de micobacterias y bacterias, en la fase de la curación
Programas de tejidos derivados del mesodermo reciente	Conflictos de autoevaluación	Médula cerebral	Contralateral	Necrosis, lisis, atrofia o déficit funcional en la fase activa; regeneración funcional y recuperación en la fase de solución

Programa de los tejidos derivados del ectodermo	Conflictos de relación	Corteza cerebral	Contralateral	Úlcera, necrosis o déficit funcional en fase activa, regeneración, hiperfunción y recuperación en la fase de la curación
Programas motores de la musculatura voluntaria	Conflictos motores	Corteza somatomotora	Contralateral	Déficit funcional en fase activa, recuperación en la fase de la curación
Programas sensores de las mucosas epiteliales ectodérmicas	Conflictos de separación	Corteza somatosensorial	Contralateral	Ulceración en fase activa; reparación en la fase de la curación con dos tipos de desarrollo de la sensibilidad
Programa del periostio	Conflicto de separación dolorosa	Córtex postsensorial	Contralateral	Parálisis sensorial y desecación del tejido en fase activa; hipersensibilidad, dolor y recuperación funcional en solución
Programa de las mucosas ectodérmicas sensoriales	Conflictos por déficit funcionales	Corteza basal	Contralateral	Déficit de la función sensorial con leve ulceración del tejido en fase activa; hiperfunción, recuperación y regeneración en solución
Programa de los conductos branquiales y tiroideos	Conflictos de miedo a la vista	Corteza frontal	Contralateral	Ulceración en fase activa con hipersecreción; regeneración en solución con hiposecreción
Programa de retinas y cuerpo vítreo	Conflicto de miedo en la nuca	Corteza occipital a nivel de las ínsulas	Contralateral	Ulceración o citóstasis en fase activa; regeneración en la fase de la curación con trastornos visuales
Programa del esmalte de los dientes	Conflicto de no poder morder	Corteza frontal	Contralateral	Ulceración, caries en fase activa, reparación en la fase de la curación

| Programa de los islotes de Langerhans en el páncreas | Conflicto de oposición impotente. Conflicto de miedo con asco | Corteza frontal | Contralateral | Citóstasis con pérdida funcional en fase activa, regeneración y recuperación funcional en solución |

| Mucosas epiteliales que dependen del marco hormonal | Conflicto entre territorios masculinos y femeninos | Áreas corticales periinsulares | Contralateral | Citóstasis, úlcera en fase activa, regeneración en la fase de la curación |

Las constelaciones de conflictos

CONSTELACIONES DE CONFLICTOS BIOLÓGICOS EN LA NM
Constelaciones del tronco cerebral: consternación
Constelaciones del cerebelo: muerte emocional
Constelaciones de la medula cerebral: megalomanía
Constelaciones de la corteza cerebral

CONSTELACIONES DE LA CORTEZA CEREBRAL[4]
Constelaciones de la corteza motora
Constelaciones de la corteza sensorial
Constelaciones de la corteza postsensorial
Constelaciones de la corteza basal
Constelaciones de la corteza frontal
Constelaciones de la corteza occipital
Constelaciones de la corteza periinsular hormonales[5]
Constelaciones en las áreas corticales de la regulación de la glucemia
Constelación del tálamo

4. Todas las constelaciones corticales tienen rasgos paranoides.
5. Las constelaciones de las áreas periinsulares presentan rasgos paranoides y oscilaciones ciclotímicas o maniacodepresivas.

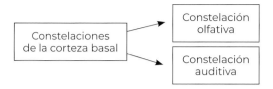

LAS CONSTELACIONES DEL MIEDO

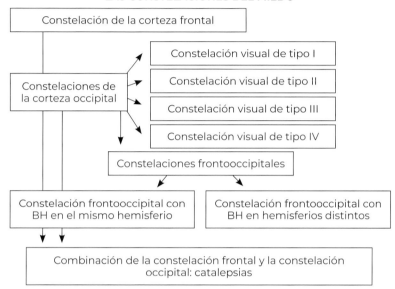

CONSTELACIONES DE LA CORTEZA PERIINSULAR U HORMONAL

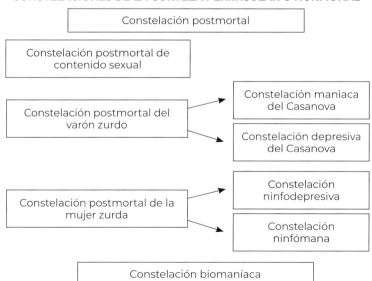

CONSTELACIONES DE LA CORTEZA PERIINSULAR U HORMONAL

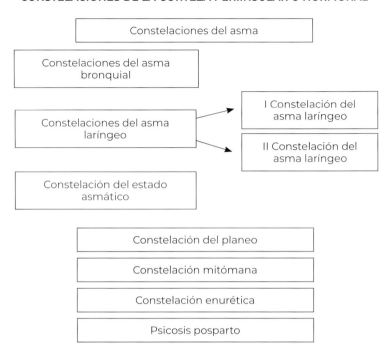

CONSTELACIONES DE LAS ÁREAS CORTICALES DE REGULACIÓN DE LA GLUCEMIA

- Constelación diabética
- Constelación de la obsesión por lavarse
- Constelación bulímica

CONSTELACIONES DE LOS TRASTORNOS ALIMENTARIOS

- Constelación de la obsesión de delgadez
- Constelación anoréxica
- Constelación bulímica

COMBINACIONES DE CONSTELACIONES

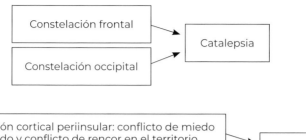

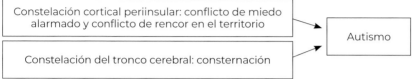

CAPÍTULO 2

Programas biológicos especiales de tejidos endodérmicos dirigido por el tronco cerebral

Los programas biológicos dirigidos por el tronco cerebral han sido codificados en nuestra organización biológica en un estadio de evolución de la especie que corresponde filogenéticamente a la lombriz de agua y ontogenéticamente al estadio embrionario de blastocisto (en su 5.º día de desarrollo embrionario).

El tronco cerebral era el «cerebro» de la lombriz de agua, un organismo con forma de anillo, dotado de una única y amplia cavidad bucal que servía tanto para incorporar el alimento como para expulsar las sustancias de desecho.

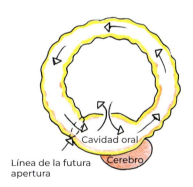

La forma arcaica original de anillo de la lombriz de agua.
(Imagen reconstruida de *Testamento para una nueva medicina*)

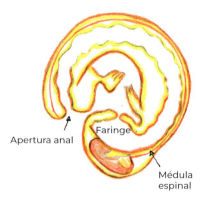

Forma embrionaria sucesiva a la laceración de la lombriz en anillo, prototipo de los organismos «abiertos», que tienen una cavidad oral, separada del puerto anal.
(Imagen rediseñada de *Testamento para una nueva medicina*)

En el transcurso de la evolución, la lombriz de agua se abrió al lado de la cavidad bucal, permitiendo así la formación de una cavidad específica para la entrada del bocado (nuestra boca y faringe actuales), diferenciada de la vía de salida de los productos de desecho.

Antes de esta división, el interior del anillo se recubría con epitelio pavimentoso, partiendo de la cavidad oral, en dirección a la parte responsable de la ingestión de alimentos y la responsable de la expulsión de sustancias de desecho. Actualmente en el adulto, el interior del recto está cubierto por unos 12 cm de mucosa epitelial, regulada por la corteza cerebral, así como el primer tercio del tubo digestivo, hasta la curvatura menor del estómago.

Nuestra cavidad oral y faríngea actual aún conserva la inervación arcaica del tronco cerebral, que regula su función de tomar el bocado por el lado derecho y expulsar el desecho por el lado izquierdo. El reflejo de nauseas es un remanente de la antigua función expulsiva.

El cerebro de la célula y el cerebro del órgano

Nuestro cerebro más antiguo está representado por el cerebro de las células, el del antiguo animal unicelular, nuestro antepasado en la historia de la evolución. El cerebro de los núcleos celulares todavía funciona con un sistema de transmisión electromagnético: transmite «por radio». De esta manera, se asegura la rápida integración de todas las partes de nuestro cuerpo. El cerebro celular es un componente de lo que Hamer llama el «cerebro del órgano». La actividad magnética de estos cerebros es visible en las tomografías computarizadas.

Tronco cerebral

Si excluimos el cerebro de las células y el de los órganos, podemos considerar el tronco cerebral como la parte más arcaica e interna del cerebro. Éste también tiene un sistema de comunicaciones «por cable», transmite mediante un sistema de conexiones nerviosas. Regula las funciones vitales de ingerir y digerir los alimentos y otras sustancias necesarias, así como las de eliminar los desechos.

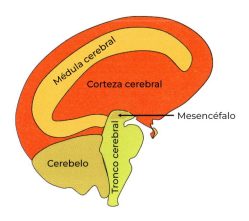

Sección esquemática del encéfalo según un plano perpendicular a la base

Tejidos regulados por el tronco cerebral

Los tejidos regulados por el tronco cerebral son los de origen endodérmico, es decir, los derivados de la valva interna del embrión: las mucosas del intestino (derivadas del cuerpo de la lombriz de agua) y la submucosa de la boca y de la faringe, el tejido endodérmico del oído, laringe, esófago y estómago, duodeno, recto y vejiga, el tejido alveolar de los pulmones, el parénquima glandular y los túbulos colectores de los riñones.

Actualmente encontramos la mucosa endodérmica, sola, en el intestino (derivada del cuerpo de la lombriz de agua), mientras que, en la boca, faringe y laringe, en el esófago, en la curvatura menor del estómago, en las vías biliares y pancreáticas, en el duodeno, en el recto y en la vejiga (órganos evolucionados desde el área donde la lombriz se ha lacerado), la mucosa endodérmica ha sido cubierta y parcialmente reemplazada por epitelio pavimentado, regulado por la corteza cerebral.

La mucosa endodérmica está inervada por el tronco a través de la antigua vía del nervio vago, mientras que la mucosa ectodérmica, evolucionada a partir del revestimiento que, tras la laceración de la lombriz, tuvo que establecer una nueva conexión con el cerebro, está inervada por corteza cerebral a través de los nervios espinales.

Las glándulas –como los órganos con función glandular– están formadas por una parte de tejido glandular (parénquima o acino) de derivación endodérmica, que tiene la función de producir secreciones específicas, y por un sistema de conductos excretores que tienen la función de transportar las secreciones y están revestidos dentro de un epitelio pavimentoso de origen ectodérmico.

En las glándulas –como en los órganos con función glandular– el tejido regulado por el tronco cerebral es el de derivación endodérmica (acino o parénquima glandular y tejido de los túbulos colectores de los riñones).

Endoderma Sección de embrión en una fase precoz del desarrollo	Tejidos epiteliales de células cilíndricas del aparato gastrointestinal y de las vías respiratorias, submucosas del aparato urogenital y parénquima glandular. En particular, alveolos del pulmón, epitelio cilíndrico del tracto gastrointestinal y del aparato respiratorio, túbulos colectores de los riñones, submucosa oral, rectal y urogenital, parénquima glandular del hígado, páncreas, glándulas parótidas, glándulas salivares sublinguales, glándulas lagrimales, tiroides, paratiroides, hipófisis, médula de las suprarrenales, iris, vasos ópticos	Tejidos directores del tronco cerebral
	Células germinales y musculatura lisa (controladas por el mesencéfalo, zona del paso entre el tronco y la medula cerebral)	Tejidos directores de las áreas mesencefálicas del tronco cerebral

Microorganismos de los tejidos regulados por el tronco cerebral

Las micobacterias y los hongos son los microbios típicos de estos tejidos. Comienzan a proliferar en el momento del DHS y, después de la conflictolisis, cumplen su función de reducir los tejidos exuberantes crecidos en la fase activa y que ya no se necesitan. Son los microbios más antiguos, son resistentes a los ácidos, por lo que también viven en el tubo digestivo, donde serían «digeridos» los microbios más evolucionados.

Conexión ipsilateral entre las áreas del tronco cerebral y los órganos inervados

Cada una de las dos partes del tronco inerva la parte del cuerpo ipsilateral. El lado derecho regula las funciones que intervienen en la ingesta de alimentos (salivar, incorporar, tragar, digerir, asimilar), mientras que el lado izquierdo se ocupa de la eliminación de las sustancias no utilizadas (escupir, expulsar, evacuar).

Áreas cerebrales de proyección de tejidos endodérmicos

En la sección transversal del tronco cerebral a la altura del puente, encontramos las áreas de proyección que regulan estas actividades, dispuestas en el mismo orden que tenían estas funciones en la antigua lombriz de agua y en el blastocele; por lo cual encontramos, procediendo de derecha a izquierda, los núcleos que regulan las funciones de incorporación, procesamiento y eliminación, desde la boca hasta el ano: cavidad oral (boca), faringe, laringe, pulmones (para el bocado y el aire), esófago, estómago, hígado, páncreas, intestino delgado (yeyuno, íleon), intestino grueso (ciego, colon), sigma, recto, vejiga, útero, trompa de Falopio o próstata. En posición ventral, encontramos los dos relés de los túbulos colectores de los riñones (ya presentes en la forma arcaica del anfibio) y, lateralmente, los dos relés del nervio acústico, para la información de bocado.

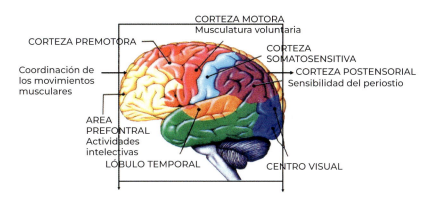

Sección del encéfalo perpendicular a la base del cráneo

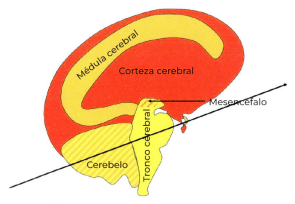

Sección a través del puente del tronco cerebral
según un plano de sección paralelo a la base del cráneo

Con un corte sagital del cerebro, perpendicular a la base (figura de la página anterior) obtenemos una sección cuyo diagrama se representa en la figura de arriba, que también muestra el plano de sección paralelo a la base, pasando por el puente del tronco cerebral, por lo que obtenemos la sección del puente que vemos en el siguiente esquema.

Conflictos del bocado

Los tejidos endodérmicos dirigidos por el tronco cerebral se activan con traumatismos en los que no se puede agarrar, tragar, digerir un bocado, absorberlo, hacerlo pasar por el tracto digestivo o escupirlo, vomitarlo, o no poder deshacerse de las sustancias de desecho. Estas funciones también se extienden al «bocado de aire» y al «bocado de información acústica», por lo que podemos activar programas de los tejidos endodérmicos incluso con un *shock* en el que no podemos respirar o un *shock* por no poder recolectar la información necesaria.

En el mundo civilizado, donde la satisfacción de las necesidades básicas está mediada por el dinero, garantizada por el trabajo, la posición en la sociedad, el reconocimiento social, la pertenencia y la capacidad de responder a los criterios de atribución de pertenencia y rol, los conflictos del bocado pueden adoptar una forma cultural y un significado traducido, en el que el bocado puede ser representado por un trabajo, un avance profesional, una herencia, una casa, una calificación, etc.

Disposición de los programas especiales de los tejidos endodérmicos en la *Tabla científica* de la NM

En la tabla, los programas especiales de los tejidos endodérmicos dirigidos por el tronco cerebral, con los conflictos biológicos relacionados y las fases del desarrollo, se encuentran en la columna amarilla, dispuestos en el mismo orden en que encontramos sus áreas de referencia en el tronco cerebral, que es el mismo orden, según el cual se dispusieron las funciones correspondientes en el cuerpo de la lombriz de agua.

Por lo tanto encontramos los programas de ingesta de alimentos en la parte inferior derecha. Moviéndose hacia arriba encontramos los programas relacionados con la digestión y la absorción. Luego, bajando a la izquierda, encontramos los programas para la expulsión de las sustancias de desecho, como vemos en el gráfico siguiente. Éstos están codificados con el número de programa, la letra G mayúscula (columna amarilla), el índice «a» y el lado derecho o izquierdo del cuerpo y del área de proyección del cerebro (derecha, izquierda).

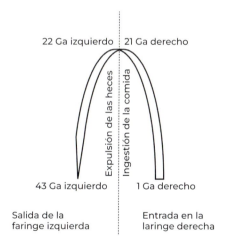

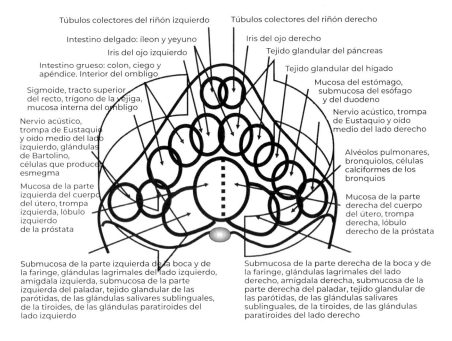

Correspondencia entre áreas cerebrales, representadas en la sección esquemática del puente del tronco cerebral, y tejidos orgánicos invertidos relacionados con los EBS

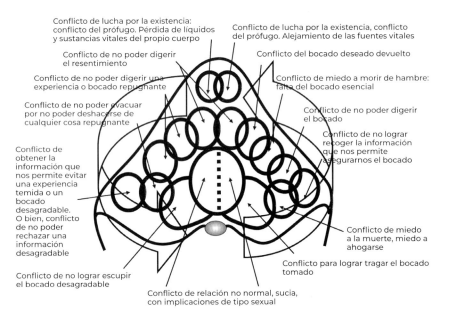

Correspondencia entre áreas cerebrales, representadas en la sección esquemática del puente del tronco cerebral y relativas a conflictos biológicos

	**DISPOSICIÓN DE LOS PROGRAMAS ESPECIALES DE LOS TEJIDOS ENDODÉRMICOS EN LA TABLA CIENTÍFICA DE LA NUEVA MEDICINA (NM)**
I Ga izquierdo	Túbulos colectores del riñón izquierdo Conflicto del prófugo	I Ga derecho	Túbulos colectores del riñón derecho Conflicto del prófugo
II Ga izquierdo	Médula de las suprarrenales izquierdas Conflicto de estrés insoportable	II Ga derecho	Médula de la suprarrenal derecha Conflicto de estrés insoportable
22 Ga izquierdo	Íleo (tracto inferior del intestino delgado) Conflicto de resentimiento indigerible	21 Ga derecho	Parte superior del intestino delgado: yeyuno Resentimiento indigerible por una ofensa o una injusticia, con miedo a morir de hambre
23 Ga izquierdo	Intestino ciego y apéndice No poder deshacerse de algo sucio en el ámbito familiar	20 Ga derecho	Parénquima del páncreas No poder digerir un bocado particularmente deseado
24 Ga izquierdo	Intestino grueso No poder deshacerse del resentimiento por una injusticia en el ámbito familiar extendido o social	19 Ga derecho	Parénquima del hígado Miedo a morir de hambre
25 Ga izquierdo	Colon sigmoide No poder deshacerse de la injusticia hecha por la espalda, de manera traicionera	18 Ga derecho	Duodeno No poder decir algo que genera rencor en la familia
26 Ga izquierdo	Submucosa de la parte superior del recto No poder deshacerse de una suciedad traicionera	17 Ga derecho	Mucosa del estómago No poder digerir algo, que se queda en el estómago
27 Ga izquierdo	Mucosa interna del ombligo Conflicto de no poder eliminar algo	16 Ga derecho	Tercio inferior del esófago No poder tragar algo, que queda obstruido
28 Ga izquierdo	Trígono de la vejiga No poder deshacerse de algo sucio	15 Ga derecho	Alvéolos pulmonares Conflicto de miedo visceral a la muerte
29 Ga izquierdo	Glándulas de Bartolino Conflicto de exceso de sequedad de la vagina	14 Ga derecho	Células caliciformes de los bronquios Miedo a ahogarse
30 Ga izquierdo	Células del pene que producen esmegma No poder penetrar una vagina seca		
31 Ga izquierdo	Tejido glandular de las paratiroides del lado izquierdo Demasiada lentitud para rechazar el bocado	13 Ga derecho	Tejido acinar de las paratiroides de la parte derecha Demasiado lento para tomar el bocado
32 Ga izquierdo	Tejido glandular del lóbulo izquierdo de la tiroides Demasiada lentitud para rechazar del bocado	12 Ga derecho	Tejido glandular del lóbulo derecho de la tiroides Conflicto de no ser lo suficientemente veloz para asegurar el bocado
33 Ga izquierdo	Tejido acinar glandular salivar sublingual de la parte izquierda de la boca Saliva insuficiente para escupir el bocado	11 Ga derecho	Tejido acinar de las glándulas salivares sublinguales de la parte derecha Conflicto de insuficiencia de saliva para atrapar o degustar un bocado
34 Ga izquierdo	Tejido glandular de la parótida izquierda Conflicto de no poder escupir el bocado por saliva insuficiente	10 Ga derecho	Tejido acinar de la parótida derecha Conflicto de no poder ingerir el bocado por insuficiencia salivar

DISPOSICIÓN DE LOS PROGRAMAS ESPECIALES DE LOS TEJIDOS ENDODÉRMICOS EN LA TABLA CIENTÍFICA DE LA NUEVA MEDICINA (NM)

35 Ga izquierdo	Estrato submucoso de la parte izquierda de la cavidad oral Conflicto de no poder escupir el bocado	9 Ga derecho	Submucosa de la parte derecha de la cavidad oral Conflicto de no poder atrapar el bocado
36 Ga izquierdo	Submucosa de la parte izquierda del paladar Conflicto de tener casi un bocado en la garganta que no se puede rechazar	8 Ga derecho	Submucosa de la parte derecha del paladar Conflicto de no poder tragar el bocado que estamos tragando
37 Ga izquierdo	Amígdala izquierda Conflicto de no poder deshacerse del bocado	7 Ga derecho	Amígdala derecha Conflicto de no poder tragar el bocado ya tomado
38 Ga izquierdo	Iris del ojo izquierdo Conflicto de no poder limitar el paso de la luz, quedarse deslumbrado	6 Ga derecho	Iris del ojo derecho Conflicto de no hacer pasar suficiente luz, por no ver claro
39 Ga izquierdo	Tejido acinar de las glándulas lagrimales izquierdas Conflicto de no poder deshacerse de algo que no se ha visto en tiempo	5 Ga derecho	Tejido acinar de las glándulas lagrimales de la parte derecha Conflicto de no haber abierto los ojos a tiempo para atrapar el bocado
40 Ga izquierdo	Oído medio izquierdo Conflicto de no poder evitar un molesto sonido o por no poder reunir información para evitar un evento desagradable	4 Ga derecho	Tejido endodérmico del oído medio derecho Conflicto de no poder captar información
41 Ga izquierdo	Trompa de Eustaquio izquierda Conflicto de no poder evitar un sonido o una información desagradable	3 Ga derecho	Trompa de Eustaquio del oído derecho Conflicto de no poder captar información
42 Ga izquierdo	Submucosa de la faringe Conflicto de no poder rechazar el bocado	2 Ga derecho	Submucosa de la faringe Conflicto de no poder tomar el bocado
43 Ga izquierdo	Parte izquierda del lóbulo anterior de la hipófisis Ser demasiado pequeño como para rechazar el bocado	1 Ga derecho	Parte derecha del lóbulo anterior de la hipófisis Demasiado pequeño para tomar el bocado
En Ga izquierdo	Células germinales del ovario y del testículo izquierdo Grave conflicto de pérdida	A Ga derecho	Células germinales del ovario o del testículo derecho Grave conflicto de pérdida
B Ga izquierdo	Trompa izquierda Conflicto semisexual: obsceno, no normal	B Ga derecho	Trompa derecha Conflicto de trasfondo sexual, de relación no normal, obscena
C Ga izquierdo	Mucosa de la parte izquierda del cuerpo del útero Conflicto sexual obsceno o conflicto de pérdida de un hijo	C Ga derecho	Mucosa de la parte derecha del cuerpo del útero Conflicto sexual obsceno. Pérdida de un hijo
D Ga izquierdo	Lóbulo izquierdo de la próstata Conflicto de carácter sexual, obsceno	D Ga derecho	Lóbulo derecho de la próstata Relación semisexual obscena, anormal

Cualidades de los tejidos del tracto gastrointestinal

El cuerpo de la lombriz de agua, que es la porción del anillo entre los dos extremos de la cavidad faríngea, tenía funciones que se hacían necesarias después de haber tomado el bocado. De hecho, la producción de jugos y enzimas adecuados para digerir el bocado debía realizarse de acuerdo con sus características. Una vez digeridas, las sustancias útiles debían ser absorbidas y las de desecho eliminadas.

Para que tuviera lugar el proceso de asimilación y eliminación, también era necesario trasladar el contenido al tubo digestivo.

De estas antiguas funciones derivan las cualidades de la mucosa intestinal reguladas por el tronco cerebral: cualidades sensoriales, secretoras, absorbentes, motoras o peristálticas, excretoras. En cada una de estas cualidades, los tejidos endodérmicos pueden sufrir un DHS diferente.

Cualidad sensorial: consiste en el análisis de la composición química de cada bocado individual (grasa, albúmina, celulosa, etc.). De este particular conflicto, por «no poder analizar un bocado», todavía no sabemos casi nada.

Para incorporar el bocado bueno hay que poder analizarlo para activar los procesos más adecuados para digerirlo o eliminarlo. Un conflicto dentro de esta cualidad resulta de un DHS por «no poder analizar el bocado». Activa una inversión del peristaltismo en el tracto inicial del tubo digestivo (vómitos) y una aceleración en el tracto terminal (diarrea) o una activación del peristaltismo sin funciones digestivas (como sucede cuando con las heces expulsamos bocados no digeridos).

Cualidad secretora: esta función prevé la producción de mucosidad para tragar el bocado y jugos para digerirlo.

Un programa especial en el ámbito de esta función es activado por un DHS por no poder digerir un bocado demasiado grande o indigesto.

El programa especial relacionado consiste en la proliferación, en el punto donde está el bocado demasiado grande, de adenocarcinomas de cualidad secretora: tumores sólidos, en forma de coliflor, que crecen lentamente, estructurándose con un sistema circulatorio propio, compuesto por células del mismo tipo y con la misma función secretora que las del tejido donde crece el tumor.

La función de estos tumores es proporcionar tejido de sostén para aumentar la producción de moco o jugo en el área donde se encuentra un bocado no digerible.

Cualidad absorbente: consiste en la función de absorber los nutrientes de los alimentos procesados, los gases y los líquidos producidos durante la fase de procesamiento, para poder ingresarlos a la circulación sanguínea o linfática.

No sabemos mucho sobre el DHS en esta área. Podemos plantear la hipótesis de que tiene que ver con «no poder absorber, integrar, no poder asimilar una experiencia o condición».

Con un DHS en el ámbito de esta cualidad, encontramos la proliferación de adenocarcinomas de crecimiento plano con función absorbente: tumores formados por células que crecen en capas planas, formando engrosamientos de la mucosa.

Cualidad motora-peristáltica (*véase* mesencéfalo): consiste en la función de hacer avanzar el bocado a lo largo del tracto digestivo a través de las diversas etapas del proceso de elaboración. Este movimiento, que se denomina «peristalsis», es una función de la musculatura lisa inervada por el tronco cerebral y está dada por el juego sinérgico de las fibras dispuestas de forma longitudinal, inervadas principalmente por el simpático, y las anulares, inervadas por el vago. Éstas últimas liberan mientras que las primeras contraen y viceversa.

Un DHS en el contexto de esta cualidad provoca un fuerte movimiento peristáltico en el área afectada, mientras que, en las vías superiores e inferiores, el peristaltismo se ralentiza, lo que resulta en la inmovilización del intestino (bloqueo o paresia intestinal). Este programa tiene la función de detener el «bocado indigesto» para poder absorberlo.

Esto provoca una oclusión parcial, que en medicina académica se llama «parálisis intestinal».

Cualidad excretora: esta cualidad asegura que las sustancias tóxicas y otras no deseadas en la sangre, si no es posible excretarlas a través de los riñones, se eliminen a través del intestino en las heces. Esto implica que existen cuatro modalidades excretoras: a través de los riñones, con las heces, con el sudor o a través del aliento. Por ejemplo, los productos de descomposición de la sangre pueden excretarse en parte como secreciones de la vesícula biliar.

Desarrollo de los programas biológicos especiales regulados por el tronco cerebral
En la fase del conflicto activo: aumento de la función o proliferación de tejido, con producción de tumores sólidos compactos en forma de coliflor, con función secretora, o engrosamiento del tejido por formación de tumores de

crecimiento plano con función absorbente. Proliferación de hongos y micobacterias. El grado de proliferación está relacionado con la intensidad y duración del conflicto, por lo que pueden formarse tumores más o menos grandes o incluso grupos de unas pocas células, que no se notan.

En la fase de la curación: reducción de los tejidos exuberantes crecidos en fase activa debido a la necrosis caseosa por hongos y micobacterias, como la de la TBC. En lugar de los tejidos despojados, existen cavidades llenas de líquido (cavidades o cavernas tuberculosas), que luego se secan y colapsan gradualmente, dejando residuos inertes de cicatriz (solución biológica).

En la fase de la curación, especialmente en las crisis epileptoides, cuando el tejido se seca rápidamente después de la fase expansiva, el proceso de solución de la submucosa también puede desgarrar la mucosa suprayacente si está presente, produciendo inflamación y dolor. Los tejidos que al final de la fase de cicatrización aún no han sido demolidos permanecen en su lugar. Cuando los microorganismos específicos no están presentes en los tejidos en la medida suficiente, los tumores desarrollados durante la fase activa no se pueden descomponer, por lo que se encapsulan y permanecen en su lugar. El resultado final de la fase de la curación «no biológica» es la formación de quistes donde teníamos tumores en fase activa.

Cuando el programa se activó con un aumento en la función, el funcionamiento normal del tejido se restablece durante la fase de la curación.

En los países civilizados de nuestro tiempo, las micobacterias TBC han sido diezmadas por las vacunas y las prácticas de desinfección y esterilización de ambientes, alimentos y mascotas, por lo que difícilmente las encontramos presentes en nuestro organismo en la medida suficiente para realizar su trabajo. Esta deficiencia disminuye o elimina la tuberculosis y aumenta la incidencia de tumores y enfermedades inflamatorias e infecciosas, como hepatitis, bronquitis, neumonía, pancreatitis, que continúan sin resolverse.

La proximidad a los migrantes de los países más pobres, así como el hábito perdido de tener cerca animales no infectados y no vacunados o ingerir alimentos naturales no esterilizados, pueden ayudarnos a reponer la carga bacteriana que hemos perdido con nuestro estilo de vida.

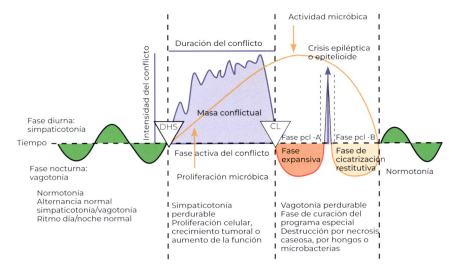

Esquema del desarrollo de un programa biológico especial de los tejidos reguladores del tronco cerebral, en base a la segunda ley biológica.
(Figura reconstruida sobre la base de representaciones esquemáticas extraídas de *Wissenschaftliche Tabelle de la Germanischen Neuen Medizin*, de R. G. Hamer)

Conflictos del bocado y desarrollo en los tejidos y los órganos de los correspondientes programas especiales regulados por el tronco cerebral.
Programa de los tubos colectores del riñón y el conflicto de la existencia o «conflicto del prófugo»

Códigos de referencia
Tabla científica de los índices DE LA NMG, indicios I Ga derecho y I Ga izquierdo. Tabla de los nervios craneales, nervio motor ocular externo, tablas amarillas.

Localización cerebral del BH
En la zona ventral del tronco cerebral, a la altura de la protuberancia, a la derecha si está afectado el riñón derecho, a la izquierda si lo está el riñón izquierdo.

El tejido afectado por el programa del prófugo
Los túbulos colectores, que forman los cálices renales, están formados por tejido endodérmico y tienen la función de canalizar la orina, regulando su

salida o reflujo según sea necesario. El programa biológico de los túbulos se codificó en la etapa evolutiva en la que nuestro ancestro acuático se convirtió en anfibio, cuando surgió la necesidad de retener agua en el organismo. Fue en este momento cuando los riñones comenzaron a desarrollarse a partir de dos vasos sanguíneos del animal acuático.

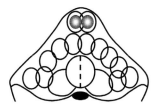

Localización cerebral de los túbulos colectores de los riñones

El origen endodérmico que Hamer atribuye a los túbulos colectores no está confirmado en los libros de embriología. Sin embargo, tanto la observación como la experiencia clínica y la relectura crítica de la información embriológica nos hacen reconocer una sensible conexión entre función, movimiento tisular y origen embrionario de los túbulos colectores detectada por Hamer. De hecho, tanto los conductos mesonéfricos de los riñones primitivos destinados a remitir, como el sistema definitivo de los conductos colectores contactan, directa o indirectamente a través del contorno de los uréteres, con la cloaca, estructura endodérmica que se origina en el intestino primitivo.

Conflicto

El programa de los túbulos se activa con un conflicto de lucha por la existencia o conflicto del prófugo, cuando somos arrojados de nuestras certezas, cuando sentimos que hemos perdido todos los puntos de referencia que garantizan nuestra existencia: somos como un pez fuera del agua. Ya no podemos confiar en nuestra fuente de sustento, en nuestros medios de subsistencia. No sabemos dónde y cuándo podremos encontrar agua, alimentos, seguridad existencial y económica. No sabemos qué nos va a pasar. Ya no hay un lugar seguro para nosotros: «Todo está perdido, como después de un bombardeo». Por ejemplo, puedes pasar este conflicto en el hospital, porque no sabes qué puede pasarte, o cuando te sientes solo y abandonado «en el alma» por tu madre, cuando te sientes desatendido o mal atendido, cuando te sientes perdido en el desierto sin agua, cuando pierdes tu casa, tu trabajo, cuando no puedes llegar a fin de mes con tu salario.

El riñón derecho se activa con un contenido conflictivo por no poder contar con recursos propios ni puntos de referencia: el pez dejado en seco por la marea, el viajero en el desierto, que no sabe cuándo llegará a un oasis. El riñón izquierdo se activa cuando tú también te secas, pierdes líquidos: el pez dejado por el retroceso de la marea en una hondonada en la orilla también se seca al sol. Además de estar fuera de su elemento, también pierde líquidos de su propio cuerpo.

El hombre que había entrado en el conflicto del prófugo con el riñón derecho, porque fue abandonado por su mujer y obligado a dejar la casa, también entró en el conflicto con el riñón izquierdo cuando, a la espera de encontrar un hogar, tuvo que vivir en un hotel renunciando a sus reservas de dinero.

Desarrollo de la fase activa

En la fase activa del conflicto, los adenocarcinomas compactos de cualidad secretora o planos de cualidad absorbente crecen entre los túbulos y el tejido glomerular circundante. La función biológica de este proceso es estrechar los túbulos colectores, para retener líquidos, que refluyen desde el tejido renal y se almacenan en los diferentes tejidos del organismo, con los restos de nutrientes que contienen. Como resultado de este programa se produce retención de líquidos, aumento de peso por acumulación de líquidos en las células grasas y en otros tejidos, lo que se traduce en una reducción de la cantidad de orina expulsada, lo cual puede provocar anuria o bloqueo renal. Hay un aumento proporcional de creatinina y sustancias nitrogenadas en la sangre. En la medicina tradicional, este fenómeno se llama «uremia» y se considera una enfermedad grave. En realidad, la retención de agua y la acumulación de sustancias úricas en la sangre tiene un sentido biológico.

Hay diversos grados de afectación patológica de los riñones y de la gravedad de la uremia, porque ambos riñones tienen cada uno tres ramas de cálices renales, que pueden o no estar afectados independientemente uno del otro.

Una persona con conflicto del prófugo está desorientada, lucha por mantener sus cosas en orden, lo que tiende a agobiarla y le transmite una sensación de desánimo, tiende a llegar tarde. La naturaleza detiene al pez fuera del agua para que no se desvíe de donde la marea puede llevárselo de vuelta.

En la fase activa del conflicto del prófugo, el ojo del lado del cuerpo afectado por el programa presenta un estrabismo divergente, provocado por la activación simultánea del programa del núcleo del nervio motor ocular externo, con la consiguiente hipertonía del músculo recto lateral, que tiene la función de rotar el ojo hacia fuera. El ligero estrabismo divergente le da a la persona con conflicto del prófugo un aire «encantado».

Sentido biológico del programa

Este programa te brinda la mayor posibilidad de sobrevivir en condiciones extremas de calor, falta de agua y alimentos, fatiga y enfermedades. De hecho, permite conservar agua en el organismo cuando puede no estar disponible, pero también hace algo más: permite que el organismo se asegure una reserva de sustancias nitrogenadas, a partir de las cuales sintetizar proteínas «autógenas» en caso de que durante mucho tiempo no haya proteínas disponibles para alimentarse.

Sabemos que las proteínas se descomponen y se eliminan por la orina en forma de sustancias nitrogenadas. En «épocas de escasez de proteínas», el cuerpo recupera estas sustancias para «reensamblar» las cadenas de proteínas. En esos momentos de necesidad, acumula sustancias nitrogenadas en la sangre, como desechos en un vertedero, para reponer los recursos nutricionales. Así, la enfermedad que llamamos «uremia» es parte de un programa que nos permite sobrevivir en condiciones de gran escasez de recursos.

En la Nueva Medicina, un trasplante de riñón resulta inútil en cerca del 90 % de los casos si es posible llegar a la solución del conflicto para la existencia que lo subyace.

Incluso el programa del nervio *abducens* tiene un sentido biológico en una fase activa: el prófugo no puede mirar hacia delante, sino sólo de lado. La naturaleza lo detiene para que no se aleje demasiado de la seguridad que tuvo que dejar. Si los dos riñones están afectados por el programa del prófugo, la persona está en la constelación y sólo puede ver de lado, está consternada, desorientada. Mira hacia atrás, hacia la casa que ha dejado, y finalmente hacia el mar, que la especie humana ha perdido.

Recaídas en la fase activa y cronicidad

Las molestias en la fase activa corren el riesgo de desencadenar un círculo vicioso que agrava las dolencias y las hace crónicas. En este estado, de hecho, una persona se siente completamente desplazada: hinchada, lucha por caminar, a menudo tiene problemas con la alimentación, ya no se siente a gusto ni siquiera en su propio cuerpo, por lo que contrae aún más los túbulos, lo que agrava la retención.

Sobrepeso y obesidad

Las distintas formas de tendencia al aumento de peso, el sobrepeso y la obesidad son expresiones de la fase activa del conflicto del prófugo. El tratamiento reservado de forma universal para este tipo de trastornos es precisamente el necesario para exasperar sus manifestaciones y hacerlas irreductibles. La creencia, universalmente compartida por los médicos, el sentido común y los medios de comunicación, de que la sobrealimentación y el sedentarismo provocan un aumento de la masa corporal se basa en la obvia consideración de que si privamos al organismo de los recursos necesarios para la vida, éste reduce la propia masa antes de llegar a la muerte. Armados con esta evidencia, los médicos te dirán que no había gente gorda en los campos de concentración. Conociendo la NM, podríamos responder sin lugar a dudas que los internos de los campos de concentración estaban ciertamente en la fase activa de varios conflictos (miedo, ira, injusticia, dominio, etc.). Como sabemos, los conflictos activos hacen que el cuerpo pierda peso hasta secarse.

Sin embargo, ¿quién sabe por qué encontramos personas que aumentan de peso en unidades de cuidados intensivos sin que nada entre en sus cuerpos? ¿Quién sabe cómo nuestra amiga Teresa logró ganar más de cinco kilos de la noche a la mañana mientras corría de hospital en hospital buscando a su hija que había muerto en un accidente?

Si hacemos una pequeña estadística personal entre nuestros conocidos, no será difícil notar que conocemos a algunas personas que comen mucho y son muy delgadas y personas que comen poco y son gordas, como también podemos ver personas gordas que comen mucho y personas delgadas que comen poco. Si comparas los datos directamente accesibles para ti, puedes verificar que la comida es absolutamente irrelevante para el peso corporal, excepto en los casos en que la privación de alimentos cause desperdicio orgánico o si el aumento de peso después del desperdicio es en realidad una normalización.

El NM nos enseña que el aumento de peso no fisiológico se debe al conflicto activo de retención de agua del prófugo, lo que hace que se acumulen líquidos en las células. El desprecio de los médicos y de la gente en general por las personas que tienden a engordar, que son vistas como perezosas, indolentes, dejadas, que no se cuidan, tiende en esta época a alcanzar niveles de condena y ostracismo, mientras que las estrategias «terapéuticas», a las que estas personas son casi obligadas a someterse, son verdaderos castigos y torturas: ritmos forzados de actividad, dietas restrictivas, medicamentos, estrategias fuertemente invasivas en la vida privada y en las relaciones personales, prolongadas de modo tendencioso para toda la vida, incluso intervenciones definitivamente incapacitantes. ¿Es posible que un poder tan grande de disuasión que conduce a la persecución se delegue sólo para evitar que la gente engorde? ¿Es esto serio? Todos nosotros, si somos lo suficientemente mayores, podemos recordar a algún abuelo o abuela o pariente anciano envejecido con honor en su abundante grasa. Mi abuela, que era gordita como una pelota, murió con más de noventa años después de una vida sana y muy activa, con una piel sedosa y firme, sin sombra de estrías y una mata de pelo rizado larga hasta la cintura y suave como la seda. Mi tía mayor tiene noventa y seis años y también es como una pelota. ¡Prefiero aprender de ellas![1]

Entonces, ¿de dónde viene la persecución a los gordos al grito de «más vale muerto que gordo»? Mirando los muertos, los infelices y los enfermos mentales que produce, se diría que la guerra contra la carne es un asunto serio, al menos en sus efectos.

¡Las únicas guerras que hemos ganado son las que no hemos comenzado! También para ganar la guerra contra el sobrepeso, por lo tanto, debemos comenzar a hacer las paces con la naturaleza.

En una civilización consumista, donde parece haber demasiado de todo, la delgadez excesiva se ha convertido en un modelo estético porque evoca, sin ningún fundamento real, imágenes de independencia, seguridad, agresividad, inventiva, características de la persona exitosa, que vive su vida en las selvas metropolitanas, donde lo más fácil es encontrar comida y lo más difícil compararse con los demás y ganar en la comparación. Para ganar, uno no debe estar satisfecho y en paz con el mundo, sino que debe estar insatisfecho, hambriento, enojado. El mismo entrenamiento se hace con los perros de defensa o de pelea. Pero intentemos imaginar que la civilización humana entre en crisis, que los medios de comunicación, transporte y alimentación se detengan, aunque sea por unos días, o que las mismas ciudades construidas por el hombre se vuelvan inhabitables o puedan derrumbarse, como ciertamente podría suceder en un día no muy lejano. Imagina no encontrar indefinidamente comida, agua, refugio, recursos vitales. Entonces, el programa de túbulos colectores encontrará su uso útil y te salvará la vida al proporcionarte una fuente autosuficiente de agua y proteínas durante el mayor tiempo posible. En esa situación, tener una reserva corporal para enfrentarte a la crisis de recursos podría ser un beneficio y una fortuna. Recuerda que un animal flaco a principios de invierno no sobrevive hasta la primavera, porque la naturaleza sana del cuerpo es no estar delgado. En la naturaleza, el peso corporal siempre fluctúa dentro de un equilibrio. Si quieres medir con imágenes artificiales cuán inculto es nuestro sentido estético, piensa en un hermoso animal. ¿Verías hermoso a un animal muy delgado?

---

1. Son la abuela y la tía de Katia.

Hacer las paces con la naturaleza significa permitirle a nuestro cuerpo los cambios que necesita hacer para integrar nuestras experiencias de modo que podamos aprender de ellas. Para garantizar esta evolución, nuestro cuerpo necesita transformarse. Las modificaciones del peso corporal son una de esas modificaciones necesarias a las que ante todo debemos aprender a no temer, porque es precisamente el terror a engordar cuando engordamos unos kilos lo que provoca continuas recaídas en el conflicto del prófugo. Hay algo peor que estar gordo: ¡tener miedo a engordar! La lucha diaria por mantener el peso, empleando obsesivamente todas las estrategias punitivas recomendadas, siempre con el temor de perder el control: ésa es la verdadera y terrible enfermedad, que en muchas ocasiones no llega nunca a la solución.

Un prófugo necesita sentirse cuidado, seguro, protegido por el grupo, tener recursos vitales disponibles, tener las fuentes de vida bajo control. Imaginemos cómo te sentirías si tuvieses que obligarte a privarte de comida, a derrochar energía en un movimiento concebido sólo para consumir, sometido al continuo control y juicio de los demás. Todas las estrategias utilizadas para adelgazar no hacen más que reactivar continuamente el conflicto y cronificarlo. Después de cada período de dieta, durante el cual se pierden algunos kilos de masa corporal, los kilos perdidos se recuperan cada vez más rápido cuando se vuelve a la dieta normal, porque los tejidos dañados por la deficiencia alimentaria o el estado de conflicto activo se regeneran. Además, cada fase posterior de la dieta requiere mayores restricciones que las anteriores para obtener los mismos resultados en términos de pérdida de peso. Este efecto es conocido por todos los expertos en nutrición, que sin embargo continúan proponiendo nuevas estrategias dietéticas. Los únicos casos en los que la dieta parece funcionar son aquellos en los que la dieta coincide con una solución al conflicto del prófugo, lo que provoca una intensa eliminación de líquidos con la consiguiente reducción de peso.

Las mismas consideraciones se aplican al movimiento físico: aquellos que siempre están entrenando no pueden detenerse. Es un hecho conocido que muchos deportistas tienden a engordar cuando abandonan el deporte competitivo y su súper entrenamiento.

Un prófugo no necesita castigo, sino mimos y seguridad. Y la primera seguridad es experimentar sensaciones agradables en tu cuerpo. Desde este estado de autoaceptación, puede trabajar para resolver su conflicto de prófugo personal si la solución es posible u oportuna.

Desarrollo de la fase de la curación
Si están presentes en cantidad suficiente, las micobacterias de Koch pueden reducir el adenocarcinoma tubular por necrosis caseosa (tuberculosis renal).

En la primera etapa de curación, la infección tuberculosa implica inflamación e hinchazón, formación de pus en los tejidos afectados, sangrado de los cálices renales o «pielitis tuberculosa», con sudoración nocturna y fiebre baja. La hinchazón de los tejidos involucrados, causada por edema e infección, puede acentuar, en la primera fase de cicatrización, la retención de agua y la hinchazón ya presentes en la fase activa del programa. Después de la primera fase de solución, o fase expansiva, viene la fase de eliminación, durante la cual la emisión de orina se vuelve intensa, se debe orinar dos o tres veces incluso por la noche. La caseificación se excreta en la orina, que huele a podrido. Las cavidades llenas de líquido que deja la descomposición de los tumores hacen que los cálices se hundan, lo que es una indicación de tuberculosis renal. Esto es lo que Hamer llama una «solución biológica».

La solución «no biológica», por el contrario, se produce en ausencia de micobacterias TBC: los adenocarcinomas se enquistan y permanecen en su lugar de manera permanente. Durante este proceso, tenemos los mismos síntomas que tendremos en la solución biológica, excepto los provocados por la eliminación de los tejidos tumorales. Luego tendremos hinchazón e inflamación con sudores nocturnos y fiebre baja, un posible agravamiento inicial de la retención de agua durante la primera fase de solución, seguido de una reanudación de la diuresis. En este caso, por supuesto, no tendremos la flacidez de los cálices renales.

Después de un conflicto del prófugo particularmente grave, prolongado o con muchas recaídas, la solución no biológica puede provocar la obstrucción de la salida en la pelvis renal (riñón mudo), lo que lleva a la insuficiencia renal, a pesar de la solución.

La uremia no es de ninguna manera una enfermedad fatal, como se considera en medicina. Puede resolverse espontáneamente con la solución del conflicto de la existencia. Incluso cuando la solución no es biológica, es decir, cuando el adenocarcinoma de los túbulos colectores permanece en su lugar, el cuerpo vuelve a excretar más orina que en el conflicto activo.

Con vagotonía se orina con mucha frecuencia y en grandes cantidades, especialmente de noche. Durante el proceso de caseificación, existe una alta concentración de proteínas en la orina. Junto al programa de túbulos colectores, también contamos con el desarrollo del programa del nervio abducens. Éste, debido al edema cerebral, en la primera fase de solución acentúa la hipertonicidad de la musculatura lisa del músculo recto lateral con el consecuente estrabismo divergente del ojo afectado. En la solución del prófugo, el ojo que se había vuelto bizco en la fase activa también se normaliza después de varios ajustes.

Resultados del programa
Cálculos renales

Al final del proceso tuberculoso, los residuos no expulsados del material caseificado y las cavernas tuberculosas pueden espesarse y calcificarse, formando cálculos de oxalato de calcio. Éstos tienden a permanecer en los túbulos. Generalmente son pequeños y puntiagudos. Cuando se liberan en los uréteres, pueden causar sangrado y cólicos.

Junto a éstos, también se pueden formar cálculos úricos, producidos por el espesamiento del precipitado urinario, por estasis renal, durante el conflicto del prófugo, coincidiendo con la resolución de un conflicto óseo (gota). Esto aumenta la concentración de creatinina y ácido úrico en la sangre.

Las recaídas múltiples pueden resultar en una acumulación y estasis de cálculos en los túbulos, lo que impide su función. Este proceso, si dura muchos años, también puede producir «cálculos de moho», que son un «molde» de los túbulos y obstruyen el paso de la orina.

Mucoviscidosis del riñón

Cuando se desencadena un círculo vicioso recidivante, podemos tener un colapso de los cálices renales, con pérdida de su función como colectores de orina: la estasis renal se hace definitiva.

Diabetes insípida

Si el conflicto del prófugo se resuelve tras muchas recaídas, cuando la función renal está ahora permanentemente comprometida, queda una «diabetes insípida» nefrógena, que al determinar la insensibilidad de las células a la acción de la ADH,[2] provoca una pérdida crónica de orina diluida y abundante (poliuria) y la necesidad de beber agua en grandes cantidades, como un camello que tiene que atravesar el desierto.

La base de la supervivencia

El conflicto del prófugo es un programa de supervivencia, por lo que es primordial sobre los demás y no puede ser detenido o desactivado por ninguna otra necesidad.

Incluso la ablación del riñón bloqueado, con un programa activo de los túbulos colectores, provoca el paso del programa al otro riñón, que activará el mismo proceso hasta detenerse por sí mismo si no se resuelve el conflicto.

---

2. Hormona antidiurética.

El origen ancestral del conflicto del prófugo

Durante la evolución de la especie, el origen del conflicto del prófugo está representado por el paso de la vida acuática al medio terrestre. En la ontogénesis repetimos esta experiencia con el nacimiento. En el mar, que es una solución salina al 0,9 %, el organismo de nuestros antepasados acuáticos estaba en isotonía con el medio en el que estaban inmersos, y podían incorporar y expulsar agua isotónica de la misma concentración que los líquidos que todavía fluyen por nuestro cuerpo.

Al adaptarse a la vida en la tierra, tuvieron que equiparse para retener y almacenar agua en el cuerpo. De esta necesidad se desarrollaron los riñones. Los glomérulos de los riñones producen orina isotónica primaria, que es parcialmente reabsorbida por los túbulos, que luego excretan alrededor de uno o dos litros por día de orina ligeramente más concentrada.

El regreso al hogar ancestral

Bañarse en el mar o en una solución salina al 0,9 % representa una solución biológica arcaica al conflicto del prófugo, ya que reproduce la experiencia física de volver al medio original, a la cuna líquida de todas las especies vivas, al origen de la vida misma. En la fase de la curación, el baño isotónico es útil como recuperación.

La solución biológica remite siempre a la percepción arcaica, al movimiento evolutivo o embrionario.

Este procedimiento también es útil en el tratamiento de la diabetes insípida.

El síndrome del prófugo

Es una combinación del programa de túbulos colectores renales activos con otro programa de EBS en la fase de la curación. Esta asociación provoca una acumulación exagerada de líquidos, especialmente en los tejidos ya afectados por la expansión vagotónica de la fase de solución. De hecho, el organismo, comprometido en el programa de supervivencia, privilegia ésta sobre cualquier otra necesidad, por lo que explota todas las posibilidades de almacenamiento de reservas líquidas. En este caso, los tejidos en la fase de la curación, que ya están hinchados, son especialmente adecuados para acumulaciones posteriores.

Con la acentuación del edema se produce un agravamiento y una complicación de todos los síntomas vagotónicos, resistentes al uso de diuréticos y astringentes, con graves molestias, que fácilmente pueden reactivar los conflictos ya en solución y desencadenar un círculo vicioso del conflicto del prófugo.

Esta situación puede conducir a condiciones de grave peligro para la vida, por retención severa, con intoxicación urémica. Además, a nivel cerebral, donde el tejido edematoso, debido a la fase expansiva de la solución, se hincha aún más por la retención renal, la compresión cerebral puede ser incluso fatal.

El síndrome del prófugo se observa a menudo en los enfermos hospitalizados, en especial si son internados de urgencia, que fácilmente se sienten solos y abandonados, presa de los acontecimientos, en peligro en su propio cuerpo. El conflicto del prófugo se resuelve sólo con la nueva seguridad y no deja de acumular líquidos aun cuando, combinándose con los efectos de otro programa en la fase de la curación, se torna disfuncional hasta el punto de provocar la muerte.

Esta observación nos hace comprender cómo, en la experiencia de la enfermedad, el recurso fundamental es «sentirse seguro».

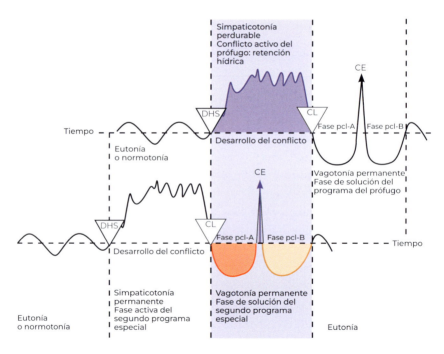

Esquema del síndrome del prófugo: conflicto activo del prófugo junto a otro programa especial cualquiera en la fase de la curación

Programa de la médula suprarrenal y conflicto de estrés insoportable

Este tejido, que Hamer incluye entre los tejidos de derivación endodérmica, se encuentra en los manuales de embriología clasificados como derivados de las crestas neurales del embrión, considerados formaciones ectodérmicas. Justo antes de la formación del tubo neural, se desprenden de las crestas de grupos de células, presumiblemente pluripotentes, que llegan a diferentes distritos, modificándose adecuadamente en los lugares donde se detienen. Se supone que un grupo de estas células, que dio origen a la médula suprarrenal, especializada en una función secretora, asumió un comportamiento propio de los tejidos endodérmicos.

Códigos de referencia
Tabla científica de la NMG: II Ga derecho y II Ga izquierdo.

Localización cerebral del BH
En el ganglio neuronal renoaórtico, en la zona del borde del tronco simpático, dentro del sistema nervioso autónomo.

Conflicto
El programa se activa con un conflicto de estrés extremo e insoportable. Si bien Hamer no lo menciona específicamente para este conflicto, podemos suponer que el conflicto de estrés insoportable es por algo que tratas de acumular cuando la glándula suprarrenal derecha se ve afectada, y por algo de lo que tendrías que deshacerte cuando viene implicada la suprarrenal izquierda.

Desarrollo del programa en la fase activa
En conflicto activo, crece un «feocromocitoma», con la función de aumentar la concentración de dopamina y noradrenalina (catecolaminas primarias) y de adrenalina (catecolaminas secundarias), para apoyar al organismo en la fatiga y dar un impulso agresivo a la actividad.

En esta fase no hay perturbaciones. La anomalía respecto al ritmo normal de actividad, que podría definirse como «hiperactividad», se vive como funcional a la situación que genera un estrés extraordinario, por lo que no se percibe como un síntoma. Es la situación estresante que se siente anormal y extraordinaria.

Desarrollo del programa en la fase de la curación
En solución, los tumores se reducen por TBC y se forman cavernas llenas de líquido que luego, al colapsar, pueden causar apoplejía de la médula supra-

rrenal. En esta fase hay una normalización de la producción de catecolaminas o incluso una deficiencia.

Recaídas y cronicidad
Con los repetidos conflictos y soluciones, la médula suprarrenal se va secando cada vez más, llegando a producir, como resultado final, la pérdida definitiva de la función de producir hormonas suprarrenales. El síntoma de este cuadro es el cansancio perenne, la pérdida de energía, la ausencia de capacidad de reacción, la falta de determinación.

Sentido biológico
El sentido biológico del programa consiste en la sobreproducción de catecolaminas en fase activa, que proporciona el empujón necesario para resolver la situación de estrés extraordinario creada por el conflicto. El significado del programa nos hace comprender por qué es importante no intervenir en la fase activa, cuando el tumor está creciendo. De hecho, la ablación del tumor en esta fase desarmaría a la persona y la haría quedar prisionera en un conflicto, que ya no tiene energías para resolver.

Programa del lóbulo anterior de la hipófisis o «adenopituitario»

Códigos de referencia
Tabla científica de la NMG, índices 1 Ga derecho y 43 Ga izquierdo

Ubicación cerebral del BH
La parte dorsal de la protuberancia, a la derecha para el lóbulo pituitario derecho y a la izquierda para el lóbulo izquierdo.

Conflicto
- El lado derecho se activa con un conflicto de no poder asir el bocado, lo cual es inalcanzable porque eres demasiado pequeño.
- El lado izquierdo se activa con el conflicto de ser demasiado pequeño para poder quitar o evitar un bocado que se nos impone o porque la abertura de la faringe es demasiado pequeña.
- Conflicto de no poder alimentar a suficientes hijos o familia.

Desarrollo del programa en la fase activa
En el conflicto activo hay una proliferación de células glandulares, que tienen la función de secretar la hormona del crecimiento (GH: *growth hormone*). Dependiendo de la intensidad y duración de la fase activa, la proliferación del tejido puede consistir en un pequeño grupo de células que ni siquiera se nota, o puede dar lugar a la formación de un adenoma hipofisario, un tumor compacto de cualidad secretora, lo que determina un marcado aumento en la producción de la hormona del crecimiento, lo cual provoca a su vez una acentuación de los procesos de crecimiento en los individuos en fase evolutiva y un crecimiento anormal de las extremidades en los adultos (acromegalia). Según Hamer, otro efecto del aumento de esta hormona es un crecimiento de los labios con la función de poder manejar mejor el bocado.

Con un conflicto de no poder alimentar a la familia hay un aumento en la producción de prolactina (PRL: prolactina).

Desarrollo de la fase de la curación
Si se dispone en el organismo de un número suficiente de micobacterias, después de la resolución del conflicto éstas permiten la reducción por necrosis caseosa tuberculosa del tumor o de las células crecidas en fase activa y que ya no son necesarias.

Los síntomas de la fase de solución son la inflamación y la infección, que también pueden pasar desapercibidos si en la fase activa sólo han crecido unas pocas células, o puede manifestarse con síntomas de cierta importancia y llegar a llamar la atención del médico. En este caso, se puede identificar con diferentes tipos de diagnóstico: si en el momento del diagnóstico aún no se ha destruido el tumor, el diagnóstico será un tumor cerebral; si éste ya se ha caseificado, se diagnosticará una infección o necrosis del tejido.

Si en el momento de la solución no hay suficientes microorganismos en el tejido, llegará la solución no biológica: el tumor se encapsulará y se convertirá en un quiste.

Al final de la solución tendremos el restablecimiento del equilibrio hormonal: normalización de la producción de hormona de crecimiento o prolactina en el caso de que fuera la producción de esta hormona la que aumentara en la fase activa.

Las alteraciones somáticas en los huesos, producidas por el desequilibrio en la fase activa, dejan de aumentar, pero son más o menos permanentes.

Sentido biológico del programa
En la fase activa, el programa aumenta la producción de la hormona del crecimiento, por lo que el individuo, que estuvo expuesto al trauma porque

era demasiado pequeño, puede llegar a tener la edad suficiente para asir el bocado que quiere y poder deshacerse del que no quiere. En el adulto, el crecimiento de las extremidades y de la boca tiene la función de mejorar su agarre para poder tomar o rechazar el bocado.

En la persona que ha experimentado incapacidad para alimentar a la familia, el aumento de la secreción de prolactina significa producir más leche para alimentar o cuidar a los hijos y a la pareja.

Programas de la boca: cavidad oral, faringe, laringe y tejidos glandulares relacionados

La submucosa oral que recubre la boca es una capa de tejido endodérmico, perteneciente a la antigua lombriz de agua, que se encuentra más o menos dentro del revestimiento epitelial sensible de varias capas.

Acoge pequeñas glándulas (llamadas glándulas salivares menores) distribuidas uniformemente o agrupadas, con una estructura similar a las glándulas salivares mayores, que procesan, según su función, una secreción mucosa, más viscosa, con propiedades lubricantes para el bocado y protectora de la mucosa ectodérmica, o de secreción serosa, fluida, clara, rica en proteínas enzimáticas con función digestiva, o ambas.

Conflicto

La mitad derecha de la cavidad bucal, inervada por la mitad derecha del tronco, proporciona las funciones necesarias para asir y tragar el bocado, y luego entrar en conflicto cuando no se puede morder.

La mitad izquierda de la cavidad bucal, dirigida por la mitad izquierda del tronco, que tiene la función de escupir o rechazar el bocado, entra en conflicto si no se puede escupir.

Desarrollo

En la fase activa, la mucosa endodérmica produce adenocarcinomas en forma de coliflor con función secretora o de crecimiento plano con función absorbente.

En la fase de la curación se producen infecciones fúngicas, con caseificación de proliferaciones exuberantes. En esta fase, la mucosa epitelial suprayacente puede ser revestida por el proceso de la mucosa endodérmica, y ser afectada por sangrado y dolor.

Programa de la submucosa de la faringe

La mucosa de origen endodérmico se encuentra en la faringe, revestida de una mucosa ectodérmica sensible. Esta mucosa está formada por grupos de células, que son lo que queda de la antigua faringe.

Códigos de referencia
Tabla científica de la NMG, índices 2 Ga derecho y 42 Ga izquierdo.

Ubicación cerebral del BH
Zona dorsal del puente del tronco cerebral a la derecha para el lado derecho de la faringe; a la izquierda para el lado izquierdo.

Conflicto
La submucosa del lado derecho de la faringe entra en conflicto de no poder tragar un bocado; el lado izquierdo por no poder escupirlo.

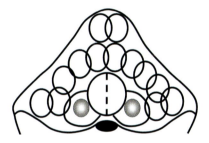

Localización cerebral de la submucosa de la faringe

Desarrollo del programa
En el conflicto activo proliferan las vegetaciones adenoides de la submucosa nasolarofaríngea o adenocarcinomas en coliflor de cualidad secretora, llamadas «pólipos».

Durante la fase de cicatrización, el tejido exuberante se reduce por caseificación fétida, por hongos (micosis) o por micobacterias TBC (tuberculosis).

Sentido biológico
La proliferación de células, que tienen la función de secretar moco, sirve para envolver en mucosa el bocado que no se puede tragar ni escupir, para hacerlo más resbaladizo y por tanto poder tragarlo o escupirlo con más facilidad.

Programa del nervio olfativo por la mucosa endodermal de la nariz

El nervio olfativo se considera una extroflexión directa del cerebro y es un apéndice del núcleo arcaico del tronco cerebral en la corteza basal.

Las células de la mucosa endodérmica de la nariz son un remanente del antiguo tejido intestinal y proporcionan una sensibilidad olfativa arcaica, derivada de la cualidad sensorial de la mucosa intestinal. Es la capacidad de la mucosa de analizar los alimentos para reconocer sus características. Este tejido endodérmico de la nariz y de la cavidad faríngea está inervado por fibras conducidas desde el nervio olfatorio hasta el bulbo olfatorio de la corteza basal, donde originalmente se ubicaba el núcleo arcaico del tronco cerebral para la función sensorial del tejido intestinal.

Códigos de referencia
Tabla de los nervios craneales, nervio olfativo, columna amarilla derecha e izquierda.

Localización cerebral del BH
En el remanente del núcleo olfatorio antiguo del tronco cerebral en la corteza basal frontal.

Conflicto
Conflicto de no poder reconocer suficientemente el bocado con la sensibilidad arcaica del tejido de tipo intestinal.

Desarrollo del programa
En la fase activa, tenemos una pérdida de la sensibilidad arcaica para reconocer los alimentos. Supongo que la pérdida de este tipo de sensibilidad se nota como una dificultad para distinguir sabores o reconocer los alimentos por su olor.

Durante la fase de la curación, se restaura la función olfativa normal.

Programas del oído medio y de la trompa de Eustaquio

La mucosa endodérmica que recubre el oído medio conserva la función del oído arcaico, que permitía la percepción de los sonidos antes del desarrollo del tejido ectodérmico que constituía el tímpano. Para este tejido arcaico, incluso los sonidos y la información acústica son sólo algo que incorporar o rechazar.

Esta mucosa se comporta como la intestinal, pues se remonta a la etapa evolutiva en la que el oído medio formaba parte de una sola cavidad oral.

La mucosa endodérmica del oído tiene una cualidad secretora, que tiene la función de hacer «deslizarse» dentro el bocado sonido-información, y una cualidad absorbente para absorberlo.

Programa de la trompa de Eustaquio

La trompa de Eustaquio es el conducto que conecta la faringe y el oído medio.

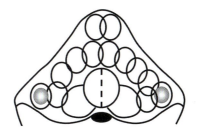

Localización cerebral de la trompa de Eustaquio

Códigos de referencia
Tabla científica de la NMG, índices 3 Ga derecho y 41 Ga izquierdo.

Localización del BH
Zona dorsal lateral del puente del tronco cerebral, en el lado derecho para el oído derecho y en el lado izquierdo para el oído izquierdo.

Conflicto
La trompa de Eustaquio del oído derecho entra en conflicto de no poder captar la información que necesitamos, la del oído izquierdo por no poder deshacerse de la información molesta.

El conflicto biológico corresponde a una necesidad de «ensalivar» mejor el bocado auditivo (sonido o información) para asimilarlo mejor o rechazarlo.

Desarrollo del programa en la fase activa
En la fase activa se produce la proliferación de un adenocarcinoma compacto de crecimiento plano con función absorbente. El tejido puede crecer has-

ta obstruir el conducto, interrumpiendo el flujo y la presión del aire en la pared interna del tímpano, que sirve para compensar la presión del aire en la pared externa. Debido a una ventilación interna insuficiente, puede ocurrir una depresión del tímpano, lo que resulta en una disminución de la audición.

Desarrollo del programa en la fase de la curación

En la fase de la curación, la proliferación celular se detiene. Los tejidos que crecen en la fase activa se reducen por la caseificación fétida por la micobacteria TBC. El líquido producido por la caseificación puede fluir tanto hacia la cavidad oral como hacia el oído medio, donde puede causar los mismos síntomas que la otitis media, sin cambios reales en la membrana mucosa del oído medio.

Sentido biológico

En la fase activa, la proliferación de adenocarcinoma de crecimiento plano tiene la función de absorber mejor la información que se necesita, o bien constituye un aislamiento eficaz de la información de la que hay que defenderse. De hecho, la audición disminuye. Hamer asigna el sentido biológico de este programa al propósito de salivar mejor el bocado para que se deslice mejor dentro o fuera de la faringe. En este caso, me parece que Hamer ha atribuido al programa de la trompa de Eustaquio el mismo sentido biológico de la cavidad oral, un poco como copiar/pegar. De hecho, dado que encontramos el sentido biológico de los programas troncales en la fase activa y dado que la proliferación que tenemos aquí en la fase activa es un adenocarcinoma de crecimiento plano, que tiene una función absorbente, no me parece lógico que el sentido biológico de esta proliferación sea el de salivar el bocado, lo que exigiría una proliferación de cualidad secretora y que, concretamente, produce saliva.

Si, por tanto, en la trompa de Eustaquio hay una proliferación plana con función absorbente, en cambio se puede suponer que su sentido biológico radica en la función selectiva de esta proliferación, que absorbe el bocado de información sonora tanto para incorporarlo como para rechazarlo. Esta hipótesis es plausible, pero no la hemos verificado.

Programa del oído medio

Códigos de referencia

Tabla científica de la NMG, índices 4 Ga derecho, 40 Ga izquierdo.

Localización cerebral del BH

Zona laterodorsal del puente del tronco cerebral, en el núcleo del nervio acústico, en el lado derecho para el oído derecho y en el izquierdo para el oído izquierdo.

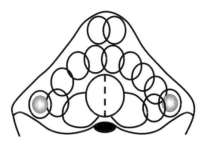

Localización cerebral del oído medio

Conflicto

En la versión más reciente de la tabla, Hamer atribuye el programa del oído medio derecho al «conflicto de no poder captar un bocado auditivo, en particular, no poder recibir información», mientras que el conflicto del oído izquierdo es «no poder evitar un bocado de información».

En publicaciones anteriores había dado una versión más compleja y motivada, que se refería a que un animal en su entorno necesita oír el susurro de su presa para poder capturarla y debe oír venir a su depredador para evitar ser atrapado. Activa, por tanto, el programa del oído derecho cuando se le ha escapado la presa que no ha oído pasar, y el programa del oído izquierdo cuando apenas ha escapado del depredador que no ha oído venir.

Ambos ruidos, el de la presa y el del depredador, deben ser absorbidos por el oído arcaico que activa las conductas instintivas ligadas a la supervivencia, por lo tanto son ruidos, información que debe ser «absorbida» como el alimento.

Según esta versión, el oído derecho se activa cuando no hemos captado la información que nos habría permitido atrapar a nuestra presa, para obtener algo codiciado. El oído izquierdo, en cambio, se activa cuando no hemos sido capaces de captar la información que nos permitía evitar caer presa de algo, o evitar algo temido.

Ejemplos

Un niño recibe un juguete que ha anhelado, pero no puede hacer con él lo que quiere, aunque se lo hayan regalado.

Un niño gana un torneo de equitación emparejado con una niña. Para la entrega de premios, hay una sola copa y se apela al espíritu caballeresco del niño para convencerlo de dar la copa a su pareja. Acepta y ve que le quitan la copa que ya había ganado. Poco después, con motivo de una gran fiesta en su honor, resuelve el conflicto y cae enfermo de otitis media en el oído derecho.

Un niño de tres años sufre de forma crónica una otitis media en el oído derecho. La madre deja al niño casi a diario con la abuela por sus compromisos laborales. Como el niño siempre se niega a dejar a su madre, expresándose con lágrimas y protestas, la madre espera a que se duerma para irse, por lo que siempre debe descubrir su ausencia al despertar. Siempre tiene cuidado de captar los sonidos de la presencia de su madre y sus preparativos para salir, pero no puede captar estas señales porque la madre se marcha mientras él duerme.

Desarrollo

En la fase activa hay una lenta proliferación de un adenocarcinoma de cualidad absorbente de crecimiento plano en el oído medio y en el mastoides. Las células afectadas por este proceso son definitivamente células auditivas arcaicas. Si el tumor sigue creciendo por etapas, el oído medio puede obstruirse, aunque sólo sea un engrosamiento del tejido.

Durante la fase de cicatrización, los engrosamientos crecidos en la fase activa son demolidos por necrosis caseosa tuberculosa por hongos o micobacterias TBC.

Este proceso provoca otitis media supurada, a menudo con perforación del tímpano y secreción fétida del oído (otopiorrea).

La fase de la curación tiene sentido para devolver la información acústica a un nivel normal porque se ha incorporado la mordida acústica y esto ha permitido que se resuelva el conflicto. La antigua capacidad, atribuida al hueso, de sentir la vibración de un diapasón en contacto con el mastoides es probablemente en gran parte una función de las células arcaicas de tipo intestinal del oído medio y el mastoides. La llamada otosclerosis se origina presumiblemente por la inmovilización, por calcificación, de las articulaciones de los huesecillos del oído debido a un depósito de calcio de origen tuberculoso.[3]

Sentido biológico

Durante la proliferación de células absorbentes, el oído arcaico de hecho mejora y puede captar una mayor cantidad de información, aunque el sentido del oído consciente puede verse disminuido.

---

3. En el caso del niño que no oía salir a la madre, el análisis del material purulento que salía del tímpano en fase de solución reveló la presencia de bacterias. ¡Tomémoslo como un estímulo!

Programas del ojo: glándulas lagrimales e iris

Como el oído arcaico, también la vista arcaica, con sus órganos endodérmicos, funciona según un principio alimenticio, como el del intestino. Por tanto, los tejidos endodérmicos del ojo, que son del mismo tipo que los del intestino, tienen la función de regular la cantidad de luz e información visual que entra, de absorber la luz e información que se necesita y rechazar la innecesaria o dañina.

Programa de las glándulas lagrimales

Códigos de referencia
Tabla científica de la NMG, índices 5 Ga derecho y 39 Ga izquierdo. Tabla de los nervios craneales, nervio óptico, columna amarilla, índice 5.

Localización cerebral del BH
Zona dorsal del puente del tronco cerebral, del lado derecho para el ojo derecho, del lado izquierdo para el ojo izquierdo.

Conflicto
El programa de la glándula lagrimal del ojo derecho se activa cuando no has podido captar una información visual, porque no has mantenido los ojos abiertos en el momento adecuado, no has abierto los ojos a tiempo para asir la presa, por lo tanto, hemos visto pasar por delante de nosotros la presa que se nos ha escapado.

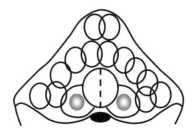

Localización cerebral de las glándulas lagrimales

Por otro lado, la glándula lagrimal del ojo izquierdo se activa cuando no se consigue liberarse de algo porque no se ve en el momento adecuado.

Ejemplo
Un pintor no puede encontrar a un galerista para exhibir sus cuadros, por lo que el público no puede verlos, así que quedan sin vender.

Desarrollo del programa en la fase activa
En la fase del conflicto activo, proliferan células de adenocarcinoma de la glándula lagrimal, de cualidad secretora, que crecen en forma de coliflor.

Desarrollo del programa en la fase de cicatrización
En la fase de la curación, el tejido exuberante se reduce debido a la necrosis caseosa tuberculosa. Se producen «lágrimas purulentas». Si este proceso se repite de manera crónica, el tejido de la glándula puede desgastarse. En este caso, la función de la glándula se ve afectada, hay un secado del flujo de lágrimas (mucoviscidosis de las glándulas lagrimales).

Sentido biológico
En la fase activa, la proliferación de células secretoras de lágrimas tiene la función de mejorar la humectación del ojo para hacerlo más funcional y más rápido en la apertura y el cierre. Mejorar la efectividad de esta función nos permite percibir mejor algo que debemos ver a tiempo para poder atraparlo o poder evitarlo.

Programa del iris del ojo

El iris es un esfínter constituido por una mucosa de células cilíndricas, similar a la intestinal, dotada de músculos lisos, que regula el paso de la luz al interior del ojo o, como lo define Hamer, la entrada del bocado de luz.

Desde un punto de vista embriológico, el iris deriva de una parte de la coroides que constituía los cálices ópticos arcaicos, los cuales formaban parte de la faringe antigua. Por tanto, el tejido del iris se comporta como el resto de la submucosa de la faringe y como el tejido intestinal.

Códigos de referencia
Tabla científica de la NMG, índices 6 Ga derecho, 38 Ga izquierdo.

Localización cerebral del BH
Área ventromedial de la protuberancia del tronco cerebral, del lado derecho para el ojo derecho y del lado izquierdo para el ojo izquierdo.

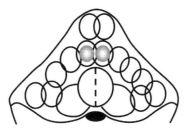

Localización cerebral del iris del ojo

Conflicto
El programa se activa en el iris del ojo derecho cuando no se es capaz de modular el paso de la luz para captar suficiente, no se puede ver con claridad.

Por otro lado, el iris del ojo izquierdo se activa cuando no se es capaz de modular el paso de la luz para evitar que entre demasiada, se está deslumbrado, no se puede ver por demasiada luz.

Desarrollo del programa especial en fase activa
En la fase activa, el tejido prolifera produciendo un adenocarcinoma de iris. Al mismo tiempo, se produce un fortalecimiento de la contracción muscular, una contractura espástica de la pupila, que la mantiene dilatada.

Desarrollo de la fase de la curación
En la fase de la curación, el tejido adenocarcinomatoso crecido en la fase activa es destruido por la micobacteria TBC: hay una tuberculosis del iris, que puede resultar en una pérdida de sustancia que atraviesa el iris como una hendidura que se abre en aureola. Esto se llama «coloboma».

Sentido biológico
Hamer dice que el sentido biológico de este programa se hace comprensible si se hace referencia al hecho de que el iris es un derivado de los antiguos vasos ópticos, que formaban parte de la faringe y, por tanto, se comporta según la misma lógica «alimentaria» que la faringe antigua, para la que incluso la luz y el sonido son un «bocado para tragar o escupir, para digerir y absorber». Cuando nos ha deslumbrado un exceso de luz o nos ha puesto en aprietos una luz insuficiente, la fase activa del programa del iris hace crecer las células que proporcionan un aumento de las secreciones, que tienen la función de hacer más resbaladizo el bocado de «luz» para que pueda tragarse o rechazarse más fácilmente. Al mismo tiempo, el programa mantiene abierto el esfínter, de manera que se puede rechazar el exceso de luz o dejar entrar

la que falta. El sentido biológico del programa, por tanto, es captar mejor el bocado de luz, ya sea para absorberlo o para rechazarlo.

Programa del nervio óptico para la coroides

La coroides, o «membrana coroidea», es la capa de tejido de derivación endodérmica que recubre el ojo por debajo de la retina y que constituía el antiguo vaso del ojo. Hamer dice que este tejido debería llamarse más bien «enteroide», porque es un tejido similar al del intestino tanto en estructura como en comportamiento.

La coroides es una «piel parecida a un corion» con venas, cuya derivación embriológica, en medicina, se atribuye hipotéticamente a la piel mesodérmica. Hamer argumenta que en cambio el cáliz óptico original es de derivación endodérmica y que, precisamente, deriva de una parte del tejido intestinal de la faringe antigua. La derivación endodérmica se confirma por el tipo de programa especial que se activa en este tejido.

Códigos de referencia
Tabla de los nervios craneales, nervio II, nervio óptico, columna amarilla, índice 1.

Localización cerebral del BH
Núcleo de la visión arcaica en el tronco cerebral, del lado derecho para el ojo derecho, del lado izquierdo para el izquierdo. El nervio óptico, que se considera una extroflexión directa de la corteza cerebral, todavía tiene un núcleo en el tronco del encéfalo, que origina las fibras nerviosas responsables de la visión arcaica.

Conflicto
La coroides del ojo derecho se activa con el conflicto de no poder captar suficientemente con el ojo el «bocado visual» (claro/oscuro), mientras que la del ojo izquierdo se activa con el conflicto de no poder expulsar el «excremento visual».

Con este mismo conflicto, también se activan el programa del iris y el programa motor de los músculos lisos del iris, normalmente concomitantes.

Desarrollo de la fase activa
En la fase activa, la superficie plana de la coroides produce engrosamiento. Hamer sostiene que el desarrollo de estas formaciones permite reconocerlas

como adenocarcinomas de cualidad absorbente, resultantes de un programa de tejido endodérmico dirigido desde el tronco cerebral, aunque los médicos suelen considerarlas como «melanomas coroideos». De hecho, creemos que ambas opciones son posibles, dado que todos los tejidos, independientemente de su origen embrionario, tienen una parte de células totipotentes, que pueden diferenciarse según las necesidades del organismo. Entre otras cosas, esta hipótesis da cuenta de esos hallazgos que llamamos «metástasis», que son, en realidad, células de un tipo de tejido dentro de un tejido diferente. ¿Qué tendría de extraño encontrar en los vasos oculares un engrosamiento de tipo endodérmico o de tipo mesodérmico como el melanoma? Por otro lado, el deslumbramiento puede percibirse como un ataque, por lo que podría reaccionar con un melanoma, aunque nos encontremos en un tejido fundamentalmente endodérmico.

Desarrollo de la fase de la curación

En la fase de la curación, los espesantes desarrollados en la fase activa se reducen por la caseificación tuberculosa. Los focos tuberculosos, que en la fase activa son detectables como manchas blancas en la parte posterior de la retina, se disuelven dejando cavidades o «cavernas del cáliz óptico».

Sentido biológico

La función biológica de este programa es permitir que la parte arcaica del ojo vuelva a identificar el «bocado visual». Según su lógica específicamente «intestinal», la coroides reacciona ante una cantidad de luz insuficiente o excesiva con un programa que le proporciona más células de tipo secretor para lubricar el bocado, de modo que pueda deslizarse mejor por la abertura para poder entrar o salir con mayor facilidad.

Programa de las amígdalas

Las amígdalas palatinas son órganos ubicados en el tracto que conecta la cavidad bucal con la faringe. Son acogidas en el interior de pliegues mucosos que se disponen en arco. Las amígdalas se originan en el embrión, hacia el tercer mes, a partir de una proliferación de la mucosa endodérmica que recubre el intestino faríngeo primitivo, en correspondencia con los arcos faríngeos. Esta proliferación va acompañada de una fase de reducción y eliminación de las células más centrales que se resuelve con la formación de surcos internos, las criptas amigdalinas, que luego son invadidas por tejido mesodérmico, con un componente predominantemente linfoide, organizado en folículos, todo recubierto con epitelio multicapa ectodérmico. Esta proliferación endodérmica se manifiesta al nacer por la presencia de glándulas, con la típica estructura salival, con secreción mucosa, situadas en correspondencia con los márgenes amigdalinos.

Por lo tanto, la estructura de las amígdalas se ha vuelto más compleja con el tiempo: el tejido endodérmico está cubierto por tejidos linfoides de origen mesodérmico con funciones de soporte, transporte e inmunidad y un revestimiento ectodérmico con función sensorial.

Por lo tanto, aunque en las Tablas de la NM no se describen otros programas de las amígdalas, en la experiencia directa de casos de amigdalitis comprobamos que, junto con el programa del tejido glandular, se activan prácticamente siempre el programa del tejido mesodérmico y el del epitelio ectodérmico de las amígdalas

Para entender la función global de las amígdalas, uno puede pensar en los dos montantes de la puerta de entrada de una casa, posiblemente coronados por estatuas de animales guardianes: son la puerta de entrada a nuestro mundo interno, dos cerebros reales, que deciden lo que debe ser tragado y escupido del alimento o de la experiencia.

Códigos de referencia
Tabla científica de la NMG, índices 7 Ga derecho, 37 Ga izquierdo.

Localización cerebral del BH
Zona dorsal del puente del tronco cerebral, del lado derecho para la amígdala derecha, del lado izquierdo para la amígdala izquierda.

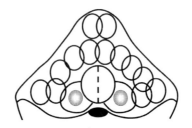

Localización cerebral de las amígdalas

Conflicto
El programa de las amígdalas se activa cuando estamos en conflicto de no poder tragar o escupir un bocado de comida por secreción insuficiente.

Para entender este conflicto, debemos referirnos a las funciones de la faringe durante la fase evolutiva que Hamer denomina «era faríngea», es decir, en la época en que la faringe era la única cavidad en comunicación con el exterior, tanto para la ingestión de alimentos como para la expulsión de residuos. En ese momento, se salivaba el bocado tanto para tragarlo como para escupirlo y lo mismo ocurría para expulsar los productos de desecho. De aquí viene el movimiento que todavía hacemos cuando queremos escupir algo.

En la etapa actual de la evolución, tenemos una cavidad bucal separada del ano, que entra en conflicto cuando queremos deshacernos de algo, necesitamos escupirlo o rechazarlo, o cuando no podemos tragar algo que tenemos en nuestra boca, incluso en sentido metafórico.

Entonces, la amígdala derecha entra en conflicto cuando no puede tragar algo que tiene en la boca, cuando el bocado «no baja».

La amígdala izquierda entra en conflicto cuando no se puede sacar un bocado que está en la garganta, que no vuelve a subir, que no se puede rechazar.

Si el programa está activado en ambas amígdalas estamos en conflicto de un bocado lateral, que no sube ni baja.

Traducido, el «bocado» también puede ser representado por un lugar de trabajo, una casa, un objeto, etc.

El programa del tejido mesodérmico de las amígdalas y el del epitelio ectodérmico, prácticamente siempre concomitantes con el del tejido glandular, son activados por matices particulares de la experiencia del *shock*.

El programa mesodérmico se activa cuando nos sentimos devaluados por no poder escupir algo o no poder tragarlo.

El programa del epitelio ectodérmico se activa cuando, por no poder escupir o no poder tragar algo, tenemos un conflicto de separación, nos sentimos rechazados o debemos estar en estrecho contacto con quienes nos impiden tragar lo que nos gustaría o nos obligan a sacar lo que nos gustaría escupir.

Ejemplo

Ya hemos hecho la promesa de comprar un apartamento, pero, en el último momento, la escritura se tuerce: otro se lleva el «bocado».

El conflicto de las amígdalas, especialmente con la activación simultánea de todos los tejidos, es muy común en niños de entre cinco y diez años. A esta edad, los niños ya son autónomos en cuanto a sus funciones vitales, pero están sujetos a la disciplina de los padres, que muchas veces establecen reglas más o menos rígidas sobre cuándo y qué comer y qué hacer. Así, sucede a menudo que un niño se siente obligado a tragar algo que no le gusta (endodermo), que no quiere comer (ectodermo) y se siente ignorado, abandonado y por lo tanto sin valor para los padres (mesodermo). Siente que a sus padres no les importa lo que le gusta, ¡así que no se preocupan por él! Por otra parte, el régimen de los padres sobre la alimentación y las conductas que se deben seguir también incluye reglas sobre lo que no se debe comer o lo que no se debe hacer, por lo que muchas veces al niño se le prohíben o se le limitan los alimentos que quiere o las cosas que le gustaría hacer. Así que sufre frecuentes sobresaltos por no poder comer ni hacer lo que le gustaría y debe soportar el control de los familiares que garantiza el cumplimiento de las normas. Cuando el niño siente que se le impide tragar la comida que le gusta o debe comer lo que no le gusta, sentir el control de los familiares puede activar el programa conflicto de separación con el epitelio ectodérmico.

Desarrollo del programa en la fase activa
En la fase activa, la amígdala se hincha debido a la proliferación de células glandulares con función secretora que aumentan el tamaño de las amígdalas sin causar molestias. En esta etapa, Hamer habla de la formación de un adenocarcinoma compacto y en forma de coliflor con función secretora. Creemos que, por regla general, el programa de las amígdalas implica un crecimiento de grupos pequeños y dispersos de células, lo que se diagnostica como hiperplasia amigdalina. Si estas mismas células se activan con un choque particularmente fuerte y/o un conflicto prolongado durante mucho tiempo, pueden producir un tumor en forma de coliflor de tal tamaño que se puede detectar como un tumor. Sólo un tumor de tamaño apreciable que continúa proliferando sería definido en medicina como un «adenocarcinoma».[4]

En esta fase podemos tener necrosis de las células mesodérmicas causada por el programa medular concomitante y la ulceración y embotamiento de la sensibilidad del epitelio ectodérmico debido al programa cortical.

---

4. Al describir la fase activa de los programas endodérmicos, Hamer utiliza sistemáticamente el término «adenocarcinoma», que en medicina designa un tumor maligno. Al usar este término, Hamer se refiere al hecho de que todos estos programas son proliferación de células endodérmicas, al igual que los tumores del tejido endodérmico, los adenocarcinomas, pero de ninguna manera pretende afirmar que todas las proliferaciones de células endodérmicas son tumores malignos. Al contrario, señala que el adenocarcinoma también es producido por el mismo programa especial que causa la amigdalitis simple o un resfriado. Es sólo una cuestión de cantidad, pero la cantidad es una diferencia importante. Un vaso de agua y el diluvio universal son siempre agua, pero son eventos muy diferentes. La proliferación de pequeños cúmulos de células dispersas, que define la hiperplasia amigdalina, es un hecho muy diferente a la proliferación de un gran adenocarcinoma en forma de coliflor, aunque el programa que lo hace crecer sea el mismo. Por lo tanto, aun compartiendo la intención de Hamer, preferimos llamar a cada manifestación particular de un programa por el nombre específico que recibe según su forma particular de manifestarse y no el nombre que tendría si el programa se manifestara con su máxima intensidad y su expresión total.

Desarrollo de la fase de la curación

En la fase de la curación se reduce la hiperplasia amigdalina por caseificación fétida, que provoca amigdalitis purulenta, con dolor, fiebre, y abscesos amigdalinos, causados por hongos o micobacterias TBC.[5] Las amígdalas aparecen hinchadas, enrojecidas, con presencia de mucosidad más o menos abundante, que puede disponerse a modo de frústula superficial, en el interior de las criptas y presentarse como vetas de exudado blanquecino u organizarse en placas más o menos extendidas hasta la presencia de membranas blanquecinas en su mayoría fácilmente removibles. Tanto la presencia de moco como las placas y estrías blanquecinas son soluciones endodérmicas, mientras que la presencia de pus con posible formación de absceso amigdalino denota la acción del programa mesodérmico. El enrojecimiento y el dolor son en cambio una expresión de la solución del programa ectodérmico. La solución endodérmica implica fiebre baja con sudores nocturnos, mientras que una fiebre de 38 °C indica la acción del programa mesodérmico. El programa ectodérmico, en cambio, se manifiesta con fiebres muy altas, hasta por encima de los 40 °C.

Recaídas

Con muchas recaídas, el tejido de la amígdala se encoge y se seca hasta que ya no puede producir secreciones (mucoviscidosis de la amígdala). Cuando ha sufrido varias recaídas del conflicto, la amígdala adquiere un aspecto «irregular», se aprecian allí crestas, como en una fruta cuando se seca. Muchas recaídas del programa mesodérmico, por otro lado, hacen que las amígdalas crezcan hasta volverse hipertróficas.

Sentido biológico

El programa endodérmico, en fase activa, aumenta las células productoras de secreciones, que tienen la función de hacer más resbaladiza el bocado, que, por tanto, permiten tragarlo o rechazarlo con mayor facilidad.

---

5. En cuanto al proceso de caseificación de las células proliferadas en fase activa, Hamer habla sistemáticamente de tuberculosis y micosis, subrayando así que se trata de un mismo programa especial, independientemente de la intensidad y extensión de las formas con que se manifieste. También aquí cabe señalar que el proceso de caseificación, dependiendo de la cantidad de células que implique y de la carga microbiana disponible en ese momento, puede pasar completamente desapercibido, detectarse como una simple inflamación o diagnosticarse como una verdadera micosis o tuberculosis.

Programa de la submucosa del paladar

Códigos de referencia
Tabla científica de la NMG, índices 8 Ga derecho, 36 Ga izquierdo.

Localización cerebral del BH
Zona dorsal del puente del tronco cerebral, del lado derecho para el lado derecho del paladar y del lado izquierdo para el lado izquierdo del paladar.

Conflicto
Este tejido también formaba parte de la faringe original de la lombriz de agua, en la que se utilizaba la saliva, a modo de moco, para deslizar el bocado por el orificio que comunicaba con el exterior, ya fuera un bocado que comer, escupir, rechazar o tragar, como si se trataba de sustancias de desecho que expulsar.

El conflicto del paladar, por lo tanto, es bastante similar al de la amígdala y los demás tejidos endodérmicos de la boca y la faringe. El hecho de que, como consecuencia de un conflicto muy similar, se active el paladar en lugar de otra parte de la faringe depende de la sensación experimentada en el momento del DHS, que tiene que ver con la zona de la faringe implicada. Esto depende de cuánto habíamos tragado ya el bocado en el momento en que nos lo quitaron o cuán profundamente nos hicieron tragar el bocado que necesitamos expulsar.

De todos modos, entramos en conflicto con el lado derecho del paladar cuando ya tenemos un bocado en la boca pero no podemos tragarlo.

El lado izquierdo del paladar, en cambio, entra en conflicto cuando ya tenemos un bocado en la garganta del que no podemos deshacernos.

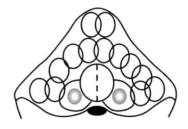

Localización cerebral de la submucosa del paladar

Ejemplo
Alguien, convencido de que ya ha ganado la lotería, se da cuenta de que, por un descuido, la casa de apuestas se ha equivocado al registrar su apuesta, por lo que el premio no es efectivo.

Desarrollo del programa en la fase activa
El tejido endodérmico del paladar está formado por los restos de la mucosa intestinal antigua, a partir de las células endodérmicas que se localizan bajo el epitelio plano de derivación ectodérmica, que recubren la cavidad bucal. En esta etapa, la proliferación es asintomática y prácticamente invisible.

Desarrollo de la fase de la curación
En la fase de la curación, el tejido exuberante crecido en la fase activa se reduce por la caseificación fétida, por la infección con hongos o micobacterias TBC. Este proceso de destrucción de los tejidos exuberantes puede manifestarse como candidiasis oral, en forma de úlceras aftosas, estomatomicosis (aftas) y otro tipo de infecciones fúngicas o micobacterianas. En esta fase tendremos hinchazón, dolor quemante, inflamación del tejido afectado y del epitelio plano suprayacente, que puede perforarse y desgarrarse en el transcurso de la solución. Las áreas involucradas en el programa, en esta fase, se vuelven visibles debido a la hinchazón, el enrojecimiento y la caseificación, que forma placas blancas. Aquí también el programa puede manifestarse en diferentes grados de intensidad y con diferente extensión, tanto que en algunos casos puede pasar desapercibido, en otros puede considerarse como una simple inflamación, mientras que sólo en algunos casos será diagnosticado como micosis o tuberculosis.

Sentido biológico
El culpable biológico de la dificultad de manejar el bocado, que provocó el conflicto, es, también en este caso, la falta de secreciones, por lo que el programa consiste en la proliferación de células que tienen la función de producir las secreciones que hacen el bocado más resbaladizo. El sentido biológico, que el programa realiza en la fase activa, es, por tanto, precisamente la sobreproducción de secreción para hacer resbalar el bocado que no se ha podido tragar ni escupir.

Programa de la capa endodérmica subyacente a la mucosa de la boca

Desde un punto de vista embriológico, esta capa deriva de la antigua mucosa intestinal, la cual, en la etapa evolutiva actual, estaba totalmente cubierta por epitelio plano de origen ectodérmico.

Códigos de referencia
Tabla científica de la NMG, índices 9 Ga derecho, 35 Ga izquierdo.

Localización cerebral del BH
Zona dorsal del puente del tronco cerebral, del lado derecho al lado derecho de la boca, del lado izquierdo al lado izquierdo.

Conflicto
El tejido endodérmico de la boca es lo que queda de la antigua mucosa intestinal. Consiste en pequeñas glándulas salivares esparcidas debajo de la mucosa ectodérmica.

Su programa se activa en el lado derecho de la boca cuando no podemos asir algo, asir un bocado. Este tipo de conflicto es común en los enfermos graves, cuando, por dolor, parálisis, deformaciones o dispositivos médicos, no pueden alimentarse con normalidad.

El programa se activa en el lado izquierdo de la boca cuando, por el contrario, no se puede escupir un bocado, no podemos deshacernos de algo.

Si el programa está activado en ambos lados de la boca, el conflicto correspondiente es el de no poder morder y ni siquiera poder escupir.

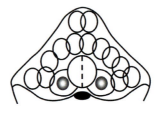

Localización cerebral de la submucosa de la boca

Ejemplo
Un gran ejemplo de este conflicto se ve en una escena de una película de Villagio, en la que el personaje, a dieta y supervisado por un médico terrible, es pillado manteniendo una albóndiga en la boca, que no puede masticar ni tragar ni escupir, porque el médico lo vigila y lo amenaza con un terrible castigo si lo sorprende con comida en la boca.

Desarrollo del programa en la fase activa
En la fase activa, el tejido prolifera, produciendo un engrosamiento de crecimiento plano de cualidad absorbente,[6] de modesta magnitud, que crece por debajo de la mucosa epitelial plana de la cavidad bucal. Ésta es prácticamente invisible y completamente asintomática. Es el mismo proceso que produce un adenocarcinoma, pero la proliferación se diagnosticaría como adenocarcinoma sólo si es lo suficientemente visible para ser identificada y cumple con los criterios diagnósticos específicos de naturaleza morfológica y modalidad de crecimiento.

Desarrollo de la fase de la curación
En la fase de la curación, el exceso de tejido desarrollado en la fase activa se reduce por infección. Durante el proceso de caseificación del tejido endodérmico, el epitelio plano suprayacente puede inflamarse y desgarrarse. Tendremos hinchazón, dolor ardiente, inflamación del tejido involucrado y del epitelio plano suprayacente, que puede perforarse y desgarrarse en el transcurso de la solución. Las áreas involucradas en el programa, en esta fase, se hacen visibles debido a la hinchazón, enrojecimiento y caseificación, que pueden formar pequeñas úlceras de fondo amarillento, bien definidas, llamadas «aftas», o placas blanquecinas llamadas «candidiasis oral» y otros tipos de infecciones por hongos o micobacterias.

---

6. Ésta es la descripción de la fase activa que hace Hamer en las *Wissenchaftlichen Tables der Neuen Medizin* de noviembre de 2006. De hecho, el crecimiento de un adenocarcinoma de crecimiento plano con función absorbente ya no cuadra con el sentido biológico asignado, que es salivar mejor el bocado para poder tragarlo con mayor facilidad. En la versión anterior de la Tabla, en el apéndice del *Testamento per una nuova medicina*, edición en italiano de junio de 2003, el autor asignó a este mismo programa un sentido biológico más complejo que explicaba la cualidad absorbente de la proliferación: salivar el bocado para poder asimilarlo más rápido o para poder escupirlo; para poder absorber el bocado con mayor rapidez. El propósito del programa para aumentar la salivación indica que debe haber un aumento en la producción de saliva. Por lo tanto, o bien debemos atribuir este aumento de la función secretora a las mismas células de formación plana, a las que se les atribuye la función absorbente, o bien existe un aumento de la función de las células secretoras.

Sentido biológico

En la fase activa, el programa proporciona un aumento de las secreciones que tienen la función de hacer que el bocado se deslice mejor, para poder escupirlo o tragarlo con mayor facilidad.

Programa del tejido acinar de las parótidas

Las parótidas son glándulas salivares de secreción serosa, cuya función es producir la saliva necesaria para deslizar y proteger las mucosas de la entrada de la boca, facilitando los movimientos para asir o escupir el bocado. También contienen enzimas con función digestiva como la amilasa, que descompone el almidón. Durante su desarrollo han crecido hasta el punto de necesitar su propio alojamiento, la logia parotídea, pero han permanecido en conexión con la boca a través del desarrollo de los conductos excretores que vierten en ella su secreción.

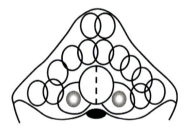

Localización cerebral del tejido acinar de las parótidas

Constan de un componente acinar, la parte secretora de la glándula, que conduce su secreción fluida y transparente hacia los conductos que la llevan al interior de la boca. Estos conductos comienzan ramificados, como las ramas de un árbol, y aumentan de tamaño gradualmente hasta llegar al conducto principal, que se abre en la boca y entra en contacto con la mucosa ectodérmica. Esta mucosa se profundiza para cubrir la pared interna de los conductos. A lo largo de este camino, el epitelio de revestimiento cambia gradualmente. Se observa que el número de capas de recubrimiento se reduce y las células planas se vuelven cilíndricas, asumiendo paulatinamente características adecuadas para realizar una función cada vez más endodérmica, como reguladoras de la composición química de la secreción.

En realidad, encontramos el programa del tejido glandular concomitante con el programa del tejido mesodérmico y con el del tejido ectodérmico de los conductos parotídeos.

Códigos de referencia
Tabla científica de la NMG, índices 10 Ga derecho, 34 Ga izquierdo para el programa endodérmico; 21 Ra derecho, 21 Ra izquierdo para el programa ectodérmico de los conductos.

Localización cerebral del BH
Zona dorsal del puente del tronco cerebral, del lado derecho para la parótida derecha y del lado izquierdo para la parótida izquierda.

Conflicto
Se activa el programa en la parótida derecha por no poder ingerir un bocado por falta de saliva en cantidad suficiente, cuando nos quedamos «con la boca seca».

La parótida izquierda, por otro lado, se activa cuando no logramos salivar el bocado lo suficiente como para poder escupirlo.

Un claro ejemplo de la forma que toma este conflicto en un adulto es el caso de un hombre que, después de jubilarse, invirtió la totalidad de su liquidación para financiar el negocio de su hija y de su yerno, lo que también vio como una oportunidad para comprometerse en negocios familiares rentables y creativos. Luego, su carácter dominante, que lo llevó a intentar administrar la empresa, lo puso en conflicto con su yerno y con su hija, quienes lo excluyeron cada vez más de la actividad, que también entró en crisis hasta el punto de la quiebra de la empresa. Este hombre vio así esfumarse su proyecto de trabajo y perdió su inversión en él, quedando literalmente «con la boca seca».

En el transcurso de estos acontecimientos, a este hombre le creció un bulto en la parte glandular de la parótida derecha.

En adultos, los efectos de este programa se notan más fácilmente en la fase activa, tanto por la mayor atención que un adulto dedica a este tipo de fenómenos como por su mayor capacidad para relacionarlos con una posible enfermedad o incluso para hablarle al respecto a su médico.

Además, el programa es muy frecuente en niños, en los que prácticamente siempre se detecta en la fase de la curación, mayoritariamente asociado a los programas ectodérmico y mesodérmico. De hecho, a los niños más a menudo que a los adultos se les restringe o se les impide comer los alimentos que quieren y hacer lo que quieren, o se les obliga a comer alimentos que no les gustan o a hacer cosas que no quieren. Esto los expone a frecuentes *shocks* y conflictos de las parótidas, que casi siempre son concomitantes a conflictos ectodérmicos de los conductos, ya que un niño, sorprendido por un adulto haciendo lo que no debe o atiborrándose de alimentos prohibidos, también sufre en ese momento un conflicto de separación, porque siente que el progenitor, enojado con él por la transgresión, se separa de él y no es cariñoso con él en ese momento.

El niño «pillado» en falta también se siente devaluado porque no ha sido lo suficientemente hábil para engañar al padre. El componente de autodevaluación activa el programa mesodérmico concomitante de las linfoglándulas en el área involucrada.

Desarrollo del programa en la fase activa

En la fase activa, el tejido prolifera en varios grados, produciendo un agregado compacto de cualidad secretora, que crece en forma de coliflor y garantiza un aumento en la producción de saliva. Aunque la proliferación es asintomática, si adquiere dimensiones tales que llegue a la observación del médico o se advierta en el desarrollo de las investigaciones de rutina, puede diagnosticarse como adenocarcinoma.

El programa de conducto concomitante se manifiesta por dilatación ulcerosa de los conductos. El programa mesodérmico, por otro lado, provoca necrosis del tejido de los ganglios linfáticos comprometidos, generalmente asintomáticos.

Desarrollo de la fase de la curación

En la fase de la curación, el tejido crecido en la fase activa ya no es necesario, por lo que es destruido por la caseificación fétida por hongos o micobacterias como las de la tuberculosis. Durante el proceso de disolución, la glándula se hincha e inflama, llenándose del líquido resultante de la caseificación. Con la afectación de los conductos, tenemos la tumefacción y oclusión de los conductos excretores con la congestión y tumefacción de la glándula. Llamamos a este fenómeno «paperas». El programa mesodérmico concomitante se manifiesta por la inflamación y regeneración del tejido de los ganglios linfáticos afectados.

Recaídas

En caso de muchas recaídas del conflicto con sus soluciones, el tejido glandular acaba secándose definitivamente y perdiendo su función. En este caso, el flujo de saliva de la parótida se seca. Con muchas recaídas, los conductos pueden ocluirse debido a la acumulación de tejido cicatricial.

Sentido biológico
Aumenta la cantidad de saliva producida para salivar mejor un bocado que necesita tragar o escupir.

Programa de la parte acinar de las glándulas salivares sublinguales

Códigos de referencia
Tabla científica de la NMG, índices 11 Ga derecho, 33 Ga izquierdo.

Localización cerebral del BH
Zona dorsal del puente del tronco cerebral del lado derecho para el lado derecho de la boca y del lado izquierdo para el lado izquierdo.

Conflicto
Las glándulas sublinguales del lado derecho de la boca son activadas por el conflicto de no poder asir, saborear un bocado por insuficiente salivación.

Sin embargo, las glándulas sublinguales izquierdas se activan cuando un bocado no se puede salivar lo suficiente como para escupirlo.

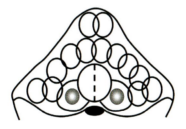

Localización cerebral de la parte acinar de las glándulas salivales sublinguales

Desarrollo del programa en la fase activa
En la fase activa tenemos una proliferación de la parte acinar de las glándulas productoras de saliva en formaciones compactas de cualidad secretora, que crecen en forma de coliflor, de manera completamente asintomática, aparte del aumento del flujo de saliva en la boca.

Desarrollo de la fase de la curación
En la fase de la curación, existe la reducción del tejido proliferado en fase activa, por necrosis caseosa, por micobacterias u hongos, por lo que existe una infección fúngica o micobacteriana con las manifestaciones relativas de hinchazón, enrojecimiento y dolor.

Recaídas
Con muchas recaídas y soluciones, las células glandulares básicas se reducen y hay un secado de las secreciones líquidas (mucoviscidosis).

Sentido biológico
Salivar mejor un bocado para poder escupirlo por la cavidad bucal o poder comerlo y saborearlo.

Programa de la tiroides

En una fase evolutiva anterior, las glándulas tiroides y paratiroides eran glándulas exocrinas, es decir, liberaban su secreción en el intestino, mientras que hoy en día son endocrinas y liberan su hormona a la sangre. Las hormonas tiroideas, secretadas por la tiroides, juegan un papel importante en la aceleración de las reacciones del cuerpo. Entran en juego cuando nos sucede una urgencia, una necesidad, y nos hacen más rápidos.

Códigos de referencia
Tabla científica del NMG; índices 12 Ga derecho para el lóbulo derecho de la glándula tiroides, 32 Ga izquierdo para el izquierdo.

Localización cerebral del BH
Área dorsal de la protuberancia del tronco cerebral, a la derecha para el lóbulo derecho de la tiroides, a la izquierda para el izquierdo.

Conflicto
El programa del lóbulo tiroideo derecho se activa cuando no se ha sido lo suficientemente rápido para asir el bocado, para asir algo.

El lóbulo izquierdo de la tiroides, por otro lado, se activa cuando no se ha sido lo suficientemente rápido para deshacerse de algo.

Si no hemos sido lo suficientemente rápidos, nuestra tiroides cree que no ha trabajado lo suficiente, que no ha producido suficientes hormonas.

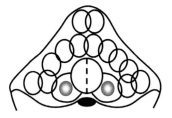
Localización cerebral del tejido glandular de la tiroides

Ejemplos
Una vendedora trabaja con una colega, que le quita a todos sus clientes porque es más rápida para correr hacia ellos cuando entran. Esto entra en conflicto activo con el lado derecho de la tiroides.

Un financiero no estaba listo para vender las acciones a tiempo y deshacerse de ellas antes de que se devaluaran. Esto entra en conflicto con el lado izquierdo de la tiroides.

Desarrollo del programa en la fase activa
En la fase activa del programa, el tejido glandular prolifera produciendo un adenocarcinoma nodular compacto de cualidad secretora, el llamado «estruma compacto». El crecimiento de células que tienen una función secretora determina un aumento en el flujo de hormonas, dando como resultado un cuadro clínico caracterizado por hipertiroidismo y tirotoxicosis llamado enfermedad de Graves. Gracias al hipertiroidismo, el metabolismo celular se vuelve más acelerado y el individuo se vuelve más rápido.

En la fase activa del programa, el tejido glandular prolifera aumentando el tamaño y número de sus células. El crecimiento de células que tienen una función secretora determina un aumento en el flujo de hormonas, dando como resultado un cuadro clínico caracterizado por hipertiroidismo. Si la proliferación glandular se produce de forma difusa en toda la glándula, que aumenta de tamaño, tenemos la enfermedad de Graves; si la proliferación es focalizada, puede haber formación de uno o más nódulos con el bocio nodular tóxico, constituido por varios nódulos, dentro de los cuales se desarrollan las características morfológicas típicas de la estimulación glandular, o un bocio con un solo nódulo. En un examen de rayos gamma, un «nódulo caliente» se define como un nódulo que tiende a aumentar de tamaño, por lo tanto, es un nódulo activo. Gracias al hipertiroidismo, el metabolismo celular se vuelve más acelerado y el individuo se vuelve más rápido.

La función de la fase activa es estimular la glándula para aumentar la producción de hormonas tiroideas.

Desarrollo de la fase de la curación

En fase de solución, se detiene el crecimiento de las células foliculares. Es común que los nódulos tiroideos permanezcan en su lugar y se encapsulen para convertirse en quistes. Los nódulos que llegan a la observación del médico en esta etapa se denominan «nódulos fríos». Como remanente del programa, tiene hipertiroidismo leve permanente. Si, por el contrario, durante la fase de conflicto activo los hongos y las micobacterias se han vuelto bastante numerosas, los nódulos se reducen con la caseificación. En este caso tendremos hinchazón, inflamación e infección por hongos o micobacterias. Con este tipo de solución, que sería la más natural, se normaliza la producción de hormonas.

Recaídas y cronicidad

Las recaídas continuas de este programa de fase activa dan como resultado el crecimiento progresivo de nódulos calientes con hipertiroidismo. Si por el contrario las recaídas se dan de forma crónica en la fase de la curación, estamos ante una tiroiditis crónica, muchas veces con hipotiroidismo, que puede derivar en mucoviscidosis o desecación del tiroides con hipotiroidismo estable.

Sentido biológico

El aumento en la secreción de hormonas tiroideas tiene el sentido de hacer que el individuo que se ha encontrado demasiado lento pueda agarrar el bocado a tiempo o deshacerse de él a tiempo.

Programa de la parte acinar de las glándulas paratiroides

Las glándulas paratiroides también eran originalmente glándulas exocrinas, que liberaban su secreción en el intestino. En el desarrollo de la evolución, éstas se han vuelto endocrinas, lo que significa que liberan su hormona en la sangre. La hormona paratiroidea, la parathormona, regula la concentración de calcio en los líquidos extracelulares, modulando su entrada y salida, también a través de una regulación de los fosfatos, con acción hipercalcemiante, que tiende a mantener una óptima disponibilidad de calcio en la sangre.

El calcio y el fósforo presentes en la sangre son factores de la contractilidad muscular, es decir, la capacidad o aptitud de los músculos para contraerse, la actividad muscular potencial.

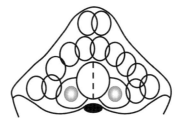

Localización cerebral del tejido glandular de las paratiroides

Cuando la cantidad de calcio en la sangre es baja, la contractilidad muscular se vuelve deficiente y el movimiento se retrasa y se hace más lento.

El hiperparatiroidismo primitivo a menudo se diagnostica en pacientes oligosintomáticos o asintomáticos a través del hallazgo incidental de hipercalcemia.[7] Ahora que la búsqueda de calcio se ha vuelto rutinaria, hay un aumento proporcional en el hallazgo de hiperparatiroidismo.

Códigos de referencia
Tabla científica de la NMG, índices 13 Ga derecho para las glándulas paratiroides derechas, 33 Ga izquierdo para las glándulas paratiroides izquierdas.

Localización cerebral del BH
Zona dorsal del puente del tronco cerebral.

Conflicto
Las glándulas paratiroides derechas entran en conflicto con un trauma en el que no estábamos lo suficientemente preparados para asir el codiciado bocado. Las glándulas paratiroides izquierdas, en cambio, se activan cuando no hemos podido deshacernos del bocado no deseado con prontitud, porque hemos sido demasiado lentos para actuar.

En esta ocasión, el organismo experimenta una contractilidad muscular ineficaz por una insuficiente disponibilidad de calcio en sangre y responde con un programa que garantiza un mayor aporte de hormona paratiroidea para aumentar la disponibilidad de calcio en sangre y, con ello, asegurar una mejor contractilidad muscular.

---

7. Rugarli: *Manuale di medicina interna sistematica*, Ed. Masson, 1990.

Desarrollo del programa en la fase activa
En la fase activa, el tejido glandular prolifera produciendo un tumor nodular compacto de cualidad secretora. Estos nódulos, que al estar en fase activa tienden a crecer, se denominan «nódulos calientes». El aumento del número de células que tienen la función de secretar la hormona paratiroidea determina un aumento del flujo de esta hormona (hiperparatiroidismo). Esto aumenta la cantidad de calcio y regula proporcionalmente la de fósforo en la sangre, mejorando así la contractilidad de los músculos.

Desarrollo de la fase de la curación
En la fase de la curación, los nódulos crecidos en la fase activa pueden ser reducidos por caseificación por hongos o micobacterias como las de TBC si en fase activa estos microorganismos se han multiplicado en número suficiente. En este caso, tendremos una infección fúngica o tuberculosa de la glándula paratiroides y, donde los nódulos estaban en fase activa, tendremos hinchazón e infección, por lo que se formarán cavidades llenas de líquido producto de la caseificación. Posteriormente, el líquido se reabsorbe y las cavidades colapsan dejando como consecuencia cicatrices. Como resultado de esta solución biológica, el flujo de hormona paratiroidea se normaliza.

En el caso de que en el momento de la disolución no haya suficientes microorganismos de demolición, los nódulos quedan en su sitio y se encapsulan, convirtiéndose en quistes: los llamados «nódulos fríos». En este caso, queda incluso un hiperparatiroidismo leve.

Recaídas y cronicidad
Las recaídas continuas en la fase activa implican la presencia de nódulos que continúan creciendo, con hiperparatiroidismo. Las recaídas en la fase de la curación implican inflamación e infección microbiana crónica, con hipoparatiroidismo, que puede conducir a la desecación total de las glándulas y una deficiencia crónica de la hormona paratiroidea.

Sentido biológico
El sentido biológico radica en que, en la fase activa, la proliferación de células que tienen función secretora aumenta el flujo de hormona paratiroidea. Esto favorece el aumento de calcio en la sangre, regulando en proporción la del fósforo, con el resultado de mejorar la contractilidad de los músculos, especialmente de la musculatura del lado derecho de la cavidad oral responsable de la ingestión del bocado.

Programa de las células calciformes de los bronquios

Estas células son un remanente del antiguo tejido intestinal, a partir del cual se formaron los alvéolos pulmonares. Se encuentran en los bronquios, en forma de células dispersas o de una fina capa revestida por la mucosa ectodérmica. Es un tejido con una función secretora predominante, que tiene la función de producir moco para llevar el aire a los alvéolos pulmonares.

Código de referencia
Tabla científica de la NMG, índice 14 Ga derecho.

Localización cerebral del BH
Zona laterodorsal derecha de la protuberancia en el tronco cerebral.

Conflicto
El programa se activa con un conflicto de no poder salivar la bocanada de aire para respirarla, cuando tenemos miedo de asfixiarnos, no podemos respirar, nos falta el aire. Es un tipo de conflicto que encontramos bastante raramente.

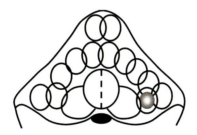

Localización cerebral de las células calciformes de los bronquios

Desarrollo del programa en la fase activa
En la fase activa, el tejido de las células calciformes prolifera, formando engrosamientos planos de cualidad secretora y quizá incluso absorbente, que garantizan un aumento en la producción de moco, para una mejor conducción del aire. El engrosamiento del tejido submucoso de los bronquios, junto con el aumento de la secreción de moco, provocan dificultad para respirar, que puede ser de diferentes grados y que puede desencadenar un círculo vicioso y reactivar el conflicto de manera crónica. Es una bronquitis corticorresistente, que no se beneficia de la toma de esteroides porque es una fase acti-

va. Dado que la fase activa del conflicto se apoya en un estado simpático, el uso de cortisona, que lo aumenta, no hace más que exacerbar los síntomas.

Desarrollo de la fase de la curación
Si los microorganismos típicos del tejido están presentes en número suficiente, los tejidos crecidos durante la fase activa son destruidos por necrosis caseosa, por infección fúngica o micobacteriana, dejando algún líquido residual de la caseificación, que es expulsado de los bronquios con la mucosidad. Este proceso provoca una tos gruesa, a veces acompañada de febrícula, especialmente durante la noche.

Recaídas y cronicidad
Dado que las células caliciformes de los bronquios entran en conflicto activo por un traumatismo en el que existe miedo a la asfixia, es fácil que las manifestaciones orgánicas de su programa especial, al provocar dificultades respiratorias, proporcionen varias ocasiones de recaída, tanto durante la fase activa como durante la fase de la curación. Las recaídas pueden impedir la solución definitiva y por tanto la conclusión del programa, generando un estado de cronicidad.

Tras muchas recaídas, o en el caso de que la enfermedad surja en la edad neonatal o prenatal, puede ocurrir que, en las fases posteriores de disolución, las células caliciformes se destruyan por completo. En este caso, la membrana mucosa de los bronquios pierde la capacidad de secretar moco y se seca por completo, como sucede en la enfermedad denominada «mucoviscidosis de los bronquios».

Sentido biológico
El trauma de no poder tragar la bocanada de aire, la experiencia de sentirse asfixiado es vivida por el cuerpo como una falta de moco, lo que hace que el aire se deslice hasta donde el oxígeno puede ser absorbido. El sentido biológico del programa está, por tanto, en el aumento del número de células productoras de moco y en la consecuente mayor cantidad de moco en los bronquios, lo que hace que la bocanada de aire deslice mejor.

Bronquiolos y alvéolos del pulmón

El tejido de los alvéolos pulmonares es de cualidad absorbente y tiene la función de extraer el oxígeno del aire y absorberlo. Los bronquiolos son ramas endodérmicas que se extienden desde los bronquios, transformándose gradualmente en el tejido alveolar del pulmón. Participan en la función absorbente de los alvéolos y también tienen una modesta función secretora.

La función del tejido alveolar de los pulmones y los bronquiolos es absorber oxígeno del esencial bocado vital «aire».

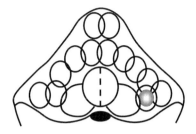

Localización cerebral de los alveolos pulmonares

Código de referencia
Tabla científica de la NMG, índice 15 Ga derecho.

Localización cerebral del BH
Zona dorsal derecha del puente del tronco cerebral.

Conflicto
El programa especial de los alvéolos y bronquiolos pulmonares se activa cuando entras en conflicto del miedo visceral a morir o a que alguien más muera.

El conflicto de estos tejidos es «no poder absorber el aire», «no poder digerir la bocanada de aire».

Podemos encontrarnos en tal conflicto cuando sufrimos un ataque de pánico, traumatizados por un diagnóstico de enfermedad incurable o un mal pronóstico. Los traumas de miedo a la muerte son comunes en desastres o guerras.

Si el miedo es por la propia muerte, se formarán más nódulos; si es por la muerte de los demás, sólo se formará uno.

Desarrollo del programa especial en fase activa
En la fase activa, el tejido de los alvéolos y bronquiolos produce una proliferación de cualidad secretora o absorbente que, en este tejido, crece con una forma similar a la del alvéolo: los focos o nódulos redondos del pulmón o tumor bronquioloalveolar. La función de estos tumores es absorber más oxígeno del aire. Son asintomáticos en la fase activa.

Desarrollo de la fase de la curación

En la fase de la curación, la micobacteria TBC, si está presente en número suficiente, degrada los tumores por necrosis caseosa, desgarrando un poco los tejidos circundantes y produciendo cavidades redondas que contienen el líquido resultante del proceso de caseificación (cavernas tuberculosas). En el desarrollo de este proceso, los tejidos se hinchan y se inflaman. Los síntomas son tos gruesa, expectoración de mucosidad mezclada con pus y a veces sangre (hemoptisis), sudoración nocturna y fiebre baja, especialmente por la noche: lo que en medicina se denomina «tuberculosis del pulmón». Las cavernas tuberculosas se contraen posteriormente y queda tejido cicatricial.

Si en el momento de la solución no hay suficientes micobacterias en el tejido, los tumores se encapsulan y se convierten en quistes.

Recaídas y cronicidad

El resultado final de este proceso es una alteración de la textura del tejido alveolar, de diferente grado, lo que en medicina se denomina «enfisema pulmonar».

Sentido biológico

El programa tiene la función de aumentar la masa del tejido que absorbe el oxígeno del aire, mejorando así la absorción de la bocanada de aire.

Programa de la submucosa endodérmica del tercio inferior del esófago y de los residuos de la mucosa endodérmica aún presentes en los dos tercios superiores

El esófago arcaico estaba revestido internamente por una mucosa endodérmica similar a la del intestino. En el desarrollo de la evolución, la pared del esófago se ha enriquecido con nuevas funciones. De hecho, estaba cubierto y reemplazado en gran parte, en los dos tercios superiores, por la mucosa ectodérmica del epitelio plano. Aquí se encuentran sólo restos de la antigua mucosa. El tercio inferior, por otro lado, todavía está revestido con mucosa endodérmica. Esta mucosa es reconocible por la presencia de glándulas cardiales o gástricas, considerada sin embargo una heterotopía,[8] es decir, la ubicación de un tejido en un lugar diferente al que normalmente se encontraría. Vestigios de esa antigua mucosa son las glándulas con secreción muco-

---

8. Zaccheo, Cattaneo: *Grossi Anatomia microscópica*, Ed Utet.

sa, propias de la función intestinal. Es interesante observar cómo también se organiza la musculatura del esófago: en los dos tercios superiores, la capa muscular está formada por músculos estriados y de transición, que en el tercio inferior se organizan como músculos lisos. La mucosa se acompaña por tanto también de la musculatura correspondiente, ectodérmica en los dos tercios superiores y endodérmica en el tercio inferior.

Presumimos que incluso la musculatura lisa combinada con la mucosa endodérmica está recubierta con características «ectodérmicas», transformándose en musculatura estriada y conectándose a la corteza motora.

Un hallazgo clínico de esto es la presencia más frecuente de adenocarcinomas en el tercio inferior del esófago y de carcinomas epidermoides en los dos tercios superiores del esófago.

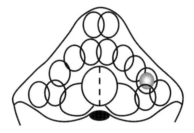

Localización cerebral de la submucosa del tercio inferior del esófago

Código de referencia
Tabla científica de la NMG, índice 16 Ga derecho.

Localización cerebral del BH
Zona lateral derecha del puente del tronco cerebral.

Conflicto
El programa de la mucosa endodérmica del esófago se activa por el conflicto de no poder tragar el bocado que hemos agarrado o por un bocado que se ha dejado de lado. El bocado se entiende en un sentido amplio, puede ser representado por cualquier cosa que se quiera adquirir y que de repente se nos niega.

Desarrollo del programa en la fase activa
En la fase activa, el tejido mucoso endodérmico prolifera a partir de islotes de mucosa gástrica considerados ectópicos o de glándulas cilíndricas

esofágicas,[9] produciendo adenocarcinomas compactos de cualidad secretora, que crecen en forma de coliflor, o adenocarcinomas de crecimiento plano y cualidad absorbente. Estos tumores, frecuentes en el tercio inferior del esófago, también pueden encontrarse más raramente en los dos tercios superiores, ya que incluso aquí podemos encontrar residuos aislados de la mucosa endodérmica antigua por debajo del epitelio plano. En la fase activa estas proliferaciones son completamente asintomáticas y, en los dos tercios superiores del esófago, prácticamente invisibles.

Desarrollo de la fase de la curación
En la fase de la curación, los tumores son destruidos por la necrosis caseosa fétida de la micobacteria TBC. Una señal de este proceso es el aliento que huele a queso. La mayoría de los adenocarcinomas esofágicos se curan de manera espontánea prácticamente sin ser notados y sin acudir a atención médica. El proceso de curación puede dejar residuos de cicatrices.

Durante el proceso de curación, el tejido se hincha e inflama, especialmente en el caso del síndrome, es decir, cuando también existe un conflicto activo del prófugo simultáneamente con la solución de los adenocarcinomas del esófago. En este caso, también se puede producir un sangrado de cierta importancia, que puede ser peligroso porque puede pasar desapercibido, ya que el sangrado fluye hacia el tubo digestivo. El peligro, en estos casos, es desangrarse sin darse cuenta. Una señal de alarma que puede alertarnos de que estamos perdiendo sangre dentro del tubo digestivo es el color negro de las heces.

Es importante saber que esta fase es transitoria si no hay recaídas, y que se resuelve sola si se tiene la precaución de realizar transfusiones para reponer la sangre perdida.

Recaídas y cronicidad
Las frecuentes recaídas en la fase activa provocan un crecimiento continuo de las proliferaciones celulares, mientras que las recaídas en la fase de la curación provocan un estado inflamatorio e infecciones crónicas, el cuadro de esofagitis crónica.

Sentido biológico
El adenocarcinoma de tipo secretor tiene la función de aumentar las secreciones al tragar un bocado que queda atravesado. El adenocarcinoma de tipo

---
9. Rugarli: *Manuale di medicina interna sistematica*, Ed. Masson, 1990.

absorbente tiene la función de mejorar la capacidad de absorción para probar la consistencia de los alimentos.

Programa de la mucosa del estómago (excepto de la curvatura menor)

Código de referencia
Tabla científica de la NMG, índice 17 Ga derecho.

Localización cerebral del BH
Zona lateral derecha del puente del tronco cerebral.

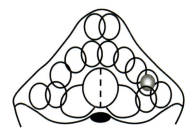

Localización cerebral de la mucosa endodérmica del estómago

Conflicto
La mucosa endodérmica del estómago se activa con un conflicto de no poder digerir un bocado: algo que «se queda en nuestro estómago».

Es algo que ya hemos tragado, pero que no podemos digerir, algo que nos pertenece por derecho, pero que no podemos tener.

Otra expresión del conflicto es el resentimiento hacia los familiares.

Ejemplos
Un conflicto similar es frecuente en el caso de que se sea partícipe de una herencia o que se tengan socios en una sociedad anónima, en la que cada uno no pueda hacerse cargo de su parte, es decir, que no pueda «digerirla» por completo.

O se puede entrar en conflicto cuando se nos debe una pensión pero no se nos paga, o en relación con causas legales que implican la suspensión de una decisión sobre algo que se debería tener.

Desarrollo del programa en la fase activa

En la fase activa proliferan los adenocarcinomas en forma de coliflor de cualidad secretora, para producir más jugos y digerir el bocado. Este tipo de tumor puede crecer hasta alcanzar el tamaño de la cabeza de un bebé. O bien, los adenocarcinomas de grado absorbente de crecimiento plano pueden proliferar y formar engrosamientos tumorales de la pared del estómago. El crecimiento de estos tumores suele ser asintomático.

Desarrollo de la fase de la curación

En la fase de la curación, los hongos TBC y las micobacterias, que son acidorresistentes, por lo que también pueden actuar en el estómago, reducen el tejido exuberante por necrosis caseosa. En ausencia de estos microorganismos, el tumor se encapsula y permanece estable. Un tumor encapsulado puede permanecer en el estómago sin causar molestias durante muchos años.

Recaídas y cronicidad

Las recurrencias en la fase activa implican el crecimiento del cáncer de estómago, que puede alcanzar un tamaño respetable. Las recidivas en la fase de la curación, por el contrario, si se producen con una cadencia bastante lenta, tras fases activas bastante largas, pueden configurar el cuadro de un tumor necrosante, mientras que si son frecuentes y con períodos en fase activa de corta duración, se encuentran como formas de gastritis.

Sentido biológico

Proliferación de células secretoras para que aumenten la producción de jugos gástricos para digerir un bocado.

Programa del duodeno

El tejido endodérmico recubre el duodeno con la excepción del bulbo duodenal, que está revestido con mucosa ectodérmica.

Código de referencia

Tabla científica de la NMG, índice 18 Ga derecho.

Localización cerebral del BH

Zona lateral derecha de la protuberancia del tronco cerebral.

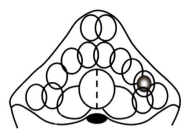

Localización cerebral del duodeno

Conflicto
La mucosa endodérmica del duodeno se activa con un conflicto de no poder digerir el bocado o un rencor hacia familiares, compañeros de trabajo o amigos.

Desarrollo del programa en la fase activa
En la fase activa, el tejido prolifera y produce un adenocarcinoma compacto, de crecimiento plano, de cualidad absorbente, que rara vez puede causar obstrucción intestinal.

Desarrollo de la fase de la curación
En la fase de la curación, los hongos y las micobacterias acidorresistentes (micobacterias de la tuberculosis) permiten la destrucción de tumores mediante la caseificación.

Sentido biológico
La proliferación de células de cualidad absorbente tiene la función de mejorar la absorción de nutrientes para digerir mejor y más rápido.

Programa del tejido glandular del hígado

La parte glandular del hígado produce enzimas con las que proporciona la síntesis de azúcares.

Código de referencia
Tabla científica de la NMG, índice 19 Ga derecho.

Localización cerebral del BH
Zona lateral derecha del puente del tronco cerebral.

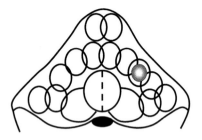

Localización cerebral del tejido glandular del hígado

Conflicto
El tejido glandular del hígado se activa cuando falta el bocado esencial, con un conflicto de la existencia: el miedo súbito y visceral a morir de hambre o a que otros mueran de hambre, el miedo a la falta de sustento, de los recursos indispensables para la existencia.

Por ejemplo, puedes tener un conflicto de inanición cuando, debido a un cáncer de intestino, temes que ya no podrás absorber los nutrientes de los alimentos. O puedes entrar en conflicto cuando, por una dieta, tienes miedo a que te falten sustancias esenciales para la vida. Muy a menudo, las dietas son la fuente de conflictos activos de este tipo.

El conflicto también puede desencadenarse por la pérdida de un trabajo, por un colapso financiero y por otros eventos que amenazan la capacidad económica para proveer el sustento propio o el de la familia.

Cuando el miedo a la inanición afecta a uno mismo, se forman más tumores. Si, por el contrario, el temor es que alguien más muera de hambre, sólo se formará un tumor.

Desarrollo del programa en el conflicto activo
En conflicto activo, el tejido prolifera, formando uno o más adenocarcinomas de cualidad secretora, que crecen en forma de coliflor, o de cualidad absorbente, que crecen predominantemente en forma redonda. Éstos son los típicos focos redondos que aparecen en oscuro en la tomografía computarizada. Distinguimos el caso en el que se produce un único brote hepático solitario, por un conflicto de miedo a que otra persona o animal muera de hambre, del caso en que se producen múltiples focos redondos, cuando el

conflicto de miedo a morir de hambre se refiere a uno mismo. Suele ocurrir que con un mismo conflicto, que se vive a diferentes niveles, se forman simultáneamente adenocarcinomas de intestino, hígado y páncreas.

Desarrollo de la fase de la curación
La proliferación celular se detiene. Si durante la fase activa los microorganismos típicos del tejido no se han desarrollado en número suficiente, los tumores no pueden ser destruidos, por lo que se encapsulan y se convierten en quistes.

Si, por el contrario, las micobacterias están presentes en número suficiente en el momento de la solución, los adenocarcinomas son destruidos por necrosis caseosa en la fase A de la solución. Si las micobacterias son de TBC, tendremos tuberculosis del hígado.

En ese momento seguiremos teniendo hepatitis: el tejido hepático se hincha y se infecta, las micobacterias destruyen los tumores y dejan cavidades llenas de líquido en su lugar.

Durante el proceso, parte del tejido hepático que rodea los tumores también sufre inflamación y necrosis. En una etapa posterior, las cavernas tuberculosas se secan del líquido que resulta de la caseificación de los tumores y se colapsan, hasta que sólo quedan cicatrices.

En cualquier caso, en la fase de la curación se activa un programa especial por el cual el hígado vuelve a crecer, produciendo nuevo tejido glandular en mayor cantidad que el dañado. Al final del proceso, el hígado ha «aprendido» a absorber más nutrientes de la misma cantidad de alimentos.

La función de regeneración del hígado está efectivamente representada en el mito de Prometeo, en el que los dioses condenan al héroe a permanecer atado a un muro de roca, donde todos los días un águila viene a comerse su hígado, que cada noche crece y vuelve a estar completo al día siguiente, cuando el águila vuelve a comérselo.

Recaídas
Muchas recaídas en este conflicto cambian la textura del tejido glandular, que se llena de tejido cicatricial, lo que da como resultado un deterioro de la función hepática. Este estado constituye una forma de cirrosis hepática.

Sentido biológico
El sentido biológico de la proliferación del tipo absorbente radica en que su crecimiento le permite absorber mejor los nutrientes. Los tumores de cualidad secretora aumentan la producción de azúcares, que tienen función nutritiva, y de las secreciones biliares, que tienen función digestiva.

En cualquier caso, el programa especial del hígado le permite digerir mejor los alimentos, absorber la mayor cantidad posible de nutrientes y producir la mayor cantidad de azúcar de los alimentos ingeridos. La lógica del programa es: si tengo poca comida, la aprovecho al máximo, aprendo a obtener el mejor sustento posible incluso de una pequeña cantidad de alimentos.

Programa del parénquima del páncreas

La glándula pancreática tiene la función de producir enzimas digestivas.

Código de referencia
Tabla científica de la NMG, índice 20 Ga derecho.

Localización cerebral del BH
Zona lateral derecha del puente del tronco cerebral.

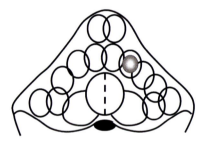

Localización cerebral del tejido glandular del páncreas

Conflicto
El programa del tejido glandular del páncreas se activa con un conflicto por el cual no se puede digerir de manera particular el anhelado bocado, que es nuestro por derecho, que depende de nosotros, ya lo hemos tomado y tragado, pero no podemos disfrutarlo, no podemos obtener sus frutos. Ese codiciado bocado especial nos es robado en el último momento, cuando ya lo habíamos alcanzado. Se trata de una contrariedad indigerible que genera resentimiento hacia nuestros contendientes. Generalmente, este conflicto se dirige contra miembros de la familia, en disputas por una herencia, o por bienes de la familia subjetivamente significativos.

Ejemplo
Una mujer debe interrumpir las anheladas y deseadas vacaciones, que ya estaba a punto de «digerir», porque su madre se cayó y sufrió una fractura del cuello del fémur.

Desarrollo del programa en la fase activa
En la fase activa, el tejido prolifera y crecen los adenocarcinomas en forma de coliflor de cualidad secretora, que se desarrollan sin síntomas. Gracias a la proliferación de estos adenocarcinomas, compuestos por células similares en forma y función a las de la glándula pancreática, aumenta la producción de jugos pancreáticos, que son enzimas que favorecen la digestión.

Desarrollo de la fase de la curación
En la fase de la curación, se detiene el crecimiento de los adenocarcinomas. Si en el momento de la disolución el tejido no tiene un número suficiente de microorganismos específicos, los tumores se encapsulan y se convierten en quistes. Este proceso no da síntomas y los quistes pueden permanecer en su lugar sin crear problemas o ser extraídos si crean molestias por compresión o si causan preocupación.

Si, por el contrario, se han generado suficientes microbios durante la fase activa, la solución se produce con un proceso de destrucción de tumores por necrosis caseosa tuberculosa: las micobacterias TBC desintegran los adenocarcinomas, en cuyo lugar se forman cuevas tuberculosas llenas de caseificación. En la segunda fase de cicatrización, éstas se secan y colapsan, dejando residuos cicatriciales.

En el desarrollo del proceso de destrucción, el páncreas se llena de fluidos, se hincha, se produce inflamación e infección, la función del páncreas se ve afectada temporalmente. Llamamos «pancreatitis» al proceso inflamatorio del tejido.

La infección por micobacterias TBC o «tuberculosis del páncreas» es difícil de encontrar en la época actual dado que las micobacterias TBC han sido diezmadas en los llamados países civilizados de nuestro tiempo, por lo que casi nunca están presentes en nuestro organismo en cantidades suficientes.

La falta de microorganismos específicos hace que éstos puedan estar presentes en el tejido en cantidad suficiente como para iniciar el proceso de caseificación, pero no tanto como para completarlo. Entonces podemos tener el cuadro de una pancreatitis que no desaparece. En cualquier caso, se trata de una enfermedad de cierta gravedad, que requiere tratamiento médico, aunque no es necesariamente mortal si se tiene la precaución de suplir, mediante terapia de reposición, las enzimas pancreáticas que el páncreas no puede producir temporalmente, y si se evitan perfusiones de líquidos, sedantes opiáceos y otras sustancias vagotónicas.

La mayoría de los adenocarcinomas de páncreas no son tan peligrosos como parecen y su etapa de solución no requiere necesariamente tratamiento quirúrgico. Sin embargo, es una enfermedad que no se puede descuidar ni soportar durante mucho tiempo.

Sentido biológico
Según el sentido biológico, el tejido pancreático exuberante debe utilizarse para digerir mejor el bocado, aumentando la secreción de jugos pancreáticos.

Programa de la mucosa del intestino

Conflicto del intestino en general
El conflicto del intestino se da cuando han cometido contra nosotros una injusticia inmunda que no podemos pasar. Rumiamos un rencor indigerible del que no podemos deshacernos.

Diferentes connotaciones específicas de la experiencia traumática determinan la afectación de diferentes partes del intestino.

Localización cerebral del BH
Las áreas cerebrales que regulan las funciones del intestino se ubican en el tronco cerebral, extendiéndose desde el área ventral lateral derecha hasta toda el área lateral izquierda. Dentro de estas áreas, el BH se ubica en una posición ligeramente diferente según la parte del intestino involucrada.

Desarrollo del conflicto activo
En el conflicto activo de la mucosa intestinal existen dos tipos de procesos:

- El crecimiento proliferativo en forma de coliflor de la cualidad secretora o la proliferación plana de la cualidad absorbente.
- El aumento intenso del peristaltismo local donde se encuentra el tumor, con bloqueo del peristaltismo en los tractos por encima y por debajo del área afectada, sin bloqueo intestinal.

Desarrollo de la fase de la curación
En la fase de la curación, el tejido proliferado en la fase activa se caseifica por micobacterias u hongos. Hay dolor, excoriación frecuente de la mucosa, con pérdida de moco sanguinolento en las heces. El área donde el peristaltismo

estaba altamente activado se vuelve ahora flácida, mientras que los tractos superior e inferior del área de la lesión se reactivan. La flacidez del tracto lesionado puede provocar oclusiones, que requieren intervenciones específicas, de tipo quirúrgico (posiblemente de no eliminación) o de tipo médico general (dieta líquida, descongestionantes, etc.). Los cánceres del intestino grueso también pueden resolverse sin sangrado, mientras que los de yeyuno e íleon casi siempre sangran en la fase de solución.

Recaídas y cronicidad
Cuando hay muchas recaídas, junto a las células neoplásicas también se reducen algunas células del tejido original, y también se dan, junto al proceso infeccioso de la caseificación, ulceraciones y necrosis de la mucosa.

Este programa, si se activa en el intestino delgado, determina un cuadro clínico que se denomina «enfermedad de Chron», mientras que el resultado del mismo programa en el colon se denomina «rectocolitis ulcerosa». Si, por el contrario, junto a las úlceras encontramos todavía una cantidad apreciable de células en fase de proliferación, hablamos de un «adenocarcinoma necrosante».

En la enfermedad de Chron no se encuentra necrosis caseosa por micobacterias TBC, mientras que se observa un estado inflamatorio con formación de granulomas muy similares a los que se encuentran en la tuberculosis.[10]

Programa del intestino delgado

El intestino delgado, de unos siete u ocho metros de largo, está constituido por el duodeno, por un tracto superior, el yeyuno, y un tracto inferior, de unos cuarenta o cincuenta centímetros de largo, el íleon. Sus funciones están reguladas por un área cerebral del mismo tamaño que la que regula el colon, de sólo un metro y medio de largo. Esto sugiere que el intestino delgado evolucionó muy rápidamente, codificando sólo unos pocos programas básicos y un solo programa especial.

---

10. No sabemos cómo interpretar estos datos, aunque tenemos algunas hipótesis. Si alguien es capaz de aclarar el misterio, ¡que se presente! La observación sobre los granulomas está tomada de Rugarli, *Manuale di medicina interna sistematica*, Ed. Masson, 1990.

Programa del yeyuno (parte superior del intestino delgado)

Código de referencia
Tabla científica de la NMG, índice 21 Ga derecho.

Localización cerebral del BH
Área ventral-lateral derecha del puente del tronco cerebral.

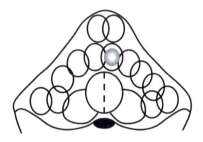

Localización cerebral del yeyuno

Conflicto
El programa del intestino delgado se activa por un conflicto de no poder digerir un bocado o no poder absorberlo, un resentimiento indigerible, que no se va, porque uno se siente ofendido, víctima de una injusticia, por la forma en que se siente tratado, la forma en que alguien nos habla, que carece de respeto. Generalmente, este conflicto tiene el aspecto secundario del miedo a morir de hambre.

A menudo, las personas que se encuentran en este tipo de conflicto son un poco quisquillosas, se sienten fácilmente ofendidas.

Desarrollo del programa en el conflicto activo
En conflicto activo, tenemos proliferaciones particularmente delgadas y de crecimiento plano de cualidad absorbente, que consisten en unas pocas capas de células espaciadas entre sí. Por ello, el engrosamiento del tejido prácticamente nunca provoca una oclusión mecánica.

Al mismo tiempo, hay una activación del peristaltismo en el tracto en el que prolifera el tejido y una estasis relativa del peristaltismo en los tractos adyacentes. Este proceso es relativamente asintomático. En algunos casos, la ralentización general del peristaltismo provoca estreñimiento.

Desarrollo de la fase de la curación

El tejido exuberante crecido durante la fase activa es destruido por la necrosis. El proceso de destrucción involucra infección de tejidos, hinchazón, laceraciones, sangrado. En la fase de la curación, los tumores del yeyuno y del íleon casi siempre sangran, en grados variables según el caso. Junto con las heces se expulsan fragmentos de mucosa mezclados con moco sanguinolento. Éste es el efecto de la fase de solución de la musculatura lisa del intestino, que se vuelve flácida en el punto involucrado en el programa, mientras que el peristaltismo aumenta en el resto del intestino. En crisis epileptoide tenemos flujo diarreico.

Hay diarrea con heces semilíquidas o líquidas y con dolor abdominal, muy frecuentes durante el día, tres o cuatro veces al día, o más en caso de continuas recaídas del conflicto.

Sentido biológico

El crecimiento del tejido que tiene la función absorbente tiene el sentido de potenciar la capacidad del tejido para absorber el alimento, por lo tanto para asimilar el bocado y, al mismo tiempo, evitar el riesgo de morir de hambre.

Programa del íleon (intestino delgado inferior)

Código de referencia
Tabla científica de la NMG, índice 22 Ga izquierdo.

Localización cerebral del BH
Zona ventral-lateral izquierda del puente del tronco cerebral.

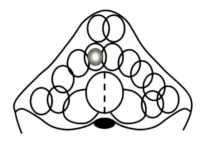

Localización cerebral del íleon

Conflicto

El programa del intestino delgado se activa por un conflicto de no poder digerir un bocado, un resentimiento indigerible, que no pasa, porque uno se siente ofendido, víctima de una injusticia, por la forma en que se siente tratado, por cómo se dirigen a nosotros, por cómo nos faltan al respeto. Por lo general, este conflicto tiene el aspecto secundario del miedo a morir de hambre.

A menudo, las personas que se encuentran en este tipo de conflicto son un poco quisquillosas, se sienten fácilmente ofendidas.

Hamer diferencia el programa del yeyuno del programa del íleon, atribuyendo a los dos tractos diferentes del intestino delgado dos áreas de proyección cerebral diferentes y dos áreas de referencia diferentes en la «Tabla de programas especiales», pero no nos da información sobre la posible diferencia en lo que se refiere al tipo de conflicto. De hecho, parece que el conflicto es el mismo, aunque debería haber alguna diferencia, ya que el área de proyección cerebral del yeyuno se encuentra en la mitad derecha del tronco, que codifica la función de incorporación del bocado, mientras que en la mitad izquierda se encuentra el área de proyección del íleon, que codifica funciones de expulsión de desechos.

Si tenemos en cuenta lo que hemos podido observar directamente en estos casos, podemos decir que el conflicto del yeyuno se vive como un enfado que aún se expresa, propio de personas que expresan oposición con represalias, chantaje emocional y otras medidas de venganza. De hecho, el área del cerebro que controla este tejido se encuentra en la mitad derecha del tronco, por lo que el bocado se encuentra en la lombriz en una posición en la que todavía puede intentar rechazarlo. El bocado encontrado en el íleon, en cambio, ahora está irremediablemente dentro de la lombriz, donde ahora sólo puede absorberlo o expulsarlo con las heces. Así pues, el conflicto del íleon se encuentra en una persona que ha cobrado la injusticia, se mantiene en el rencor, que se vuelve sordo y silencioso, y trata de hacer algo fuera de la relación.

Ejemplos

Una peluquera sufre graves pérdidas económicas y se ve obligada a cerrar el negocio de su segunda tienda, porque sus mejores colaboradores, a pesar de los constantes aumentos de sueldo, la dejan para irse a trabajar a la competencia.

Una colaboradora anciana, miembro fundadora de una empresa, se siente marginada y despreciada por la nueva secretaria y los nuevos colaboradores y tiende a retraerse y marginarse, sobre todo en los momentos de convivencia, cuando comen juntos. A menudo se come sola su sándwich o no se atreve a comer cuando alguien ofrece una parte de la suya a los demás.

Desarrollo del programa en la fase activa
En la fase activa, el tejido produce proliferaciones de crecimiento plano de cualidad absorbente, que consisten en sólo unas pocas capas de células cilíndricas de epitelio intestinal que están espaciadas. En la parte terminal del íleon estas proliferaciones, aunque formadas por capas finas, pueden volverse más gruesas y redondeadas, adoptando casi la forma de un tumor en forma de coliflor.

Al mismo tiempo se produce una activación del peristaltismo en el trayecto de la lesión, con relativo bloqueo en los trayectos adyacentes. La ralentización del peristaltismo provoca estreñimiento.

Desarrollo de la fase de la curación
Las proliferaciones en exceso son demolidas por micobacterias u hongos, si éstos están presentes en cantidades útiles, por necrosis. Este proceso de destrucción implica la descamación y sangrado del tejido, que se manifiesta con dolor, hinchazón y con la expulsión de mucosidad y jirones de mucosidad mezclados con sangre junto con las heces.

Al mismo tiempo hay una relajación del tracto de musculatura lisa donde se localiza la lesión, con hiperperistaltismo en los tractos vecinos.

Recaídas y cronicidad
Si se realizan continuas recaídas de este conflicto en la fase de la curación, la proliferación de tejido tumoral, la expresión del programa en la fase activa y la reducción por necrosis propias de la fase de la curación ocurren simultáneamente.

La proliferación de células en una zona, donde también se detectan ulceraciones, conduce al diagnóstico de la enfermedad de Chron. La necrosis caseosa por micobacterias TBC no se encuentra en los diagnósticos médicos de la enfermedad de Chron, mientras que se observa un estado inflamatorio con formación de granulomas muy similares a los encontrados en la tuberculosis.

Sentido biológico
El crecimiento del tejido que tiene la función absorbente tiene el sentido de aumentar la capacidad del tejido para absorber el alimento, por lo tanto para asimilar el bocado y, al mismo tiempo, evitar el riesgo de morir de hambre.

Programa del intestino ciego y del apéndice

El apéndice tiene la función de degradar y absorber sustancias no digeribles en el resto del intestino, como la celulosa. Otros animales, como las cabras, por ejemplo, degradan la celulosa en el intestino y así pueden digerirla, mientras que para nosotros la celulosa, a excepción de pequeñas adiciones, no es más que una sustancia de desecho. Sólo en la parte pequeña del apéndice se puede degradar una parte de la celulosa ingerida. Por eso los herbívoros, como las cabras, por ejemplo, tienen un apéndice largo, a diferencia de nosotros. Para nosotros, la celulosa es en gran medida una sustancia de desecho.

Código de referencia
Tabla científica de la NMG, índice 23 Ga izquierdo.

Localización cerebral del BH
Zona lateral izquierda del puente del tronco cerebral.

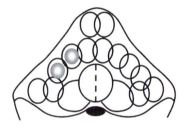

Localización cerebral del intestino ciego y del apéndice

Conflicto
El programa se activa con un conflicto de resentimiento por algo repugnante que nos han hecho en el entorno familiar cercano: nos han hecho una marranada, de la que no podemos deshacernos, no podemos evacuarla, se queda en nuestro estómago.

Ejemplo
Un niño es testigo de una pelea entre sus padres con espantosas escenas de palizas.

Desarrollo de la fase activa
En la fase activa tenemos proliferaciones compactas de cualidad secretora que adquieren forma de coliflor. Éstas pueden causar oclusiones. O pueden darse floraciones de cualidad absorbente de crecimiento plano que producen un engrosamiento de la pared intestinal.

Desarrollo de la fase de la curación
En fase de curación, la solución de este programa puede provocar desgarro del apéndice o perforación.

El proceso de solución implica la necrosis caseosa del exceso de proliferación, debido a la infección tuberculosa, que se manifiesta como apendicitis aguda o subaguda. Cuando el espesamiento en solución es lo suficientemente grande, en el proceso de expansión e infección la pared del intestino ciego o del apéndice puede ulcerarse y perforarse, dando como resultado un derrame de pus en la cavidad peritoneal, es decir, una peritonitis reactiva.

La llamada apendicitis aguda o subaguda es la supuración en el tejido del ciego, en el punto donde el tejido había proliferado durante la fase activa.

Sentido biológico
Los tumores de tipo secretor tienen la función de aumentar la secreción de jugos digestivos, de digerir un bocado de comida que ha quedado atravesado y que ocluye y hacerlo avanzar en el intestino.

Los engrosamientos de pared producidos por las proliferaciones de crecimiento plano de tipo absorbente mejoran la capacidad de absorción de alimentos, agua y gases.

Programa del intestino grueso (colon ascendente, transverso y descendente)

Código de referencia
Tabla científica de la NMG, índice 24 Ga izquierdo.

Localización cerebral del BH
Zona lateral izquierda del puente del tronco cerebral.

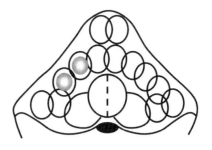
Localización cerebral del intestino grueso

Conflicto
El programa del colón se activa con un conflicto de rencor indigerible por algo repugnante: han cometido una injusticia contra nosotros. El conflicto se refiere a una experiencia vivida en un contexto familiar extenso o en un contexto social.

Ejemplo
Una persona es acusada injustamente de estafar a la aseguradora de su coche.

Desarrollo de la fase activa
En la fase activa, el tejido afectado por el programa prolifera, produciendo adenocarcinomas compactos en forma de coliflor o adenocarcinomas de crecimiento plano, generalmente de forma asintomática.

Desarrollo de la fase de la curación
En la fase de la curación, el tejido exuberante, crecido durante la fase activa, es destruido mediante necrosis caseosa por hongos. En este caso tenemos una infección por hongos como la candidiasis intestinal. O el proceso de necrosis caseosa puede ocurrir debido a las micobacterias TBC. En cualquier caso, el proceso de solución implica hinchazón del tejido, dolor, caseificación, mucosidad y sangre en las heces.

Recaídas y cronicidad
Con las recaídas crónicas de este conflicto, tenemos simultáneamente una proliferación del tejido y una destrucción, que produce lesiones y hemorragias continuas. Esta situación describe el cuadro de «colitis ulcerosa».

Sentido biológico
La proliferación secretora, que crece en forma de coliflor, en la fase activa del programa cumple la función de segregar los jugos digestivos, digerir el boca-

do de comida que ha quedado atravesado, que ocluye, y hacerlo avanzar. El espesante de crecimiento plano del tipo absorbente tiene la función de aumentar la capacidad de absorción de nutrientes, agua y gases.

Programa del colon sigmoide

Código de referencia
Tabla científica de la NMG, índice 25 Ga izquierdo.

Localización cerebral del BH
Zona lateral izquierda del puente del tronco cerebral.

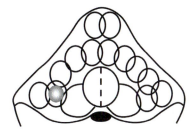

Localización cerebral del colon sigmoide y del recto

Conflicto
El programa de estos tejidos se activa con un conflicto de algo repugnante que se nos hace, una injusticia, algo que no podemos evacuar, de lo que no podemos deshacernos. Hemos sido atacados por la espalda, de manera insidiosa, abyecta, tortuosa, cobarde. Puede tener un sentido metafórico o también literal. A veces, en el origen de este conflicto hay una experiencia física de coito anal. Esto parece ocurrirles con más frecuencia a las mujeres que a los hombres.

Desarrollo de la fase activa
En la fase activa, el tejido prolifera produciendo tumores. En el sigma se forman proliferaciones en coliflor o de crecimiento plano que, cuando alcanzan grandes tamaños, crean riesgo de oclusión mecánica.

Desarrollo de la fase de la curación

En la fase de la curación, los tumores crecidos durante la fase activa sufren un proceso de destrucción por necrosis caseosa por micobacterias TBC, con posibles hemorragias leves. Se forma un absceso, generalmente denominado «hemorroide interna». Un signo característico de este proceso es la sudoración en la parte de la noche que precede al amanecer.

Sentido biológico

La función de los tumores secretores es producir moco para disolver y expulsar un bulto de heces. Los tumores absorbentes, que son más raros, tienen la función de absorber lo que queda de nutrientes, aire o agua.

Programa del recto

La mucosa distópica del recto está formada por fragmentos de la misma mucosa que recubre el sigmoide, dispersos por debajo de la mucosa ectodérmica. Entonces, aunque es la misma mucosa del sigmoide y el mismo programa, la disposición que tiene ésta en el recto constituye una diferencia que hay que considerar.

Código de referencia

Tabla científica de la NMG, índice 26 Ga izquierdo.

Localización cerebral del BH

Zona lateral izquierda del puente del tronco cerebral.

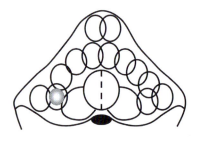

Localización cerebral del colon sigmoide y del recto

Conflicto
El programa de estos tejidos se activa con un conflicto de algo repugnante que se nos hace, algo que no podemos evacuar, de lo que no podemos deshacernos. Hemos sido atacados por la espalda, de manera insidiosa, abyecta, tortuosa, cobarde. Puede tener un sentido metafórico o también literal. A veces, en el origen de este conflicto hay una experiencia física de coito anal. Esto parece ocurrirles con más frecuencia a las mujeres que a los hombres.

Desarrollo de la fase activa
En la fase activa, el tejido produce proliferaciones en forma de coliflor o de crecimiento plano que, si alcanzan un gran tamaño, crean riesgo de oclusión mecánica. La característica especial aquí es que una proliferación compacta, de crecimiento plano y de cualidad absorbente que crece debajo de la mucosa ectodérmica del epitelio plano del recto, es palpable pero no visible.

Desarrollo de la fase de la curación
Cuando la proliferación, que se encuentra por debajo de la mucosa rectal, se rompe por necrosis caseosa, tenemos un absceso submucoso. Estos abscesos se detectan de manera rutinaria y se denominan «hemorroide interna». Durante el proceso de caseificación, la mucosa epitelial ectodérmica suprayacente también puede verse afectada. En este caso tendremos dolor y, en crisis epileptoide, sangrado.

Sentido biológico
La función de las proliferaciones secretoras es aumentar la producción de moco para disolver y expulsar un bulto de heces. La función de los tumores absorbentes es absorber los nutrientes restantes, agua y gases.

Programa del tejido endodérmico del ombligo

El tejido involucrado en este programa es la mucosa endodérmica del interior del ombligo, un derivado evolutivo de la antigua cloaca.

Código de referencia
Tabla científica de la NMG, índice 27 Ga izquierdo.

Localización cerebral del BH
Área ventromedial izquierda del puente del tronco cerebral.

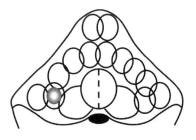

Localización cerebral del tejido endodérmico del ombligo

Conflicto
Conflicto de no poder disponer de algo por no poder deshacerse de un acto sucio que nos ha afectado, de una injusticia recibida, de la que uno se siente culpable. La chica, citada por Pfister, que tras hacer todo lo posible para recuperar al novio que la había dejado, descubre que se ha casado con otra chica, a la que ha dejado embarazada.

Ejemplo
Una señora, durante una estancia en un balneario de tratamientos termales, nota que su esposo tartamudea al teléfono todas las mañanas, lo que significa que no logra evitar el consumo excesivo de alcohol.

Desarrollo de la fase activa
En la fase activa, el tejido produce una proliferación compacta de cualidad secretora, que crece en forma de coliflor, o engrosamientos de cualidad absorbente con crecimiento plano.

Desarrollo de la fase de la curación
Los tumores que crecen durante la fase activa son destruidos por necrosis caseosa, por hongos o micobacterias o, si no se dispone de microorganismos específicos en cantidades suficientes, se encapsulan y se convierten en quistes.

Sentido biológico
El crecimiento de tumores en fase activa tiene la función de aumentar la producción de mucosidad y mejorar la absorción del tejido con el fin de disponer del contenido que allí se estanca. Éste es un método arcaico de eliminación, que se remonta a la era de la antigua cloaca.

Programa del trígono de la vejiga

El tejido afectado por este programa es la submucosa del trígono de la vejiga, un triángulo entre la salida de los uréteres y la entrada de la uretra.

Código de referencia
Tabla científica de la NMG, índice 28 Ga izquierdo.

Localización cerebral del BH
Zona lateral izquierda del puente del tronco cerebral.

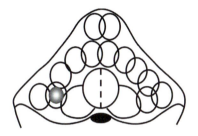

Localización cerebral del trígono de la vejiga

Conflicto
El programa se activa con un conflicto de una mala acción sufrida de la que uno no puede deshacerse, en el contexto de una relación que tiene implicaciones de carácter sexual.

Ejemplo
Una mujer embarazada es golpeada por su marido.

Desarrollo de la fase activa
En el conflicto activo el tejido prolifera. Crecen formaciones compactas en forma de coliflor llamadas «pólipos vesicales» o engrosamientos de crecimiento plano.

Desarrollo de la fase de la curación
En la fase de la curación, la proliferación se detiene y los tumores que crecen en la fase activa sufren necrosis caseosa o se encapsulan y se convierten en quistes. En el caso de la cistitis tuberculosa hablamos de «cistitis tuberculosa supurante».

Recaídas y cronicidad
El proceso de recaída provoca fibrosis, es decir, una acumulación de residuos cicatriciales que hacen que el tejido sea más árido y rígido.

Sentido biológico
El sentido biológico del programa consiste, para las proliferaciones secretoras, en aumentar las secreciones para reducir un coágulo proteico, que podría encontrarse en la vejiga, por ejemplo, debido a una reducción tuberculosa del adenocarcinoma de los túbulos colectores de los riñones.

Los tumores absorbentes, por su parte, aumentan la capacidad de absorción del tejido, reconstituyendo una función arcaica de reabsorción de orina por parte de la vejiga, similar a la de los túbulos colectores de los riñones.

Programa de las glándulas de Bartolino

Las células de Bartolino, que se encuentran en la vagina, la lubrican y producen moco vaginal.

Desde el punto de vista de la evolución, las glándulas de Bartolino son antiguas glándulas intestinales.

Código de referencia
Tabla científica de la NMG, índice 29 Ga izquierdo.

Localización cerebral del BH
Zona lateral izquierda del puente del tronco cerebral.

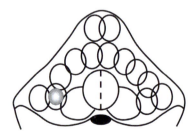

Localización cerebral de las glándulas de Bartolino

Conflicto
El programa se activa con un conflicto de sequedad excesiva de la vagina: ésta no puede producir moco vaginal suficiente para permitir el coito.

Desarrollo de la fase activa
En la fase activa, el tejido de las glándulas de Bartolino prolifera, produciendo formaciones que tienen la misma cualidad secretora que la antigua mucosa intestinal de la que descienden evolutivamente. Éstas aumentan la cantidad de moco vaginal, mejorando su lubricación y, por tanto, facilitando las relaciones sexuales.

Desarrollo de la fase de la curación
En la fase de la curación, las glándulas se infectan y el tejido proliferado en la fase activa se reduce por necrosis caseosa por micobacterias TBC, y finalmente las glándulas supuradas se abren y se vacían espontáneamente. Como resultado de este proceso, se produce una secreción purulenta y fétida en la vagina. Evidentemente, el proceso de solución se produce con hinchazón y dolor en la zona afectada.

Sentido biológico
El propósito del programa es aumentar la producción de moco para facilitar la penetración del miembro masculino.

Programa de las células del pene que producen esmegma

Las células del pene que producen esmegma también tienen la misma función de lubricar el pene para facilitar la penetración. Estas células se encuentran en la superficie interna del prepucio, la piel que recubre la cabeza del pene, por lo que faltan en todos los circuncidados.

Esta diferencia de los circuncidados permitió a Hamer descubrir un dato curioso sobre la prueba del VIH positivo, el virus responsable del síndrome de inmunodeficiencia adquirida (SIDA).

Hamer apuntó que esta prueba es positiva si se la hace a un hombre que previamente ha tenido un conflicto territorial, por ejemplo sorprendiendo a su mujer en la intimidad con otro, al mismo tiempo que se le hace una prueba de esmegma. De hecho, si este hombre, al sorprender a los dos, ha olido el esmegma del rival, ese olor también forma parte de la información traumática y es capaz de reactivar el conflicto en el futuro cada vez que lo vuelva a percibir. En este caso, junto al conflicto territorial, el hombre tenía una «alergia» al esmegma. Es un dato curioso que la prueba del VIH sea positiva en presencia de esta alergia al olor a esmegma. Hamer dice que la prueba es en realidad una especie de prueba de alergia, que detecta una alergia al olor del esmegma.

El dato aún más curioso es que la prueba del VIH no puede dar positivo para musulmanes y judíos, porque éstos, al estar circuncidados, ya no tienen la piel del prepucio con las células productoras de esmegma asociadas. Por lo tanto, los musulmanes y los judíos no pueden dar positivo en la prueba del VIH, siempre que se muevan en un entorno relacional de personas circuncidadas, es decir, personas que no producen esmegma. Por lo tanto, según Hamer, el diagnóstico de SIDA se basa en una prueba de alergia que detecta una alergia inofensiva y que se ha hecho pasar deliberadamente como un indicio de una enfermedad grave.

Código de referencia
Tabla científica de la NMG, índice 30 Ga izquierdo.

Localización cerebral del BH
Zona mediodorsal izquierda del puente del tronco cerebral.

Conflicto
Conflicto de no poder penetrar una vagina estrecha o seca.

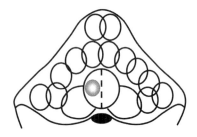

Localización cerebral de las células del pene que producen esmegma

Desarrollo de la fase activa
En conflicto activo, el tejido de estas glándulas, derivado, en el desarrollo de la evolución, del intestino, produce proliferaciones de cualidad secretora, que aumentan la producción de esmegma, para mejorar la lubricación del pene y facilitar su penetración.

Desarrollo de la fase de la curación
En la fase de la curación, la proliferación se detiene, las glándulas se infectan y el tejido proliferado en fase activa se reduce. En el pene, el prepucio se humedece debido al proceso de caseificación.

Sentido biológico
La proliferación en la fase activa tiene la función de producir una mayor cantidad de esmegma para mejorar la posibilidad de penetración del miembro masculino durante el acto sexual.

Programa de las trompas

Códigos de referencia
Tabla científica de la NMG, índices B Ga derecho, B Ga izquierdo.

Localización cerebral del BH
Área ventral-medial de la protuberancia del tronco cerebral, mitad derecha para la trompa derecha y mitad izquierda para la trompa izquierda.

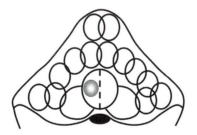

Localización cerebral de las trompas

Conflicto
El programa se activa con un conflicto en una relación entre parejas sexuales o en una relación con implicaciones de naturaleza sexual: algo repulsivo, sucio, «no normal», que sucede durante el acto sexual, o algo asqueroso inherente a una relación, que tiene cierta connotación sexual, generalmente con una persona del sexo opuesto. Las personas con andropausia o menopausia pueden sufrir este conflicto de una condición de los hijos o nietos que no se siente normal.

Ejemplo
Una anciana empresaria se entera de que uno de sus directivos ha sido pillado con una menor de edad. Para deshacerse de él, tiene que pagarle una liquidación económica sustancial.

Una joven sufre un *shock* cuando a su novio le amputan un testículo. Después del matrimonio, tiene un primer embarazo extrauterino, como resultado de lo cual se le extrae la trompa.

Posteriormente, la pareja tuvo dos hijos de manera natural, sin ninguna dificultad, prueba de que el programa de la trompa había logrado perfectamente su propósito biológico de facilitar el embarazo resolviendo la experiencia de anormalidad.

Desarrollo de la fase activa
El tejido prolifera formando un engrosamiento de la mucosa aplanada de cualidad secretora (pseudoabsorbente), que tiene la función de aumentar las secreciones para facilitar el ascenso de los espermatozoides por el interior de la trompa hasta encontrarse con el óvulo.

La proliferación, si adquiere dimensiones importantes, en fase activa puede provocar una oclusión de la trompa.

Desarrollo de la fase de la curación
En la fase de la curación, se detiene la proliferación y se reducen los tumores por hongos o micobacterias debido a la necrosis caseosa con infección fúngica o tuberculosa. Se tiene flúor vaginal. Se forma pus en la trompa y se drena a través de la vagina en forma de secreción purulenta de color marrón. A través de este proceso, la trompa se vuelve a abrir. Ocasionalmente, el material purulento puede drenarse hacia la cavidad peritoneal y causar peritonitis. Al final del proceso, se produce la reapertura de la trompa. La oclusión de la trompa de Falopio puede ser la causa de un embarazo extrauterino.

Sentido biológico
El programa tiene como finalidad facilitar el ascenso de los espermatozoides por la trompa mediante un aumento de la secreción para favorecer un nuevo embarazo y luego facilitar el retorno del óvulo fecundado al útero.

Programa de la mucosa del cuerpo del útero

La mucosa del cuerpo del útero, o endometrio, es una mucosa intestinal modificada y conserva muchas propiedades de su matriz originaria.

El área de proyección cerebral del útero es doble porque, en la antigüedad, las hembras de la especie humana tenían dos úteros, como vemos hoy en día en las hembras de otras especies animales. El cerebro retiene la memoria de esta división arcaica manteniendo un área cerebral en la mitad derecha del tronco para el útero derecho y otra en la mitad izquierda para el útero izquierdo.

Códigos de referencia
Tabla científica de los índices NMG, C Ga derecho, C Ga izquierdo.

Ubicación cerebral del BH
Área mediana del puente del tronco cerebral en la mitad derecha para la parte derecha del útero y en la mitad izquierda para la parte izquierda del útero.

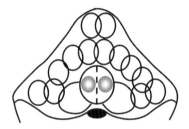

Localización cerebral de la mucosa del cuerpo del útero

Conflicto
El programa se activa con un conflicto en una relación entre parejas sexuales o con connotación sexual: algo repulsivo, sucio, «no normal», que sucede durante el acto sexual, o una asquerosidad inherente a una relación con connotación sexual, por lo general en relación con una persona del sexo opuesto.

Las personas con andropausia o menopausia pueden sufrir este conflicto de una condición de los hijos o nietos que no se siente normal.

El programa de útero también puede activarse con un conflicto de pérdida, especialmente en la relación abuela-nieto, o con un conflicto de pérdida de un hijo.

Desarrollo de la fase activa
En la fase activa, la mucosa produce una proliferación compacta, en forma de coliflor, de cualidad secretora, o un crecimiento plano de cualidad absorbente (tumores endometriales).

La presencia de pequeños agregados de tejido endometrial, normalmente funcionales pero ubicados fuera de su sitio específico, se denomina «endometriosis».

Desarrollo de la fase de la curación

En la fase de la curación, se detiene la proliferación y el tumor es destruido por hongos o micobacterias, con infección fúngica o tuberculosa. La solución del cáncer de endometrio se manifiesta con diferentes efectos dependiendo de si estás antes de la menopausia o ya en la menopausia. Antes de la menopausia, con menstruación normal, el tumor caseificado junto con la mucosa decidua es evacuado por sangrado muy abundante.

En la menopausia, los residuos del tumor son expulsados con secreción purulenta y posible sangrado leve.

Sentido biológico

En los tumores secretores, el sentido biológico radica en aumentar la producción de secreciones para apoyar e integrar la eyaculación del hombre, en caso de que la próstata no haya producido suficiente secreción, para facilitar la fecundación. Los tumores absorbentes tienen la función de asegurar una mucosa uterina más espesa y blanda, de mejor calidad para favorecer la anidación del óvulo fecundado.

Programa de la próstata

Códigos de referencia
Tabla científica de la NMG, índices D Ga derecho, D Ga izquierdo.

Localización cerebral del BH
Área mediana del puente del tronco cerebral, del lado derecho para el lóbulo derecho de la próstata y del lado izquierdo para el lóbulo izquierdo de la próstata.

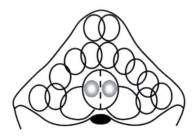

Localización cerebral de la próstata

Conflicto
El programa de la próstata se activa con un conflicto, en una relación entre parejas sexuales o de carácter sexual, por algo repugnante, sucio, «no normal», que sucede durante el acto sexual, o por algo asqueroso, en el contexto de una relación con connotación sexual, generalmente en relación con una persona del sexo opuesto.

Las personas con andropausia o menopausia pueden sufrir este conflicto de una condición de los hijos o nietos que no se siente normal.

Ejemplo
Un hombre mayor, que ya no puede reaccionar con el conflicto territorial, es abandonado por su pareja, más joven que él, que lo deja por otro hombre más joven.

Un hombre entra en conflicto porque se siente víctima de la conducta antinatural y sucia de un colaborador con el que había tenido una relación de gran complicidad y al que había ayudado y promovido en el trabajo. A raíz de este asunto, comienza a sufrir de prostatitis, hasta que se deshace definitivamente de su colaborador. En este punto, no puede completar la solución porque las prácticas de seguimiento cercano con las que vigila su producción de orina le hacen experimentar la relación con sus propios genitales como algo anormal.

Otro hombre vio crecer un adenocarcinoma de próstata y permanecer estable en fase activa, producto de continuos *shocks* en la relación con su esposa, quien lo ofendió en repetidas ocasiones, le hizo acusaciones muy duras y difamatorias, obligándolo a salir de casa y luego oponiéndose en todo, arrastrándolo a un juicio que duró varios años.

Desarrollo de la fase activa
Crecimiento de adenocarcinoma de próstata compacto de cualidad secretora. Sólo en alrededor del 5 % de los casos puede ocurrir compresión de la uretra. El proceso suele ser asintomático.

Desarrollo de la fase de la curación
El crecimiento del tumor se detiene y el tumor sufre necrosis caseosa por hongos o micobacterias (infección fúngica o tuberculosa). En esta etapa, se produce la prostatitis.

En el caso de que los microorganismos específicos no estén presentes en el tejido en número suficiente en el momento de la solución, el tumor compacto se encapsula y se convierte en un quiste.

Sentido biológico
Los tumores secretores tienen la función de aumentar la producción de la secreción para aumentar la cantidad de líquido espermático.

Programas especiales de tejidos de derivación endodérmica regulados por las áreas mesencefálicas del tronco cerebral

El mesencéfalo
El área del mesencéfalo es el vértice superior del tronco cerebral, encerrado en la parte más profunda del cerebro. Es un área de transición entre el tronco cerebral y el neoencéfalo, entre el cerebro arcaico y el reciente.

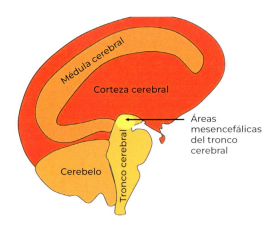

Localización cerebral de los tejidos de derivación endodérmica regulados por las áreas mesencefálicas del tronco cerebral

Los tejidos directos de las áreas del mesencéfalo del tronco cerebral.

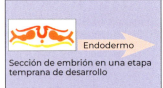 Endodermo Sección de embrión en una etapa temprana de desarrollo	Células germinales y musculatura lisa. Musculatura lisa del intestino, arterias y venas, cuerpo del útero, corazón, esfínter y músculos dilatadores del iris. Fibras musculares lisas incorporadas a la musculatura estriada voluntaria.	Tejidos directos de las áreas del mesencéfalo del tronco cerebral

En la parte mesencefálica del tronco se encuentran las áreas de proyección de tejidos que, en el desarrollo de sus programas especiales, se comportan de una manera particular: en parte como tejidos endodérmicos y en parte como tejidos mesodérmicos. Por lo tanto, estos programas de tejido son excepciones a otros programas del tronco cerebral. Por ejemplo, el programa de células germinales, que vemos tanto en el embrión como proceso fisiológico como en el teratoma como proceso patológico, se inicia, en los primeros tres meses, con una proliferación de células simpáticas, como los tejidos endodérmicos dirigidos por el tronco cerebral, mientras que, durante los siguientes cuatro meses, continúa creciendo en un estado de vagotonía, al igual que los tejidos de derivación mesodérmica dirigidos por la médula cerebral.

El área de proyección de células germinales se encuentra en el mesencéfalo, sin embargo Hamer ingresa el programa especial correspondiente, como excepción, en la tabla entre otros programas endodérmicos dirigidos desde el tronco cerebral.

El área del cerebro medio también regula la función de la musculatura lisa. Hamer, entre los programas dirigidos por el mesencéfalo, dedica una atención específica a la musculatura lisa del intestino, del iris del ojo, de las arterias, del útero y del corazón.

Conexión ipsilateral del cerebro a los órganos
Para los tejidos dirigidos desde el tallo mesencefálico, la conexión cerebro-órgano es directa, ipsilateral, como en el resto del tronco cerebral.

Ubicación
La localización del programa en la parte derecha o izquierda del cuerpo y por lo tanto del relativo BH en la parte derecha o izquierda del tronco depende de cuánto, en la experiencia del trauma, se tiene que lidiar con procesos de acumulación, incorporación, o expulsión o rechazo. La parte derecha del cuerpo se activa cuando intervienen procesos de introyección, mientras que la parte izquierda se activa con movimientos de expulsión.

Microorganismos específicos
Los microorganismos que se activan en los tejidos dirigidos por las áreas mesencefálicas del tronco son los mismos que encontramos en los tejidos regulados por el tronco cerebral, es decir, micobacterias y hongos.

Codificación de programas en las Tablas del NM

En la «Tabla científica de la NMG», Hamer marca los programas de la musculatura lisa regulados por las áreas mesencefálicas del tronco con la abreviatura Gb y los inserta en la sección amarilla y naranja específicamente dedicada a ellos, al final de la columna amarilla. El programa de las células germinales de los ovarios y de los testículos, en cambio, se inserta entre los demás programas dirigidos por el tronco cerebral en la columna amarilla con el índice A Ga derecho y A Ga izquierdo. Otras referencias a los programas de la musculatura lisa se encuentran en las tablas amarillas de la «Tabla de los nervios craneales». Durante esta discusión, también indicaremos de vez en cuando los índices de los diversos programas en la «Tabla de los nervios craneales».

Programa de las células germinales de los ovarios y de los testículos

El programa de células germinales es una excepción muy especial. De hecho, este programa, que vemos tanto en el embrión, como proceso fisiológico, como en el teratoma, como proceso patológico, se inicia, en los tres primeros meses, con una proliferación celular en tono simpático, como los tejidos endodérmicos dirigidos por el tronco cerebral, mientras que, en los siguientes cuatro meses, continúa creciendo en un estado de vagotonía, al igual que los tejidos de derivación mesodérmica dirigidos desde la médula cerebral.

Códigos de referencia
Tabla científica de la NMG, índices A Ga derecho, A Ga izquierdo.

Localización cerebral del BH
Área caudal de la porción mesencefálica del tronco cerebral, debajo de las otras áreas de proyección mesencefálica. El BH se encuentra en la mitad derecha cuando está involucrado el ovario o testículo derecho, en cambio se encuentra en la parte izquierda para el ovario o testículo izquierdo.

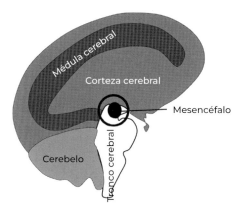

Localización cerebral de las células germinales de los ovarios y los testículos

Conflicto
Conflicto severo de pérdida. Por ejemplo: la pérdida de un hijo, un mejor amigo, una persona o incluso un animal muy querido. El ovario o testículo derecho entra en conflicto cuando trato de recuperar a la persona amada y me la quitan; el lado izquierdo entra en conflicto cuando trato de evitar algo que me quite a la persona amada.

Éste es el conflicto que sufrió el propio Hamer cuando enfermó de un teratocarcinoma en el testículo derecho a consecuencia de la herida de su hijo. Para él, el conflicto activo consistía en que, aunque él y su esposa eran médicos, no les permitían ver a su hijo, que estaba siendo tratado en un ambiente que Hamer sentía frío y hostil. Había caído enfermo porque no podía recuperar a su hijo, alejándolo de los médicos, a quienes luego definiría como «desalmados».

Desarrollo del conflicto activo
En el conflicto activo se desarrolla un tumor de células germinales (por ejemplo, un teratoma) en el ovario o en el testículo. Este tumor se forma por el desarrollo excepcional de una célula germinal, crece como un embrión, desarrollando los diferentes tejidos embrionarios. La proliferación del tumor de células germinales sigue la misma tendencia de desarrollo del embrión en el embarazo: en los primeros tres meses de desarrollo prolifera en simpaticotonía, según el patrón del cerebro arcaico, mientras que, en los siguientes cuatro meses, crece en vagotonía, según el esquema del neoencéfalo. Es por tanto un fenómeno mixto.

Desarrollo de la fase de la curación
En la fase de la curación, la detención del desarrollo del tumor es muy lenta, porque los distintos tejidos embrionarios tienen su propio impulso para crecer de manera autónoma, tanto que continúan proliferando durante un tiempo determinado, incluso in vitro.

Una vez estables, pueden degradarse por necrosis caseosa tuberculosa.

Sentido biológico (sólo para el tipo secretor)
Cuando hemos sufrido una pérdida grave, el organismo recurre al programa más arcaico y rápido, propio de los seres unicelulares o de pocas células, una especie de clonación, para obtener el crecimiento más rápido y arcaico de un nuevo hijo, que sustituye a la persona amada perdida.

La musculatura lisa
El cuerpo de nuestro antiguo ancestro acuático estaba formado casi en su totalidad por musculatura lisa. Luego este tejido primigenio fue utilizado por la sucesión de transformaciones evolutivas como el lienzo de una extraordinaria tejedora lleno de hilos de diferentes colores, texturas y naturaleza. Imagina que la musculatura lisa original se infiltró gradualmente con otros tejidos a medida que incorporaba nuevas funciones, sin dejar de mantener su unidad y función vital básica.

Poco a poco, los nuevos tejidos han construido el cuerpo actual, que el antiguo tejido envuelve, infiltra e interpenetra. Hamer dice que la musculatura lisa es «como una red de perlas en un calcetín de lana». Funciona como un solo organismo, como esa complicada lombriz de agua que aún somos, y funciona según la lógica alimentaria (incorporando, digiriendo, haciendo fluir en sí misma la sustancia vital del mundo, absorbiendo su alimento, expulsando excrementos). Su función es garantizar y transmitir la vida. La musculatura lisa es capaz de apoyar y sustituir todas las demás funciones más avanzadas y detenerlas cuando está en juego la supervivencia.

Además, esta red de perlas permite al organismo complejo moverse por el mundo manteniendo la conexión con su interior. Cuando los músculos voluntarios se paralizan, es esta red de perlas la que nos sostiene, levantándonos por la nuca, como un animal que lleva a su cachorro. Cuando en uno de nuestros órganos tiene lugar un proceso que requiere espacio, la red de perlas nos obliga a cambiar de postura. La red de perlas disciplina e integra, según su dinámica esencial, a todos los demás animales que han crecido dentro de su red.

La musculatura lisa siempre reacciona en su totalidad. Esto explica por qué un caballo que no es libre de correr según sus necesidades sufre de cólico intestinal. Esto también explica por qué una persona que tiene cistitis tiene temblores en todo el cuerpo, por qué con un cólico nefrítico uno está en estado de agitación motora o por qué cuando tenemos secreciones diarreicas nos tiemblan las piernas. Esto también explica la disminución de la motilidad intestinal en personas que tienen parálisis motora.[11]

Desarrollo de los programas especiales de la musculatura lisa: desarrollo de la fase activa

La activación simpaticotónica de la musculatura lisa consiste en una contractura espástica e hipertonificada del tejido en el punto en conflicto, un «cólico local», posiblemente acompañado de proliferación celular, lo que provoca un agrandamiento o engrosamiento de la masa muscular en ese punto. Al mismo tiempo, el resto de la musculatura lisa se encuentra en estasis debido a la inhibición del peristaltismo clónico normal. De hecho, en la simpaticotonía se inhibe el impulso al peristaltismo dado por el nervio vago, debido a la activación del simpático. Este estado a menudo se diagnostica como parálisis. Según Hamer, no existe una verdadera parálisis de la musculatura lisa a menos que sea inducida por la administración de morfina.

Desarrollo de los programas especiales de la musculatura lisa: desarrollo de la fase de la curación

El engrosamiento de la masa muscular, posiblemente formado durante la fase activa, no se destruye en la fase de la curación, sino que permanece en su lugar. Durante la fase de cicatrización, la activación vagotónica se manifiesta con un cólico provocado por hiperperistalsis, es decir, por un aumento del movimiento clónico de toda la musculatura lisa, mientras que, en el punto involucrado en el programa, se produce una estasis, una detención del peristaltismo.

La crisis epiléptica de la musculatura lisa consiste, en primer lugar, en un fuerte aumento simpático del tono muscular en la zona implicada en el conflicto, con aumento del tono muscular y parálisis del peristaltismo de toda la musculatura lisa. Sigue un fuerte aumento clónico del peristaltismo en todo el intestino.

La crisis epiléptica de la musculatura estriada ha integrado estos elementos (tónicos y clónicos) para producir las convulsiones tónico-clónicas, propias del ataque epiléptico de la musculatura estriada.

---

11. Como afirma el famoso clínico japonés Kakapoco Kifapocomoto.

TABLA RESUMEN DE LOS PROGRAMAS BIOLÓGICOS ESPECIALES DE LOS TEJIDOS DERIVADOS DEL ENDODERMO DIRIGIDOS DESDE LAS ÁREAS MESENCEFÁLICAS DEL TRONCO ENCEFÁLICO

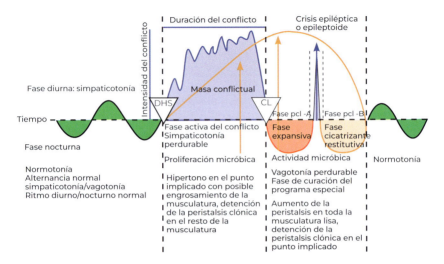

Esquema del desarrollo de un programa biológico especial de tejidos regulados por las áreas del mesencéfalo del tronco cerebral, según la segunda ley biológica. (Figura reconstruida a partir de representaciones esquemáticas extraídas de *Wissenschaftliche Tabelle der Germanischen Neuen Medizin*, de R. G. Hamer)

\	PROGRAMAS BIOLÓGICOS ESPECIALES Y SENSIBLES DE LA MUSCULATURA LISA DIRIGIDOS DESDE LAS ÁREAS DEL MESENCÉFALO DEL TRONCO ENCEFÁLICO				
Códigos de las tablas	Programas del lado izquierdo del cuerpo	Códigos de las tablas	Programas del lado derecho del cuerpo
Tabla de los nervios craneales, nervio ocular motor, columna amarilla, izquierdo, índice A1.	Musculatura lisa de los músculos oculares del ojo izquierdo. Conflicto de no poder mirar lo suficientemente lejos en una dirección determinada.	Tabla de los nervios craneales, nervio ocular motor, columna amarilla, derecho, índice A1.	Musculatura lisa de los músculos oculares del ojo derecho. Conflicto de no poder mirar lo suficientemente lejos en una dirección determinada.
Tabla de los nervios craneales, nervio troclear, columna amarilla, izquierdo, índice A.	Musculatura lisa del músculo oblicuo superior, que rota el ojo izquierdo hacia arriba. Conflicto de no poder girar el ojo izquierdo lo suficiente.	Tabla de los nervios craneales, nervio troclear, columna amarilla, derecho, índice A.	Musculatura lisa del músculo oblicuo superior, que rota el ojo derecho hacia arriba. Conflicto de no poder girar el ojo derecho lo suficiente.

\multicolumn{4}{|c|}{**PROGRAMAS BIOLÓGICOS ESPECIALES Y SENSIBLES DE LA MUSCULATURA LISA DIRIGIDOS DESDE LAS ÁREAS DEL MESENCÉFALO DEL TRONCO ENCEFÁLICO**}
Códigos de las tablas	Programas del lado izquierdo del cuerpo	Códigos de las tablas	Programas del lado derecho del cuerpo
Tabla de los nervios craneales, nervio motor ocular externo, columna amarilla, izquierdo, índice A.	Musculatura lisa del músculo recto lateral del ojo izquierdo. Conflicto de no poder mirar hacia delante con el ojo izquierdo. En presencia del conflicto del prófugo de los túbulos del riñón izquierdo.	Tabla de los nervios craneales, nervio motor ocular externo, columna amarilla, derecho, índice A.	Musculatura lisa del músculo recto lateral del ojo derecho. Conflicto de no poder mirar hacia delante con el ojo derecho. En presencia de conflicto del prófugo de los túbulos del riñón derecho.
Tabla de los nervios craneales, nervio óptico, columna amarilla, izquierdo, índice 5.	Musculatura lisa del esfínter y del dilatador del iris del ojo izquierdo. Conflicto de deslumbramiento: no poder evitar el exceso de luz. Conflicto de miedo.	Tabla de los nervios craneales, nervio óptico, columna amarilla, derecho, índice 5.	Musculatura lisa del músculo recto lateral del ojo derecho. Conflicto de no poder capturar suficiente luz. Conflicto de miedo.
Tabla de los nervios craneales, nervio trigémino, columna amarilla, izquierdo, índice A3.	Musculatura lisa peristáltica de la masticación de la parte izquierda. Conflicto de no poder expeler algo de la faringe (reflejo de vómito).	Tabla de los nervios craneales, nervio trigémino, columna amarilla, derecho, índice A3.	Musculatura lisa peristáltica de la masticación de la parte derecha. Conflicto de no poder tragar un bocado.
Tabla de los nervios craneales, nervio glosofaríngeo, columna amarilla, izquierdo, índice A2.	Musculatura lisa del paladar blando y de la bóveda del lado izquierdo de la faringe. Conflicto de no poder expulsar algo.	Tabla de los nervios craneales, nervio glosofaríngeo, columna amarilla, derecho, índice A2.	Musculatura lisa del paladar blando y de la bóveda del lado derecho de la faringe. Conflicto de no poder deglutir algo.
Tabla de los nervios craneales, nervio hipogloso, columna amarilla, izquierdo, índice A2.	Musculatura lisa de la deglución del lado izquierdo de la lengua y del esófago. Conflicto de no poder rechazar algo.	Tabla de los nervios craneales, nervio hipogloso, columna amarilla, derecho, índice A2.	Musculatura lisa de la deglución del lado derecho de la lengua y del esófago. Conflicto de no poder deglutir algo.
Tabla de los nervios craneales, nervio facial, columna amarilla, izquierdo, índice A2.	Musculatura lisa de los músculos de la cara de la parte izquierda del rostro. Conflicto de no poder expulsar de la boca un bocado.	Tabla de los nervios craneales, nervio facial, columna amarilla, derecho, índice A2.	Musculatura lisa de los músculos de la cara de la parte derecha del rostro. Conflicto de no poder meter en la boca un bocado.
Tabla de los nervios craneales, nervio accesorio del vago, columna amarilla, izquierdo, índice A2.	Musculatura lisa del trapecio y del esternocleidomastoideo del lado izquierdo del cuerpo. Conflicto de no poder plegar el cuerpo sobre sí mismo desde el lado izquierdo.	Tabla de los nervios craneales, nervio accesorio del vago, columna amarilla, derecho, índice A2.	Musculatura lisa del trapecio y del esternocleidomastoideo del lado izquierdo del cuerpo. Conflicto de no poder plegar el cuerpo sobre sí mismo desde el lado derecho.

Códigos de las tablas	Programas del lado izquierdo del cuerpo	Códigos de las tablas	Programas del lado derecho del cuerpo
PROGRAMAS BIOLÓGICOS ESPECIALES Y SENSIBLES DE LA MUSCULATURA LISA DIRIGIDOS DESDE LAS ÁREAS DEL MESENCÉFALO DEL TRONCO ENCEFÁLICO			
Tabla científica de la NMG, 1 Gb, izquierdo. Tabla de los nervios craneales, nervio vago, columna amarilla, izquierdo, índice A2.	Musculatura lisa del tracto inferior del intestino, que tiene la función de expulsar los desechos. Conflicto de bloqueo, incapacidad para mover el contenido en el intestino.	Tabla científica de la NMG, 1 Gb, derecho. Tabla de los nervios craneales, nervio vago, columna amarilla, derecho, índice A2.	Musculatura lisa del tracto superior del intestino (yeyuno), que tiene la función de incorporar los alimentos. Conflicto de bloqueo, incapacidad de hacer proceder el contenido en el intestino.
Tabla científica de la NMG, 3 Gb, izquierdo. Tabla de los nervios craneales, plexo cardíaco, columna amarilla, izquierdo, índice A1 y A2.	Musculatura lisa (aurícula y parte del ventrículo) de la parte derecha del corazón. Movimiento peristáltico del corazón insuficiente.	Tabla científica de la NMG, 3 Gb, derecho. Tabla de los nervios craneales, plexo cardíaco, columna amarilla, derecho, índice A1 y A2.	Musculatura lisa (aurícula y parte del ventrículo) de la parte izquierda del corazón. Movimiento peristáltico del corazón insuficiente.
Tabla científica de la NMG, 4 Gb, izquierdo.	Musculatura lisa de las arterias y venas de la parte izquierda del cuerpo. Debilidad de las paredes de los vasos.	Tabla científica de la NMG, 4 Gb, derecho.	Musculatura lisa de las arterias y venas de la parte derecha del cuerpo. Debilidad de las paredes de los vasos.
Tabla científica de la NMG, 2 Gb, izquierdo.	Musculatura lisa de la parte izquierda del cuerpo del útero. Conflicto preocupación por mantener el feto en el útero.	Tabla científica de la NMG, 2 Gb, derecho.	Musculatura lisa de la parte derecha del cuerpo del útero. Conflicto preocupación por mantener el feto en el útero.

Musculatura lisa de los músculos oculares

Los músculos de los ojos, junto con las fibras musculares estriadas, también tienen musculatura lisa, que está inervada por el tronco cerebral.

Códigos de referencia
Tabla de los nervios craneales, nervio oculomotor, columna amarilla derecha para los músculos del ojo derecho e izquierda para el ojo izquierdo, índice A1.

Localización del BH
En la zona del mesencéfalo del tronco cerebral, en el lado derecho para el ojo derecho y en el izquierdo para el ojo izquierdo.

Conflicto
Conflicto de no poder mirar lo suficientemente lejos en una dirección determinada.

Desarrollo
En el conflicto activo se produce un aumento del tono muscular, lo que se traduce en hipertensión de la musculatura lisa con la consiguiente contractura espástica y rigidez de movimientos. Durante la fase de cicatrización, se recupera la movilidad normal del ojo como consecuencia de la normalización del tono muscular, tras una fase transitoria de intensificación del movimiento peristáltico.

Musculatura lisa del músculo oblicuo superior

El músculo oblicuo superior tiene la función de girar el ojo hacia arriba. Las fibras nerviosas que inervan las partes de musculatura lisa de este músculo se originan en la «lámina cuadrigémina», en la parte ventral de la zona mesencefálica del tronco cerebral.

Códigos de referencia
Tabla de los nervios craneales, nervio troclear, columna izquierda amarilla para el ojo izquierdo, columna derecha para el ojo derecho, índice A.

Localización del BH
Núcleo del nervio troclear en la parte ventral de la lámina cuadrigémina, en la zona mesencefálica del tronco cerebral.

Conflicto
El programa se activa con un conflicto de no poder girar el ojo hacia arriba.

Desarrollo
En el conflicto activo, el tono de la musculatura lisa del músculo oblicuo superior aumenta, lo que resulta en contractura y rigidez en el movimiento.

En la fase de la curación, se da una normalización gradual del tono muscular después de una intensificación transitoria del movimiento peristáltico, perceptible como una contracción autónoma repetida, un «temblor» del ojo (ojo que baila).

Musculatura lisa del músculo recto lateral

El músculo recto lateral tiene la función de girar el ojo hacia un lado, hacia fuera. La contracción del recto lateral del ojo derecho rota el ojo hacia la derecha, mientras que la contracción de este músculo del ojo izquierdo lo rota hacia la izquierda. La inervación de las fibras lisas de este músculo se origina en los núcleos del nervio motor ocular externo en el puente del tronco cerebral y se divide en dos ramas, de las cuales la derecha inerva el músculo del ojo derecho y la izquierda el izquierdo. El programa del músculo recto lateral casi siempre se activa junto con el de los túbulos colectores de los riñones con el conflicto del prófugo, tanto que el estrabismo divergente representa uno de los criterios diagnósticos del conflicto del prófugo.

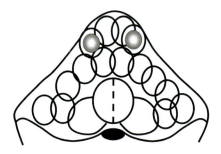

Localización cerebral de los núcleos del nervio motor ocular externo

Códigos de referencia
Tabla de los nervios craneales, nervio motor ocular externo, columna amarilla derecha para el ojo derecho e izquierda para el ojo izquierdo, índice A.

Localización del BH
Área ventral del puente del tronco cerebral, contigua a las áreas de proyección de los túbulos colectores de los riñones y, generalmente en relación con el BH de éstos, en presencia de conflicto del prófugo.

Conflicto
El programa del nervio motor ocular externo se activa con un conflicto de no poder ver al frente, normalmente debido a un conflicto del prófugo activo, por lo general asociado a éste.

Desarrollo

En el conflicto activo, se produce un aumento del tono de la musculatura lisa del músculo recto lateral con la consecuencia de que el ojo afectado por el conflicto se ve obligado por una contractura a permanecer volcado hacia el exterior. Esta condición se llama «estrabismo divergente».

En la fase de la curación, se produce un aumento transitorio del peristaltismo muscular, con las consiguientes alteraciones en el movimiento del ojo implicado, antes de la normalización gradual del movimiento.

Musculatura lisa de los músculos dilatadores y del esfínter del iris

El nervio óptico, que aparece como una corta eyección directa de la corteza cerebral, también conduce fibras que remiten a un núcleo en el tronco cerebral, que proporcionan la inervación visual arcaica: la visión en blanco y negro. Esto resulta del procesamiento de los gradientes de intensidad de la luz, es decir, se basa en la información relativa a la cantidad de luz que atraviesa el iris. A partir de esta información, los impulsos motores conducidos por las fibras del tronco simpático, que inervan la musculatura lisa del músculo dilatador y el músculo esfínter de la pupila, son regulados por el núcleo en el tronco cerebral. Estos músculos se derivan de la musculatura lisa de tipo intestinal del antiguo cáliz óptico. El dilatador dilata la pupila y el esfínter la contrae.

Códigos de referencia en la tabla
Tabla de los nervios craneales, nervio óptico, tablas amarillas, índice 5.

Localización cerebral
Núcleo de la vista arcaica en el tronco cerebral, en la mitad derecha para el ojo derecho y en la mitad izquierda para el ojo izquierdo.

Conflicto
El programa motor del dilatador y del esfínter de la pupila del ojo derecho se activa con un conflicto de no poder captar con el ojo lo suficiente del «bocado visual». No podemos ver con suficiente claridad, no llega suficiente luz a la retina. El programa del ojo izquierdo, en cambio, se activa con un conflicto de no poder expulsar el «excremento visual», el excedente cegador de luz. En el primer caso, no podemos ver claramente por falta de luz; en el segundo caso, no podemos ver porque estamos deslumbrados. El conflicto que activa

los músculos del iris es el mismo que activa también el programa de proliferación celular (*véase* Programa endodérmico del iris), pero su desarrollo concierne a los aspectos motores del proceso.

Desarrollo
En la fase activa hay una contractura espástica de ambos músculos, lo que hace que la pupila se endurezca en la posición abierta. De acuerdo con la lógica «intestinal» de este tejido, en efecto, la apertura espástica de la pupila mantiene abierto el paso tanto en el caso de que sea necesario dejar entrar la luz que falta como para dejar salir el exceso de luz. Esta musculatura de tipo intestinal, de hecho, trata a la luz como si fuera un verdadero bocado de comida en el intestino: si el bocado es demasiado grande, mantener dilatada la cavidad que lo alberga sirve para que proceda a deshacerse de él. Si el bocado es insuficiente, la dilatación espástica del tejido es útil para acomodar un bocado mayor.

En la fase de la curación, se restablece la movilidad normal de los músculos tras una fase de hiperperistaltismo que podría percibirse como una fase de variaciones rítmicas en el grado de luminosidad del campo visual.

Sentido biológico
El sentido biológico del programa es modular de forma útil el paso de la luz a través del iris.

La musculatura lisa implicada en la masticación

La musculatura lisa implicada en la masticación representa lo que queda de la musculatura peristáltica arcaica de la faringe. Este antiguo movimiento peristáltico, similar al del intestino y al de toda la musculatura lisa, tiende a incorporar el bocado en el lado derecho de la faringe y regurgitarlo por el lado izquierdo.

Códigos de referencia
Tabla de los nervios craneales, nervio trigémino, columna amarilla derecha para el lado derecho de la faringe e izquierda para el lado izquierdo, índice A3.

Localización del BH
Área del cerebro medio del tronco cerebral, lado derecho para el lado derecho de la faringe, lado izquierdo para el lado izquierdo.

Conflicto
El programa se activa en el lado derecho de la faringe con un conflicto de no poder tragar el bocado y en el lado izquierdo por no poder soltar el bocado con el movimiento peristáltico arcaico.

Desarrollo
La musculatura lisa de la faringe se comporta como la del intestino, por lo tanto, en la simpaticotonía, el peristaltismo se ralentiza, a veces hasta la estasis, en toda la faringe, mientras que en el punto afectado por el programa, se produce un aumento del tono muscular, una contractura con intensificación del peristaltismo (cólico), que tiene la función de sacar el bocado de la faringe tragándolo si el programa está activado en el lado derecho, o regurgitándolo si éste afecta al lado izquierdo. Aquí la hipertonía muscular toma la forma de arcadas.

En la fase de la curación, tenemos un aumento generalizado del peristaltismo en toda la musculatura lisa del lado de la faringe afectado por el programa, seguido de una normalización gradual del peristaltismo.

Musculatura lisa del paladar blando y de la bóveda de la faringe

La musculatura lisa de la faringe tiene la función de activar un movimiento peristáltico arcaico que, en el lado derecho de la faringe, garantiza la capacidad de deslizarse y tragar un bocado, mientras que en el lado izquierdo le permite moverlo para expulsarlo. Un ejemplo de este antiguo movimiento peristáltico es la succión de los bebés.

Códigos de referencia
Tabla de los nervios craneales, nervio glosofaríngeo, columna amarilla derecha para el lado derecho de la faringe, izquierda para el lado izquierdo, índice A2.

Localización del BH
Área mesencefálica del tronco cerebral, del lado derecho para el lado derecho de la faringe, del lado izquierdo para el lado izquierdo de la faringe.

Conflicto
El programa de la musculatura lisa de la faringe se activa en el lado derecho con un conflicto de no poder soltar un bocado con el movimiento peristálti-

co para tragarlo, mientras que se activa en el lado izquierdo con un conflicto de no poder mover el bocado para expulsarlo.

Desarrollo
En la fase activa, tenemos un aumento del tono de los músculos de la zona afectada, mientras que el resto de los músculos entran en estasis.

En la fase de la curación, sin embargo, tenemos un aumento general del peristaltismo, mientras que el área afectada se detiene, y luego una normalización gradual del movimiento.

Musculatura lisa de los músculos de la deglución, de la lengua y del esófago

Códigos de referencia
Tabla de los nervios craneales, nervio hipogloso, columna amarilla derecha para el lado derecho del cuerpo e izquierda para el lado izquierdo del cuerpo, índice A2.

Localización del BH
Área del mesencéfalo del tronco cerebral, del lado derecho para el lado derecho de la lengua y el esófago, y del lado izquierdo para el lado izquierdo.

Conflicto
El programa se activa del lado derecho con un conflicto de no poder mover lo suficiente el lado derecho de la lengua y no poder tragar con eficacia, mientras que activa el lado izquierdo cuando un déficit motor del lado izquierdo de la lengua impide rechazar algo.

Desarrollo
En el conflicto activo tenemos un aumento del tono de la musculatura lisa del lado de la lengua implicada en el programa y de la musculatura lisa de la deglución del mismo lado del esófago, mientras que, en todo el resto de la mucosa intestinal, el peristaltismo se reduce transitoriamente. En el lado izquierdo, el movimiento peristáltico tiende a hacer subir el bocado para escupirlo; en el lado derecho, tiende a tragar e incorporar el bocado.

En esta etapa tenemos espasmos en la lengua y cólicos en el esófago.

En la fase de la curación, tenemos la normalización gradual del movimiento peristáltico, precedida de una fase transitoria en la que tenemos hiperperistaltismo en todo el tracto gastrointestinal.

Sentido biológico
El sentido del programa es fomentar el movimiento que necesitamos para deshacernos del bocado expulsándolo o tragándolo.

Musculatura lisa de los músculos de la mímica de la cara

Los músculos de la mímica de la cara, que son de tipo estriado, todavía contienen restos de la musculatura lisa arcaica. Hamer extrae su consideración de la presencia de partes o fibras de musculatura lisa en los músculos estriados, a partir de la observación del comportamiento de estos tejidos en las etapas del desarrollo de programas biológicos especiales, por lo que fundamenta su consideración en aspectos funcionales y procedimentales que escapan a la perspectiva de la investigación médica. De hecho, en medicina existe una clara división entre músculos lisos y estriados, y nunca se han realizado investigaciones para ver si en la composición de los músculos estriados se pueden encontrar fibras musculares lisas o que tengan una función similar a la de la musculatura lisa. Según Hamer, los músculos de la mímica de la cara también están compuestos por musculatura lisa, en una proporción que varía, de individuo a individuo, entre el 5 % y el 30 %.

Códigos de referencia
Tabla de los nervios craneales, nervio facial, columna derecha amarilla para el lado derecho de la cara e izquierda para el lado izquierdo, índice A2.

Localización del BH
Área del mesencéfalo del tronco cerebral, en el lado derecho para el lado derecho de la cara y en el lado izquierdo para el lado izquierdo.

Conflicto
El programa de las fibras lisas de la musculatura de la cara se activa en el lado derecho con un conflicto de no poder liberar la boca tragando el bocado, mientras que en el lado izquierdo se activa con un conflicto de no poder liberar la boca escupiendo el mordisco.

Desarrollo
En su desarrollo, el programa de las fibras musculares lisas de los músculos de la cara se comporta como todo el resto de la musculatura lisa, por lo tanto, en la fase activa, debemos tener un hipertono en el punto involucrado en el programa al mismo tiempo que una ralentización del peristaltismo general.

En la fase de la curación deberíamos tener un aumento general del movimiento peristáltico del músculo, junto con una relajación del punto afectado por el programa, seguido de la normalización gradual del movimiento.

Dado que la proporción de fibras lisas en el músculo puede ser muy pequeña, los efectos de su programa pueden pasar desapercibidos o apenas ser perceptibles. Hamer especula que la disolución del hiperperistaltismo se siente en forma de tics en los músculos faciales.

Musculatura lisa del trapecio y del esternocleidomastoideo

Estos músculos tienen la función de girar y plegar el cuerpo sobre sí mismo. Las fibras de musculatura lisa, residuos de la pared que antiguamente cubría el exterior del cuerpo, todavía están presentes en cantidades suficientes para constituir una especie de «musculatura intestinal externa» capaz de sostener el cuerpo. Hamer describe este revestimiento de musculatura lisa como una red, un remanente del antiguo intestino que era el único revestimiento de la lombriz de agua.

Códigos de referencia
Tabla de los nervios craneales, nervio vago accesorio, columna amarilla derecha para el lado derecho del cuerpo e izquierda para el lado izquierdo, índice A2.

Localización del BH
Área del mesencéfalo del tronco cerebral, del lado derecho para el lado derecho del cuerpo y del lado izquierdo para el lado izquierdo.

Conflicto
El programa se activa con un conflicto de no poder girar o plegar el cuerpo sobre sí mismo de manera suficientemente funcional.

Desarrollo
En la fase activa, tenemos un fortalecimiento local del tono muscular de la musculatura lisa del esternocleidomastoideo y del trapecio de la parte del cuerpo afectada por el programa, mientras que hay una relajación de todo el resto de las musculatura lisa y especialmente la del intestino.

En la fase de la curación, tenemos la normalización paulatina del peristaltismo, con un hiperperistaltismo inicial y transitorio del resto de la musculatura lisa y de la del intestino en particular.

Musculatura lisa del intestino

Códigos de referencia
Tabla científica de la NM, 1 Gb derecho, 1 Gb izquierdo.

Localización cerebral del BH
En el lado derecho del área del mesencéfalo del tronco cerebral para la musculatura lisa de la parte superior del intestino delgado (yeyuno) que tiene la función de incorporar, en el lado izquierdo para la parte restante del intestino, que tiene la función de expulsar.

Conflicto
La musculatura del intestino se activa cuando hay una experiencia traumática de bloqueo, la incapacidad de mover el contenido hacia el intestino.

Desarrollo de la fase activa
Hay una hipertonía muscular, un aumento local del peristaltismo intestinal (cólico local) y un peristaltismo ralentizado en el resto del intestino, estasis que muchas veces se considera erróneamente como parálisis u obstrucción intestinal.

Nunca hay una verdadera parálisis de la musculatura lisa, excepto por la intoxicación por morfina.

Desarrollo de la fase de la curación
Tras una fase de cólico, provocada por el aumento del peristaltismo de la musculatura de todo el intestino, se restablece el movimiento peristáltico normal.

Sentido biológico
El fuerte movimiento tónico, hiperperistaltismo local, en el punto donde se encuentra el contenido intestinal bloqueado, tiene la función de quitar el bloqueo y hacer avanzar el contenido en el intestino, que mientras tanto se pone en estasis, para hacer más efectivo el movimiento peristáltico de la zona obstruida.

Musculatura lisa del corazón

La musculatura lisa del corazón es como la del intestino, se comporta de la misma manera y está animada por el mismo movimiento peristáltico.

En la porción mesencefálica del tronco cerebral se encuentra el área que proporciona el sistema de regulación de impulsos para la musculatura lisa del corazón. Este sistema de regulación lo lleva a cabo el nódulo sinoauricular, que se encuentra en la aurícula derecha del corazón, regulado por la zona del mesencéfalo izquierdo del tronco cerebral. El nódulo sinoauricular, responsable de la contracción peristáltica sinusal del corazón, se comporta como la bujía de un motor: impulsa el movimiento de la musculatura lisa del corazón.

La inervación del lado izquierdo del tronco, que anteriormente proporcionaba ambos nódulos sinoauriculares, ahora inerva predominantemente el nódulo sinoauricular derecho y precisamente la aurícula derecha, derivada del antiguo tubo cardíaco izquierdo.

En el desarrollo de la evolución, el corazón se formó a partir de dos vasos sanguíneos, cada uno de los cuales tenía su propio centro para generar el impulso del movimiento peristáltico de la musculatura lisa. Estos dos vasos luego se juntaron para formar un solo tubo cardíaco. A partir de esto se desarrolló el corazón. En el tubo cardíaco común, un solo centro para generar el ritmo era suficiente, además de ser más funcional para evitar la posible confusión que podrían haber generado dos ritmos diferentes. Por lo tanto, el centro de generación de pulsos del antiguo tubo derecho, entonces ubicado en el lado derecho del tubo cardíaco común, se ha enrevesado con el tiempo. En el curso de su desarrollo, el corazón hizo una rotación completa, atrayendo todas sus conexiones sanguíneas y nerviosas en esta rotación, de modo que el lado derecho del antiguo tubo cardíaco corresponde a la mitad izquierda del corazón actual y viceversa.

Por eso actualmente tenemos sólo en la aurícula derecha, derivada del lado izquierdo del tubo cardíaco común, un verdadero centro de generación de impulsos. Proporciona el impulso para el movimiento de la musculatura lisa de la aurícula derecha y, en parte, también del ventrículo derecho.

Del arcaico centro generador de impulsos de la aurícula izquierda queda un área que se considera un «centro generador de impulsos ectópicos», inervado desde el lado derecho del tronco cerebral. Éste induce un verdadero movimiento rítmico-peristáltico de la musculatura lisa de la aurícula izquierda y, en menor medida, del ventrículo izquierdo, y entra en funcionamiento para apoyar o sustituir la función del nódulo sinoauricular derecho en caso de que éste sea deficiente o falte. En las aurículas también existen otros centros generadores de impulsos ectópicos con la misma función de soporte o sustitución.

Códigos de referencia
Tabla científica de la NMG, 3 Gb derecho, 3 Gb izquierdo.

1. Aurícula izquierda
2. Ventrículo izquierdo
3. Aurícula derecha
4. Ventrículo derecho
5. Arco aórtico
6. Venas pulmonares
7. Arterias pulmonares
8. Vena cava inferior
9. Vena cava superior
10. Nódulo auriculoventricular
11. Miocardio
12. Nódulo sinoauricular
13. Musculatura lisa auricular
14. Vigas para la conducción del impulso
a. Pericardio
b. Epicardio
c. Miocardio
d. Haz de His

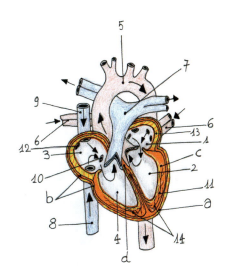

Localización cerebral del BH
En la porción del mesencéfalo del tronco cerebral, en el lado derecho para la aurícula izquierda, en el lado izquierdo para la aurícula derecha.

El corazón se formó, en el desarrollo de la evolución, a partir del tubo cardíaco arcaico, haciendo una rotación completa alrededor de su eje, de modo que el lado derecho del tubo cardíaco original se ha convertido en el lado izquierdo del corazón y viceversa. A este hecho se debe la aparente excepción de la conexión entre cerebro y órgano, que ve la aurícula derecha conectada con el área cerebral correspondiente en el lado izquierdo del tronco, cuando la conexión de los tejidos regulados por el tronco con las respectivas áreas cerebrales de proyección es ipsilateral.

En realidad, la conexión de la musculatura lisa de las aurículas también es ipsilateral, ya que se remonta a la época anterior a la rotación del corazón. Por eso, hoy, la aurícula derecha, que corresponde al lado izquierdo del antiguo tubo cardíaco, está conectada con el lado izquierdo del tronco, y la aurícula izquierda, que corresponde al lado derecho del tubo cardíaco, está conectada con el lado derecho.

Conflicto
La musculatura lisa del corazón, que es similar a la del intestino, se activa cuando el movimiento peristáltico del corazón es insuficiente para hacer circular la sangre: la sangre no puede circular libremente. El conflicto es similar a la obstrucción intestinal, pero afecta al corazón.

Desarrollo de la fase activa
Fortalecimiento de la contracción del músculo peristáltico sólo en el punto afectado por el conflicto, mientras que todo el resto de la musculatura lisa se pone en estasis, en reposo.

Desarrollo de la fase de la curación
En la vagotonía se produce taquicardia sinusal o incluso fibrilación auricular. A partir de entonces, la frecuencia sinusal se normaliza. La fibrilación auricular persistente podría considerarse una «curación pendiente» de la musculatura lisa de las aurículas, que también afecta, en menor medida, a la de los ventrículos.

Sentido biológico
En la fase activa, los músculos del corazón se fortalecen. Este proceso de fortalecimiento está destinado a mejorar la función cardíaca y también puede entrar en juego cuando se activa un programa de miocardio. En este caso, donde en la fase activa tendremos una atrofia del músculo cardíaco, la musculatura lisa puede intervenir con un fortalecimiento de la contracción para sostener a los músculos estriados.

Los músculos lisos son como «una red de perlas tejida en un calcetín de lana». Penetra en todos los tejidos más actuales y especializados, garantiza su conexión inmediata y apoya sus funciones cuando faltan.

Musculatura lisa de las arterias y de las venas

Es interesante fijarse en que, del mismo modo que sucede con el programa de células germinales, también con el programa de la musculatura de los vasos sanguíneos tenemos proliferación del tejido tanto en la simpaticotonía, según el esquema del paleoencéfalo, como en la vagotonía, según el esquema del neoencéfalo. De nuevo, tenemos un programa mixto.

Códigos de referencia
Tabla científica de la NMG, índices 4 Gb derecho, 4 Gb izquierdo.

Localización cerebral del BH
En la porción del mesencéfalo del tronco cerebral, en el lado derecho para los vasos del lado derecho del cuerpo y en el lado izquierdo para los vasos del lado izquierdo.

Conflicto
Necesidad de reforzar la pared del vaso, debilitada por la necrosis de la íntima, para evitar su perforación.

Desarrollo de la fase activa
Durante la fase activa, con el adelgazamiento de la pared del vaso por necrosis de la íntima, la capa de musculatura lisa se activa, fortalece su contracción, prolifera y se engrosa. Esto evita el riesgo de una perforación de los vasos.

Desarrollo de la fase de la curación
Durante la fase de solución del conflicto, los tejidos se reparan y fortalecen. Las células de la musculatura lisa continúan proliferando y son capaces de migrar hacia los puntos de lesión, donde, alimentándose de lípidos, adquieren un aspecto espumoso similar al de los macrófagos y producen una sustancia fibrosa similar a la que constituye el conectivo con función reparadora. En resumen, las células de la musculatura lisa endodérmica se disfrazan de células mesodérmicas para realizar una función de tipo mesodérmico con las mismas modalidades reparadoras del tejido mesodérmico. Después del final del programa, la musculatura lisa que ha crecido en la fase activa permanece de forma estable más gruesa.

Recaídas y cronicidad
Durante el proceso de reparación, se forman acumulaciones de material fibrolipídico que contienen cristales de colesterol y células de musculatura lisa en la pared del vaso. Estas formaciones no suelen detectarse, salvo en el caso de que, por múltiples recidivas, se formen placas en tal cantidad y tamaño que engrosen, endurezcan y rigidicen las paredes del vaso.

Estas modificaciones de la pared hacen que el vaso sea más frágil y dificultan su movimiento. Por otro lado, las placas pueden ulcerarse, liberar su contenido al torrente sanguíneo y provocar microémbolos. Para ulceraciones y reparaciones posteriores, se pueden formar trombos en la pared lesionada, que pueden ocluir el lumen del vaso. Este proceso, propio de las arterias, se denomina aterosclerosis.

Sentido biológico

El sentido biológico del programa radica en el apoyo que ofrece el fortalecimiento de la musculatura lisa cuando los vasos están debilitados por la necrosis de la íntima. Así se evita la ruptura de los vasos.

Musculatura lisa del cuerpo del útero

Desde un punto de vista evolutivo, la musculatura lisa del útero se origina a partir de la musculatura intestinal antigua, y así se comporta en parte. En la antigüedad había dos úteros, como todavía vemos hoy en algunos animales. El cuerpo conserva la memoria de esta antigua división, por lo que mantiene dos áreas de proyección cerebral, una para el lado derecho y otra para el lado izquierdo del útero.

Códigos de referencia en la tabla
2 Gb derecho, 2 Gb izquierdo.

Localización cerebral del BH
En la porción mesencefálica del tronco cerebral, en el lado derecho para la mitad derecha del útero, en el lado izquierdo para la mitad izquierda.

Conflicto
Preocupación por poder mantener el embrión o feto en el útero para continuar con el embarazo y poder dar a luz sin dificultad. El conflicto puede desencadenarse por un *shock* de miedo a no poder dar a luz, a no poder expulsar al niño. Es probable que la menstruación constituya un DHS de este tipo de conflicto para las mujeres que anhelan un hijo que no llega. En estos casos, cualquier retraso genera la experiencia de estar embarazada y el deseo de mantener esa misma experiencia dentro de una misma, que la menstruación defrauda.

Desarrollo de la fase activa
El desarrollo de los programas biológicos no lo vemos sólo en las enfermedades, sino también en otros procesos vitales fisiológicos normales. Por ejemplo, vemos la fase activa del programa especial de la musculatura lisa del útero en los primeros tres meses de embarazo, durante los cuales el fortalecimiento del tono muscular tiene la función de facilitar el anidamiento del embrión, manteniéndolo firmemente en la cavidad uterina, y desarrollando y haciendo que los músculos del útero estén más tonificados para facilitar el parto.

Podemos ver el mismo proceso, como consecuencia de un trauma, por ejemplo después de un aborto, cuando no fue posible mantener el feto en el útero. Incluso en ese caso, tendremos un aumento del tono muscular y un refuerzo de la proliferación celular: el mioma.

Desarrollo de la fase de la curación
En el proceso fisiológico del embarazo vemos que, a partir del cuarto mes y más claramente a partir del séptimo, la musculatura del útero, a pesar de ser originalmente una musculatura peristáltica de tipo intestinal, se comporta, en vagotonía, según el patrón del neoencéfalo, situando el útero en estado de reposo.

Con respecto a la musculatura intestinal, que se relaja en el punto implicado en el conflicto, mientras aumenta el peristaltismo en el resto del intestino, la musculatura lisa del útero permanece en estado de reposo durante toda la fase vagotónica. Sólo durante la crisis epiléptica, es decir, en fuerte simpaticotonía, se produce un fuerte movimiento peristáltico que llamamos «dolores de parto». En la fase de la curación, el mioma permanece intacto, mientras que el movimiento peristáltico normal se restablece después de una primera fase de fuerte peristalsis que experimentamos como contracciones dolorosas.

Sentido biológico
Durante la fase activa, la musculatura del útero se fortalece y será más válida para llevar a cabo con éxito un nuevo embarazo y dar a luz con mayor facilidad.

CAPÍTULO 3

Programas biológicos especiales de los tejidos derivados del mesodermo arcaico dirigido por el cerebro

Evolución de la conexión nerviosa del cerebro a los órganos

Inervación ipsilateral

En la lombriz de agua, la parte derecha del cuerpo, inervada por la parte derecha del cerebro, tiene la función de incorporar y digerir los alimentos, mientras que la izquierda, con inervación del lado izquierdo del cerebro, tiene la función de eliminar las sustancias de desecho.

Estas funciones se conservan en la parte más arcaica de nuestro cerebro, el tronco cerebral, y en el origen y función dual de los nervios craneales, que emergen del tronco cerebral. Incluso hoy en día, el tronco del encéfalo tiene una conexión homolateral con los órganos que inerva. Esto significa que el lado derecho del tronco inerva el lado derecho del cuerpo y el izquierdo el lado izquierdo.

Inervación contralateral

El nuevo ser de forma abierta, que conserva las funciones de la lombriz de agua, sin embargo, se enriquece con nuevos tejidos y desarrolla nuevas áreas cerebrales para regular sus funciones. Los nuevos tejidos, que desarrollan los bisnietos de la lombriz de agua, configuran un tipo de organización diferente: los dos lados del cuerpo, además de estar inervados por las respectivas áreas cerebrales de referencia con conexión contralateral, es decir, por medio de fibras nerviosas que conectan la parte izquierda del cerebro con la derecha del cuerpo y viceversa, asumen una función más evolucionada, conectada con la vida de relación.

Por tanto, a diferencia de lo que sucede en el tronco cerebral, encontramos en el cerebelo, en el mesencéfalo y en el neoencéfalo dos partes simétricas: un hemisferio derecho y otro izquierdo. Las áreas del cerebro que dirigen cada función también son dobles y están dispuestas simétricamente. Las fibras nerviosas, que conectan las áreas del cerebro con los tejidos inervados del cuerpo, cruzan por debajo del puente del tronco cerebral, de modo que las áreas de cada hemisferio inervan la mitad contralateral del cuerpo, por lo que la conexión entre el cerebro y los órganos es cruzada.

Lateralidad de los conflictos
En los tejidos regulados por el cerebelo y en todos los tejidos regulados por el neoencéfalo, además de los dirigidos por las áreas corticales periinsulares que regulan la producción de hormonas sexuales, el hecho de que se active un programa en el lado derecho o izquierdo del cuerpo está ligado al aspecto relacional de los conflictos: si el programa biológico especial afecta al lado derecho del cuerpo, el conflicto es en relación con el padre, pareja, hermano, colega, amigo, otros en general. Si por el contrario el programa involucra al lado izquierdo del cuerpo, el conflicto es en relación con la madre, los hijos o figuras que se experimentan como tales: suegra, jefa, profesora, alumnas, compañero infantil, etc.

El padre es el primer compañero, tanto para hombres como para mujeres, ya que es el primer extraño, el primer «otro» entre madre e hijo que son una unidad original. La mascota toma el lugar del niño o de la pareja, según la experiencia de la persona. El hijo adoptado ocupa el lugar de la pareja. Por lo tanto, en los conflictos regulados por estas áreas del cerebro, es importante si uno es diestro o zurdo y en qué lado del cuerpo se produce el conflicto. Estos aspectos nos indican en relación a quién se dio el conflicto. Hamer llama a este aspecto relacional la «lateralidad» del conflicto.

La mano dominante revela cuál es el hemisferio cerebral dominante: el derecho para el hombre diestro y la mujer zurda, el izquierdo para la mujer diestra y el hombre zurdo. La correspondencia entre la dominancia cerebral y las manos depende del hecho de que la mujer diestra sostiene a su hijo del lado izquierdo y lo mira con el ojo derecho, cuya fóvea central está girada hacia la izquierda. Por ello, el ojo derecho, tanto en hombres como en mujeres diestros, tiene un papel fundamental a la hora de comparar y reconocer fisonomías, mientras que el ojo izquierdo, cuya fóvea está girada hacia la derecha, tiene una función de control y defensa del territorio.

El diestro es tal porque su ojo izquierdo es capaz de controlar y dirigir su mano derecha. Con su ojo derecho reconoce a sus seres queridos, mientras que con el izquierdo mide a sus oponentes: no necesita reconocerlos, sino orientar su derecha contra ellos. Para las personas zurdas, es al contrario.

En la NM, la dominancia cerebral es un dato de fundamental importancia diagnóstica y clínica. Decimos, por tanto, que para los tejidos de derivación ectodérmica y mesodérmica, la localización derecha o izquierda del programa especial se relaciona con la esfera relacional del conflicto, explicando hacia quién se dirige la tensión conflictiva.

En estas áreas relacionales, la conexión entre el área cerebral y el lado activado del cuerpo cambia según la dominancia del cerebro: donde un diestro activa la parte derecha del cuerpo por un conflicto con su padre o pareja, un zurdo activa la parte izquierda del cuerpo. Así, ante un conflicto con la madre o los hijos, el diestro activa el lado izquierdo del cuerpo y el zurdo el derecho.

En lo que se refiere al cerebelo y la médula cerebral, la conexión entre el contenido del conflicto, el área cerebral activada y el programa orgánico se mantiene, incluso en la sucesión de múltiples conflictos. Esto quiere decir que si una persona que ya ha sufrido un conflicto, con un BH en el área cerebral correspondiente, posteriormente sufre el mismo conflicto varias veces, todos los BH se acomodarán en la misma área cerebral.

En la corteza cerebral donde los dos hemisferios también regulan la producción de hormonas (masculino el derecho y femenino el izquierdo), la dominancia cerebral y la oscilación del equilibrio hormonal influyen en la correspondencia del contenido del conflicto y el programa activado orgánicamente con la sucesión del BH en los dos hemisferios.

En los tejidos regulados por el cerebelo, como en los demás tejidos regulados por el neoencéfalo, puede haber dos tipos de localización del conflicto.

Conflicto lateral, en el que la localización depende del contexto relacional: para un conflicto con el padre, compañero, amigo, socio, se invertirá la parte derecha del cuerpo y la izquierda del cerebro, mientras que el lado izquierdo del cuerpo y el derecho del cerebro será invertido por un conflicto con la madre o los hijos (con los zurdos sucede lo contrario).

Conflicto local: te enfermas en el punto del cuerpo donde te sientes agredido, activando la zona cerebral correspondiente.

En los tejidos regulados por el tronco cerebral, en cambio, tenemos la localización por el tipo de conflicto y el conflicto local.

La mano dominante

La prueba del aplauso nos permite reconocer la mano dominante: la mano que, mientras aplaude, golpea a la otra es la mano dominante. ¡No hay ambidiestros! Si una persona aplaude uniformemente, tenemos una constelación o índice de conflicto motor. Si una persona golpea con su mano derecha a la otra, pero recuerda que siempre ha usado la mano izquierda como dominante, significa que, de niño, tuvo un conflicto motor o sensorial con su padre, quien bloqueó su mano derecha en la fase de aprendizaje de las habilidades manuales, por lo que también le ocurrirá al zurdo que utilice la derecha.

El dominio del cerebro es una característica biológica congénita que no puede ser influenciada por el aprendizaje. Según Hamer, los gemelos monocigóticos son siempre uno diestro y el otro zurdo.

Cuando es difícil determinar el dominio del cerebro con la prueba del aplauso, se puede hacer una prueba adicional: con las manos apoyadas con las palmas hacia arriba sobre las piernas, golpea alternativamente una sobre la otra. La mano dominante hace menos esfuerzo y no mueve el hombro. En una mujer, la mano dominante derecha indica el dominio del cerebro izquierdo, mientras que un hombre diestro tiene el derecho como hemisferio dominante. En una mujer, la mano dominante izquierda indica dominancia cerebral del hemisferio derecho, mientras que en el varón indica dominancia del hemisferio izquierdo.

En los programas de tejido del cerebelo y neoencéfalo, siempre debemos tener en cuenta la dominancia cerebral.

Conflictos de ataque y programas especiales de tejidos derivados del mesodermo arcaico regulados por el cerebelo

Estos programas han sido codificados en los tejidos en la etapa evolutiva correspondiente al organismo anfibio.

Tejidos derivados del mesodermo arcaico dirigidos por el cerebelo
Para adaptarse al medio terrestre, el anfibio necesitaba una nueva piel no muy sensible, pero sí gruesa para protegerse del calor, el frío, la radiación UV, los golpes… También utilizaba este tipo de piel para delimitar y proteger las vísceras, para construir sus propios revestimientos internos: peritoneo, pleura y pericardio.

La glándula mamaria también forma parte de este tipo de tejido porque deriva de una invaginación y una modificación de la dermis. El nido también debe estar protegido y provisto de nutrientes. Los tejidos glandulares de la mama y su área de referencia en el cerebelo codifican programas que son funcionales para el cuidado y defensa del nido, de la pareja y de las crías.

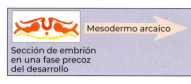

| Sección de embrión en una fase precoz del desarrollo → Mesodermo arcaico | Dermis (corion) y glándulas mamarias (invaginaciones de la dermis), pleura, peritoneo, pericardio | Tejidos regulados por el cerebelo |

Tejidos derivados del mesodermo arcaico

Conflictos que activan los programas biológicos especiales de los tejidos dirigidos por el cerebro: los conflictos de ataque a la integridad

Los tejidos del cerebelo se activan en respuesta a un ataque a la integridad del cuerpo, cuando uno se siente agredido físicamente (golpes, pinchazos, cortes, biopsias, cirugía), cuando se siente ofendido, manchado, abordado o enfrentado sin respeto, de manera escandalosa, cuando una enfermedad o una herida nos desfigura, o cuando nuestro nido, nuestra familia, es golpeada, ofendida, desfigurada.

Contralateralidad de la inervación

La conexión nerviosa desde las áreas cerebelosas a los órganos inervados es contralateral: las áreas del hemisferio cerebeloso derecho inervan el lado izquierdo del cuerpo y, por el contrario, las del hemisferio izquierdo inervan el lado derecho.

Lateralidad de la localización

El lado del cuerpo afectado por el programa especial nos informa sobre el aspecto relacional del conflicto que lo desencadenó, es decir, nos dice con quién tenemos ese conflicto: un conflicto con el padre, pareja, colega u otros afecta al lado derecho del cuerpo y al hemisferio cerebeloso izquierdo, mientras que el conflicto que afecta al lado izquierdo del cuerpo lo tenemos con la madre o los hijos. Si somos zurdos, sucede lo contrario.

Microorganismos específicos de tejido regulados por el cerebelo

Los microbios específicos son micobacterias y bacterias. Éstas comienzan a proliferar desde el momento del DHS y se vuelven operativas después de la solución.

Áreas del cerebelo de proyección de los tejidos mesodérmicos regulados por el cerebelo

Las áreas del cerebelo que regulan los tejidos derivados del mesodermo arcaico son visibles en la sección del cerebro obtenida con un plano paralelo a la base del cráneo a nivel del cerebelo, como en el siguiente diagrama.

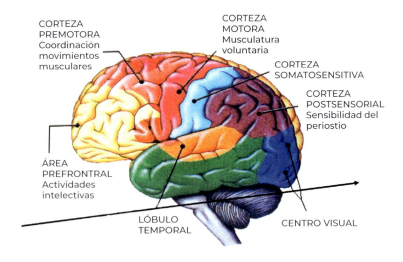

Plano de sección transversal del cerebelo a la altura del puente del tronco cerebral según el plano tangente a la base del cráneo

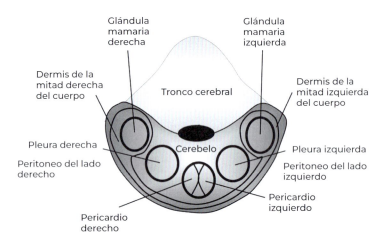

Correspondencia entre áreas del cerebro, representadas en la sección esquemática del puente del cerebelo, y EBS relacionados en los tejidos orgánicos

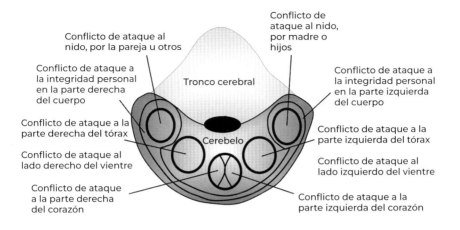

Correspondencia entre áreas del cerebro, representadas en la sección esquemática del cerebelo, y conflictos biológicos relacionados

Desarrollo de los programas biológicos especiales regulados por el cerebelo

Los tejidos orgánicos regulados por el cerebelo, cuando se ven afectados por un programa biológico especial, se comportan, en principio, como los regulados por el tronco cerebral. Sus programas biológicos especiales, como los del tronco, también realizan su sentido biológico en la fase activa.

Fase de conflicto activo

En la fase activa prolifera la zona de tejido involucrada en el conflicto. Se forman tumores compactos, que tienen una función secretora, o tumores de crecimiento plano, que tienen una función absorbente. Desde el momento del DHS, empiezan a proliferar también los microorganismos propios de estos tejidos: micobacterias y bacterias. Éstas, si en el momento de la solución del conflicto son en número suficiente, serán activadas y realizarán sus labores de destrucción.

Fase de la curación

En la fase de la curación, los tejidos que han crecido en la fase activa y que ya no son necesarios son destruidos por microorganismos mediante necrosis caseosa si éstos están presentes en el tejido en una cantidad suficiente. En este caso, la caseificación de los tejidos exuberantes deja cuevas llenas del líquido que resulta del proceso. Estas cavernas luego colapsan a medida que se reabsorbe el líquido. Quedan residuos de cicatrices de todo el proceso. Ésta es la solución biológica. En proceso de resolución, tenemos síntomas que dependen del tipo de programa implementado. Pero también tenemos, independientemente del tipo de programa, síntomas típicos de la fase de solución, que son: debilidad, febrícula, sudoración nocturna. Si en el momento de la disolución no tenemos suficientes microorganismos para disolver los tejidos exuberantes, los tumores se encapsulan y quedan en su lugar, convirtiéndose en quistes. Los tejidos que al final de la fase de cicatrización aún no han sido destruidos permanecen en su lugar.

Crisis epileptoides del cerebelo
En todos los programas, al final de la fase A de solución, tenemos la crisis epileptoide que, en lo que se refiere a los programas del cerebelo, no implica ningún riesgo y que consiste en temblores difusos, con piel caliente, de una duración de aproximadamente una hora.

En la Tabla científica de la NM, los programas codificados en tejidos derivados del mesodermo arcaico regulado por el cerebelo se indican con el código de referencia Aa: columna naranja, sección a. Los programas relacionados con el lado izquierdo del cuerpo, que tienen la relativa área cerebral de proyección en el hemisferio derecho del cerebelo, se indican con Aa derecho, mientras que los programas relacionados con el lado izquierdo del cuerpo, que tienen las relativas áreas cerebrales en el hemisferio izquierdo del cerebelo, se indican con Aa izquierdo.

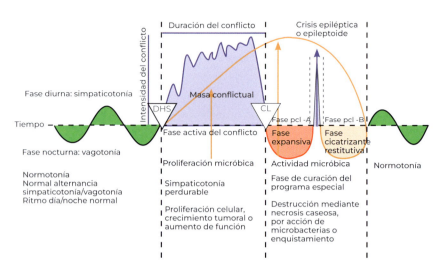

Tabla resumen de los programas biológicos especiales de los tejidos mesodérmicos dirigidos por el cerebelo.
(Figura construida sobre la base de representaciones esquemáticas tomadas de *Wissenschaftliche Tabelle der Germanischen Neuen Medizin*, de R. G. Hamer)

El siguiente diagrama muestra los programas biológicos especiales de los tejidos derivados del mesodermo arcaico y regulados por el cerebelo, según su disposición en la tabla y con los índices relativos. Las partes escritas en negro son los programas orgánicos; las que están en azul son los conflictos relativos.

\multicolumn{4}{c	}{PROGRAMAS BIOLÓGICOS ESPECIALES Y SENSIBLES DE LOS TEJIDOS DERIVADOS DEL MESODERMO ARCAICO, REGULADOS POR EL CEREBELO}
Lado izquierdo	Programas del lado derecho del cuerpo dirigidos por el hemisferio izquierdo del cerebelo	Lado derecho	Programas del lado izquierdo del cuerpo dirigidos por el hemisferio derecho del cerebelo
1 Aa izquierdo	Programas de la dermis del lado derecho del cuerpo. Conflicto de ensuciarse, daño a la integridad, sentirse desfigurado. Conflicto de sentir la piel seca.	1 Aa derecho	Programas de la dermis del lado derecho del cuerpo. Conflicto de suciedad, daño a la integridad, sentirse desfigurado. Conflicto de sentir la piel seca.
2 Aa izquierdo	Programa de la vaina de las terminaciones nerviosas del lado derecho del cuerpo: neurofibroma. Conflicto de un contacto no deseado.	2 Aa derecho	Programa de la vaina de las terminaciones nerviosas del lado izquierdo del cuerpo: neurofibroma. 256 Conflicto de un contacto no deseado.
3 Aa izquierdo	Programa de la glándula mamaria del seno derecho. Conflicto de ataque al nido.	3 Aa derecho	Programa de la glándula mamaria del seno izquierdo. Conflicto de ataque al nido.
4 Aa izquierdo	Programa de la parte derecha del pericardio. Conflicto de ataque en la parte derecha del corazón.	4 Aa derecho	Programa de la parte izquierda del pericardio. Conflicto de ataque en la parte izquierda del corazón.
5 Aa izquierdo	Programa de la pleura derecha. Conflicto de ataque en el lado derecho del tórax.	5 Aa derecho	Programa de la pleura izquierda. Conflicto de ataque en el lado izquierdo del tórax.
6 Aa izquierdo	Programa de la parte derecha del peritoneo. Conflicto de ataque en la parte derecha del abdomen.	6 Aa derecho	Programa de la parte izquierda del peritoneo. Conflicto de ataque en la parte izquierda del abdomen.
7 Aa izquierdo	Programa de la parte derecha del epiplón mayor. Conflicto de ataque por algo repugnante en la parte derecha.	7 Aa derecho	Programa de la parte izquierda del epiplón mayor. Conflicto de ataque por algo repugnante en la parte izquierda.

Conflictos de ataque y desarrollo en los tejidos y en los órganos de los correspondientes programas biológicos especiales dirigidos por el cerebelo.

Programas especiales de la dermis y sus anexos

La dermis o «corion» es la piel interna que recubre el cuerpo, por debajo de la epidermis. Es una piel blanquecina, más gruesa y elástica que la epidermis, que protege al cuerpo de fuertes presiones. Consta de dos capas superpuestas, en la más superficial de las cuales aún encontramos melanocitos, células que secretan melanina, el pigmento que tiene la función de proteger al organismo de las radiaciones UV.

En la capa profunda de la dermis, también se encuentran las glándulas sebáceas, cuya secreción tiene la función de mantener la piel suave, y las glándulas sudoríparas, con función de termorregulación. La dermis también está atravesada por terminaciones nerviosas para receptores de la piel y vasos sanguíneos.

¡Tanto los melanomas como los neurofibromas son excepciones! De hecho, se derivan de la proliferación de células particulares. Éstas se originan a partir de las crestas neurales del embrión, derivadas del neuroectodermo, un tejido ya involucrado en diferenciarse en el sistema nervioso y en los sistemas cutáneos, en el momento en que también se está diferenciando en las tres láminas embrionarias. Las células similares conservan su característica totipotente independientemente del tejido en el que se encuentren. Así pueden comportarse, en parte, como el tejido en el que se encuentran, pero realizando funciones típicas de células pertenecientes a otros tejidos.

Códigos de referencia en la tabla
1Aa derecho, 2 Aa derecho para los programas de la dermis y sus anexos en el lado izquierdo del cuerpo; 1 Aa izquierdo, 2 Aa izquierdo para programas relacionados con el lado derecho del cuerpo.

Localización cerebral del BH
Área cortical dorsal del cerebelo, del lado izquierdo al derecho.

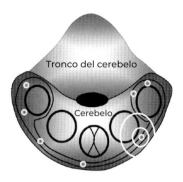

BH diversos en el área del cerebelo de la dermis

Lateralidad

El conflicto que afecta al lado derecho del cuerpo está relacionado con el padre, la pareja u otros. Si se trata del lado izquierdo, el conflicto se relaciona con la madre o los hijos o con personas que asumen el mismo valor emocional. Esto es cierto para las personas diestras, mientras que lo contrario es cierto para las personas zurdas.

Conflicto

El programa de la dermis se activa con un conflicto de ataque a la propia integridad porque uno se siente manchado, desfigurado, en sentido literal o figurado, denigrado, ofendido, feo, por ejemplo a raíz de una amputación, una enfermedad u ofensas verbales o por contacto físico.

La localización del programa activado en el cuerpo depende de aspectos particulares del contenido conflictual, de cómo se vive el conflicto. El conflicto tiene un significado diferente dependiendo de qué área del cuerpo se active.

El conflicto local es la activación del programa especial en el punto del cuerpo donde nos sentimos agredidos en el momento del trauma.

Si el programa implica a todo el cuerpo, significa que nos hemos sentido y nos sentimos agredidos de manera generalizada. Si las manifestaciones del programa están ubicadas en la parte posterior, significa que alguien nos calumnia a nuestras espaldas. Si el conflicto implica las palmas de nuestras manos, nos hemos sentido manchados u ofendidos por alguien a quien le dimos la mano. O nos sentimos insultados o vilipendiados por alguien que, al mismo tiempo, nos da una palmadita en la espalda o nos abraza. En este caso, activaremos el programa en las zonas donde nos haya tocado esa persona.

Desarrollo del programa en la fase activa

En el conflicto activo se desarrolla un engrosamiento, una especie de callo protector, que tiene la función de proteger el cuerpo del ataque a su integridad. A medida que crece, presiona contra la capa epidérmica, levantándola. Esta formación se denomina «melanoma» cuando crece en la capa ocupada por los melanóforos, células productoras de melanina, con la función de proteger la piel de las radiaciones solares, o cuando se trata de un nevus. El tumor que crece en esta capa tiene un color oscuro debido a los pigmentos que se producen allí.

Si el tumor crece en la capa más profunda, donde hay menos pigmentos, es de color claro y se denomina «melanoma amelanótico».

Además de los propios melanomas, podemos tener otro tipo de formaciones. Cuando el conflicto de suciedad está vinculado a una experiencia precisa de contacto físico no deseado, por el cual uno se siente sucio, por ejemplo, cuando es tocado o abrazado, se tiene «herpes zoster», pequeños tumores amelanóticos dispuestos en un cinturón a lo largo de uno o más desarrollos de los nervios. Un tipo particular de proceso en el conflicto activo del mesodermo antiguo son los «neurofibromas». Éstos están formados por un conflicto de ataque, en el que el contacto se percibe como desagradable, molesto o doloroso. Son el resultado de una proliferación activa del tejido de la vaina nerviosa.

El programa de este tejido representa una excepción: en la fase activa, procede con la proliferación celular como un programa de los tejidos mesodérmicos del cerebelo, pero se manifiesta con una pérdida de función, como los programas de los tejidos de derivación ectodérmica. De hecho, en el conflicto activo hay proliferación del neurofibroma junto con la pérdida total o parcial de la sensibilidad.

Por pequeños conflictos de desfiguración facial, se desarrollan nódulos de acné.

Otra posible reacción de la dermis al ataque es el aumento de la función, un aumento de las secreciones, que tiene la función de proteger contra el contacto. Esta reacción se encuentra en la seborrea, secreción excesiva de las glándulas sebáceas y sudoración excesiva.

Es necesario distinguir este tipo de sudoración de la que se produce en la solución de conflictos endodérmicos, que se genera de manera continua durante la noche.

En el caso de que el aumento de la sudoración se deba a un conflicto del cerebelo, el sudor inodoro significa que uno quisiera estar en contacto físico con los demás, pero no puede, porque se siente agredido o desfigurado, mientras que el sudor maloliente corresponde a un «conflicto de la mofeta», por el que uno se siente agredido y sin salida, no quiere que lo toquen y se defiende de cualquier contacto.

El sudor inodoro en las axilas significa: «Me gustaría abrazar y no puedo»; y si éste huele mal, significa: «No me gustaría abrazar y me defiendo».

Si los pies sudan demasiado significa: «Estoy caminando por un suelo equivocado para mí». El sudor en la ingle significa: «Quiero más sexo» si es inodoro, «Debo tener relaciones sexuales que no quiero» si es maloliente.

Las manos sudorosas significan anhelo y miedo de estar en contacto. La mano sudorosa retrocede, deslizándose lejos del contacto mientras se extiende.

La persona que suda mucho por todo el cuerpo se defiende volviéndose viscosa y resbaladiza.

Desarrollo de la fase de la curación

El tumor se constituye por la acción de micobacterias configurando una tuberculosis de la piel, o mediante bacterias.

En esta fase, los tumores forman abscesos, con posible perforación de la epidermis, más o menos dolorosos y malolientes por la salida de pus, especialmente dolorosos en el herpes por la afectación de los nervios.

En ausencia de suficientes microorganismos, se forman quistes sebáceos. Tras la solución del conflicto, los neurofibromas pueden permanecer estables, sin causar más molestias, o pueden licuarse por acción de micobacterias o bacterias y formar quistes sebáceos líquidos, mientras se produce una fase de hipersensibilidad, antes de la restauración de la sensibilidad normal.

Sentido biológico

Las formaciones que se desarrollan en la fase activa del conflicto de ataque tienen la función de proteger al cuerpo de los ataques.

Melanoma

Códigos de referencia

Tabla científica de la NMG, 1 Aa derecha para la parte izquierda del cuerpo, 1 Aa izquierda para la parte derecha, índice A.

Localización cerebral del BH

Área de la dermis en el cerebelo.

Conflicto

El programa de melanoma se activa con el conflicto de ensuciamiento, lesión a la integridad, cuando uno se siente golpeado, demacrado, desfigurado por una ofensa verbal, por una enfermedad o deformidad, por una calumnia, etc.

Desarrollo
En la fase activa se forma el melanoma compacto o melanoma amelanótico.

Durante la fase de la curación, la proliferación celular se detiene.

El melanoma es destruido por necrosis caseosa por micobacterias o con la colaboración de bacterias. Si el epitelio plano suprayacente, elevado por el crecimiento del melanoma, se ulcera durante el proceso de caseificación, el proceso se vuelve fétido.

Sentido biológico
El melanoma forma un escudo para defender a la persona del ataque. La piel se engrosa allí donde ha sido atacada: esto es lo que se llama «endurecer la piel».

Herpes zoster o «fuego de San Antonio»

Código de referencia
Tabla científica de la NMG, 1 Aa derecha para la parte izquierda del cuerpo, 1 Aa izquierda para la parte derecha, índice b.

Localización cerebral del BH
Área de la dermis en el cerebelo.

Conflicto
El programa se activa con un conflicto en el que uno se siente manchado, desfigurado, en una precisa experiencia de contacto físico. Hamer cita el ejemplo de la madre que, después de enterarse de que su hija es lesbiana, se siente mancillada por su abrazo.

Desarrollo
En la fase activa, pequeños tumores amelanóticos ubicados en las terminaciones nerviosas crecen debajo de la epidermis, dispuestos «como un cinturón» a lo largo de uno o más segmentos nerviosos, en un solo lado del cuerpo o en ambos lados.

Durante la fase de cicatrización, los nódulos se caseifican por acción de las micobacterias. Dado que los nódulos afectan a los nervios, el proceso de curación es bastante doloroso. Si en el transcurso de este proceso se abre la epidermis por encima de los nódulos, tenemos una complicación: el proceso de caseificación se vuelve fétido y ulcerativo.

Programa de las glándulas sudorípicas: nódulos de acné

Códigos de referencia
Tabla científica de la NMG, tablas 1 Aa derecha para la parte izquierda del cuerpo, 1 Aa izquierda para la parte derecha, índice c.

Localización cerebral del BH
Zona de la dermis en el cerebelo.

Conflicto
El programa de glándulas sudoríparas se activa con conflictos leves por ensuciamiento de la cara. Este conflicto es común en la pubertad, cuando los chicos se preocupan mucho por su apariencia y se ven feos.

En este caso, el ataque consiste en verse feo o preocuparse por ser visto feo por los demás.

Desarrollo
En la fase activa se forman nódulos de acné, pequeñas proliferaciones compactas de la dermis, que crecen bajo la epidermis, produciendo hinchazones que pueden ser visibles o que se notan por la tensión que provocan al levantar la epidermis.

Durante la fase de cicatrización, los nódulos son destruidos por necrosis caseosa por micobacterias, produciendo pequeños abscesos llenos de caseificación, que al final del proceso pueden exprimirse. Ésta es la foto del «acné vulgar». Cuando el proceso inflama, estira o desgarra la epidermis, puede volverse moderadamente doloroso.

Recaídas y cronicidad
Las manifestaciones del acné tienden a reactivar el conflicto de ataque, porque afean el rostro. Los nódulos en sí mismos se perciben como un ataque que afea y ensucia la cara, haciéndola imposible de ver. Cada reactivación del conflicto provoca el crecimiento de nuevos nódulos, los cuales deben pasar por una nueva fase de cicatrización, hinchazón y afeamiento, reactivando así el conflicto. Éste es el círculo vicioso que lleva al proceso a cronificarse.

Para revertir el círculo vicioso es necesario dejar de mirar los nódulos durante un tiempo suficiente como para permitir su curación completa, posiblemente irse de vacaciones a un lugar solitario, lejos de miradas potencialmente críticas, quizá en plena naturaleza, donde no hay espejos, y dejar que los nódulos cicatricen sin tocarlos, rascarlos, apretarlos o explotarlos. Puede ser útil masajearlos con un algodón empapado en un tónico refrescante o crema emoliente, pero sin astringentes. Aún más útil es participar en actividades divertidas y gratificantes en buena compañía, desviando la atención de su apariencia.

Programa de las glándulas sebáceas

Códigos de referencia
Tabla científica de la NMG, tablas 1 Aa derecha para la parte izquierda del cuerpo, 1Aa izquierda para la parte derecha, índice d.

Localización cerebral del BH
Zona de la dermis en el cerebelo.

Conflicto
El programa se activa con el conflicto de sentir la piel seca.

Desarrollo
En la fase activa, se forman pequeñas proliferaciones compactas de las glándulas sebáceas, denominadas «comedones» o «puntos negros».

En la fase de la curación, éstos son destruidos por caseosis fétida, dejando cavidades llenas del producto de la caseificación, que se solidifica y oxida al contacto con el aire. Al final del proceso, los comedones pueden exprimirse.

Contrariamente a la creencia popular, los puntos negros no son causados por un exceso de grasa en la piel, sino que son la autoterapia de la piel excesivamente seca. Los astringentes, por lo tanto, agravan el problema, que se puede tratar de manera más adecuada utilizando regularmente una emulsión de aceite de oliva y zumo de limón, aceite de nuez, aceite de hipérico, leche de vaca y cualquier otra grasa natural, posiblemente mezclada con un desinfectante.

Programa de las terminaciones nerviosas de la dermis: neurofibroma o glioma periférico

Códigos de referencia
Tabla científica de la NMG, tablas 2 Aa derecha para la parte izquierda del cuerpo, 2 Aa izquierda para la parte derecha.

Localización cerebral del BH
Zona de la dermis en el cerebelo.

Conflicto
El programa de las terminaciones nerviosas de la dermis se activa con un conflicto de ataque, en el que cualquier contacto se percibe como desagradable, molesto o doloroso, y se rechaza.

La formación de neurofibromas es común en los conflictos por ataques de dolor: cuando tienes un ataque de dolor, como por un golpe en la cabeza o una fractura de hueso, el cuerpo desconecta la sensibilidad periférica para detener el dolor de inmediato.

Desarrollo de la fase activa
Los neurofibromas se forman en el área afectada. Es una proliferación de la vaina nerviosa. Desde un punto de vista histológico, esta proliferación es un tejido conectivo mesodérmico, similar al tejido glial, pero se comporta como un tejido regulado por el cerebro arcaico en cuanto al desarrollo, mientras que su función está en parte coordinada como la de los tejidos ectodérmicos.

De hecho, a diferencia de otros tejidos mesodérmicos, éste crece en la fase activa.

En correspondencia con el neurofibroma, hay una pérdida de sensibilidad, que puede consistir en una anestesia real o un ligero embotamiento parcial de la sensibilidad. En general, la transmisión del impulso excitante desde los receptores periféricos al cerebro no se inhibe, sino que sólo se ralentiza. Este aspecto está conectado con el sentido biológico del neurofibroma, que representa una especie de catarata, con la ayuda de la cual las excitaciones sensoriales registradas por los receptores periféricos son bloqueadas y, por así decirlo, absorbidas por el neurofibroma para que no se transmitan inmediatamente al cerebro.

Desarrollo de la fase de la curación
Una vez resuelto el conflicto, la sensibilidad normal se reactiva inmediatamente. El neurofibroma puede permanecer en su lugar sin causar ninguna alteración, o puede ser degradado por bacterias y transformado en una cápsula llena de residuos líquidos. Una vez formado, este quiste se puede extirpar quirúrgicamente o puede permanecer donde está, sin causar daño.

En la primera fase de solución hay hipersensibilidad, luego hay una recuperación gradual de la sensibilidad normal.

Los quistes del cuero cabelludo son neurofibromas caseificados por bacterias y micobacterias TBC.

Sentido biológico
El sentido biológico del programa es bloquear o modular la transmisión de información molesta o dolorosa al cerebro.

Programa de las glándulas mamarias

Las glándulas mamarias resultan, en sentido evolutivo, de una invaginación de la dermis y de una diferenciación de sus tejidos glandulares, que se han especializado en producir leche. El epitelio de revestimiento, que formaba los conductos galactóforos, también fue arrastrado a este movimiento.

Códigos de referencia
Tabla científica de la NMG, tablas 3 Aa derecha para la parte izquierda del cuerpo, 3 Aa izquierda para la parte derecha.

Localización cerebral del BH
Área lateral derecha para la glándula mamaria izquierda y área izquierda de la médula del cerebelo para la glándula mamaria derecha.

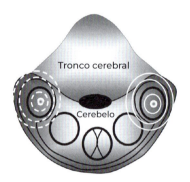

BH en el área del cerebelo de las glándulas mamarias

Conflicto
El programa de la glándula mamaria se activa con el conflicto del nido: el nido está amenazado, desfigurado, ofendido, por una amenaza externa o una disputa interna, se necesita más alimento, atención, cuidado o recursos.

Si el conflicto está relacionado con la pareja, el diestro se enferma del seno derecho. Si el conflicto está relacionado con la madre o los hijos, se activa el izquierdo. En las personas zurdas ocurre lo contrario.

En el origen del conflicto podemos encontrar peleas en la familia: peleas con la pareja, con los hijos, con los padres. O la ocasión del trauma puede ser proporcionada por la enfermedad de un miembro de la familia, que requiere un cuidado excepcional y perturba la paz y la armonía de la familia, por un accidente, un desahucio, una pelea sobre una herencia en disputa, etc.

Hamer cita dos ejemplos de este tipo de conflicto. Una madre, cuyo bebé se salió de control mientras llegaba un coche y acabó en el hospital con pronóstico reservado. La madre se culpa a sí misma por no ser lo suficientemente cuidadosa.

Una mujer es desalojada de su apartamento, todas sus pertenencias están en medio de la calle, su nido ha sido destruido.

Una mujer tuvo que hacer frente a la repentina demencia de su madre a raíz de una isquemia cerebral, tratarla en su propia casa, revolucionar los ritmos de la familia, descuidar a su esposo e hijos. La señora diestra desarrolla un tumor en su glándula mamaria izquierda.

Desarrollo de la fase activa
Crece un bulto compacto, al que llamamos «adenocarcinoma de mama», cuyo tamaño depende de la duración e intensidad del conflicto. Dado que el tejido glandular de la mama tiene una función secretora, el adenocarcinoma que allí crece tiene la función de aumentar la producción de leche, realizando el sentido biológico del conflicto.

Desarrollo de la fase de la curación
La proliferación se detiene. Si no hay suficientes microorganismos presentes en el tejido, el bulto se enquista. El quiste puede permanecer en su lugar sin crear más molestias o puede extirparse quirúrgicamente con facilidad. Hamer llama a este proceso «curación no biológica» porque ocurre sin la ayuda de microorganismos.

Si, por el contrario, tenemos suficientes microbios en el tejido, el adenocarcinoma se reduce por la acción de las micobacterias TBC, debajo de la piel intacta. En este caso, se forma un absceso, que es moderadamente doloroso en la etapa final del proceso.

Si el absceso se abre hacia fuera, como cuando se pincha para hacer una biopsia con aguja, se hinchará mucho más y habrá una secreción fétida debido a la liberación de la caseificación, que se oxida al contacto con el aire. Al final del proceso, se produce una purga de leche caseificada, denominada «leche tumoral».

Como consecuencia de un proceso recidivante, con tuberculosis en solución, puede haber una reducción drástica del tejido glandular, por lo que la glándula mamaria se arruga y drena, y pierde su función secretora, quedando sólo el líquido intersticial sin secreción específica.

Esto sucede porque el proceso tuberculoso reduce los tumores creando, en su lugar, oquedades llenas de líquido resultante del proceso de caseificación. A medida que el líquido se reabsorbe, las oquedades colapsan. Quedan cicatrices. Con muchas recaídas, el tejido de la glándula se llena de cavidades y tejido cicatricial, mientras que unas pocas células se encogen con cada recaída hasta que no quedan más células funcionales. Este tipo de círculo vicioso, al que denominamos «mastopatía fibroquística», se puede considerar un tipo de «mucoviscidosis» de la mama.

Si la piel se rompe, se escapa el producto maloliente de la caseificación y secreción acuosa. El malestar que provoca la herida abierta constituye una ocasión para las recaídas, círculos viciosos o nuevos conflictos. Por ejemplo, en una situación similar, son frecuentes nuevos conflictos por ataque, dando como resultado el crecimiento de melanomas, o nuevos conflictos de devaluación, con lisis de las costillas o ganglios linfáticos en la misma zona del cuerpo. Un círculo vicioso o conflicto recidivante de la glándula mamaria, en presencia de un absceso abierto, configura un cuadro clínico de cierta gravedad que denominamos «tuberculosis ulcerativa de la mama».

El edema mamario y también la producción de secreción acuosa pueden ser mucho más intensos y problemáticos si al mismo tiempo existe un adenocarcinoma de los túbulos colectores, con conflicto de refugio activo.

Indicaciones terapéuticas

Antes del desarrollo de las tecnologías de diagnóstico, los adenocarcinomas de mama en la fase de solución se consideraban simples abscesos mamarios o mastitis, no especialmente peligrosos. Se encontraban con mucha frecuencia en mujeres que estaban amamantando o que tenían hijos, así como en mascotas o animales de granja.

Ninguna mujer temía un bulto en el pecho o una mastitis. Estos fenómenos se trataban con compresas calientes desinfectantes a base de agua clorada o salada, y con cataplasmas de sustancias útiles. La caseificación de un bulto de la glándula mamaria es el mismo proceso que vemos en un forúnculo o quiste sebáceo que supura, aunque el bulto se encuentre más profundo, por lo que es más difícil que se abra hacia el exterior. Sin embargo, el mero hecho de encontrar un bulto en la mama es, para un gran número de mujeres, motivo de terror y desesperación, y representa el inicio de un calvario de controles, intervenciones, terapias de destrucción, nuevos traumas y nuevas enfermedades. Ninguna de nuestras abuelas hubiera sido mutilada por un bulto. Sin embargo, en nuestros días hay que tener en cuenta cómo la experiencia del sistema médico ha cambiado la relación de las personas con su cuerpo: si una mujer se siente en peligro porque tiene un bulto en el pecho, si demuestra que está obsesionada con él o está en riesgo de sufrir nuevos conflictos, entonces es mucho mejor que se lo quiten, tal vez evitando excesos terapéuticos que podrían causar otros traumas. En la NM debemos confiar siempre en la experiencia del enfermo. Si una persona experimenta su propio trastorno con un sentimiento de peligro, se siente atacada o desfigurada, no debe descuidar estas experiencias, incluso si «cree» en la NM. El trastorno debe ser verdaderamente tolerable y tolerado. Si la tolerancia es el resultado del razonamiento o la confianza en uno mismo, entonces puede que no sea real. Por eso es bueno recordar que un programa orgánico funciona sobre la base de hechos y no es accesible al razonamiento.

Nuestra amiga Clelia decía con orgullo que a ella «no le importaba» su cáncer de mama, pero que había comenzado a usar chalecos y camisas holgadas con la evidente intención de camuflar su seno izquierdo, que era visiblemente más grande que el otro. Su aseverada indiferencia ante el hecho era puramente racional y voluntaria, mientras que en realidad sus senos alterados representaban una molestia que sentía continuamente y que estaba siempre presente en su percepción y en sus pensamientos. De hecho, sus senos continuaron creciendo como resultado del conflicto local que continuaba repitiéndose.

En un caso como éste, es mejor intervenir quirúrgicamente, evaluando luego la posibilidad de nuevas terapias.

Mara se había sometido a una cirugía para extirpar un cuadrante del seno derecho y los ganglios linfáticos axilares por cáncer de glándula mamaria. Posteriormente solicitó apoyo psicoterapéutico para tratar los aspectos psicológicos y relacionales conectados a su enfermedad e identificar el conflicto biológico que estaba en su origen, para evitar recaídas. Me había informado de su decisión de seguir los ciclos de quimioterapia prescritos y posterior radioterapia, aunque sabía que el doctor Hamer no recomienda este tipo de terapia.[1] Accedí a brindar el asesoramiento solicitado. Mara había soportado las incomodidades de las terapias prescritas afirmando que, al seguirlas, se sentía a gusto con su familia, porque hacía «todo lo que había que hacer». Estaba llegando al final de sus tratamientos contra el cáncer cuando recordó que su madre, a la misma edad que tenía ella ahora, también tuvo cáncer en el seno derecho. En ese momento no había quimioterapia, por lo que su madre se sometió a una mastectomía radical: «¡Mi madre no tuvo que sufrir todos los dolores que yo sufrí con la quimioterapia, pero perdió los senos! Pude conservar mis senos, pero

---

1. ¡Soy Katia!

a cambio sufrí más por los tratamientos posteriores». En ese momento, entendimos por qué la quimioterapia y la radioterapia eran tan importantes para ella, porque se sentía bien incluso con sólo soportar estos tratamientos: ése fue el precio que pagó por el privilegio de conservar sus senos, una posibilidad que le había sido negada a su madre. Así se salvó la alianza con su madre y Mara se curó.

Lo que dijimos al principio se había hecho realidad, que su conflicto estaba resuelto, por lo que estaría «curada a pesar del tratamiento».

Maricela fue diagnosticada de cáncer de mama con infección continua con indicación de tratamiento quirúrgico inmediato, quimio y posterior radioterapia. Ella, que había visto muchas veces a las ancianas de su pueblo tratando abscesos mamarios, no se preocupó lo más mínimo. Recogió la hierba que conocía bien y que se usaba como disolvente, hizo una compresa sobre el absceso y, después de que supuró, lo frotó con compresas de agua salada hasta que quedó completamente limpio. A lo largo de este proceso, ¡no se preocupó más que de curar un forúnculo!

El hecho de que el absceso estuviera infectado dice que Maricela había resuelto su conflicto. La forma y la tranquilidad con que lo trataba provienen de su competencia transmitida de hecho por las mujeres que le habían enseñado esta cura. Evidentemente nunca ha tenido recaídas de ese conflicto, porque, cuando la conocí,[2] se encontraba perfectamente bien desde hacía mucho tiempo.

¡Pero no intentes hacer algo así si no eres como Maricela!

Cuando decimos que cada persona tiene dentro de sí –a veces «muy» dentro– el sentido de sus elecciones, ¡no lo decimos por decir! Por ello, la libertad de elección terapéutica debe ser siempre absolutamente respetada por los terapeutas, pero también por la propia persona que la realiza. Debemos tener el coraje de elegir basándonos en hechos, en experiencias profundas y verdaderas, aun cuando éstas entren en conflicto con nuestras creencias racionales.

Sentido biológico

Cuando nos preocupamos por un familiar o por la integridad de nuestra familia, nos vemos empujados a dar más, a dar más atención, cuidado, recursos, a cuidar el nido atacado, a alimentar más a la familia. El adenocarcinoma

---

2. Sigo siendo Katia.

de mama es la respuesta biológica a esta necesidad, ya que está formado por células de la glándula mamaria, que tienen la misma función secretora que las demás. Así, el adenocarcinoma permite aumentar la producción de leche para alimentar más a la familia.

Programas del pericardio, de la pleura y del peritoneo

Se trata de los revestimientos internos que protegen a las vísceras. El pericardio recubre el corazón, las pleuras, los pulmones y el peritoneo, y las vísceras de la cavidad abdominal.

Localización cerebral del BH
Las áreas cerebrales de referencia de los revestimientos internos se ubican en la médula del cerebelo, extendiéndose desde la línea media hacia la derecha y hacia la izquierda.

La localización del mesotelioma en el cuerpo depende exclusivamente de la parte del cuerpo en la que uno se siente agredido.

Conflicto
Los relativos programas biológicos especiales se activan con conflictos por ataque a las vísceras, cuando nos sentimos atacados físicamente, en profundidad, por una agresión del exterior, como cuando tenemos que operarnos y tenemos miedo, o por una amenaza que viene del interior del cuerpo, una «mala enfermedad», una enfermedad grave de la que debemos defendernos.

Desarrollo en la fase del conflicto activo
En la fase activa tenemos la proliferación celular, que forma un engrosamiento del tejido, al que llamamos «mesotelioma» pericárdico, pleural o peritoneal. Los revestimientos internos están compuestos por dos membranas serosas relativamente independientes. El mesotelioma crece en medio de estas membranas, formando una especie de cavidad, un callo entre las dos.

Desarrollo de la fase de la curación
El mesotelioma es degradado por micobacterias TBC a medida que el tejido se hincha y se inflama. El proceso de caseificación también provoca abrasiones del tejido, con efusión.

El mesotelioma, que ha crecido en la fase activa entre las dos membranas, ahora produce abrasiones que, en la fase de cicatrización, pueden favorecer la adherencia de las dos membranas en varios puntos, lo que llamamos «adherencias». Éstas evitan que las dos membranas se deslicen una sobre la otra. El derrame es una acumulación de líquido entre las membranas, que las mantiene suspendidas y las desprende unas de otras, mientras se van reparando, con la función de impedir la formación de adherencias.

Al final del proceso, el líquido se reabsorbe y queda un engrosamiento cicatricial, una especie de corteza gomosa y gruesa.

A pesar de su función en el proceso de reparación, el derrame puede ser muy peligroso, tanto por los efectos de compresión de los órganos como porque da mucho miedo y fácilmente tiende a desencadenar un círculo vicioso que multiplica sus efectos o provoca la activación de nuevos conflictos.

Los síntomas se exacerbarán exponencialmente si de manera simultánea tenemos el conflicto del prófugo activo.

Programa del pericardio

El pericardio es la piel interna que recubre el corazón. Puede ser una sola piel, o dividida en dos partes: derecha e izquierda.

Códigos de referencia
Tabla científica de la NMG, tablas 4 Aa derecha para la parte izquierda del cuerpo, 4 Aa izquierda para la parte derecha del cuerpo. Tabla de los nervios craneales, XIII, plexo cardíaco, columna amarilla y columna naranja izquierda y derecha.

Localización cerebral del BH
En la parte media derecha del cerebelo, por la mitad izquierda del pericardio, y en la parte media izquierda, por la mitad derecha del pericardio.

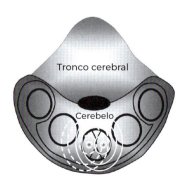

BH en el área del cerebelo del pericardio

Conflicto
El programa del pericárdico se activa con un conflicto de ataque contra el corazón. El ataque puede provenir del exterior, como en el caso de un golpe, o del interior del cuerpo, como en el caso de una enfermedad. La ocasión del conflicto puede estar constituida por un golpe, un impacto mecánico como una pelota o un puñetazo, por una herida como una puñalada, o incluso por la representación mental de una agresión, como sucede cuando nos dan un diagnóstico preocupante: «Tienes una enfermedad del corazón».

Con frecuencia, la ocasión de un conflicto de ataque contra el corazón está representada por la indicación quirúrgica: «Debemos operar el corazón», o es inducida por la sensación de malestar que se siente cuando el corazón no funciona bien, como sucede en el caso de la angina de pecho, del infarto de miocardio, de la taquicardia, etc. El sentimiento subjetivo «Tengo el corazón enfermo» corresponde a la percepción de un ataque desde dentro.

Incluso un ataque verbal, cuando uno se siente afectado en los sentimientos, puede experimentarse como un ataque contra el corazón, como un dolor que el corazón no puede soportar.

En los pacientes cardíacos, cualquier percepción de alteración cardíaca puede experimentarse como un nuevo ataque.

Desarrollo en la fase del conflicto activo
En la fase activa, prolifera un mesotelioma pericárdico, generalmente de crecimiento plano, muy raramente en forma de tumores compactos de mayor tamaño. Éste tiene la función de reforzar la protección del corazón, que se siente agredido.

En la fase de la curación
El tumor es destruido por bacterias TBC a través de un proceso que llamamos «pericarditis» y que provoca un derrame pericárdico exudativo o «derrame de pericarditis». Es necesario distinguir éste último del derrame pericárdico trasudativo, que consiste en el paso de líquidos que rezuman de los capilares al espacio entre las dos membranas que forman el pericardio, y que no se asocia a la pericarditis. Según Hamer, el derrame trasudativo se produce por la acumulación de líquidos que se filtran a través del periostio hacia el pericardio, siguiendo un proceso de solución de las costillas o del esternón.[3]

---

3. Creemos que Hamer quiere decir que, incluso si se resuelve la osteólisis de la costilla, los líquidos acumulados debajo del periostio pueden filtrarse al pericardio. Esta situación no tiene nada que ver con la pericarditis y el conflicto de ataque al corazón.

A menudo, el pericardio se divide en dos partes. En este caso, tendremos derrame por un solo lado. Cuando el pericardio no está dividido, tendremos un derrame circular, con posible taponamiento cardíaco.

En los momentos del día de mayor vagotonía, tendremos taquicardia en reposo, de duración bastante larga (45'), con latidos retumbantes, con fluctuaciones importantes de la presión arterial mínima. Estos efectos se deben a que el corazón, sometido a la presión del derrame pericárdico, es forzado y limitado en su expansión, por lo tanto en el movimiento de la sangre. Para ello se requiere mayor presión en los vasos aferentes (presión mínima). La dificultad del corazón para expandirse hace necesario aumentar la frecuencia cardíaca cuanto más fuerte es la vagotonía, y por tanto la hinchazón del pericardio. En momentos en que estemos bajo estrés tendremos algunas palpitaciones y dificultad para respirar.

El derrame pericárdico se vuelve más dramático si, al mismo tiempo, hay un conflicto del prófugo activo.

El taponamiento cardíaco es una causa frecuente de muerte. Después de un desarrollo tuberculoso, a menudo encontramos depósitos de calcio en el tejido como resultados estables del programa.

Sentido biológico
El mesotelioma que crece en una fase activa tiene la función de proteger al corazón de cualquier ataque posterior.

Programa de las pleuras

Las pleuras son las pieles que recubren los pulmones.
La pleura parietal recubre internamente la cavidad torácica, mientras que la pleura visceral está formada por el revestimiento de los pulmones.

Códigos de referencia
Tabla científica de la NMG, tablas 5 Aa derecha para la parte izquierda del cuerpo, 5 Aa izquierda para la parte derecha.

Localización cerebral del BH
En la zona lateral media derecha del cerebelo para la pleura izquierda y en la zona lateral media izquierda para la pleura derecha. La pleura y el peritoneo se encuentran en la misma zona del cerebelo, por lo que es difícil distinguir los respectivos BH entre sí.

Conflicto
El programa de las pleuras se activa con un conflicto de ataque al tórax. El trauma puede ser un golpe, una herida, un pinchazo, cuando se experimenta peligro para la integridad de la cavidad torácica. El ataque puede ser material, o puede ser un ataque que representamos mentalmente, que esperamos, por el que nos sentimos amenazados. El ejemplo más típico de la ocasión de un traumatismo de ataque torácico es un diagnóstico de enfermedad grave, cáncer de pulmón, o una indicación de cirugía torácica, o la cirugía misma. Después de la cirugía de tórax, el derrame pleural forma parte del desarrollo normal. Esto significa que prácticamente todas las operaciones de tórax, independientemente de su utilidad o necesidad, se experimentan como un ataque al tórax y activan el programa especial correspondiente.

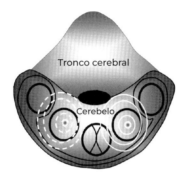

BH en el área del cerebelo de pleuras y peritoneo

Desarrollo de la fase activa
En el conflicto activo, el mesotelioma de la pleura prolifera, ya sea de crecimiento plano o en forma de tumores grandes, compactos y redondos, según cómo se perciba el ataque.

En la fase de la curación, los tumores están formados por micobacterias TBC y tenemos un derrame pleural exudativo, que, cuando es de entidad considerable, puede crear dificultades respiratorias, también por edema cerebeloso. Este cuadro se complica considerablemente en el caso del síndrome del prófugo y, en particular, en el caso de la gota, cuando también tenemos una solución del hueso. Cuando junto a la solución de la pleura tenemos también una solución de las costillas, podemos tener también, además del derrame pleural exudativo, un derrame trasudativo causado por la acumulación en la pleura de los fluidos producidos por la solución de las costillas, que desde el periostio se filtran en las pleuras.

La mayoría de los derrames pleurales, tanto exudativos como trasudativos, en ausencia de «síndrome» no se detectan clínicamente o se detectan rara vez. Los trastornos respiratorios ocurren sólo en presencia de un gran derrame pleural, que generalmente sólo tenemos en presencia del síndrome.

Después del desarrollo tuberculoso, a menudo encontramos los habituales depósitos de calcio en el tejido afectado.

Recaídas

En la fase de la curación, las dificultades respiratorias representan una oportunidad para hacer nuevos DHS del mismo conflicto de ataque o de otros conflictos.

Las recaídas son muy peligrosas porque desencadenan un círculo vicioso. Por este motivo, muchas veces es recomendable intentar intervenir para reducir la entidad del derrame. El «talcaje» le permite absorber parte de los líquidos. La aspiración de agua, o «paracentesis», puede ser útil en la fase PCL-B, cuando el líquido ya se reabsorbe de manera natural, mientras que en la fase PCL-A es inútil porque cada vez que se extrae el líquido, el tejido se reproduce. Además, la cirugía en sí misma puede crear una oportunidad para una mayor recurrencia si se experimenta como un nuevo ataque.

Sentido biológico

El engrosamiento de la pleura, que se produce en la fase activa del conflicto, tiene la función de prevenir cualquier ataque futuro al tórax, y constituye un auténtico escudo contra las agresiones.

Programa del peritoneo

El peritoneo es el revestimiento de los órganos internos y lo encontramos en diferentes localizaciones: el peritoneo parietal cubre la cavidad abdominal, el visceral envuelve los órganos individuales, mientras que la porción retroperitoneal envuelve los órganos que están en contacto con la pared dorsal: los riñones, el páncreas.

Códigos de referencia

Tabla científica de la NMG, tablas 6 Aa derecha para la parte izquierda del cuerpo, 6 Aa izquierda para la parte derecha.

Localización cerebral del BH

En la zona lateral media derecha del cerebelo, para el peritoneo del lado izquierdo, y en la zona lateral media izquierda, para el lado derecho. La pleura y el peritoneo se encuentran en la misma zona del cerebelo y es difícil distinguir entre sí los respectivos BH.

El peritoneo tiene la misma área cerebelosa de referencia que las pleuras, porque en una época anterior a la evolución formó un solo órgano con ellas antes de que el diafragma las separara.

Conflicto

El programa del peritoneo se activa con un conflicto de ataque contra la cavidad abdominal. El DHS de este tipo es común cuando se percibe un trastorno estomacal, cuando se diagnostica una enfermedad de un órgano interno o cuando se prescribe una cirugía. Pero también puede deberse a insultos, a partir de los cuales sentimos golpes en el estómago o en el vientre, así como a accidentes, heridas, golpes físicos, vividos como peligro para los órganos internos.

Desarrollo en la fase del conflicto activo

En la fase activa, proliferan pequeños mesoteliomas nodulares compactos si con el DHS hemos experimentado un ataque global, o grandes nódulos si el ataque se dirige a un punto concreto. También podemos tener pequeñas formaciones en capas en forma de pequeños conos con la punta hacia el exterior si nos hemos sentido víctimas de muchos pequeños ataques, de pinchazos repetidos.

El lado del cuerpo donde se encuentra el mesotelioma sólo tiene que ver con el lugar donde el paciente sintió que estaba siendo atacado.

Desarrollo de la fase de la curación

Los tumores están formados por micobacterias TBC, o se enquistan y hay derrame peritoneal, lo que llamamos «ascitis». La función de la ascitis es evitar que las dos membranas del peritoneo se adhieran entre sí durante el proceso de destrucción de los mesoteliomas. Las adherencias en esta área podrían obstruir o impedir el movimiento intestinal.

También podemos tener ascitis de los riñones, producida por la disolución de mesoteliomas del retroperitoneo, que llenan de líquido los túbulos renales (conductos colectores renales).

El problema de la ascitis es que se manifiesta con una fuerte hinchazón del vientre, notoria y visible. Esto puede ser extremadamente preocupante, tanto como para provocar recaídas, nuevos DHS y el desencadenamiento de un círculo vicioso que exacerba la reacción hasta el punto de hacerla insostenible.

Las complicaciones en caso de ascitis pueden provenir de conflictos locales de autodevaluación en la misma zona corporal ya afectada por el derrame ascítico, que en solución provocan derrame trasudativo del hueso, o del conflicto del prófugo activo, lo que provoca retención de agua y mayor acumulación de líquidos. La complicación es drástica en caso de gota (resolución ósea combinada con conflicto del prófugo activo).

Es necesario intervenir cuando hay compresión de los órganos. La ascitis se puede reducir con astringentes, como la cortisona. No se recomienda la paracentesis, especialmente en la fase A. Las grandes ascitis generalmente ocurren sólo con el síndrome del prófugo. En este caso, la cortisona u otros astringentes empeoran los síntomas.

Con ascitis recurrente fuerte, la intervención más importante es trabajar en la solución del conflicto del prófugo. Cuando es absolutamente necesaria una intervención para reducir la ascitis, se debe proceder teniendo en cuenta que la aguja para aspirar el líquido se experimenta como un nuevo ataque. Además, hay que tener en cuenta que al eliminar líquido del tejido en la fase A, éste producirá mucho más que antes. Así, si es necesario, podemos eliminar pequeñas cantidades de líquidos.

Un método que parece obtener buenos resultados en el caso de la ascitis es el utilizado por Tullio Simoncini,[4] que consiste en aspirar pequeñas cantidades de líquido e inyectar bicarbonato de sodio disuelto en agua. Esto vuelve básico el ambiente, limitando la acción de los microorganismos que hacen los tumores y permitiendo que los tubérculos excavados por ellos cicatricen. Esto detiene la producción de líquido por parte del tejido. Al final del proceso, tendremos tejido cicatricial que engrosa el peritoneo y encontraremos los habituales depósitos de calcio.

En las fases de solución del cerebelo, el hielo en la nuca es útil como astringente.

Sentido biológico
El engrosamiento del peritoneo tiene la función de brindar protección en previsión de pinchazos, golpes, cortes que se esperan, incluso en sentido figurado.

Programa del epiplón mayor

El epiplón mayor es una parte del peritoneo visceral, que tiene funciones exudativas y reabsorbentes, que también se utilizan para la diálisis peritoneal.

---

4. Tullio Simoncini: *Il cancro è un fungo*, Lampis ed., noviembre de 2005.

También tiene una función motora, lo que le permite envolver y aislar un foco infeccioso de las vísceras.

Códigos de referencia
Tabla científica de la NMG, tablas 7 Aa derecha para la parte izquierda del cuerpo, 7 Aa izquierda para la parte derecha del cuerpo.

Localización cerebral del BH
En la zona lateral media derecha del cerebelo para el lado izquierdo del cuerpo, y en la zona lateral media izquierda para el lado derecho.

Conflicto
El conflicto que activa el programa del epiplón mayor es una falta grave, un ataque al vientre, un asunto repulsivo, vergonzoso, indigesto, del que no podemos librarnos. La oportunidad traumática puede ser brindada por una acción sórdida contra nosotros, la presencia de una enfermedad, un tumor en el vientre, un hecho que nos avergüenza y que guardamos en el vientre, algo que se nos hincha en la barriga y no quiere marcharse.

Desarrollo
En la fase activa, prolifera un mesotelioma, un tumor compacto de cualidad secretora o un tumor de crecimiento plano de cualidad absorbente.

En la fase de la curación, el tumor es caseificado por micobacterias TBC y muchas veces se forman adherencias, que permanecen después del final del proceso.

Mientras cicatriza el tejido, se forman adherencias donde las dos membranas que componen la piel peritoneal entran en contacto directo por falta de líquidos. Posteriormente, las adherencias dificultan el movimiento del tejido porque dificultan el deslizamiento de las dos membranas entre sí, y provocan tensión, dolor y alteraciones en la función de los órganos implicados.

Sentido biológico
La función del tumor secretor es segregar líquidos para mantener separadas las dos membranas peritoneales, en la fase de destrucción de los mesoteliomas y de cicatrización, precisamente para evitar la formación de adherencias.

El tumor plano tiene la función de fortalecer el tejido de la zona inflamada, para que pueda envolver y encapsular mejor esta área, formando un absceso frío.

CAPÍTULO 4

Programas biológicos especiales de los tejidos derivados del mesodermo reciente regulados por la médula cerebral

Algunos peces ya habían desarrollado esqueletos cartilaginosos simples en tiempos muy antiguos, cuando los animales acuáticos aprendieron a satisfacer la necesidad de dirigir intencionalmente su movimiento para buscar y capturar presas. Por lo tanto, las áreas de la médula cerebral encargadas de controlar estas funciones también debieron desarrollarse en ese momento. Las mismas funciones y estructuras, que encontramos más evolucionadas en los anfibios, han tomado un formidable impulso en los animales terrestres. Así, la mayoría de los programas de tejidos dirigidos por la médula cerebral fueron codificados en el desarrollo de la evolución de los animales terrestres hacia los tejidos orgánicos que se desarrollaron o perfeccionaron en ese momento.

Los tejidos derivados del mesodermo reciente y sus funciones

El animal terrestre, además de dotarse de un válido escudo contra el entorno, también debía contrarrestar eficazmente la fuerza de la gravedad. Para ello, en el transcurso de la evolución se modelaron estructuras cada vez más sólidas, ágiles, rápidas y eficientes, que vencían la torpeza de los anfibios, con sus patas cortas y rechonchas, y permitían a los individuos mantenerse erguidos, utilizar la gravedad y la propia fuerza para moverse con agilidad y destreza sobre la superficie de la tierra.

Los tejidos que componen la estructura del cuerpo, que se han desarrollado a partir del mesodermo reciente, son: tejido conectivo y adiposo; huesos; tendones y cartílagos; la musculatura estriada voluntaria; la íntima de las venas y arterias, excepto la de los vasos coronarios, el arco aórtico y las carótidas; la sangre; los vasos linfáticos y los ganglios linfáticos; el bazo; la corteza suprarrenal; el parénquima (tejido vascular) del riñón y el tejido intersticial de los ovarios y de los testículos.

Mientras que los tejidos conjuntivo e intersticial, los huesos, los cartílagos, los tendones y los músculos estriados son tejidos de sostén y forman parte de la propia estructura, los vasos sanguíneos y la sangre tienen una función de transporte y alimentación. Los vasos linfáticos, los ganglios linfáticos y el bazo tienen la función de limpiar los tejidos y la sangre de toxinas y la corteza suprarrenal proporciona el impulso para el movimiento de las estructuras.

Los riñones tienen una función especial. A diferencia del animal acuático o anfibio, que nunca se aleja mucho del agua, el animal terrestre es capaz de internarse y explorar territorios secos, porque es capaz de llevar consigo en su cuerpo reservas de agua que le permiten sobrevivir durante mucho tiempo. La evolución de los riñones, que se desarrollaron a partir de dos vasos sanguíneos y se especializaron en filtrar líquidos y en decidir cuándo retener líquidos en el cuerpo y cuándo deshacerse de ellos, representó, para el animal terrestre, la relativa autonomía de las reservas naturales de agua e hizo posible explorar la tierra. La función fundamental de los riñones, por tanto, es proporcionar al organismo las reservas de agua necesarias en cada momento.

En el curso de la evolución, el desarrollo de organismos con una estructura cada vez más poderosa y adecuada para la vida terrestre ha llevado al desarrollo paralelo de las áreas del cerebro responsables del mantenimiento y del control central de los nuevos tejidos estructurales. Así se desarrolló esa parte del neoencéfalo que llamamos «médula cerebral».

La médula cerebral del neoencéfalo regula las funciones de los tejidos derivados del mesodermo reciente.

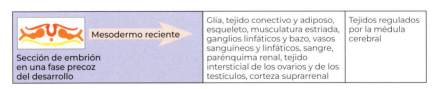

Tejidos derivados del mesodermo reciente regulados por la médula cerebral

Conflictos que activan los programas biológicos especiales de los tejidos dirigidos por la médula cerebral: conflictos de autoevaluación

Todos los tejidos dirigidos por la médula cerebral se activan con un conflicto de autodevaluación, como consecuencia de un DHS, un trauma en el que uno se siente inadecuado, no a la altura, no lo suficientemente bueno, hermoso, eficiente, rápido, ágil, inteligente…

La ubicación específica del brote en el cerebro y su programa biológico especial en el cuerpo dependen de la experiencia específica del *shock* y del área de experiencia en la que se devalúa: no somos lo suficientemente inteligentes, lo suficientemente buenos, hermosos, rápidos, ágiles, deportivos, saludables, etc.

Luego hay diferentes conflictos de devaluación, que activan diferentes partes del cuerpo: la parte del cuerpo que es afectada por el programa en desarrollo nos informa sobre la experiencia traumática específica.

A nivel orgánico, para cada parte del cuerpo, en la que se activan los diferentes tejidos, existe un contenido específico del conflicto que los activa. La correspondencia entre la experiencia del *shock*, el contenido del conflicto y la parte del cuerpo activada sigue reglas precisas de correspondencia:

- Correspondencia entre el contenido específico del conflicto devaluatorio y el tipo de tejido.
- Correspondencia entre el área corporal activada y el contenido conflictual.
- Correspondencia entre el lado del cuerpo activado y el contexto relacional del conflicto (lateralidad).
- Conflicto local: experiencia devaluatoria de una parte del cuerpo que se percibe como débil, dolorosa, disfuncional, fea, enferma, inválida…
- Correspondencia entre el contenido del conflicto de devaluación y el tipo de tejido activado.

El conflicto del tejido conectivo y adiposo es más de tipo estético, el de los cartílagos está relacionado con la habilidad, la rapidez y la precisión de los movimientos. Si no nos sentimos lo suficientemente válidos, lo suficientemente fuertes en la estructura, no nos sentimos a la altura de las personas, nuestros huesos se activan. Si no nos sentimos válidos y fuertes en el movimiento, golpeamos los músculos, y si no somos lo suficientemente ágiles, los tendones. Si llevamos pesos que no nos dejan la suficiente libertad para movernos, activaremos las venas y las arterias. Si nos infravaloramos porque no nos sentimos dignos de ser acariciados, activamos los capilares. Si nos infravaloramos por las dificultades para relacionarnos con los demás, el sistema linfático reacciona. Si la devaluación es total como en el conflicto central de devaluación, tendremos un programa específico en la médula de todos los huesos.

Contralateralidad

La médula cerebral también se divide en dos hemisferios, que tienen una conexión contralateral con las partes del cuerpo que la inervan: el hemisferio izquierdo dirige el lado derecho del cuerpo, mientras que el derecho está conectado con el izquierdo. La excepción es el parénquima renal, que tiene una conexión lateral directa con su área de proyección cerebral, que también es unos dos centímetros más profunda que las otras áreas medulares.

Lateralidad

Para los tejidos inervados por la médula cerebral, qué lado del cuerpo se ve afectado por el programa biológico especial depende del aspecto relacional del conflicto: para un diestro, los conflictos que afectan al lado izquierdo del cuerpo están relacionados con la madre o los hijos, mientras que los que afectan al lado derecho están relacionadas con el padre, la pareja u otros. Para un zurdo sucede lo contrario. Por eso, para programas especiales en esta área, es importante establecer la dominancia cerebral, es decir, saber si eres diestro o zurdo.

Disposición de las áreas medulares de proyección de los tejidos mesodérmicos regulados por la médula cerebral

En la médula cerebral, las áreas de referencia de los tejidos del cuerpo inervados por ella están dispuestas en un orden que curiosamente recuerda la forma del cuerpo humano y que, en efecto, se denomina «homúnculo». Ésta es una representación esquemática de las áreas medulares de proyección, como se ve en la imagen de un TAC cerebral de una sección transversal del cerebro tomada al nivel de la médula cerebral, ligeramente por encima de las orejas, en un plano de sección paralelo a la base del cráneo (corte basal). Las partes más internas, que aparecen más oscuras en la tomografía computarizada del cerebro, están en conexión con los huesos, mientras que las áreas circundantes, visibles en la tomografía computarizada en diferentes tonos de claroscuro, regulan los otros tejidos. Las áreas del centro trófico del miocardio, las de los riñones, los ovarios, los testículos, las glándulas suprarrenales y el bazo están más claramente detalladas. La zona de los riñones, que ocupa el mismo espacio que la de los ovarios y los testículos, se encuentra en un plano de sección ligeramente inferior al del resto de órganos y tejidos regulados por la médula.

Plano de sección del cerebro, en el que se ven las áreas medulares

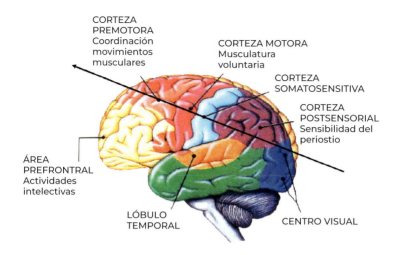

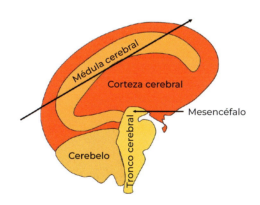

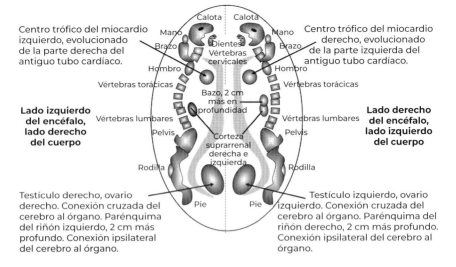

Sección esquemática de TAC del cerebro a través de la médula cerebral, que representa la correspondencia entre las áreas del cerebro y los tejidos orgánicos. El diagrama muestra la disposición de las áreas medulares del sistema esquelético, alrededor de las cuales se disponen las áreas correspondientes de los otros tejidos mesodérmicos.

En la tomografía computarizada cerebral, las áreas de proyección de los huesos se ven más internas y de color oscuro, mientras que las áreas correspondientes a los músculos y los tendones se disponen alrededor de las de los huesos en una posición más externa y de un color más claro. Aún más externas y claras son las áreas de proyección de los vasos sanguíneos, de los vasos y de los órganos linfáticos, del tejido conectivo y adiposo. La disposición relativa de estas áreas se muestra en el siguiente diagrama.

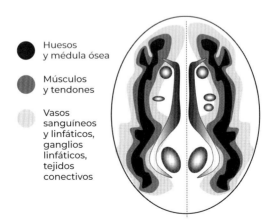

Representación esquemática de la disposición de las áreas medulares de referencia del hueso, músculo, vasos sanguíneos y linfáticos y tejido conjuntivo

Microorganismos típicos de los tejidos regulados por la médula cerebral y su función

Los microorganismos del mesodermo dirigidos por la médula cerebral son las bacterias. La población bacteriana comienza a proliferar de un modo inmediato con extrema rapidez después de que se resuelve el conflicto. Inmediatamente después de la solución, las bacterias específicas se multiplican siguiendo una tendencia exponencial y se vuelven activas de inmediato. Su función es reparar los tejidos que se habían atrofiado o lisado durante la fase activa del conflicto. A medida que cumplen su tarea, su población disminuye naturalmente en número.

Desarrollo de los programas especiales de mesodermo regulados por la médula cerebral
Desarrollo del conflicto activo

En la fase activa, el programa biológico especial de los tejidos mesodérmicos dirigido por la médula consiste en una reducción del tejido, que se manifiesta con diferentes efectos, en relación con el tipo de tejido implicado, por ejemplo, con necrosis en el parénquima, lisis en los huesos, atrofia en los músculos o con citóstasis.

La severidad del conflicto determina la profundidad del tejido que es afectado por el programa: un conflicto de devaluación severo activa los huesos, conflictos más leves afectan músculos, vasos sanguíneos o linfáticos, etc.

Los huesos activan, junto con el programa de lisis, un programa especial concomitante, que afecta a la sangre en diversos grados según la intensidad del conflicto y la centralidad de la devaluación.

Cuanto más central y absoluta sea la devaluación, es decir, que afecte directamente a la estructura de la persona, más extensa y profundamente serán investidos los tejidos y más involucrará también a la sangre.

Cuanto más motivada sea la devaluación, relativa a factores contingentes o contenida y localizada en un área específica de la experiencia, más se verá involucrado el tejido de forma limitada y focal, y también será más limitado y leve el proceso sanguíneo concomitante, y más desapercibido.

Cuanto más se active de manera generalizada el programa concomitante a nivel sanguíneo, más se generalizarán y extenderán las lisis en el tejido.

Cuanto más intenso y prolongado sea el conflicto, más graves y profundas serán las lesiones relacionadas, aun cuando sean localizadas y focales.

Durante la fase activa, mientras se produce lisis en el tejido estructural, también disminuyen las células sanguíneas debido a una atrofia progresiva de la médula ósea o «mielóptisis», que provoca citopenias. Este proceso puede darse de manera generalizada, o de forma más selectiva, según los tonos particulares del conflicto. De hecho, es en la médula ósea donde se producen las células sanguíneas. Por tanto, la atrofia focal o generalizada de la médula ósea provoca una disminución de estas células.

Debido a la afectación de la sangre, puede presentarse anemia, leucopenia, fatiga y reducción progresiva de la eficiencia.

En esta fase, los vasos sanguíneos se contraen por el espasmo simpaticotónico y la parte líquida de la sangre también se reduce; la sangre está, por así decirlo, «un poco seca», por lo que la reducción de células sanguíneas es menos evidente que en la vagotonía. Por este motivo, es poco probable, aunque posible, que se diagnostique anemia durante la fase activa, ya que, aunque las células sanguíneas hayan disminuido mucho, la disminución del calibre de los vasos y del líquido sanguíneo hace que las células presentes en un centímetro cúbico de sangre sean aproximadamente las mismas que en una persona no anémica.

Si el conflicto dura mucho tiempo en la fase activa, las descalcificaciones del hueso pueden provocar fracturas espontáneas.

En la fase activa hay, en cada tipo de tejido implicado en el programa relativo, una pérdida relativa de función: disminución de la capacidad de carga de los huesos debido a la osteólisis, disminución de la producción hormonal del ovario debido a la necrosis, disminución en la producción de orina del riñón debido a la necrosis y a la hipertonicidad, o función muscular disminuida debido a la atrofia.

Sentido biológico del programa en la fase activa
Según nuestra experiencia, además del sentido biológico que se consigue con la reparación exuberante del tejido, estos programas especiales tienen un sentido biológico importante también en la fase activa, de desestructuración. De hecho, los programas que se activan por un trauma de autodevaluación afectan a todos los tejidos estructurales; por tanto, su función es cambiar la estructura según la experiencia, transformar la estructura por la que nos hemos infravalorado. Estos programas modelan la forma del cuerpo, como las herramientas de un escultor, «para poner y para quitar», y tienen una función fundamental tanto en destruir como en reparar, porque son las dos funciones que te permiten cambiar tu forma. Las mismas funciones se activan durante el crecimiento y son indispensables para éste. El sentido de la fase activa, por tanto, reside en disolver el tejido, destruyendo su forma actual, haciéndolo «maleable» para que en la fase de la curación pueda tomar una nueva forma: «Si mi forma no me permite hacer lo que quiero, la desmonto para poder recomponerme en la forma adecuada para lograr mis objetivos».

Desarrollo de la fase de la curación
En la fase de la curación, el tejido, con la ayuda de la actividad bacteriana, se hincha y se regenera.

Hamer llama al conjunto de programas de la médula cerebral «grupo de lujo», porque el sentido biológico de que el programa se resuelva radica en que el tejido vuelve a crecer mucho más grande y fuerte que antes, al tiempo que recupera su funcionalidad, volviéndose aún más eficiente y funcional. Un ejemplo fácilmente observable de este programa lo tenemos en el desarrollo de un entrenamiento deportivo o de tipo militar. Sometidos a grandes esfuerzos y estrés, los músculos y tejidos estructurales generalmente tienen una reacción violenta: dolor, dificultad en el movimiento y fiebre. Después de esta fase, comprobamos que han crecido, se han vuelto más sólidos, fuertes y eficientes. Cada fase activa de esfuerzo es seguida por la fase vagotónica con dolor, luego por el fortalecimiento de los tejidos.

Cualquier entrenamiento físico aprovecha el programa biológico especial del mesodermo de la médula cerebral.

En la fase de la curación, el hueso forma un callo grueso en el punto donde se crearon las lisis activas. La lógica del programa es: donde el tejido se ha debilitado o roto, debe volverse mucho más fuerte y más grande de lo que era anteriormente.

Los vasos sanguíneos y linfáticos, en la fase de la curación, se liberan y aumentan de calibre. La sangre también se «hincha», es decir, aumenta la parte líquida, mientras que la médula ósea se regenera y comienza a producir células sanguíneas en grandes cantidades. Junto a la sensación de bienestar y satisfacción por el conflicto resuelto, que favorece largos períodos de sueño, buen apetito y tranquilidad, vienen los efectos de la reparación sanguínea y ósea, con gran cansancio, a veces fiebre, de unos 38 °C, dolor, en ocasiones sangrado e inflamación de los tejidos afectados. Es en esta etapa cuando generalmente se diagnostican enfermedades mortales, como leucemia, cáncer de huesos, del sistema linfático y de varios órganos. El rápido y masivo crecimiento de los tejidos mesodérmicos en reparación hace que esta fase se perciba como un proceso muy peligroso e irreductible. En esta etapa, el edema de la médula cerebral también puede ser un problema, al que se debe prestar mucha atención. Los tejidos regenerados en exceso durante la fase activa, al final de todo el proceso quedan más grandes y sólidos. Así, las reparaciones de los tejidos pueden producir alteraciones y deformaciones de los huesos, músculos y diversos órganos, que luego se mantienen relativamente estables.

Sentido biológico en la fase de la curación

El sentido biológico de los programas de la médula ósea es regenerar el tejido de forma exuberante, de modo que sea mucho más fuerte que antes en el punto donde se ha mostrado débil.

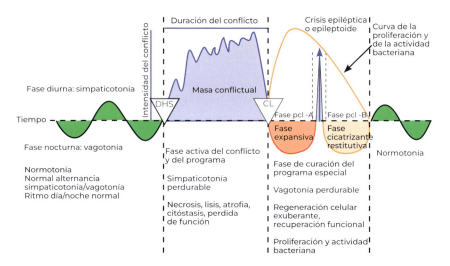

Tabla resumen de los programas recientes de los tejidos derivados del mesodermo reciente regulados por la médula cerebral.
(Figura reconstruida a partir de representaciones esquemáticas extraídas de *Wissenschaftliche Tabelle der Germanischen Neuen Medizin*, de R. G. Hamer)

En la «Tabla científica de la NM», los programas codificados en tejidos derivados del mesodermo reciente, regulados por la médula cerebral, se indican con el código de referencia Ab: columna naranja, sección b. Los programas relacionados con el lado izquierdo del cuerpo, que tienen su propia área de proyección en la médula cerebral del hemisferio derecho, se indican con Ab derecho, mientras que los programas relacionados con el lado derecho del cuerpo, que tienen áreas de proyección en la médula cerebral del hemisferio izquierdo, se indican con Ab izquierdo. Otras referencias a los programas mesodérmicos de conducción medular, especialmente en lo que se refiere a la inervación trófica de la musculatura estriada, se encuentran en la columna naranja de la «Tabla de los nervios craneales».

\multicolumn{4}{c}{PROGRAMAS BIOLÓGICOS ESPECIALES DE LOS TEJIDOS DERIVADOS DEL MESODERMO RECIENTE Y REGULADOS POR LA MÉDULA CEREBRAL CON SUS CÓDIGOS DE INSERCIÓN EN LAS TABLAS NM}
Código de las tablas	Programas y conflictos relacionados en el lado derecho del cuerpo dirigidos por el hemisferio cerebral izquierdo	Código de las tablas	Programas y conflictos relacionados en el lado izquierdo del cuerpo dirigidos por el hemisferio cerebral derecho
Tabla científica de la NMG 1 Ab izquierdo	Tejido conectivo del lado derecho del cuerpo. Conflicto leve de autodevaluación relativo a la localización	Tabla científica de la NMG 1 Ab derecho	Tejido conectivo del lado izquierdo del cuerpo. Conflicto leve de autodevaluación relativo a la localización
Tabla científica de la NMG 2 Ab izquierdo	Tejido adiposo de la parte derecha del cuerpo. Autodevaluación leve por algo experimentado como feo o disfuncional	Tabla científica de la NMG 2 Ab derecho	Tejido adiposo de la parte izquierda del cuerpo. Autodevaluación leve por algo experimentado como feo o disfuncional
Tabla científica de la NMG 3 Ab derecho	Cartílago de la parte derecha del cuerpo. Ligera autodevaluación por discapacidad	Tabla científica de la NMG 3 Ab derecho	Cartílago de la parte izquierda del cuerpo. Ligera autodevaluación por discapacidad
Tabla científica de la NMG 4 Ab izquierdo	Tendones de la parte derecha del cuerpo. Autodevaluación por carencia en la toma	Tabla científica de la NMG 4 Ab derecho	Tendones de la parte izquierda del cuerpo. Autodevaluación por carencia en la toma
Tabla científica de la NMG 5 Ab izquierdo. Tabla de los nervios craneales, columna naranja, hemisferio izquierdo	Musculatura estriada de la parte derecha del cuerpo. Conflicto de autodevaluación por discapacidad motora	Tabla científica de la NMG 5 Ab derecho. Tabla de los nervios craneales, columna naranja, hemisferio derecho	Musculatura estriada de la parte izquierda del cuerpo. Conflicto de autodevaluación por discapacidad motora
Tabla científica de la NMG 5 Ab izquierdo. Tabla de los nervios craneales, nervio vago, columna naranja, hemisferio izquierdo, índice b, plexo cardíaco, columna naranja, izquierda	Musculatura estriada del corazón o «miocardio» del ventrículo izquierdo. Conflicto de sobrecarga, sentirse atrapado en el medio	Tabla científica de la NMG 5 Ab derecho. Tabla de los nervios craneales, nervio vago, columna naranja, hemisferio derecho, índice b, plexo cardíaco, columna naranja, derecho	Musculatura estriada del corazón o «miocardio» del ventrículo izquierdo. Conflicto de sobrecarga, sentirse atrapado en el medio
Tabla científica de la NMG 5 Ab izquierdo. Tabla de los nervios craneales, nervio vago, columna naranja, hemisferio izquierdo, índice a	Musculatura estriada de la rama derecha de los bronquios. Autodevaluación por insuficiencia respiratoria en concomitancia con el conflicto de territorio amenazado	Tabla científica de la NMG 5 Ab derecho. Tabla de los nervios craneales, nervio vago, columna naranja, hemisferio derecho, índice a	Musculatura estriada de la rama izquierda de los bronquios. Autodevaluación por insuficiencia respiratoria en concomitancia con el conflicto de territorio amenazado

| \multicolumn{4}{c}{PROGRAMAS BIOLÓGICOS ESPECIALES DE LOS TEJIDOS DERIVADOS DEL MESODERMO RECIENTE Y REGULADOS POR LA MÉDULA CEREBRAL CON SUS CÓDIGOS DE INSERCIÓN EN LAS TABLAS NM} |

Código de las tablas	Programas y conflictos relacionados en el lado derecho del cuerpo dirigidos por el hemisferio cerebral izquierdo	Código de las tablas	Programas y conflictos relacionados en el lado izquierdo del cuerpo dirigidos por el hemisferio cerebral derecho
Tabla científica de la NMG 5 Ab izquierdo. Tabla de los nervios craneales, nervio vago, columna naranja, izquierdo, índice a	Musculatura estriada del lado derecho de la laringe. Autodevaluación por insuficiencia respiratoria en concomitancia con el conflicto de miedo alarmado	Tabla científica de la NMG 5 Ab derecho. Tabla de los nervios craneales, nervio vago, columna naranja, derecho, índice a	Musculatura estriada del lado izquierdo de la laringe. Autodevaluación por insuficiencia respiratoria en concomitancia con el conflicto de miedo alarmado
Tabla científica de la NMG 5 Ab izquierdo. Tabla de los nervios craneales, nervio vago, columna naranja, derecho, índice b, plexo cardíaco, columna izquierda	Musculatura estriada de la parte derecha del diafragma. Conflicto de sobrecarga. A menudo en concomitancia con el conflicto de miocardio	Tabla científica de la NMG 5 Ab derecho. Tabla de los nervios craneales, nervio vago, columna naranja, derecho, índice b, plexo cardíaco, columna naranja, izquierda	Musculatura estriada de la parte izquierda del diafragma. Conflicto de sobrecarga. A menudo en concomitancia con el conflicto de miocardio
Tabla científica de la NMG 5 Ab izquierdo. Tabla de los nervios craneales, nervio óptico, columna naranja, izquierda, índice 4	Músculo ciliar por la acomodación del cristalino del ojo derecho. Conflicto de autodevaluación por no poder o no querer ver a alguien a lo lejos	Tabla científica de la NMG 5 Ab derecho. Tabla de los nervios craneales, nervio óptico, columna naranja, izquierda, índice 4	Músculo ciliar por la acomodación del cristalino del ojo izquierdo. Conflicto de autodevaluación por no poder o no querer ver a alguien a lo lejos
Tabla científica de la NMG 5 Ab izquierdo. Tabla de los nervios craneales, columna naranja, hemisferio izquierdo, nervio oculomotor, nervio troclear, nervio motor ocular externo	Musculatura extrínseca estriada del ojo derecho. Conflicto de autodevaluación por no poder mirar un punto o por no querer mirar un punto y verse obligado a hacerlo, por no poder apartar la vista o no querer apartarla	Tabla científica de la NMG 5 Ab derecho. Tabla de los nervios craneales, columna naranja, hemisferio derecho, nervio oculomotor, nervio troclear, nervio motor ocular externo	Musculatura extrínseca estriada del ojo izquierdo. Conflicto de autodevaluación por no poder mirar un punto o por no querer mirar un punto y verse obligado a hacerlo, por no poder apartar la vista o no querer apartarla
Tabla científica de la NMG 5 Ab izquierdo. Tabla de los nervios craneales, nervio trigémino, columna naranja, izquierda	Musculatura estriada de la masticación del lado derecho. Conflicto de no poder masticar o sujetar algo entre los dientes	Tabla científica de la NMG 5 Ab derecho. Tabla de los nervios craneales, nervio trigémino, columna naranja, derecho	Musculatura estriada de la masticación del lado izquierdo. Conflicto de no poder masticar o sujetar algo entre los dientes

| \multicolumn{4}{c|}{PROGRAMAS BIOLÓGICOS ESPECIALES DE LOS TEJIDOS DERIVADOS DEL MESODERMO RECIENTE Y REGULADOS POR LA MÉDULA CEREBRAL CON SUS CÓDIGOS DE INSERCIÓN EN LAS TABLAS NM} |

Código de las tablas	Programas y conflictos relacionados en el lado derecho del cuerpo dirigidos por el hemisferio cerebral izquierdo	Código de las tablas	Programas y conflictos relacionados en el lado izquierdo del cuerpo dirigidos por el hemisferio cerebral derecho
Tabla científica de la NMG 5 Ab izquierdo. Tabla de los nervios craneales, nervio facial, columna naranja, hemisferio izquierdo	Musculatura de la mímica de la parte derecha de la cara. Conflicto de desprestigio, por perder la cara, por sentirse reducido a una máscara o al rostro de un payaso	Tabla científica de la NMG 5 Ab izquierdo. Tabla de los nervios craneales, nervio facial, columna naranja, hemisferio derecho	Musculatura de la mímica de la parte derecha de la cara. Conflicto de desprestigio, por perder la cara, por sentirse reducido a una máscara o al rostro de un payaso
Tabla científica de la NMG 5 Ab izquierdo. Tabla de los nervios craneales, nervio glosofaríngeo, columna naranja, izquierda, índice 2	Musculatura de la parte derecha del paladar blando y de la faringe. Conflicto que tiene que ver con el movimiento voluntario de escupir	Tabla científica de la NMG 5 Ab derecho. Tabla de los nervios craneales, nervio glosofaríngeo, columna naranja, izquierda, índice 2	Musculatura de la parte izquierda del paladar blando y de la faringe. Conflicto que tiene que ver con el movimiento voluntario de escupir
Tabla científica de la NMG 5 Ab izquierdo. Tabla de los nervios craneales, nervio accesorio del vago, tabla naranja, izquierda, índice a y b	Musculatura estriada del músculo esternocleidomastoideo y del trapecio del lado derecho del cuerpo. Conflicto de no poder girar la cabeza hacia abajo y a la derecha	Tabla científica de la NMG 5 Ab derecho. Tabla de los nervios craneales, nervio accesorio del vago, tabla naranja, derecho, índice a y b	Musculatura estriada del músculo esternocleidomastoideo y del trapecio del lado izquierdo del cuerpo. Conflicto de no poder girar la cabeza hacia abajo y a la izquierda
Tabla científica de la NMG 5 Ab izquierdo. Tabla de los nervios craneales, nervio hipogloso, columna naranja, izquierda, índice a y b	Musculatura estriada de la parte derecha de la lengua y del esófago. Conflicto de autodevaluación por no ser suficientemente eficaz en el movimiento de la parte derecha de la lengua	Tabla científica de la NMG 5 Ab derecho. Tabla de los nervios craneales, nervio hipogloso, columna naranja, derecho, índice a y b	Musculatura estriada de la parte derecha de la lengua y del esófago. Conflicto de autodevaluación por no ser suficientemente eficaz en el movimiento de la parte izquierda de la lengua
Tabla científica de la NMG 6.1 Ab izquierdo	Musculatura del cuello y del orificio del útero. Autodevaluación por no poder mantener el embrión durante el embarazo o el pene erecto durante las relaciones sexuales		
Tabla científica de la NMG 6.2 Ab izquierdo	Musculatura estriada de la parte derecha de la vejiga. Esfínter de la vejiga. Autodevaluación por no poder delimitar el territorio de manera efectiva	Tabla científica de la NMG 6.2 Ab derecho	Musculatura estriada de la parte izquierda de la vejiga. Esfínter de la vejiga. Autodevaluación por no poder delimitar el territorio de manera efectiva

PROGRAMAS BIOLÓGICOS ESPECIALES DE LOS TEJIDOS DERIVADOS DEL MESODERMO RECIENTE Y REGULADOS POR LA MÉDULA CEREBRAL CON SUS CÓDIGOS DE INSERCIÓN EN LAS TABLAS NM

Código de las tablas	Programas y conflictos relacionados en el lado derecho del cuerpo dirigidos por el hemisferio cerebral izquierdo	Código de las tablas	Programas y conflictos relacionados en el lado izquierdo del cuerpo dirigidos por el hemisferio cerebral derecho
Tabla científica de la NMG 6.2 Ab izquierdo	Músculo estriado del recto. Autodevaluación por no poder marcar efectivamente el territorio		
Tabla científica de la NMG 7 Ab izquierdo	Programa de los huesos y de la médula de la parte derecha del cuerpo. Grave conflicto de autodevaluación. Programa de la médula y de todos los huesos. Conflicto central por autodevaluación	Tabla científica de la NMG 7 Ab derecho	Programa de los huesos y de la médula de la parte izquierda del cuerpo. Grave conflicto de autodevaluación. Programa de la médula y de todos los huesos. Conflicto central por autodevaluación
Tabla científica de la NMG 8 Ab izquierdo	Dientes de la parte derecha del cuerpo. Autodevaluación por no poder morder	Tabla científica de la NMG 8 Ab derecho	Dientes de la parte izquierda del cuerpo. Autodevaluación por no poder morder
Tabla científica de la NMG 9 Ab izquierdo	Ganglios linfáticos de la parte derecha del cuerpo. Ligera autodevaluación debido a la insuficiencia en las relaciones sociales	Tabla científica de la NMG 9 Ab derecho	Ganglios linfáticos de la parte izquierda del cuerpo. Ligera autodevaluación debido a la insuficiencia en las relaciones sociales
		Tabla científica de la NMG 10 Ab derecho	Bazo. Autodevaluación asociada a la sangre: desangrado
Tabla científica de la NMG 11 Ab izquierdo	Corteza suprarrenal derecha. Conflicto de autodevaluación por estar en el camino equivocado	Tabla científica de la NMG 11 Ab derecho	Corteza suprarrenal izquierda. Conflicto de autodevaluación por estar en el camino equivocado
Tabla científica de la NMG 12 Ab izquierdo	Arterias de la parte derecha del cuerpo. Autodevaluación por la parte del cuerpo en la que se tiene una discapacidad	Tabla científica de la NMG 12 Ab derecho	Arterias de la parte izquierda del cuerpo. Autodevaluación por la parte del cuerpo en la que se tiene una discapacidad
Tabla científica de la NMG 13 Ab izquierdo	Venas de la parte derecha del cuerpo. Autodevaluación por impedimento, limitación	Tabla científica de la NMG 13 Ab derecho	Venas de la parte izquierda del cuerpo. Autodevaluación por impedimento, limitación
Tabla científica de la NMG 14 Ab izquierdo	Vasos linfáticos del lado derecho del cuerpo. Conflicto leve por autodevaluación por carencia de relaciones sociales o autodevaluación leve debido a una discapacidad	Tabla científica de la NMG 14 Ab derecho	Vasos linfáticos del lado izquierdo del cuerpo. Conflicto leve por autodevaluación por carencia de relaciones sociales o autodevaluación leve debido a una discapacidad
Tabla científica de la NMG 15 Ab izquierdo	Ovario derecho. Conflicto de pérdida con autodevaluación	Tabla científica de la NMG 15 Ab derecho	Ovario izquierdo. Conflicto de pérdida con autodevaluación
Tabla científica de la NMG 16 Ab izquierdo	Testículo derecho. Conflicto de pérdida con autodevaluación	Tabla científica de la NMG 16 Ab derecho	Testículo izquierdo. Conflicto de pérdida con autodevaluación
Tabla científica de la NMG 17 Ab izquierdo	Parénquima del riñón izquierdo. Conflicto de líquido	Tabla científica de la NMG 17 Ab derecho	Parénquima del riñón derecho. Conflicto de líquido

PROGRAMAS BIOLÓGICOS ESPECIALES DE LOS TEJIDOS DERIVADOS DEL MESODERMO RECIENTE Y REGULADOS POR LA MÉDULA CEREBRAL CON SUS CÓDIGOS DE INSERCIÓN EN LAS TABLAS NM			
Código de las tablas	Programas y conflictos relacionados en el lado derecho del cuerpo dirigidos por el hemisferio cerebral izquierdo	Código de las tablas	Programas y conflictos relacionados en el lado izquierdo del cuerpo dirigidos por el hemisferio cerebral derecho
		Tabla científica de la NNG, 10 Ab, derecho	Parénquima del bazo. Conflicto de sangrado

La disposición de las áreas cerebrales es tal que las áreas medulares de la musculatura estriada son contiguas a las áreas corticales sensoriales y motoras, que inervan los mismos órganos. Precisamente, éstos se ubican justo debajo de las áreas corticales, que proporcionan la inervación sensorial de los epitelios de los mismos órganos, y justo debajo y dentro de las áreas corticales motoras. Tal disposición es funcional para la organización de los haces de nervios, que se juntan para conectar estas áreas del cerebro a los mismos órganos, y para la sinergia entre estos programas. De hecho, casi siempre los encontramos concomitantes.

Conflictos de autoevaluación y desarrollo en los tejidos y órganos de los correspondientes programas biológicos especiales dirigidos por la médula cerebral.

Programa biológico especial del tejido conjuntivo

Códigos de referencia
Tabla científica de la NMG, índices 1 Ab derecho, 1 Ab izquierdo.

Localización cerebral del BH
Área de la médula cerebral correspondiente a la parte del cuerpo en la que se activa el programa, en el hemisferio opuesto al lado del cuerpo activado.

Conflicto
Leve conflicto local de autoevaluación en relación con la madre o los hijos si el programa afecta a la parte izquierda del cuerpo, con el BH relacionado en el hemisferio derecho; y en relación al padre, pareja u otros si el programa afecta a la parte derecha del cuerpo y la BH relativa se localiza en el hemisferio izquierdo. Para las personas zurdas es al contrario.

Desarrollo
En la fase activa, se produce necrosis en el tejido, pequeñas cavidades que hacen que el tejido sea «poroso». Este proceso es asintomático. Sólo si la fase activa es de larga duración, se hace visible como un aspecto característico del tejido de «piel de naranja».

En la fase de la curación, se produce una forunculosis por infección bacteriana (estafilococos) y, posteriormente, un crecimiento exuberante del tejido. Tras finalizar el proceso, tendremos como resultado estable un queloide cicatricial, lo cual satisface el sentido biológico del programa, que ha fortalecido el tejido en el punto donde se percibía débil e inadecuado.

Sentido biológico
Hamer reconoce el sentido biológico del programa en la fase de reparación, cuando el tejido vuelve a crecer de forma exuberante, garantizando un refuerzo en el punto del cuerpo por el que fue depreciado.

En nuestra experiencia, hay un sentido biológico importante incluso en la fase activa del programa, cuando se produce la necrosis de los tejidos. La función de la necrosis es precisamente hacer posible una transformación del tejido afectado por el programa de autodevaluación.

Las cavidades producidas en la fase activa permiten cambiar la forma del tejido de manera adecuada para integrar la memoria del evento que disparó el programa, volviendo al organismo más capaz de lidiar con eventos similares a ése.

Programa biológico especial del tejido adiposo

Códigos de referencia
Tabla científica de la NMG, índices 2 Ab derecho, 2 Ab izquierdo.

Localización cerebral del BH
Área de la médula cerebral correspondiente a la parte del cuerpo en la que se activa el programa, en el hemisferio opuesto al lado del cuerpo activado.

Conflicto
El programa de tejido adiposo se activa con un leve trauma de autodevaluación por una parte del cuerpo experimentada como antiestética, porque se sentía demasiado delgada o demasiado gorda.

Teóricamente, el conflicto es en relación al padre, pareja u otros cuando afecta al lado derecho del cuerpo, o en relación a la madre o los hijos si afecta al lado izquierdo. Para los zurdos sucede al contrario. De hecho, observamos que el aspecto vinculado al conflicto local es generalmente dominante. Los animales engordan y adelgazan de forma natural, según sus necesidades, sin problemas: en la naturaleza no existe un animal demasiado gordo.

Un animal demasiado delgado es débil y enfermo, no sobrevive al invierno, el hambre o la sequía, se defiende con dificultad en las disputas con sus propios compañeros y de los ataques de los depredadores.

Los seres humanos civilizados, que en la actualidad no tienen dificultad para encontrar alimentos y recursos abundantes y están acostumbrados a vivir en total dependencia de la organización social, sin tener casi nunca un enfrentamiento real con el medio natural como individuos, no tienen una necesidad inmediata de almacenar recursos vitales en el propio cuerpo para garantizar una relativa autonomía vital. Estos seres civilizados perciben la cantidad de masa corporal como un criterio de adecuación social ligado a la autodevaluación. Por tanto, perciben la delgadez excesiva y, en la fase histórica actual, sobre todo la adiposidad excesiva como una deformidad. Esta excesiva sensibilidad a los cambios en la masa y forma del cuerpo predispone a los individuos a experimentar las transformaciones naturales del tejido adiposo como un trauma, activando así conflictos en el tejido adiposo y creando círculos viciosos en esta zona.

Desarrollo

En la fase activa, el tejido se vuelve «esponjoso», se «perfora» por necrosis, a través de un proceso asintomático.

Durante la fase de curación, se produce un rebrote exuberante del tejido adiposo al que llamamos «lipoma». La naturaleza no concibe devaluarse por ser demasiado gordo, ¡sería como quejarse de la abundancia! La solución que ha preparado la naturaleza cuando nos desvalorizamos porque percibimos fea una parte de nuestro cuerpo es en todo caso una reparación, un refuerzo del tejido. Incluso si nos sentimos feos porque somos demasiado gordos, el programa orgánico acumula una reserva de grasa aún mayor en la parte que experimentamos fea, simplemente porque en la naturaleza no es concebible que nos desvaloricemos porque somos demasiado gordos: en la naturaleza nos devaluamos sólo por las carencias, no por la abundancia.

Bajo ciertas condiciones, un liposarcoma puede crecer.

Los seres humanos pueden desencadenar un círculo vicioso cuando se devalúan porque se sienten demasiado gordos. De hecho, el crecimiento lipomatoso, que se produce en la fase de la curación, los hace sentir aún más gordos y se convierte en la base de nuevos traumatismos del mismo tipo. Debido a este círculo vicioso, las reparaciones del tejido adiposo pueden crear un exceso de acumulación de grasa en los humanos, lo que nunca ocurre en los animales libres. Si junto al conflicto del tejido adiposo tenemos también activo un conflicto del prófugo, se produce esa interacción de programas biológicos que Hamer llama el «síndrome del prófugo».

En este caso, además del sentimiento de autodevaluación, también nos sentimos solos y abandonados, sin hogar ni refugio, extraños incluso en nuestro propio cuerpo… En este caso, la reparación lipomatosa tiende a convertirse en múltiples recaídas porque queda pendiente, por lo que configura ese cuadro sintomático que llamamos «celulitis».

Sentido biológico
El objetivo del programa es restaurar la imagen corporal a la normal percibida. Como en la naturaleza no existe la devaluación por exceso de grasa, el programa biológico adecuado para reparar el trauma de la autodevaluación activa un crecimiento exuberante del tejido adiposo, fortaleciendo la capa de grasa y embelleciendo al animal según la naturaleza.

Programa especial del cartílago biológico

Códigos de referencia
Tabla científica de la NMG, índices 3 Ab derecho, 3 Ab izquierdo.

Localización cerebral del BH
Área de la médula cerebral correspondiente a la parte del cuerpo en la que se activa el programa, en el hemisferio opuesto al lado del cuerpo implicado.

Conflicto
Leve conflicto de autodevaluación, por no haber descubierto suficiente movilidad o destreza, en la parte del cuerpo que es afectada por el programa. El conflicto es en la relación con el padre, pareja u otros cuando afecta al lado derecho del cuerpo, o en la relación con la madre o los hijos si afecta al lado izquierdo. Para las personas zurdas es al contrario.

Desarrollo
En la fase activa, se produce una necrosis del tejido cartilaginoso, que puede manifestarse como condroporosis, es decir, una modificación de la textura del tejido cartilaginoso, que se vuelve más poroso, o discondrosis, es decir, un adelgazamiento de la capa cartilaginosa debido a la reducción del tejido. El proceso es completamente indoloro y asintomático.

En la fase de la curación, el tejido se hincha durante la reparación y se produce un crecimiento exuberante del tejido, denominado «hipercondrosis». Cuando la necrosis se concentró en un punto particular y circunscrito, como reparación podemos tener la proliferación de un acúmulo concentrado de tejido, lo que en medicina se identifica como «condrosarcoma» y se considera un tumor maligno. Este proceso provoca un dolor intenso y las consiguientes dificultades motoras. Los síntomas de la fase de solución pueden inducir recaídas del mismo conflicto, favorecer otros traumas o alimentar un círculo vicioso que hace que el estado de la persona se cronifique y empeore.

Cuando, durante la fase de reparación de este programa, también tengamos un conflicto del prófugo activo, la interacción entre los dos programas aumentará exponencialmente los síntomas, es decir, la hinchazón y el dolor.

Los resultados del proceso, es decir, las deformaciones del tejido provocadas por la exuberante reparación durante la fase de cicatrización, son relativamente permanentes.

Recaídas y cronicidad

Las deformaciones estructurales se hacen evidentes sólo con una serie de recaídas del conflicto. La condición que se crea a nivel orgánico con un cuadro crónico de recaídas de este conflicto, en medicina, se denomina «artrosis», una inflamación con erosión crónica del cartílago de las articulaciones: la necrosis producida durante la fase activa nunca se reparará del todo, porque los síntomas de la solución provocan la reactivación del conflicto, lo que resulta en necrosis, hinchazón y dolor al mismo tiempo. De hecho, la necrosis del cartílago, con continuas recaídas, empeora progresivamente.

Hamer cree que los resultados de los programas que involucran a la estructura del cuerpo producen deformaciones no remediables. Esto es sólo relativamente cierto: cuando ha tenido lugar una fase de reparación, el tejido crecido en el área reparada ya no se contrae espontáneamente, por lo que es cierto que cualquier deformación producida no es reversible. ¡No hay vuelta atrás! Pero es cierto que, si podemos captar la deformación producida como la primera piedra de un nuevo edificio, el indicador de dirección para construir un nuevo equilibrio, entonces podemos «buscar el nuevo equilibrio» en un proceso en el que todos los conflictos posteriores de autodevaluación se utilizan como los ladrillos del nuevo edificio.

La búsqueda de un nuevo equilibrio y una nueva estructura nos permite utilizar la dinámica del círculo vicioso y las recaídas en función de la transformación.

Sentido biológico

Hamer atribuye a este programa el mismo sentido biológico que a todos los demás programas de la médula cerebral: fortalecer el tejido que se está reparando.

En la necrosis del tejido en fase activa, vemos la función de autodestrucción del cuerpo, es decir, la capacidad de volver maleables las estructuras, poder adaptarlas a la experiencia e integrar nuevas experiencias en la forma de la estructura.

Hamer cree que los resultados de los programas que involucran a la estructura del cuerpo producen deformaciones no remediables. Encuentra el sentido de los resultados de estos programas en la función que ya no tienen para el individuo, sino para la especie. De hecho, en virtud de las deformaciones que se producen como resultado de estos programas, el individuo que ha sido devaluado demasiadas veces se vuelve incapaz de escapar del depredador o de protegerse de él en medio de la manada. Este animal se convierte en alimento para el depredador y su herencia hereditaria no se transmite, se elimina del patrimonio informativo de la especie. Al eliminar de la sucesión a los individuos más débiles y su herencia genética, la especie se fortalece. Por lo tanto, incluso el programa cuyos resultados debilitan al individuo aún fortalecen a la especie.

Debemos decir que esta explicación de Hamer no nos satisface. La idea de que el sentido biológico de las llamadas enfermedades y de los programas biológicos en general reside únicamente en fortalecer los tejidos y sacrificar individuos que con demasiada frecuencia se han infravalorado para la supervivencia de otras especies y para el fortalecimiento de la propia especie contrasta con la inteligencia del órgano del cerebro y con el aprendizaje global. A nuestro juicio, los organismos que recaen en conflictos por desvalorización no son aspirantes a víctimas, sino pioneros de su propia especie, seres que experimentan la desestructuración y reestructuración de su propia forma, exploradores de la función transformadora. Si estos individuos sufren deformaciones estructurales es porque no pueden dejar de ir en busca de nuevos equilibrios y nuevas formas. En el mundo natural sucede a menudo lo que dice Hamer, muchas veces la gacela que se ha devaluado tanto que ya no puede correr entre la manada es devorada por el león. La especie humana ha desarrollado formas de solidaridad y cuidado que mantienen vivos a los individuos más débiles. Quizá por eso ha evolucionado mucho más allá que otras especies, ya que también ha aprendido de los exploradores de los límites, a la vez que ha aprendido formas adecuadas de acción social en busca de soluciones imposibles. La gacela que no se desvaloriza enseña a la especie cómo escapar del depredador. La gacela coja enseñaría a su especie cómo escapar del león cuando escapar es imposible. La especie humana sigue aprendiendo estas lecciones de individuos que sobreviven en condiciones imposibles, que exploran funciones nuevas y creativas.

Si el sentido de los programas de médula cerebral en la fase de la curación muestra cómo la naturaleza fortalece el tejido por el que nos hemos infravalorado, el sentido que encontramos en la fase activa de estos programas muestra cómo se activa la búsqueda de nuevas estructuras y equilibrios, tanto para el individuo como para la especie. Las gacelas no conocen el sentido de la fase activa, los seres humanos sí.

Programa especial biológico de los tendones

Códigos de referencia
Tabla científica de la NMG, índices 4 ab derecho, 4 ab izquierdo.

Localización cerebral del BH
Área de la médula cerebral correspondiente a la parte del cuerpo en la que se activa el programa, en el hemisferio opuesto al lado del cuerpo activado.

Conflicto
El programa de los tendones se activa con un conflicto de autodevaluación por no ser lo suficientemente rápido, relacionándose con la parte del cuerpo que es afectada por el programa especial. El conflicto está relacionado con el padre, con la pareja u otros cuando el programa afecta al lado derecho del cuerpo, y relacionado con la madre o los hijos cuando el programa afecta al lado izquierdo. A los zurdos les sucede lo contrario.

Desarrollo
En la fase activa, tenemos una necrosis del tejido tendinoso que, si el conflicto se prolonga durante mucho tiempo, también puede provocar su rotura.

En la fase de la curación, hay hinchazón y regeneración exuberante del tejido. El proceso genera hinchazón, dolor y discapacidad motora relacionada.

Sentido biológico
En la fase de la curación, el sentido del programa es el fortalecimiento del tejido tendinoso, para lo cual nos hemos depreciado por una función insuficiente. El fortalecimiento del tendón hace que el cuerpo responda mejor al movimiento.

En la fase activa, el significado del programa es demoler una estructura inadecuada para transformarla.

Programas biológicos especiales de la musculatura estriada

La musculatura estriada es el tejido que proporciona los movimientos voluntarios. Su funcionamiento está gobernado por las áreas relativas en la médula cerebral, en cuanto a las funciones tróficas y de automantenimiento nutricional, mientras que su función motora está garantizada por la inervación de los músculos por las áreas específicas de referencia de la corteza cerebral que se llama, precisamente, «corteza motora». Al seguir los programas de los músculos estriados, debemos tener en cuenta el hecho de que su desarrollo implica siempre una interacción con los músculos lisos, cuyas fibras cubren el cuerpo «como una red de perlas» y cuya función arcaica tiende a sostener la musculatura estriada en sus fases de parálisis y atrofia.

Códigos de referencia
Tabla científica de la NMG, índices 5 Ab derecho, 5 Ab izquierdo.

Localización cerebral del BH
Área de la médula cerebral correspondiente a la parte del cuerpo en la que se activa el programa, en el hemisferio opuesto al lado del cuerpo implicado. Las áreas de proyección de la musculatura rodean las áreas de proyección de los huesos.

Conflicto
Conflicto de autodevaluación por no habernos encontrado lo suficientemente móviles y eficientes en un determinado movimiento. El movimiento afectado por el conflicto es fácil de descubrir porque es precisamente el mismo movimiento que está impedido por el programa especial en la fase activa. Cada músculo o grupo de músculos tiene su propio significado en los términos del conflicto. Esto deriva del significado del movimiento que ese músculo o grupo de músculos ayuda a realizar. Por ejemplo, una persona diestra activa los músculos extensores de la pierna derecha para alejar al compañero y los músculos flexores para atraerlo hacia él. Si el movimiento por el cual nos despreciamos es huir de algo o alguien o correr a ayudar o a la llamada de alguien o hacia algo, el programa especial afectará a los músculos de las piernas, que se usan para caminar y correr. Si el movimiento en cuestión es para ahuyentar a alguien o algo, o para sostener o abrazar a alguien, el programa afectará a los músculos involucrados en los movimientos del brazo que participan en repeler, perseguir, abrazar, sujetar, etc. Si no hemos sido eficientes al levantar o bajar la cabeza frente a alguien, los músculos del cue-

llo, etc. se verán afectados por el programa. En la práctica, hay tantos conflictos posibles de este tipo como movimientos posibles de los músculos.

En una persona diestra, el programa se activa en el lado derecho del cuerpo cuando el conflicto se relaciona con la pareja, el padre u otros, y en el lado izquierdo cuando se trata de la relación con la madre o los hijos. Lo contrario sucede para las personas zurdas.

Un caso aparte es lo que Hamer denomina «conflicto local», que se produce cuando un músculo se ve directamente implicado de manera aleatoria, como sucede en un accidente. En este caso, el programa especial se activa en el músculo afectado y, en esa situación, el lado del cuerpo afectado por el programa no tiene nada que ver con las relaciones y no es la experiencia traumática de la autodevaluación la que determina la activación del programa, aunque todavía hay una experiencia de autodevaluación, como un aspecto psíquico del desarrollo.

No estamos muy seguras de que el conflicto local sea realmente ajeno a la relación. Conocemos a más de una persona acostumbrada a traumatismos mecánicos y accidentes, que siempre tiene conflictos locales en el mismo lado del cuerpo y que, casualmente, tiene dificultades de relación que tienen sentido con respecto al lado del cuerpo que accidentalmente sufre traumatismos repetidos. Incluso podemos notar estas coincidencias entre los conflictos relacionales de una persona y el lado del coche que suelen abollar en accidentes fortuitos. Generalmente, el conflicto de autodevaluación debido a la inadecuación en el movimiento se acompaña de un conflicto cortical motor.

Existe una relación dinámica muy estrecha entre las áreas medulares, que tienen una función trófica y nutritiva sobre los músculos, y los centros corticales relativos, que tienen una función motora. Esta relación es fundamental en la denominada parálisis muscular «central», es decir, que se presenta sin lesiones en la médula espinal.

Desarrollo
En el conflicto activo, el tejido muscular afectado por el programa especial se ve privado de la nutrición necesaria, como resultado de lo cual se atrofia. Las células del tejido se reducen en número y éste se seca. Los músculos se vuelven más pequeños, más rígidos y casi tan duros como los huesos y pierden su plasticidad. Esta condición se llama «atrofia» muscular.

En la fase de la curación, el tejido, que se había atrofiado en la fase activa, se regenera en relajación y se hincha. Esta condición se llama «hipertrofia muscular».

Después de la fase de expansión, a menos que el programa sea interrumpido por una recaída y devuelto a la fase activa, se produce la crisis epileptoide, que, para el programa medular, consiste en calambres con posibles desgarros musculares, mientras que, como crisis del programa cortical, nos encontramos ante una verdadera crisis epiléptica, consistente en convulsiones, *shocks* tónico-clónicos, que son una sucesión de fuertes movimientos de contracción alternados con distensión y sacudidas de los músculos. En esta etapa, el tejido, que se está reparando y está lleno de líquidos, puede desgarrarse. El impacto de una simple laceración cambia en relación con el tipo de órgano en el que se produce. Es posible que tengamos un desgarro muscular en los músculos esqueléticos, lo que provocará dolor y dificultad para moverse durante algún tiempo. Cuando ocurre en el miocardio, la rotura del músculo representa una complicación del «infarto de miocardio», que es el ataque epiléptico del programa relacionado, más peligroso, doloroso y comprometedor, porque afecta a un órgano vital que no podemos mantener en reposo. Llamamos «hernia» a un colapso de los músculos del diafragma o de los músculos abdominales. Esto dificulta la función de contención de las vísceras, puede ser muy doloroso e implicar mucho riesgo cuando una parte de las vísceras, que sobresale de la parte cedente de la pared, se tensa por la contracción de la pared muscular. Este estado, al que nos referimos como «hernia estrangulada», requiere un tratamiento quirúrgico plástico de la pared abdominal.

La crisis epiléptica también tiene la función de descongestionar el foco cerebral que, al final de la fase de expansión, está fuertemente edematizado. En medicina, se cree que el foco cerebral es el responsable de los ataques epilépticos, por lo que se puede dar una indicación para eliminarlo. De hecho, la extirpación quirúrgica de focos epilépticos puede hacer fácilmente irreversible la parálisis de los músculos involucrados en el programa.

En el caso del síndrome del prófugo, es decir, cuando tenemos, junto con la solución del programa muscular, también un conflicto del prófugo en fase activa, la hinchazón será particularmente fuerte. En estos casos, el edema de los músculos podría ser mal diagnosticado como miosarcoma, es decir, como un tumor del músculo.

Resultados relativamente permanentes del programa: hernias de la pared abdominal y del diafragma

La hernia es una relajación de una zona de la pared muscular como consecuencia de un conflicto de devaluación resuelto. En la pared abdominal, la hernia puede presentarse en el ombligo, en la zona inguinal o incluso en el diafragma.

La hernia umbilical proviene de la solución de un conflicto de desvalorización del músculo, que no puede contener un vientre demasiado pesado ni soportar la tensión excesiva de un movimiento. La hernia inguinal resulta de un conflicto de desvalorización por no poder practicar bien el sexo, sujetar fuertemente a la pareja, o por la tensión excesiva que requiere un movimiento.

En el diafragma, la musculatura lisa, inervada por el tronco cerebral, es autónoma, mientras que la estriada, voluntaria, puede presentar conflictos por desvalorización, por dificultad en el movimiento respiratorio, cuando no se puede respirar bien. Músculos que en conflicto activo se adelgazaron se liberan en solución y, durante la crisis epileptoide, pueden desgarrarse, causando dolor.

Parálisis motora de la musculatura estriada
A menudo, el programa medular del músculo, que proporciona la nutrición y el automantenimiento de la masa muscular, se asocia con el programa cortical de los músculos, que controla su movimiento y se activa en presencia de un conflicto motor. La interacción de estos dos programas es la explicación del origen y naturaleza de la mayoría de las parálisis motoras que conocemos. Aparte de las parálisis de origen traumático, las de origen tóxico y las parálisis temporales provocadas por edemas que afectan a áreas cerebrales implicadas en la función motora o trófica de los músculos, todos los demás tipos de parálisis motoras pueden explicarse como una interacción del programa especial de autodevaluación por discapacidad motora y por el programa cortical activado por un conflicto motor.

Una serie de cuadros clínicos, que en medicina son considerados enfermedades diferentes, son en realidad distintas expresiones de la combinación de los mismos conflictos biológicos: poliomielitis, esclerosis múltiple, esclerosis lateral amiotrófica, distrofia muscular, atrofia muscular, ictus, parálisis transversal atraumática.

En todos estos casos se produce parálisis muscular, con atrofia o distrofia de la musculatura, sin lesión de la médula espinal.

Comprender los acontecimientos y las dinámicas de vida que subyacen a estas formas de parálisis nos permite, en la medida de lo posible, identificar las condiciones y las maneras de hacerlos retroceder.

Sentido biológico
El programa de curación fortalece el músculo y lo hace más fuerte y funcional. En nuestra opinión, incluso la fase activa del programa tiene un sentido biológico, ya que, con la desestructuración del músculo, desactiva su movimiento habitual y permite cambiar su forma y buscar un nuevo equilibrio, una estática más avanzada y nuevos movimientos.

Programa biológico especial de la musculatura estriada del corazón

La musculatura estriada del corazón se denomina «miocardio» y se encuentra principalmente en los ventrículos.

Códigos de referencia
Tabla científica de la NMG, índices 5 Ab derecho, 5 Ab izquierdo, para inervación trófica; 3 Rb derecho, 3 Rb izquierdo, para inervación motora. Tabla de los nervios craneales: plexo cardíaco, columna naranja para inervación trófica, columna roja, índice 1, para inervación motora; nervio vago, columna naranja, índice b para inervación trófica, columna roja, índice 2, para inervación motora.

Localización cerebral del BH
En el centro trófico de la musculatura estriada del corazón, en el arco del cuerno ventricular, en la médula cerebral. El centro trófico del miocardio del hemisferio derecho se conecta con el ventrículo derecho del corazón, mientras que el centro correspondiente del hemisferio izquierdo se conecta con el ventrículo izquierdo. Por tanto, con un programa que afecte al lado derecho del corazón, encontraremos la BH relativa en la médula cerebral del hemisferio derecho, mientras que en el hemisferio izquierdo encontraremos la BH correspondiente al programa del miocardio izquierdo.

Este tipo de conexión cerebro-órgano es una excepción sólo en apariencia, ya que parece ser una conexión ipsilateral, a diferencia de otros tejidos mesodérmicos, cuya conexión con las respectivas áreas de proyección cerebral es contralateral.

De hecho, la conexión de los ventrículos con el cerebro se remonta a la etapa de evolución en la que se formó el corazón. En ese momento el corazón era un simple enlace entre dos grandes vasos sanguíneos: el tubo cardíaco. Luego, el lado derecho del tubo cardíaco tenía su conexión contralateral al hemisferio cerebral izquierdo, al igual que el lado izquierdo del tubo cardíaco estaba conectado al hemisferio cerebral derecho. En el desarrollo de su evolución, el corazón ha hecho una rotación sobre sí mismo, de modo que la parte del corazón que evolucionó del lado derecho del antiguo tubo cardíaco ahora está a la izquierda, mientras que la parte del corazón que evolucionó del lado izquierdo del tubo del corazón ahora está a la derecha.

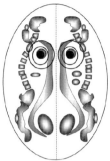
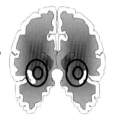

Áreas medulares tróficas del miocardio en la sección frontal del encéfalo

Conflicto

El miocardio se activa con un conflicto en el que uno se siente sobrecargado, desbordado o «engañado».[1]

Para una persona diestra, el conflicto en la relación de pareja, padre u otro activa el lado izquierdo del corazón, con una BH en la médula del cerebro izquierdo. Si el conflicto está relacionado con la madre o el hijo, se activa el lado derecho del corazón y del cerebro. Para las personas zurdas es al contrario.

Desarrollo

En la fase activa, hay necrosis del miocardio, por lo tanto, del tejido del ventrículo. Al mismo tiempo se produce la parálisis relativa de la musculatura estriada del ventrículo debido a la interacción entre el programa de la musculatura de control medular (conflicto de sobrecarga) y el programa dirigido

---

1. El conflicto de sentirse «engañado» aparece en «12 + 1 Hirnnerven - Tables» (Gráfica de 12 + 1 nervios craneales), «Amigos de Dirk», Ediciones de la Nueva Medicina, Alhaurín el Grande, julio de 2004.

por la corteza cerebral motora (conflicto motor). Este proceso es prácticamente asintomático a nivel orgánico si no fuera por la recurrente sensación de «opresión en el corazón», que sin embargo casi siempre se considera de origen psíquico. En la musculatura estriada de otros órganos, la necrosis se nota sólo como una disminución de la masa muscular. En el músculo cardíaco, que se estira debido a la presión interna del corazón, es posible, en cambio, incluso durante la fase activa, distinguir el tejido necrótico con el examen de una tomografía computarizada del tórax, mientras que con ECG pueden detectarse trastornos de la función cardíaca, como arritmias leves. Estos hallazgos de diagnóstico nos dan una medida, durante la fase activa, de lo que podemos esperar en caso de una solución del conflicto y nos permiten obtener indicaciones sobre si resolver o no el conflicto en desarrollo. Si se diagnostica en la fase activa, la necrosis miocárdica y las alteraciones relacionadas de la función cardíaca son correctamente consideradas por la medicina como signos de riesgo de infarto, pero se atribuyen a defectos en la circulación coronaria y se tratan como tales.

Normalmente, sin embargo, la necrosis del músculo cardíaco no se nota en la fase activa, sino más tarde, en la fase de la curación, cuando se produce el infarto de miocardio. En la fase de la curación, durante la fase expansiva, el tejido se vuelve hipertrófico, edematoso y regenera tejidos necróticos. Al mismo tiempo, el relativo BH cerebral también se hincha y comienza su proceso de curación. Al final de la fase expansiva se produce la crisis epileptoide que, en este caso, es una verdadera crisis epiléptica del músculo cardíaco: el infarto de miocardio.

Infarto de miocardio

El infarto de miocardio es una crisis epiléptica de la musculatura estriada del corazón, que constituye la crisis epileptoide del programa especial cortical, junto con la crisis epileptoide del programa medular. Así el infarto está constituido por una alteración temporal de la función del músculo cardíaco, que se expresa con *shocks* convulsivos tónico-clónicos, temblores, espasmos y calambres.

La medicina no conoce las causas del infarto de miocardio, pero conoce el proceso. La hipótesis más aceptada atribuye la necrosis del músculo cardíaco a una alteración de la circulación de las arterias coronarias y a la oclusión de alguna arteria coronaria. Basándose en esta hipótesis, a menudo se intenta recanalizar las arterias ocluidas con angioplastia. Son tantas las arterias coronarias y constituyen una red tan densa que el corazón no correría el riesgo de quedarse sin el riego sanguíneo necesario aunque todos sus troncos principales estuvieran bloqueados. Por lo tanto, no es estrictamente necesario reabrir una arteria ocluida. Además, esta cirugía aumenta el riesgo de ruptura de una arteria o del corazón.

De hecho, la necrosis miocárdica no está causada por defectos circulatorios ni por oclusión de las arterias coronarias. En todo caso, por el contrario, la oclusión de las arterias coronarias puede deberse a la interacción de un programa territorial concomitante o es consecuencia de una necrosis miocárdica.

La activación del programa de la musculatura estriada del corazón implica la activación de un programa concomitante de la musculatura estriada del diafragma y la musculatura estriada de los bronquios, porque las funciones de estos órganos están íntimamente ligadas.

Debido a la diferente interacción con los programas concomitantes y los diferentes síntomas que provocan, es necesario distinguir entre infarto de miocardio derecho e izquierdo.

Infarto de miocardio derecho
Al final de la fase de reparación de la necrosis del miocardio derecho, se produce una crisis epileptoide de la musculatura, es decir, un ataque epiléptico de la musculatura del ventrículo derecho: sacudidas convulsivas tónico-clónicas, calambres, temblores, taquicardia, aumento de la intensidad de las pulsaciones, que se percibe como una sensación de sentir los latidos del corazón en la garganta, y aumento de la presión arterial.

En muchos casos, la convulsión miocárdica tiende a generalizarse y extenderse al resto de la musculatura estriada del cuerpo, dando como resultado una verdadera convulsión generalizada, con espasmos tónicos, clónicos o tónico-clónicos en todo el cuerpo, con pérdida de orina o de heces.

La función de la musculatura del ventrículo derecho está estrechamente relacionada con la musculatura del lado izquierdo del diafragma, que a menudo tiene la función respiratoria principal, y con la musculatura bronquial. De hecho, la función del corazón está coordinada con la de la respiración: durante la inspiración, la sangre venosa es aspirada desde el ventrículo derecho del corazón hacia las arterias pulmonares y dirigida hacia los pulmones, donde libera dióxido de carbono y se enriquece con oxígeno. Esta operación se realiza por los movimientos coordinados de la contracción del lado izquierdo del diafragma, la contracción del ventrículo derecho que se vacía y la contracción de los músculos que dilatan los bronquios. Por eso, el infarto del ventrículo derecho, por el ataque epiléptico del lado izquierdo del diafragma, también puede derivar en un paro respiratorio. De hecho, durante el infarto tenemos la paresia del lado izquierdo del diafragma y de los músculos bronquiales que, con cierta frecuencia, provoca una parada respiratoria, en su mayoría transitoria, con una duración de unos 10 segundos. La pérdida de conciencia es común en estos casos.

Infarto de miocardio izquierdo
Es una convulsión del músculo cardíaco del ventrículo izquierdo, después de la primera fase de reparación de la necrosis. Los síntomas relacionados son: descenso de la presión arterial en la circulación arterial, taquicardia, temblores, calambres, sacudidas convulsivas del corazón. Uno tiene la sensación de ser aniquilado. La pérdida de conciencia es común. Es una experiencia traumática intensa. Muchas personas, en medio de esta crisis, pueden parecer muertas. A menudo, existe la sinergia de este programa especial con el programa del lado derecho del diafragma en la fase de la curación que, en los ataques epilépticos, provoca apnea debido al calambre del diafragma. En este sentido, Hamer habla de «apnea progresiva».

Las convulsiones del ventrículo izquierdo también tienden a generalizarse.

Indicaciones terapéuticas
La mayoría de los infartos de miocardio transcurren sin daño severo. En muchos casos, los pequeños infartos apenas se notan como una fase de taquicardias leves y transitorias y no se reconocen como tales. Los controles electrocardiográficos a menudo revelan los signos residuales de estos ataques cardíacos inadvertidos. Este tipo de infarto sin síntomas se observa en medicina y se llama «isquemia silenciosa» del miocardio.

En los casos más graves, especialmente en presencia de paro respiratorio, están indicadas terapias de reanimación, la administración de cortisona, fármacos analépticos para estimular la respiración. Las compresas calientes en el pecho y la espalda, las sales aromáticas y la aplicación de hielo envuelto en un paño húmedo en la cabeza pueden ayudar.

La mayoría de las muertes por infarto se producen por compresión cerebral en la segunda fase vagotónica, inmediatamente después de la fase aguda del infarto, por lo que es importante no introducir demasiado líquido en el organismo y favorecer la descongestión del BH con la aplicación de hielo en la cabeza y medicamentos astringentes. Una vez más, se debe tener cuidado de que no haya un conflicto del prófugo activo, lo que haría que los astringentes fueran ineficaces. En cualquier caso, una solución al conflicto del prófugo debe ser nuestra prioridad.

En caso de parada respiratoria por obstrucción del diafragma, la terapia de choque consiste en arrojar agua fría al paciente o, si se dispone de estos fármacos, administrar analépticos respiratorios por inyección.

Programa de la musculatura estriada de los bronquios

Código de referencia
Tabla científica de la NMG, índices 5 Ab derecho, para la función trófica; 2 Ra derecho para el programa de la mucosa epitelial de los bronquios; 3 Rb derecho, en cuanto al programa cortical motor; Tabla de los nervios craneales, nervio vago, columna naranja, hemisferio derecho, índice a, para los músculos bronquiales.

Localización cerebral del BH
Área frontal-parietal del bulbo raquídeo del hemisferio cerebral derecho.

Conflicto
El programa de la musculatura bronquial se activa con un conflicto de autodevaluación por trastornos respiratorios, que se presentan en presencia del programa cortical concomitante correspondiente a un conflicto de miedo. Para una mujer zurda, el conflicto cortical que activa el programa laríngeo es el del miedo alarmado, para un varón diestro es el miedo al territorio amenazado que activa una reacción motora: dar la alarma, llamar a las armas y defender el territorio. El conflicto cortical activo provoca una exhalación prolongada y dificultad para respirar y, en las convulsiones epileptoides, una verdadera crisis de «asma bronquial». Estos trastornos, especialmente si se prolongan en el tiempo, también tienden a activar el programa medular porque constituyen la ocasión de un conflicto de devaluación.

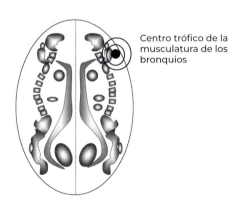

Centro trófico de la musculatura de los bronquios

Desarrollo
En la fase activa, los músculos bronquiales se necrosan, es decir, se adelgazan. Como ocurre en el resto de los músculos estriados, generalmente, junto al programa medular existe el programa motor concomitante con el control

cortical, por lo que también se produce una parálisis motora de los músculos bronquiales, que provoca disnea y espiración prolongada. El proceso afecta a ambos lados del árbol bronquial.

En la fase de la curación, el tejido necrótico o atrófico se regenera de forma exuberante, mientras que los músculos se hinchan. En crisis epileptoide, tenemos un ataque de asma bronquial, simultáneamente con la eliminación de líquidos. En la siguiente fase está la restitución del tejido y el retorno a la normalidad.

Sentido biológico
En la fase activa, la atrofia de la musculatura corresponde a la necesidad de adelgazar el espesor de la pared de los bronquios y, al mismo tiempo, aumentar el lumen interno, aumentar el flujo de aire de los bronquios a los pulmones y traer más oxígeno para prepararse para la defensa del territorio. En la fase de la curación, la exuberante reparación de los músculos bronquiales garantiza una musculatura más potente.

Programa de la musculatura estriada de la laringe

Códigos de referencia
Tabla científica del NMG, 5 Ab izquierdo, en cuanto al programa trófico medular; 2 Ra izquierdo para el programa cortical de la mucosa de la laringe; 3Rb izquierdo, en cuanto al programa cortical motor; Tabla de los nervios craneales: nervio vago, inervación del hemisferio cerebral izquierdo, columna roja, índice 1a para la mucosa y 1b para la musculatura.

Localización cerebral del BH
BH en la médula frontal-parietal del hemisferio cerebral izquierdo (cerca del centro del habla).

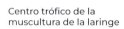
Centro trófico de la muscultura de la laringe

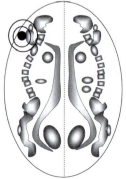

Conflicto
El programa de la musculatura estriada de la laringe se activa con un conflicto de autodevaluación por trastornos respiratorios, que se dan en presencia del programa cortical concomitante correspondiente a un conflicto de miedo.

Para una mujer diestra, el conflicto cortical que activa el programa laríngeo es el del miedo alarmado, para un varón zurdo es el miedo al territorio amenazado, un miedo que activa una reacción motora: gritar, dar la alarma, llamar a las armas y la defensa del territorio.

El conflicto cortical activo provoca inhalaciones prolongadas, que provocan jadeos, y, en una crisis epileptoide, una verdadera crisis de «asma laríngea». Estos trastornos, especialmente si se prolongan en el tiempo, también tienden a activar el programa medular porque constituyen la ocasión de un conflicto de devaluación.

Desarrollo
En la fase activa, se produce necrosis y atrofia de la musculatura de la laringe y cuerdas vocales y, generalmente, también una ligera parálisis.

En la fase de la curación, se produce la exuberante regeneración de los tejidos necróticos o atróficos y la regresión de la parálisis, con hinchazón e infección y, finalmente, la restitución y recuperación funcional de los músculos.

Sentido biológico
En la fase de la curación, la musculatura se vuelve más gruesa y poderosa que antes, lista para hacer frente a nuevos ataques con mayor eficacia.

Programa de la musculatura estriada del diafragma

Códigos de referencia
Tabla científica de la NMG, 5 Ab izquierdo; Tabla de los nervios craneales, nervio vago, columna roja, derecha e izquierda, índice 5b; plexo cardíaco, columna naranja, hemisferio derecho; columna roja, hemisferio derecho, índice 1.

Localización cerebral
En la zona medular de referencia de las vértebras torácicas, en posición interna respecto a la localización de los huesos, en posición contigua respecto al área trófica del miocardio.

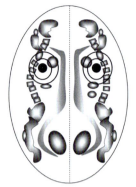

Área de proyección de la parte derecha del diafragma

Área de proyección de la parte izquierda del diafragma

Conflicto

El programa del diafragma se activa con un conflicto de sobrecarga, cuando nos desvalorizamos en una condición de estricta dificultad, en la que nos sentimos sobrecargados o «atrapados en medio», envueltos a pesar de nosotros mismos en un problema que nos atormenta. Éste prácticamente siempre se encuentra junto al programa miocárdico, que se activa con el mismo conflicto. El programa medular es casi siempre concomitante con el programa motor, activado por el conflicto de no poder respirar libremente.

Desarrollo

En la fase activa tenemos la necrosis del músculo, mientras que en la fase de la curación las necrosis se reparan con un proceso edematoso e inflamatorio.

Músculo ciliar para la acomodación del cristalino

El músculo ciliar es un músculo estriado voluntario, que tiene la función de regular la convexidad del cristalino y, por lo tanto, permitir que el ojo enfoque objetos a diferentes distancias. El cristalino es una lente que tiene la función de desviar los rayos de luz que ingresan al ojo, aumentando el poder refractivo de la córnea para así conducir los rayos de luz al punto visual de la retina. La lente tiene una forma básicamente esférica. Cuando los músculos ciliares, que controlan su convexidad, se relajan, se aplana parcialmente por la presión del líquido contenido en el globo ocular. Ésta es la condición en la que el ojo enfoca objetos distantes en la retina. La contracción de los músculos ciliares provoca la relajación de la zónula, el área a la que se une el cristalino, lo que permite que el cristalino adquiera una forma más convexa, que sirve para enfocar los objetos más cercanos.

Códigos de referencia
Tabla de los nervios craneales, fascículo óptico, columna naranja, índice 4, para función trófica; columna roja, índice 4, para función motora; nervio oculomotor, columna naranja para función trófica, y columna roja para función motora.

Localización cerebral del BH
Un área temporal de la médula del hemisferio cerebral derecho para la función trófica del músculo ciliar del ojo izquierdo y del hemisferio izquierdo para el ojo derecho. A menudo, el programa medular se combina con una BH en la corteza motora para la función motora y/o una BH en la corteza sensorial para la función sensorial.

Conflicto
Este programa se activa cuando nos sentimos infravalorados por la imposibilidad de ver a alguien que de repente ha desaparecido de nuestra vista, o cuando hemos visto aparecer en nuestro horizonte a alguien que nunca desearíamos haber visto. Hamer, en la Tabla de los nervios craneales, atribuye el programa de atrofia del músculo ciliar al «conflicto de no poder o no querer ver a alguien a lo lejos», el mismo conflicto del programa cortical del cristalino.

Además, sabemos que los programas de control de la médula ósea siempre se activan con conflictos de autodevaluación, por lo que debemos creer que, incluso en este caso, hay una experiencia de autodevaluación o inadecuación, por no poder ver o tener a la vista en nuestro horizonte a alguien a quien no queremos ver. Entre otras cosas, la experiencia de la devaluación constituye la diferencia entre el conflicto medular y el conflicto cortical que, de lo contrario, serían idénticos. En este conflicto, sentimos que nuestros ojos no han sido eficientes en su movimiento: «¿Cómo pude haberlo perdido de vista?».

Este conflicto de autodevaluación suele darse asociado al conflicto motor, que se da cuando, en el momento del trauma, se produce también el movimiento de seguir a una persona con los ojos hasta que se sale de nuestra vista, o el movimiento de mantener el ojo en el horizonte, donde aparece alguien que no queremos ver, un movimiento que ha sido ineficaz.

Podemos encontrar el conflicto de autodevaluación asociado también a un conflicto sensorial, un conflicto de separación, generado porque la persona deseada se ha perdido de vista o porque tenemos que soportar la vista de alguien que nos gustaría mantener lejos.

Desarrollo
En la fase activa se produce necrosis o atrofia del músculo ciliar. El músculo se atrofia y queda contraído, por lo que el cristalino ya no puede enfocar objetos lejanos, porque queda fijo en la posición en la que tiene su mayor convexidad, que es la posición de enfoque de los objetos cercanos.

En la fase de curación, el músculo ciliar repara la necrosis, con un proceso que conlleva hinchazón y dolor, y recupera su función. El músculo se relaja, permitiendo que el cristalino vuelva a su posición de reposo y recupere la elasticidad que le permite enfocar objetos a diferentes distancias.

Musculatura estriada extrínseca de los ojos

Los músculos estriados de los ojos, inervados por el nervio oculomotor, el nervio troclear y el nervio motor ocular externo, se encargan de los movimientos voluntarios de los globos oculares. El nervio troclear, después del nervio motor ocular externo, es la inervación más arcaica de los músculos oculares. Proporciona el impulso para rotar los ojos y opera los músculos oblicuos superiores.

El nervio motor ocular externo inerva la musculatura estriada voluntaria del músculo recto lateral, que proporciona a los ojos el impulso para el movimiento de rotación lateral.

Códigos de referencia
Tabla de los nervios craneales, nervio oculomotor, nervio troclear y nervio motor ocular externo, columna naranja para inervación trófica y columna roja para inervación motora.

Localización cerebral del BH
En el área temporal de la médula cerebral, en cuanto a la función trófica; en el área de proyección de la musculatura en la corteza motora y sensorial para el aspecto motor y sensorial. La BH se activa en el hemisferio cerebral izquierdo para la musculatura del ojo derecho y en el hemisferio derecho para la musculatura del ojo izquierdo.

Conflicto
Conflicto de autodevaluación por no poder mirar un punto o por no querer mirar un punto y verse obligado a hacerlo, por no poder apartar la vista o no querer apartarla. Como en todos los conflictos de los tejidos regulados por el neoencéfalo, la activación del lado derecho, en este caso del ojo derecho, nos

informa que el conflicto está relacionado con la pareja, padre u otros, mientras que el conflicto del ojo izquierdo nos dice que el conflicto está relacionado con la madre o los hijos.

Para la musculatura inervada por el nervio troclear, el conflicto es el de autodevaluación por no poder o no querer girar los ojos. La musculatura inervada por el nervio motor ocular externo se activa con un conflicto de autodevaluación por no poder o no querer desviar la mirada hacia un lado. El nervio motor ocular externo también se activa en presencia de un conflicto del prófugo activo, porque los dos núcleos del nervio motor ocular externo en el puente del tronco cerebral, que son contiguos a las dos áreas de proyección de los túbulos renales, se activan con el conflicto del prófugo. Esta sinergia tiene su propio sentido biológico en el hecho de que el prófugo está desorientado, por lo que la naturaleza lo detiene no muy lejos de su base. Para ello, sus ojos no deben mirar hacia delante, sino hacia un lado, casi hacia atrás, hacia la casa segura que ha dejado.

Desarrollo

En la fase activa se produce la parálisis y atrofia del músculo o músculos afectados por el conflicto, de forma que el ojo queda bloqueado más o menos rígidamente en el movimiento, que suele estar garantizado por el músculo implicado en el conflicto.

En la fase de la curación, los tejidos que se habían atrofiado en la fase activa se regeneran y recuperan su función. Durante el proceso de regeneración, tendremos hinchazón y dolor, y entre las dos fases de solución, la crisis epiléptica, que consiste en movimientos autónomos, *shocks* tónico-clónicos y calambres de los músculos afectados por el programa. Estos ataques epilépticos se asemejan a los tics, son microdescargas motoras, que a menudo encontramos en la experiencia de personas sanas y que no implican ningún riesgo.

Sentido biológico

El objetivo del programa es hacer que los músculos de los ojos sean más gruesos y fuertes para dirigir mejor la mirada hacia donde se quiera.

Musculatura de la masticación

Códigos de referencia

Tabla de los nervios craneales, nervio trigémino, columna naranja para la función trófica, columna roja para el programa motor.

Localización cerebral del BH
En la zona de proyección de la musculatura en la zona temporal del bulbo raquídeo del hemisferio cerebral contralateral respecto al lado del cuerpo afectado por el programa.

Conflicto
El programa de los músculos masticatorios inervados por el trigémino se activa con un conflicto de no poder masticar o sujetar algo entre los dientes. En los diestros, el conflicto tiene que ver con la pareja, el padre u otros cuando el programa afecta al lado derecho del cuerpo, mientras que tiene que ver con los hijos o la madre cuando involucra al lado izquierdo. En los zurdos sucede lo contrario.

Desarrollo
En la fase del conflicto activo, tenemos parálisis de la musculatura, dada por la activación de la inervación motora, dirigida por las áreas de la corteza cerebral motora. En cuanto a la función trófica, tenemos necrosis y atrofia de la musculatura masticatoria de la parte contralateral del cuerpo con respecto al hemisferio cerebral investido por el BH.

En la fase de la curación, tenemos el exceso de regeneración de los tejidos de los músculos masticatorios, que durante la fase activa han sufrido necrosis. La interacción del programa motor concomitante provoca un ataque epiléptico de los músculos entre las dos fases de la solución, antes de la reanudación gradual de la función.

Sentido biológico
El propósito del programa es fortalecer los músculos para que la masticación y la mordida sean más efectivas.

Programa de la musculatura mímica de la cara

El nervio facial proporciona la función trófica de la musculatura de la mitad de la cara y de la mitad de la lengua contralateral al área medular de referencia, y la función motora de los músculos mímicos de la mitad contralateral de la cara.

Códigos de referencia
Tabla de los nervios craneales, nervio facial, columna naranja para inervación trófica, y columna roja para inervación motora.

Localización del BH
En la zona de proyección de los músculos faciales, en la zona temporal de la médula cerebral, contralateral al lado de la cara afectado por el programa, en cuanto a la función trófica. BH en el área de proyección de la musculatura en la corteza motora, para el programa motor.

Conflicto
El programa de la musculatura mímica de la cara se activa con el conflicto de perder la cara, de sentirse reducido a una máscara o al rostro de un payaso. Casi siempre, el conflicto mesodérmico se acompaña de un conflicto motor cortical.

Desarrollo
En la fase del conflicto activo, en cuanto a la función motora, hay parálisis o paresia de los músculos mímicos de la parte de la cara afectada por el programa. En cuanto a la inervación trófica, el estado de conflicto activo determina la necrosis y atrofia de los músculos implicados en el programa. En la fase de la curación, los músculos atrofiados se regeneran, pasando por una fase de hinchazón y dolor, con calambres en crisis epileptoide.

En la musculatura que, en la fase activa, estaba paralizada por verse afectada por el programa motor, vemos la remisión de la parálisis, después del ataque epiléptico relacionado, con *shocks* tónico-clónicos, perceptibles como un temblor rítmico de los músculos de la cara.

Sentido biológico
En la fase activa del conflicto motor, el rostro se paraliza haciéndose impenetrable: una máscara que cubre y reemplaza el rostro perdido. En la fase de la curación, la motilidad recién encontrada permite «reconstituir un rostro nuevo en el lugar del perdido». La fase de solución del programa trófico, con su exuberante reparación de los músculos que se habían atrofiado en la fase activa, hace que los músculos sean más robustos y el rostro más expresivo que antes.

Programa de la musculatura del paladar blando y de la faringe

Códigos de referencia
Tabla de los nervios craneales, nervio glosofaríngeo, columna naranja y columna roja, índice 2, tanto para la función trófica como para la motora.

Localización cerebral del BH
Para la función trófica, el BH en la médula del hemisferio cerebral izquierdo para el lado derecho del paladar y de la faringe, y en el hemisferio derecho para el lado izquierdo. El BH en la corteza motora, en la zona de proyección de la musculatura, para la función motora.

Conflicto
El programa de la musculatura del paladar se activa con un conflicto que tiene que ver con el movimiento voluntario de escupir, cuando tenemos algo que «escupir», incluso en un sentido abstracto, cuando se trata de algo difícil de decir, «un sapo que escupir».

Desarrollo
En la fase del conflicto activo, el programa medular provoca la atrofia de los músculos del paladar, mientras que el programa motor determina su parálisis.

En la fase de la curación, se produce la regeneración de los músculos previamente atrofiados, con hinchazón, dolor y calambres en crisis epileptoides. La solución del conflicto motor determina la remisión de la parálisis y la recuperación paulatina de la función motora.

Sentido biológico
El significado del programa es el fortalecimiento de los músculos en la fase de la curación, cuando se produce la exuberante regeneración del tejido muscular.

Programa de la musculatura estriada del músculo esternocleidomastoideo y del trapecio

Códigos de referencia
Tabla de los nervios craneales, nervio vago accesorio, columna naranja para inervación trófica, y columna roja para inervación motora, índices A y B.

Localización cerebral del BH
Para la función trófica, BH en la médula del hemisferio cerebral izquierdo para el lado derecho del cuerpo, y en el hemisferio derecho para el lado izquierdo, inmediatamente debajo del centro de inervación cortical motora.

Conflicto

El conflicto del músculo esternocleidomastoideo del lado derecho se activa cuando no podemos girar la cabeza hacia abajo a la derecha, sino sólo al lado opuesto. El conflicto del lado izquierdo se desencadena cuando no podemos girar la cabeza hacia la izquierda, sino sólo hacia la derecha. Evidentemente, el lado del cuerpo afectado por el programa indica si el conflicto se generó con el padre, la pareja u otros (derecha para el diestro), o con la madre o los hijos (izquierda para el diestro).

El conflicto del músculo trapecio se desencadena cuando no podemos mover o tirar de los hombros y el torso hacia atrás.

Es famoso el ejemplo, aportado por el Dr. Hamer, del hombre que se dio cuenta demasiado tarde de que un niño estaba en la trayectoria de la flecha que acababa de disparar: no pudo contener la flecha que ya había disparado y el niño fue alcanzado por su flecha. Como consecuencia de este trauma, el arquero sufre parálisis y atrofia del músculo trapecio derecho, lo que le impide realizar el movimiento necesario para disparar una flecha.

Desarrollo

En la fase de conflicto activo, el músculo sufre un proceso de parálisis debido al programa motor con atrofia de la musculatura si se le suma el conflicto de autodevaluación.

En la fase de la curación, se produce la remisión de la parálisis y la regeneración de los músculos en las partes necróticas con calambres y *shocks* tónico-clónicos en las crisis epileptoides.

Sentido biológico

El objetivo del programa es fortalecer los músculos en la fase de la curación.

Programa de la musculatura estriada de la lengua y del esófago

Códigos de referencia

Tabla de los nervios craneales, nervio hipogloso, columna naranja para función trófica, y columna roja para motora, índices A y B.

Localización cerebral del BH

En el área de la musculatura en la médula del hemisferio cerebral izquierdo para el lado derecho del cuerpo, y en el hemisferio derecho para el lado izquierdo. Para el aspecto motor, el BH está en las áreas de proyección de estos músculos en la corteza motora.

Conflicto
El programa de conducción medular que concierne al lenguaje se activa con un conflicto de devaluación por no ser lo suficientemente efectivo con el movimiento del lado derecho o izquierdo de la lengua. La del esófago se activa con el conflicto de no poder o no querer dar un mordisco. El sentimiento de autodevaluación por no poder realizar ese movimiento es lo que identifica el conflicto medular con respecto al motor.

Desarrollo
En la fase activa, el conflicto motor provoca la parálisis de la mitad de la lengua afectada por el programa y la desviación de la lengua hacia la parte no paralizada.

El mismo conflicto de no poder o no querer tragar también provoca parálisis de la musculatura de la parte del esófago afectada por el programa. En caso de parálisis de una parte de la lengua o del esófago, la otra parte es suficiente para tragar, por lo que no hay un efecto particularmente dramático.

El conflicto de deterioro provoca necrosis y atrofia de los tejidos afectados por el programa. En la fase de la curación, se produce la remisión de la parálisis de la lengua y del esófago y la reparación de los tejidos atróficos o necróticos. Desaparece la desviación de la lengua y hay una recuperación gradual de la función motora. Durante la crisis epileptoide, la lengua y el esófago se llenan de calambres y *shocks* tónico-clónicos. También podemos perder baba de la boca como manifestación del programa de la lengua.

Sentido biológico
El programa de solución proporciona una musculatura más potente.

Programa de la musculatura estriada del cuello y del esfínter del útero

Códigos de referencia
Tabla científica de la NMG, índice 6.1 Ab izquierdo.

Localización cerebral del BH
En el área de proyección de la pelvis en la médula cerebral en el centro cortical motor izquierdo.

Conflicto
El programa se activa con un conflicto de autodevaluación por no poder mantener el feto en el útero y por lo tanto no poder llevar adelante el embarazo, o incluso con un conflicto de no poder mantener el pene erecto durante el acto sexual para ser fecundada.

Desarrollo
En fase activa tenemos necrosis asintomática de la musculatura del cuello del útero, mientras que en la fase de la curación tenemos la reparación de la necrosis con restitución de la musculatura. En la crisis epileptoide, los músculos se contraen con calambres tónicos repetidos. En la musculatura del esfínter no tenemos necrosis.

Es importante la función motora del esfínter del útero, por lo cual se hace referencia a los programas motores.

Programa de la musculatura estriada de la vejiga

Códigos de referencia
Tabla científica de la NMG, índice 6.2 Ab izquierdo, 6.2 Ab derecho.

Localización cerebral del BH
En el área de proyección de la pelvis en la médula cerebral, del hemisferio derecho para el lado izquierdo de la vejiga, y del hemisferio izquierdo para su lado derecho. Esto en cuanto a lo que se refiere al programa trófico de la médula cerebral. En cuanto al programa cortical motor, el área afectada es la periinsular derecha del centro cortical motor para la mitad izquierda de la vejiga, y la misma área en el hemisferio izquierdo para el lado derecho de la vejiga.

Conflicto
La musculatura de la vejiga se activa cuando entramos en un conflicto de autodevaluación porque somos incapaces de marcar y delimitar efectivamente nuestro territorio.

Desarrollo
En la fase activa se produce necrosis y atrofia de la musculatura estriada de la pared de la vejiga. El esfínter no presenta necrosis ni atrofia. En la simpaticotonía, el esfínter se libera y luego se abre, por lo que se necesita orinar con frecuencia y es difícil retener la orina.

En la fase de la curación, los músculos se regeneran exuberantemente, hinchándose y produciendo dolor. En la fase vagotónica, el esfínter se cierra y retiene la orina, pero durante la convulsión se abre, eliminando muchos líquidos. Al final, está la fase de restitución, con la recuperación funcional y la vuelta a la normalidad de los tejidos. Eventualmente, la musculatura permanece más gruesa y más poderosa de lo que era antes de que se activara el programa.

Sentido biológico
El objetivo del programa es fortalecer los músculos de la vejiga con el fin de marcar adecuadamente el territorio. Incluso en la fase activa, cuando el estado simpaticotónico abre continuamente el esfínter, el programa tiene un significado biológico para quien no ha marcado suficientemente el territorio: perder la orina por todas partes, con la certeza de delimitar el propio territorio.

Programa de la musculatura estriada del recto

Código de referencia
Tabla científica de la NMG, índice 6.3 Ab izquierdo.

Localización cerebral del BH
En el área periinsular izquierda de la corteza motora, en lo que respecta a la función motora, y en el área de proyección de la pelvis en la médula cerebral del hemisferio izquierdo.

Conflicto
Autodevaluación por no poder marcar el territorio de manera efectiva. Se invade alevosamente el territorio, se mueven o manipulan nuestras cosas. Un animal marca el territorio con su propio olor dejado en la orina y las heces. Así, nuestra incapacidad para preservar nuestro territorio de las manipulaciones de otros activa en el cuerpo esos programas que tienen la función de hacernos liberar más productos corporales para definir mejor nuestro territorio. Un ejemplo de este tipo de conflicto se puede encontrar en los traumas repetidos que un adolescente se provoca en sí mismo cada vez que detecta las señales de las incursiones de su madre en su habitación.

Desarrollo
En la fase activa hay necrosis y atrofia del tejido rectal, excepto en el esfínter anal. Éste, simpáticamente, se libera, abriéndose.

Durante la fase de curación, se reparan las necrosis de los músculos rectales mediante un proceso que implica hinchazón y dolor. En la vagotonía, el esfínter se tonifica, se contrae y cierra el ano, excepto en el momento de la crisis epiléptica, cuando se está de nuevo en una fase simpática breve e intensa, durante la cual se libera el esfínter anal y es posible tener una heces sueltas. La musculatura rectal, después de la fase de la curación, se vuelve más fuerte que antes.

Sentido biológico
En la fase activa, la atrofia de la pared muscular del recto tiene como finalidad dejar pasar una mayor cantidad de heces, mientras que la relajación simultánea del esfínter anal tiene la función de dejar salir las heces sin ningún tipo de restricción, de «perder» las heces, esparciéndolas por todas partes para marcar el territorio. En la fase de la curación, el exceso de reparación de la musculatura tiene la función de hacerla más fuerte y eficiente de lo que era antes.

Programas biológicos especiales de los huesos

Códigos de referencia
Tabla científica de la NMG, índices 7Ab izquierdo y 7Ab derecho.

Localización cerebral HF
Toda la parte interna de la médula cerebral del hemisferio izquierdo para los programas del lado derecho del cuerpo, y del hemisferio derecho para los programas del lado izquierdo del cuerpo. Cada parte del esqueleto se activa por un conflicto específico diferente al de los demás huesos. La proyección de las áreas cerebrales correspondientes a las diversas partes del esqueleto constituye un homúnculo medular, un diagrama del esqueleto en la sección de la médula. Encontraremos el BH en la zona medular correspondiente a la parte del esqueleto afectada por el programa especial.

Conflicto
El programa especial de los huesos se activa con un conflicto estructural de devaluación: no nos sentimos válidos con respecto a nuestra estructura, no nos sentimos iguales a como estamos hechos, no nos sentimos lo suficientemente fuertes o válidos como personas.

En los adultos, por lo general, el conflicto de autodevaluación está motivado y circunscrito: uno se desvaloriza en un ámbito específico de existencia por razones específicas. También existe un conflicto central por desvalorización, que suele encontrarse en niños o personas mayores. El conflicto central es una autodevaluación radical, total, aniquiladora: «¡No valgo nada, no soy nada!».

Este conflicto provoca una desmineralización generalizada y un programa generalizado de la médula ósea.

Si no nos sentimos lo suficientemente válidos, hábiles en términos de movilidad, de la capacidad de sortear dificultades, de caminar eficientemente, de realizar actividades manuales con habilidad, entonces el programa afecta a las articulaciones.

Cada parte del esqueleto corresponde a un conflicto de desvalorización diferente y específico. Como en todos los programas de neoencéfalo, el conflicto que activa el programa relacionado en la parte derecha del cuerpo está relacionado con el padre, la pareja u otros, mientras que el conflicto que activa la parte izquierda del cuerpo está relacionado con la madre o los hijos, para una persona diestra. Para una zurda sucede lo contrario.

Distintos conflictos de infravaloración relacionados con la localización de los programas en distintas zonas del esqueleto

Cabeza, calota craneal
El programa de la calota craneal se activa con un conflicto de autodevaluación intelectual, cuando sufrimos un DHS, en el que nos sentimos tomados por tontos, en el que hemos pasado por estúpidos. Entre que nos sintamos estúpidos y que los demás nos vean como estúpidos no hay diferencia desde el punto de vista del conflicto biológico.

El aspecto fundamental del conflicto es que nos vemos impedidos para hacer valer nuestras capacidades intelectuales en una condición de falta de libertad, injusticia y opresión. Hamer cita el ejemplo de una persona contra la cual un tribunal ha dictado una sentencia injusta. Un colegial podría tener este conflicto en la escuela, con un profesor que lo valora injustamente y no deja de ridiculizarlo frente a sus compañeros.

Zona de proyección de la médula del hemisferio izquierdo de los huesos de la parte derecha de la calota

Zona de proyección de la médula del hemisferio derecho de los huesos de la parte izquierda de la calota

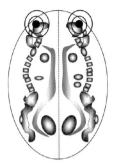

Área de proyección de la médula del hemisferio izquierdo de los huesos de la órbita del ojo derecho

Área de proyección de la médula del hemisferio derecho de los huesos de la órbita del ojo izquierdo

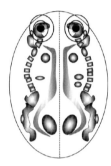

Área de proyección de la médula del hemisferio izquierdo de los huesos de la mandíbula y del maxilar derecho

Área de proyección de la médula del hemisferio derecho de los huesos de la mandíbula y del maxilar izquierdo

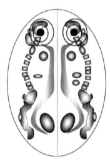

Órbita del ojo

El programa de la órbita del ojo fue encontrado por Hamer en un niño que sufría un conflicto de autodevaluación debido a los efectos de una enfermedad en su ojo y se sentía juzgado: «Tu ojo parece el de un monstruo».

Maxilar y mandíbula

El programa del maxilar y de la mandíbula se activa con un conflicto de autodevaluación por no poder morder.

Columna vertebral: conflictos en el área de la personalidad

Vértebras cervicales

Este programa se activa con un conflicto de autodevaluación porque no somos lo suficientemente buenos, fuertes o valientes para levantar la cabeza. En una situación de discordia y privación de libertad, se debe inclinar la cabeza.

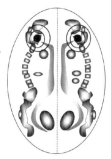

Área de proyección en la médula del hemisferio izquierdo del lado derecho de las vértebras cervicales

Área de proyección en la médula del hemisferio derecho del lado izquierdo de las vértebras cervicales

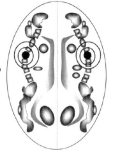

Área de proyección en la médula del hemisferio izquierdo del lado derecho de las vértebras dorsales

Área de proyección en la médula del hemisferio derecho del lado izquierdo de las vértebras dorsales

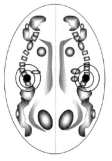

Área de proyección en la médula del hemisferio izquierdo del lado derecho de las vértebras lumbares

Área de proyección en la médula del hemisferio derecho del lado izquierdo de las vértebras lumbares

Vértebras dorsales

En la nueva tabla, el doctor Hamer atribuye el programa de las dorsales a un conflicto de autodevaluación por algo que no está bien en el tórax.

En otros escritos anteriores, había identificado otro tipo de experiencias conflictivas como el DHS del programa de las dorsales.

Las dorsales D1 y D2 se activan con un conflicto de autodevaluación por no poder hacer lo que te gustaría, cuando tienes que sufrir, doblar el cuello.

El programa de las D3 y D4 se activa con un conflicto de autodevaluación por sentimiento de culpa o carga que llevar, cuando llevamos un peso en la espalda, como una bestia de carga, y no podemos deshacernos de él.

El programa de las D6 y D7 se activa por un conflicto de autodevaluación porque uno se siente aplastado, como en una prensa, y debe defenderse: es la posición del boxeador en defensa, con la espalda encorvada y el esternón hundido hacia dentro, o el del gato enojado.

Vértebras lumbares

Las vértebras D12, última dorsal, y L1/L2, primera lumbar, se activan con el «conflicto del líder de la manada». En los animales de cuatro patas, esta zona corresponde a la grupa. Un líder de manada es el único que puede montar a lomos de otros, pero nadie puede hacer lo mismo con él. Este conflicto se observa en personas atrapadas en conflictos jerárquicos, primogénitos acosados por hermanos, ancianos, mujeres diestras en la menopausia, cuando empiezan a no soportar la autoridad de sus maridos.

Las vértebras L4, L5 se activan con un conflicto de autodevaluación porque no nos sentimos válidas como compañeras, parejas, colaboradoras, en el ámbito no sexual: nos sentimos denigradas como compañeras, como cabezas de familia…, nos sentimos partidas en dos.

Cuando el programa afecta a toda la columna vertebral, el conflicto de autodevaluación es central, atañe a toda la estructura de la personalidad: «Soy una persona equivocada, no valgo, el trabajo de mi vida está destruido, todo me sale mal».

Esternón

El programa del esternón se activa con un conflicto de autodevaluación, porque uno se siente atrapado. No te sientes libre de existir. El conflicto también puede desencadenarse cuando una persona se siente asimétrica o mutilada, como después de la amputación de un seno.

Este conflicto se encuentra a menudo en personas que no se aceptan a sí mismas.

Área de proyección de la médula del hemisferio izquierdo de la parte derecha del esternón	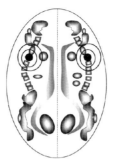	Área de proyección de la médula del hemisferio derecho de la parte izquierda del esternón
Área de proyección de la médula del hemisferio izquierdo de las costillas de la parte derecha	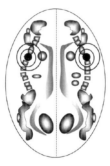	Área de proyección de la médula del hemisferio derecho de las costillas de la parte izquierda
Área de proyección de la médula del hemisferio izquierdo del lado derecho de la pelvis y del hueso púbico	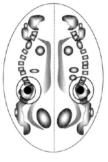	Área de proyección de la médula del hemisferio derecho del lado izquierdo de la pelvis y del hueso púbico
Área de proyección de la médula del hemisferio izquierdo del lado derecho del cóccix	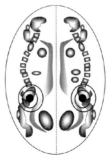	Área de proyección de la médula del hemisferio derecho del lado izquierdo del cóccix

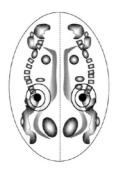

Área de proyección de la médula del hemisferio izquierdo del lado derecho de la articulación sacro-iliaca y de los huesos isquiáticos

Área de proyección de la médula del hemisferio derecho del lado izquierdo de la articulación sacro-iliaca y de los huesos isquiáticos

Costillas
El programa de autodevaluación de las costillas se ve con frecuencia en mujeres a las que les han amputado los senos o en presencia de una enfermedad o después de una cirugía pulmonar o cardíaca.

Pelvis y hueso púbico
La pelvis es la parte del cuerpo con la que se da la bienvenida a la pareja. El programa de estos huesos se activa con un conflicto de autodevaluación porque uno no se siente un compañero sexual válido.

Cóccix
El programa se activa con un conflicto de autodevaluación por haber sufrido, por «haber recibido por ahí», o por alguna enfermedad que afecte a la zona del recto, por ejemplo, por hemorroides.

Articulación sacroilíaca
En estos huesos se activa el programa con un conflicto de autodevaluación por no poder acoger a la pareja si el conflicto atañe al lado derecho, o al hijo si el programa atañe al lado izquierdo del cuerpo: «No puedo acoger a la pareja» o «no puedo tener un hijo».

Huesos iliacos de la pelvis
Hamer cita el caso de una paciente con osteólisis en los huesos ilíacos, en presencia de un conflicto de autodevaluación por no poder quedarse embarazada debido a la pelvis demasiado estrecha.

Huesos isquiáticos
Conflicto de no poder «poseer»: «No puedo dar nada porque ya no tengo nada».

Hombros y brazos

El programa se activa con un conflicto de autodevaluación por no sentirse libre de actuar: «Quisiera hacer algo, pero no puedo». Si el programa involucra a la parte externa de los brazos, significa que la persona no puede deshacerse de alguien: de la pareja si el programa involucra al brazo derecho, de una madre o un hijo si el brazo afectado es el izquierdo. Si, por el contrario, el conflicto afecta al interior de los brazos, indica que a la persona le gustaría atraer a alguien hacia ella, pero no es capaz de hacerlo.

Una madre, cuyo hijo ha tenido un accidente, se siente mala madre porque no tuvo cuidado y su descuido hizo que no pudiera evitar el accidente de su hijo. Un hombre abandonado por su esposa se sentía inadecuado, un mal esposo, incapaz de mantenerla con él. Un hombre se siente como un mal padre porque siempre ha favorecido al hijo más prepotente sobre el otro y ahora es regañado con razón por el hijo maltratado.

Codo

El programa de la articulación del codo corresponde a un conflicto de autodevaluación porque no se ha mantenido firme frente a algo: «Debo aguantar, no puedo ceder», o porque se sentía incapaz de sostener a alguien en sus brazos.

Dedos de la mano

El programa de los dedos se activa con un conflicto de autodevaluación por inexperiencia manual.

El conflicto de dedo índice y anular indica desvalorización por incapacidad de mantener; el conflicto de índice es una desvalorización respecto al hacer: escribir, coser, etc. Se suele encontrar en personas que utilizan las manos en el trabajo, que tienden a tener el conflicto «No soy capaz», cuya recurrencia frecuente se debe a artrosis de las articulaciones de los dedos, o personas que tienden a no sentir lo suficientemente rápido y, recayendo a menudo en este programa, consiguen la descalcificación del tendón. Nos hemos encontrado con el conflicto «He perdido las riendas de la situación o de mi vida» en correspondencia con un programa de dedo meñique y dedo anular.

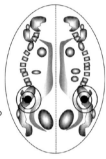

Área de proyección de la mano derecha en la médula del hemisferio izquierdo

Área de proyección del brazo derecho en la médula del hemisferio izquierdo

Área de proyección del hombro derecho en la médula del hemisferio izquierdo

Área de proyección de la mano izquierda en la médula del hemisferio derecho

Área de proyección del brazo izquierdo en la médula del hemisferio derecho

Área de proyección del hombro izquierdo en la médula del hemisferio derecho

Área de proyección en la médula del hemisferio izquierdo del lado derecho de la articulación coxofemoral derecha

Área de proyección en la médula del hemisferio derecho del lado izquierdo de la articulación coxofemoral izquierda

Muñeca

El programa de los huesos de la muñeca corresponde a un conflicto de desvaluación por no tener pulso. Si, por el contrario, nos desvalorizamos porque no somos rápidos para tener pulso, los tendones del carpo se ulceran. Si no somos lo suficientemente rápidos para sujetar, los tendones del dorso de la mano se activan.

Articulación del fémur con la pelvis, la cabeza o el cuello del fémur

Este programa corresponde a un conflicto de autodevaluación por no poder soportar algo: «Ya no aguanto más, tengo que ceder». Cuando dos ciervos pelean entre sí, uno tiene que ceder. El que cede se dobla sobre las piernas, se inclina.

Rodilla

El programa de la rodilla se activa con un conflicto de autodevaluación por «incapacidad deportiva»: no soy lo suficientemente fuerte, rápido, no puedo seguir el ritmo de mi compañero, no puedo seguir el ritmo de los demás… El campeón que pierde un juego, la anciana que ya no puede limpiar debajo de los muebles, etc. El término «incapacidad deportiva» denota una experiencia en la que nos sentimos incapacitados, torpes en los movimientos que estamos acostumbrados a poder hacer, no necesariamente en el ámbito deportivo.

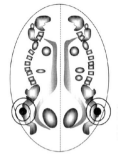

Área de proyección en la médula del hemisferio izquierdo de la rodilla derecha

Área de proyección en la médula del hemisferio derecho de la rodilla izquierda

Tobillo y articulaciones del pie

Conflicto de desvalorización por la dificultad de mantenerse en equilibrio, balancearse, bailar o correr, actividades que involucran la función del tendón de Aquiles. Quienes continuamente se doblan los tobillos tienen los tendones debilitados, debido a las recaídas de este conflicto, lo que provoca atrofia de los ligamentos y, en la fase A de la solución, cuando los músculos se aflojan, se pueden provocar esguinces.

Dedos del pie

El programa de los dedos de los pies implica un conflicto de autodevaluación porque no se es lo suficientemente rápido para correr.

El conflicto del dedo gordo del pie es el autodevaluación con respecto a la dirección que uno toma: «Voy en la dirección equivocada», o «No sé a dónde ir», o «Cualquier dirección que tome es mala para mí».

Pies

Conflicto de desvalorización por no poder mantener los pies en la tierra: el suelo que se pisa no es bueno.

Mantener el pie contraído, agrupado, significa: «Yo camino sobre brasas», colocarlo de puntillas como la pezuña de un caballo significa: «Quiero llegar demasiado», colocarlo en los metatarsianos: «Yo camino sobre huevos».

Conflicto del escafoides, el hueso del arco, significa: «Quiero ponerme de pie». Muchas recaídas de este conflicto resultan en pies planos.

Talón
Desvalorización por no poder empujar, patear algo, pasar por encima de algo, tirarlo hacia atrás, dejarlo a las espaldas.

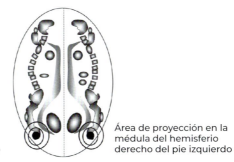

Área de proyección en la médula del hemisferio izquierdo del pie derecho

Área de proyección en la médula del hemisferio derecho del pie izquierdo

Desarrollo del programa biológico especial de los huesos

En la fase activa se produce la necrosis del tejido óseo: en las zonas afectadas por el programa, muchas células se secan y se forman cavidades, agujeros en el tejido, que los médicos denominan «osteólisis», o desmineralizaciones difusas, en presencia de conflictos centrales, más frecuentes en niños y ancianos.

Una radiografía, en esta fase, mostrará zonas hipodensas, osteolíticas, o alteraciones en la textura del tejido.

En esta fase, el programa óseo es generalmente asintomático, pero si el conflicto se prolonga durante mucho tiempo, el hueso puede atrofiarse de tal manera que posibilita las fracturas espontáneas, tanto en el caso de grandes osteólisis localizadas como en el caso de desmineralización difusa (osteoporosis).

Programa concomitante de la médula ósea y de la sangre

Los tejidos óseos siempre activan un programa concomitante en la médula ósea y en la sangre. Este programa implica la atrofia localizada o extensa de la médula ósea, lo que provoca una disminución en la producción de células sanguíneas, lo cual resulta en una escasez de estas células en la sangre. En la simpaticotonía, los vasos sanguíneos se contraen y la parte líquida de la sangre disminuye, por lo que es posible que no se note la disminución real de las células sanguíneas. Sin embargo, en esta etapa, podemos tener una disminución progresiva de la eficiencia física y sentirnos agotados, a pesar de la agitación de la simpaticotonía, debido a la citopenia y la anemia, que también se pueden detectar, aunque no en sus dimensiones reales.

En la primera fase de la solución, el hueso se hincha en correspondencia con la osteólisis, para reparar los tejidos dañados, también gracias a la actividad bacteriana. El edema, que se forma entre el hueso y el periostio, la piel fina y sensible que recubre el hueso, consiste en una solución líquida, en la que se multiplican las células destinadas a reparar el hueso. Este líquido, al acumularse, ejerce mucha tensión en el periostio, provocando un dolor muy intenso. En medicina este cuadro se denomina «osteosarcoma» y se considera un tumor prácticamente mortal. En una radiografía, la zona edematosa, en la que flotan diluidas las nuevas células óseas, aparece completamente oscura, como si el hueso, en ese punto, estuviera casi completamente destruido. En realidad, si dejamos que se complete el programa, podemos comprobar que, en la segunda fase de la solución, el edema se reabsorbe reparando el hueso con un callo que lo hace mucho más fuerte y duro que antes.

El periostio es un revestimiento semipermeable. El derrame trasudativo (pobre en moléculas de proteína), que se acumula entre el periostio y el hueso en la fase de la curación, se filtra parcialmente a través del periostio, hinchando también los tejidos circundantes, pero la presión dentro de la cápsula perióstica se mantiene fuerte para que ésta conserve la forma adecuada del hueso, de modo que pueda ser reparado manteniendo más o menos la forma original. En esta etapa es muy peligroso perforar la cápsula del periostio, que contiene el edema de reparación, o perturbar el proceso en desarrollo con citostáticos. De hecho, debido al carácter particular de los tejidos mesodérmicos, todo lo que impide la proliferación en la solución provoca, tras una estasis temporal, una proliferación mucho más exuberante.

La mayoría de los osteosarcomas mayores son de origen iatrogénico debido a la ruptura del periostio durante la fase de reparación o por intoxicación por quimioterapia.

En caso de rotura del saco perióstico, observamos lo mismo que ocurre en las fracturas abiertas: el líquido, repleto de nuevas células callosas, se escapa de la cápsula y la proliferación se hace aún más intensa para reparar la nueva herida producida. Sin embargo, el líquido no se dispersa de manera disfuncional, sino que forma un manguito circular para estabilizar el hueso alrededor de la lesión.

En la fase de expansión, cuando el hueso «nada» sin más soportes dentro de la cápsula perióstica, puede fracturarse. Entonces, en esta fase, se necesita mucha precaución en los movimientos.

La sintomatología se verá agravada exponencialmente por el conflicto del prófugo activo concomitante (síndrome) que, en este caso, configurará sustancialmente ese cuadro sintomático que llamamos «gota»: dolor óseo intenso, con acentuación del edema reparador, acompañado de un alto grado de la tasa urémica.

Para el programa de médula ósea concomitante, en la fase de la solución tendremos una regeneración de la médula y una reanudación frenética de la hematopoyesis. En la vagotonía, los vasos sanguíneos que se relajan aumentan de calibre, mientras que la sangre se va llenando de líquido, por lo que, aunque las células sanguíneas vuelvan a aumentar, se nos puede diagnosticar «anemia» (pseudoanemia mecánica). Tendremos gran cansancio, somnolencia, buen apetito.

La posterior regeneración de la sangre provoca entonces un aumento de glóbulos blancos y luego de glóbulos rojos, plaquetas y otras células. En esta etapa, se puede hacer un diagnóstico de «leucemia». Esto puede ayudar a desencadenar un círculo vicioso que agrava los síntomas y retrasa la recuperación.

Es particularmente importante controlar el edema cerebral, con hielo y astringentes. Éstos también pueden ayudar a mitigar los síntomas del edema óseo.

Recaídas del conflicto óseo y del conflicto local

En la fase de la solución de los programas óseos, es muy fácil y frecuente tener recaídas, sufrir nuevos DHS o conflictos locales.

La solución es continuamente complicada y obstaculizada por el dolor, el cual, en sí mismo, nos hace sentir enfermos, inválidos en esa parte del cuerpo.

A una persona que tiene un dolor intenso por mucho tiempo y se siente gravemente incapacitada (recaídas del conflicto de desvalorización) le baja el umbral del dolor hasta magnificar cada pequeño estímulo doloroso. En esta condición, siente que no tiene salida (conflicto del tálamo), hasta el punto de perder las ganas de vivir.

Entonces, en estas etapas, el alivio del dolor es clave.

La terapia médica del dolor a base de morfina es anestésica porque bloquea la transmisión sináptica. Al interrumpir la conexión entre el cerebro y el órgano, impide que el tejido en la fase de la solución pase a la fase de eliminación: el edema continúa expandiéndose, tanto en el tejido del órgano afectado por el programa como en el cerebro, hasta provocar la muerte por compresión cerebral.

Es importante intervenir sobre el dolor, consolando a la persona y apoyando el proceso en desarrollo. Esto se puede hacer interviniendo localmente, con sustancias o técnicas descontracturantes y descongestionantes, para brindarle a la persona la experiencia de las fases de alivio del dolor. También es importante dar una clara conciencia de la función y el momento de esta fase de regeneración y dirigir el orden de los pensamientos sobre actividades placenteras y sobre cuándo pasará el dolor. Es fundamental que la persona entienda la función del dolor y aprenda a usarlo como un sistema de señalización que le da instrucciones sobre cómo moverse. De ser un agresor incontrolable e ineludible, el dolor debe pasar a ser un instrumento en la mano del enfermo y a estar bajo su control. La persona tiene que leerlo, descifrarlo, utilizarlo para entender lo que está pasando en su cuerpo y seguir este proceso interno con todo su cuerpo y con su vida. Sobre todo, debe leerlo por lo que es: ¡un signo de vida!

El dolor es una experiencia totalmente psicológica: el impulso del dolor es cortical y es el resultado de la elaboración mental y racional de lo que está sucediendo. En la práctica, el dolor no depende totalmente de lo que nos sucede, sino del sentido que le damos a ese hecho. Si atribuyo mi dolor a una enfermedad que me destruye, invalida y mata, entonces el dolor será insoportable y, frente a ese dolor, no tendremos defensa. Si, por el contrario, interpreto el dolor como una señal de un proceso creativo o reparador en mi cuerpo, si sé que terminará y entonces estaré bien, entonces el dolor será mucho menos intenso y más llevadero, y fácilmente nos dejaremos distraer de ello.

Resultados de los programas óseos: alteraciones no traumáticas del esqueleto
El hueso, reparado por el crecimiento exuberante de callos durante la fase de la solución del conflicto de desvalorización, se autorregenera, dejando deformaciones más o menos marcadas, debido al exceso de tejido cicatricial, que quedan como resultado del proceso.

Podemos tener deformaciones esqueléticas como consecuencia de un conflicto resuelto o incluso de conflictos reincidentes. En este último caso, las deformaciones serán más pronunciadas.

Los desenlaces de los conflictos de devaluación a nivel de las vértebras o discos intervertebrales provocan desviaciones de la columna vertebral: cifosis, hiperlordosis, escoliosis. El punto donde se forma la desviación nos informa sobre el contenido del conflicto de devaluación resuelto.

Las deformaciones articulares, como vemos en la artritis deformante o en la artrosis, también son el resultado de conflictos de deficiencia resueltos. Éste último sale del programa del cartílago. Las desviaciones o deformaciones no causan ningún dolor, excepto cuando se forman.

El dolor es siempre un signo de solución. Por tanto, el dolor, en correspondencia con una alteración esquelética, hace que exista un conflicto de desvalorización recurrente en ese tejido, que sigue provocando necrosis y fases de reparación y recaídas en la fase de restitución. Un posible efecto de conflictos resueltos de las vértebras es la hernia discal. Los discos intervertebrales son discos de tejido cartilaginoso, que sirven como suspensiones elásticas para las articulaciones de las vértebras. Consisten en una cápsula sólida que contiene una parte más gelatinosa. La compresión excesiva del disco por parte de las vértebras, por un movimiento de torsión o por hinchamiento de las vértebras en la fase de solución del conflicto, puede desgarrar la cápsula del disco y liberar la parte gelatinosa. Este trauma es un conflicto discal local que, en proceso de reparación, produce un callo exuberante. Si éste supera cierto tamaño, puede causar dolor y alteraciones sensoriales o motoras hasta la parálisis, por compresión de los nervios espinales, por lo que puede ser necesario reducir el callo, descomprimir el disco.

Reumatismo articular agudo o artritis reumática
Se trata de una inflamación dolorosa de las articulaciones en la fase de la curación de un programa óseo, por un conflicto de desvalorización. Si es crónico, significa que el conflicto se encuentra reincidente en fase de resolución.

En el pasado, este trastorno era muy común y cualquier médico conocía los síntomas. La articulación afectada estaba roja, muy hinchada y dolorosa, la función motora muy limitada (rubor, calor, dolor *et functio laesa*). Generalmente, también había fiebre entre 38 °C y 39 °C. Estos síntomas duraban unos meses. Todos los viejos médicos sabían que los pacientes tenían que descansar durante 4 o 6 meses, sin hacer ningún esfuerzo, con fisioterapias de drenaje. Cualquier intervención que supusiera presión o lesión en la zona enferma estaba estrictamente contraindicada. Había un buen porcentaje de remisiones y, en cualquier caso, nadie ha muerto nunca por esta enfermedad.

Ahora sabemos que, en un hueso de la articulación afectada, siempre hay osteólisis que se está reparando y que la leucocitosis, que antes se consideraba un síntoma concomitante de la inflamación, es en realidad el síntoma del programa medular óseo, que acompaña a la fase de disolución ósea (leucemia).

Las antiguas clínicas para el tratamiento de pacientes con artritis ya no existen. Hoy en día estas enfermedades se consideran autoinmunes y degenerativas y se tratan con citostáticos o inmunosupresores.

Conflictos por desvalorización en la práctica del deporte de competición
El deportista tiene su propia predisposición personal a los conflictos por desvalorización, muchas veces se acerca al deporte precisamente para resolver conflictos de este tipo, y es llevado a vivir todo como una carrera, donde cada vez pone en juego su valor, ganándolo o perdiéndolo. El deporte profesional,

que exige un rendimiento cada vez mayor, crea una presión continua y conflictos activos de devaluación.

La fase de conflicto activo se vive muy positivamente, porque aumenta el rendimiento de una manera fantástica: el atleta está muy tonificado, se siente incansable, fuerte. En esta etapa gana carreras y consigue sus récords. Después de la victoria, entra en vagotonía, en la fase de resolución del conflicto: está cansado, engorda, incapaz de actuar válidamente, tiene dolor. A menudo, en esta fase se producen patologías del esqueleto, músculos o tendones. Un deportista vive esta situación como una fase muy negativa, tiene fracasos y sufre del conflicto de la devaluación. Tras el fracaso y reactivación del conflicto, el deportista vuelve a ser solidario y, gracias al «dopaje natural» que éste le proporciona, puede conseguir nuevos éxitos y superar sus registros anteriores.

Los nuevos éxitos resuelven el conflicto y la solución implica una nueva fase vagotónica. En vez de disfrutar del relax como un merecido «descanso del guerrero», el atleta cae en la senda de la desvalorización. El patrón recurrente continúa así.

Los conflictos de los deportistas son generalmente de corta duración, con poca masa conflictiva, por lo que las manifestaciones del programa a nivel orgánico casi siempre son diagnosticadas como inflamaciones y no como osteosarcomas.

Sangre y hematopoyesis

Llamamos «hematopoyesis» al proceso de formación de células sanguíneas.

Del segundo al octavo mes de desarrollo embrionario, es el hígado el que produce las células sanguíneas, luego esta función la asume el bazo, y finalmente la médula ósea roja, que se convierte en el órgano fundamental de la producción de sangre.

Todas las células sanguíneas se originan a partir de células madre totipotentes, que se encuentran en la médula ósea. Algunos de éstas, después de haber migrado al sistema linfático (bazo y ganglios linfáticos), dan lugar a linfocitos, que luego circulan en la sangre y en el sistema linfático.

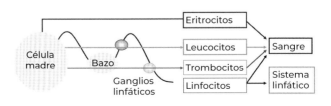

Hematopoyesis

Los eritrocitos, o glóbulos rojos, contienen hemoglobina, a la que deben su color, y tienen la función de transportar oxígeno. Aumentan naturalmente cuando se necesita más oxígeno en la sangre.

Los trombocitos o plaquetas tienen función hemostásica.

Los leucocitos, o glóbulos blancos, tienen función inmunológica y toman diferentes nombres dependiendo de la forma de su núcleo. Un tipo particular de éstos, los linfocitos, también se encuentran en el sistema linfático.

Programa biológico especial del bazo

El bazo es un ganglio linfático adecuadamente modificado para realizar la función de filtrar la sangre y almacenar el exceso de plaquetas. Su tejido es esponjoso para este fin.

Código de referencia
Tabla científica de la NMG, 10 Ab derecho.

Localización cerebral del BH
En la zona parietobasal de la médula cerebral del hemisferio derecho, en la zona donde el bazo, a modo de ganglio linfático, normalmente tiene su proyección cerebral.

Conflicto
El bazo se activa con un conflicto de autodevaluación por sangrado.

Con una gran herida sangrante no podemos defendernos, somos incapaces de luchar. Podemos tener este conflicto incluso cuando la sangre no está sana, por ejemplo, si nos diagnostican un trastorno de la sangre o cuando tenemos que extraer sangre con frecuencia.

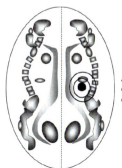

Área de proyección del bazo en la médula del hemisferio derecho

Un caso especial de DHS sangrante es la transfusión. En nuestros programas biológicos, la posibilidad de que un flujo de sangre entre en el cuerpo no está codificada, la sangre sólo sale. Por eso la transfusión se percibe como una hemorragia y puede causar DHS.

Desarrollo

En el conflicto activo, el cuerpo se comporta como si tuviera una herida sangrante grave: produce muchas plaquetas, que serían necesarias en la herida, para detener la hemorragia. Sin embargo, no podemos tener demasiadas plaquetas en el torrente sanguíneo, porque éstas podrían provocar coágulos de sangre en los vasos (trombos), capaces de provocar incluso oclusiones mortales. Para superar este inconveniente, el tejido del bazo se necrosa y excava nuevas cavidades en las que almacenar el exceso de plaquetas en circulación. En el momento del DHS, la cantidad de plaquetas cae rápidamente muy por debajo de lo normal. Así que tenemos necrosis del bazo y trombocitopenia, porque las plaquetas se retiran de instantáneo del torrente sanguíneo y se almacenan en las nuevas cavidades especialmente excavadas por la necrosis del bazo. El sentido biológico de la fase activa de este programa es evitar un tromboembolismo en los vasos sanguíneos. En la fase de la curación, el número de trombocitos vuelve a aumentar espontáneamente, mientras que las áreas necróticas se hinchan para regenerar el tejido perdido. Si las necrosis son más internas, el bazo se hincha por completo; si en cambio las necrosis son más externas, se produce un quiste. Como todos los tejidos mesodérmicos, el tejido del bazo crece exuberantemente a medida que se regenera, de modo que el bazo en general se vuelve más grande que antes. Este fenómeno se llama «esplenomegalia».

Con cada resolución del conflicto sanguíneo, el bazo se agranda un poco más, aumentando su eficiencia en la absorción de trombocitos mejor y más rápido.

En el caso de un bazo muy agrandado, sabemos que estamos en presencia de un conflicto sanguíneo continuamente recurrente. A menudo, esto le sucede a las personas que están siendo tratadas por enfermedades de la sangre, que han tenido un DHS inicial en el momento del diagnóstico y que se colocan en un programa de controles frecuentes, volviendo cada vez al conflicto binario. Después de muchas recaídas, tendrán un bazo muy agrandado y una falta crónica de plaquetas.

Complicaciones y recaídas

En casos de conflicto muy fuerte o con múltiples recaídas en fase activa, vemos un bazo muy pequeño y contraído y citopenias severas, mientras que, en caso de conflicto prolongado o con muchas recaídas en la fase de la curación, encontramos esplenomegalia severa y trombocitopenia severa.

En estos casos, puede estar indicada una esplenectomía para evitar el daño de una laceración del bazo, en caso de solución. Las funciones del bazo pueden ser asumidas de manera efectiva por un ganglio linfático cercano.

Durante una convulsión epileptoide, el tejido del bazo puede desgarrarse y llenar de sangre la cavidad abdominal. También en este caso está indicada la intervención quirúrgica inmediata. En la fase de conflicto activo, una transfusión de trombocitos es una intervención sin sentido. En la fase de la curación es inútil. También debemos tener en cuenta el hecho de que, para los seres humanos, incluso una transfusión de sangre o un diagnóstico de enfermedad de la sangre pueden convertirse en la ocasión para la recurrencia de este conflicto, porque una transfusión de sangre se vive como una pérdida de sangre.

Ante la presencia de conflictos sanguíneos severos y prolongados, se debe considerar la cirugía ante una previsible esplenomegalia masiva.

Sentido biológico

El sentido biológico de este programa llega al final de la fase de la curación con el aumento del tamaño del bazo y de su capacidad funcional, así como en la fase activa con el mecanismo biológicamente sensible de la trombocitopenia en la circulación periférica.

Programa especial de la médula ósea

Este programa siempre acompaña a cualquier programa especial que involucre a los huesos, pero se activa de manera generalizada con el conflicto central por autodevaluación.

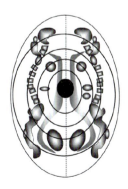

Conflicto central por autodevaluación

Para cada tipo de glóbulo, existe un programa específico, que se activa con un conflicto central específico por autodevaluación.

CONFLICTOS ESPECÍFICOS POR TIPO DE CÉLULAS SANGUÍNEAS	CÉLULAS SANGUÍNEAS IMPLICADAS	PROGRAMAS BIOLÓGICOS ESPECIALES RELACIONADOS
Conflicto de autodevaluación por la dificultad para reaccionar: «No valgo nada porque no puedo reaccionar ante algo o alguien»	Glóbulos rojos	En la fase activa, disminución de la producción de glóbulos rojos: anemia. En la fase de curación, se reanuda la producción
Conflicto de autodevaluación por no poder reaccionar, por dificultades para relacionarse con los demás	Linfocitos	En la fase activa, disminución de la producción de linfocitos: linfocitopenia. Reanudación de la producción en la fase de curación
Conflicto de autodevaluación porque la sangre no está bien o se está perdiendo sangre	Trombocitos	En la fase activa, disminución de la producción de plaquetas: trombocitopenia. Recuperación en la fase de curación
Conflicto de autodevaluación absoluto, total	Leucocitos	Disminución de leucocitos: leucocitopenia. Reanudación de la producción en la fase de curación

Desarrollo

Durante la fase del conflicto activo, junto con el programa óseo concomitante, se produce una atrofia de la médula ósea, más localizada o más extendida según el contenido del conflicto, con reducción del número de células sanguíneas: eritrocitos, leucocitos y trombocitos (pancitopenia). Dependiendo del contenido del conflicto, podemos tener una reducción más pronunciada de cierto tipo de células.

Junto a los trastornos típicos de la fase simpática, se produce una progresiva pérdida de eficacia y aumento del cansancio, por la falta de glóbulos, especialmente anemia, que por el estrechamiento de los vasos sanguíneos periféricos y la concentración sanguínea no se nota.

Si tuviéramos en normotonía una proporción de la cantidad de células sanguíneas sobre el volumen total de sangre de la muestra examinada (hematocrito) del 45%, una tasa de hemoglobina del 13% y 5 millones de glóbulos rojos, al final del período de la fase activa tendremos Hct 25 %, Hb 8 % y 3 millones de glóbulos rojos.

Dado que, en el desarrollo de las fases de solución de los programas óseos especiales con programas concomitantes de la médula ósea y del sistema linfático, se observan esos cuadros clínicos, identificados en medicina con diferentes tipos de leucemia, Hamer llamó a estas fases de solución «fases leucémicas».

La fase de solución del programa de médula ósea o «fase leucémica»

Es un proceso que Hamer distingue en cuatro etapas:

Primera etapa

Inmediatamente después de que se resuelve el conflicto, hay una reanudación inmediata de los procesos de reparación del hueso, la médula ósea y del BH en la médula cerebral.

En el cerebro, la hinchazón del BH puede causar síntomas de compresión cerebral con náuseas y vómitos, dolor de cabeza, mareos, aturdimiento. La gravedad e intensidad de la compresión cerebral está relacionada con la intensidad y la duración del conflicto de autodevaluación relacionado. Estos síntomas deben tratarse con cuidado hasta el final de la fase expansiva, porque pueden convertirse en un peligro.

A nivel orgánico ocurre:

- Hinchazón de los huesos en regeneración. Esto provoca dolor óseo, incluso intenso, debido a la dilatación del periostio.
- Regeneración de la médula con fuerte recuperación de la hematopoyesis: en la sangre periférica, todavía encontramos pancitopenia (falta de todas las células sanguíneas), es decir, anemia, leucopenia, trombopenia. Sin embargo, los primeros blastos (células inmaduras) ya se pueden encontrar en la médula. En esta condición, que la NM considera la recuperación exitosa del motor hematopoyético, el diagnóstico médico es «leucemia aleucémica», «linfoblástica» (presencia de linfoblastos en la médula) o «mieloblástica» (presencia de mieloblastos).
- Dilatación vagotónica de los vasos sanguíneos, compensada por un aumento en la cantidad de suero, en proporción al volumen total, y el consiguiente aumento, de tres a cinco veces, del volumen total de la sangre.
- Debido a la dilatación de los vasos y a la dilución de la sangre, todos los valores sanguíneos aparentemente han disminuido: la tasa de Hb

puede llegar al 5 % o incluso al 3 %, con Hct del 15 %, 1,7 millones de glóbulos rojos y 1500 glóbulos blancos. Hamer define este cuadro como «pseudoanemia mecánica».

Para compensar la mala oxigenación de la sangre, el corazón tendría que aumentar su ritmo de latidos, lo cual se niega a hacer, porque el conflicto ahora está resuelto y el cuerpo está atrapado en el proceso de recuperación.

Complicaciones a nivel cerebral
En esta etapa, el edema cerebral puede causar trastornos, pero no representa un riesgo real, excepto en casos raros de conflicto activo muy intenso y dramático, que se haya prolongado durante más de seis meses.

Complicaciones a nivel orgánico
Las complicaciones pueden venir, en esta etapa, por anemia y trombopenia que, junto a la fragilidad de los vasos muy dilatados, pueden provocar sangrado, sobre todo por la nariz.

Posibles complicaciones psicológicas
El organismo está atrapado en la vagotonía, las personas se sienten muy débiles. Las personas con anemia severa están tan cansadas y exhaustas que sólo pueden permanecer acostadas. El médico debe cerciorarse de que la persona está enferma, precisamente en el momento de su recuperación, cuando, debido a la resolución del conflicto, está satisfecha y en paz, se siente reevaluada.

En esta etapa, una persona es «como una tierna plantita, que aún no puede ser expuesta al aire violento de la competencia por la autoestima».

A pesar de cierto riesgo de complicación de órganos, el organismo se está curando. El riesgo real es el de nuevos el DHS por diagnósticos y procedimientos médicos, recaídas o nuevos conflictos.

Efecto del pánico relacionado con el diagnóstico y los procedimientos médicos: los DHS del miedo a la enfermedad
Así como la persona se va recuperando, los controles y diagnósticos médicos, por los que pasa para explicar el cansancio de la fase vagotónica, pueden estar en el origen de un nuevo conflicto de desvalorización: «Estoy gravemente enfermo».

El paciente que se encuentra en esta etapa, en la que presenta una proliferación de mieloblastos o linfoblastos en la médula ósea, se considera grave, y el tratamiento consiste en intentar destruir estas células inmaduras, cuya presencia constituye el criterio de gravedad. Como resultado del nuevo conflicto de devaluación, la hematopoyesis se detiene nuevamente y el número de blastos disminuye: el paciente se cura hasta que se resuelva y se reanude la autopoiesis, cuando volverá a mostrar los aspectos considerados signos de enfermedad. Esto representa un círculo vicioso.

La experiencia de estar gravemente enfermo constituye un nuevo DHS del conflicto de peligro por la sangre: «Mi sangre está enferma», «Tengo cáncer de sangre», «La estoy perdiendo». Esto activa el programa del bazo.

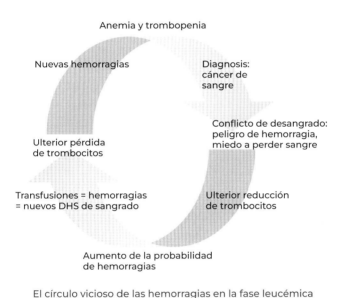

El círculo vicioso de las hemorragias en la fase leucémica

Segunda etapa

A nivel orgánico
Hay un aumento exponencial del número de leucocitos en la sangre periférica, con alta presencia de leucoblastos, en un cuadro hemático en el que persiste la anemia y la trombopenia. Los blastos son células inmaduras, que se producen en exceso, pero que el hígado metaboliza en unos pocos días.

El crecimiento rápido y exuberante es típico del mesodermo dirigido por la médula cerebral y tiene la función específica de reparar todos los tejidos.

Esta exuberancia se multiplica cuando este tejido se repara a sí mismo. La leucemia no es más que una proliferación reparadora mesodérmica, similar a la del sarcoma, excepto que, en la sangre, el exceso de producción, consistente en blastos, se elimina en poco tiempo. Independientemente de los blastos, el organismo en fase leucémica aún puede contar con un número suficiente de leucocitos normales (de 5000 a 10 000).

El cuadro sanguíneo que encontramos en esta etapa es más propiamente leucémico: anemia, trombopenia, leucemia.

Según el tipo de exceso de glóbulos blancos y sus formas inmaduras presentes en la sangre, podemos tener diferentes tipos de leucemia:

- Con un exceso de granulocitos y mieloblastos, tendremos leucemia mieloide.
- Con un exceso de monocitos y monoblastos, leucemia monocítica.
- Con un exceso de linfocitos, leucemia linfática.

Los médicos consideran que los blastos son una fuente peligrosa de infiltraciones leucémicas, pero esta hipótesis no es comprobable, ya que los blastos no se reproducen, sino que se eliminan en poco tiempo. Por lo tanto, éstos no representan un peligro. En cambio, podemos tener complicaciones por sangrado debido a anemia y trombopenia.

A nivel psíquico
La persona disfruta del bienestar que le da el conflicto resuelto y se revaloriza ante sus propios ojos: ¡es el descanso del guerrero! Se siente abatida y cansada, apenas puede sostenerse sobre las piernas pero, si puede acostarse, disfruta de una profunda sensación de bienestar. El paciente en esta fase –dice Hamer– «duerme como una marmota, come como un leñador». A menudo en esta etapa sucede que una persona tiene que enfrentarse al diagnóstico de «leucemia» y entrar en el círculo vicioso de los tratamientos.

A nivel cerebral
Hay una fuerte tumefacción del bulbo raquídeo, con compresión del ventrículo lateral, si el conflicto fue de afectación generalizada, como suele suceder en los niños. Si, por el contrario, el conflicto es más limitado, el edema está contenido en zonas limitadas de la médula. Sin embargo, el edema puede contenerse con astringentes. Es importante no introducir líquidos en el cuerpo en esta etapa para no agravar el edema.

Tercera etapa
Con un retraso de 3/8 o 4/6 semanas desde el inicio de la leucocitosis, ahora hay un crecimiento exponencial de eritrocitos, con un alto porcentaje de

eritroblastos (glóbulos rojos en forma inmadura). En la sangre ahora hay muchos leucoblastos junto con un número normal de leucocitos y muchos eritroblastos junto con un número aún bajo de eritrocitos normales. Con este cuadro de sangre, en medicina hablamos de eritroleucemia. Dado que la relación entre la hemoglobina y el número de eritrocitos maduros es baja, se denomina anemia hipercrómica.

A nivel cerebral
La médula, todavía muy edematosa, requiere control y atención, especialmente en el caso de conflictos centrales.

A nivel psíquico
La amenaza más grave la constituye el dolor óseo intenso debido a la tensión del periostio del hueso reparado. Estos dolores pueden hacer que el paciente requiera anestesia, lo que puede bloquear la hematopoyesis.

Cuarta etapa
La eritropoyesis se normaliza y los trombocitos ya no son un problema, por lo que ya no hay riesgo de sangrado.

A nivel psíquico
La persona todavía está débil y cansada, pero está bien, aunque a menudo tenga fuertes dolores en los huesos, lo que la pone en un estado de ánimo inestable, susceptible de entregarse al uso de analgésicos, lo que tendría un efecto desastroso sobre la hematopoyesis. Es importante que la persona haya sido advertida con anticipación de la posibilidad de estos dolores e instruida sobre la relación de éstos con la reconstrucción del hueso y sobre los límites temporales de este proceso. La conciencia la ayuda a sobrellevar los dolores, que son soportables sólo si no interviene el pánico.

Otro grave peligro lo representa la posibilidad de rotura del saco perióstico, lo que provocaría un osteosarcoma grave.

A nivel cerebral
El edema está en su apogeo y se puede sufrir un ataque epileptoide. Por lo general, esto no es intenso y no se nota, excepto que la persona de repente se pone pálida y agitada, con sudor frío en la frente.

En este caso es útil utilizar astringentes y glucosa, mantener la cabeza erguida para que el edema pueda drenar, refrescar la cabeza y tranquilizar a la persona. Incluso en esta fase, el pánico es la peor enfermedad porque puede hacer que los valores en sangre vuelvan a caer en picado.

Quinta etapa

Hay una normalización total. También en esta fase es necesario mantener a la persona a salvo de posibles recaídas, de todas las complicaciones y temores.

Anemia mediterránea o «talasemia»

No es una enfermedad, sino una modificación genética de los glóbulos rojos, que son más pequeños de lo normal y con un nivel de hemoglobina en los límites inferiores de la norma. La población talasémica se desarrolló, por selección natural, en la cuenca del Mediterráneo, donde la malaria era endémica, ya que los individuos con esta modificación de la sangre demostraron ser más resistentes a esta enfermedad.

En los individuos que tienen esta característica, los efectos de un conflicto de autodevaluación por no poder reaccionar se ven mucho más rápido, pues teniendo el índice de hemoglobina ya al límite, inmediatamente se vuelven anémicos.

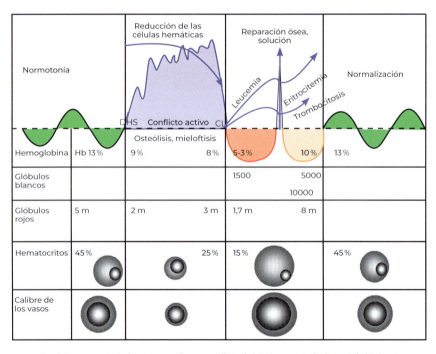

Parámetros orgánicos en varios estadios del programa de la médula ósea

Programa especial de la dentina

La dentina es la parte mesodérmica de los dientes, formada por la pulpa, que se encuentra en el interior de los dientes. En cierto sentido, es el hueso, la parte estructural del diente.

Códigos de referencia
Tabla científica de la NMG, índices 8 Ab derecho y 8 Ab izquierdo.

Localización cerebral del BH
En la zona frontal de la médula cerebral del hemisferio derecho para los arcos dentarios izquierdos y en la zona frontal de la médula cerebral del hemisferio izquierdo para los arcos dentarios derechos.

Conflicto
Conflicto de autodevaluación por no poder morder.

Hamer cita el ejemplo de un perro salchicha, que no puede evitar los ataques del perro pastor de sus vecinos; y el de un niño frágil y pacífico, que siempre se deja golpear y humillar en la escuela por los más fuertes.

Desarrollo
En la fase activa, el tejido se descalcifica y se forman cavidades en la dentina, es decir, en la pulpa del interior del diente. En esta fase, las descalcificaciones son asintomáticas y generalmente no se notan, salvo mediante alguno de los controles que se realizan de manera rutinaria o por otro tipo de alteraciones. En esta etapa, las cavidades sólo son visibles en una radiografía. Durante la fase de cicatrización, el tejido previamente descalcificado se regenera, como todos los tejidos mesodérmicos, mediante un crecimiento exuberante, de forma que, en el punto donde se había formado una cavidad en la fase activa, ahora crece un callo, un tejido cicatricial que, en esa zona, aparece más compacto de lo normal. La complicación de esta fase está representada por el dolor, causado por la exuberante regeneración del tejido en la cavidad.

Generalmente, en esta fase interviene el odontólogo, quien perfora el diente hasta llegar a la caries, lo desvitaliza o eventualmente lo extrae. Si deja que el programa se complete sin hacer nada, el diente se curará solo, después de una fase pasajera de dolor. Ésta es la lógica del programa si se lleva a cabo sin recurrencia. Sin embargo, el dolor es una poderosa fuente de recaída, lo que lleva fácilmente a reactivar el propio conflicto, por lo que en ocasiones el tratamiento quirúrgico de la muela puede ser una forma de no continuar y recaer. En cualquier caso, es importante saber que el dolor es un signo de curación y regeneración de los tejidos, porque darle un sentido positivo al dolor es una forma de no reactivar el conflicto y evitar la cirugía.

La hinchazón de la dentina es más pronunciada en presencia del síndrome de los túbulos colectores de los riñones, por lo que también los dolores son más fuertes.

Sentido biológico
Durante la fase de cicatrización, la dentina descalcificada se vuelve más densa y fuerte que antes.

Programa especial de los ganglios linfáticos

Códigos de referencia
Tabla científica de la NMG, índices 9 Ab derecho, 9 Ab izquierdo.

Localización cerebral del BH
A lo largo de la médula cerebral del hemisferio derecho para los ganglios linfáticos del lado izquierdo del cuerpo, y del hemisferio izquierdo para el lado derecho. Los BH están ubicados en la vecindad de las áreas de proyección de los distritos esqueléticos más cercanos a los ganglios linfáticos involucrados en el programa especial, en las áreas que son más claras y más externas en la tomografía computarizada que las áreas de proyección esqueléticas relacionadas.

Conflicto
En los escritos que antecedieron a la última edición de la Tabla científica de la NMG, Hamer atribuyó el programa de ganglios linfáticos a un ligero conflicto de autodevaluación por dificultades en las relaciones, mientras que, en la última edición, habla genéricamente de un ligero conflicto de depreciación.

La relación entre el contenido específico del conflicto y la localización del proceso en el cuerpo es la misma que tenemos en los programas óseos. Cada ganglio linfático corresponde a un área esquelética específica. El programa se activa en los ganglios linfáticos relacionados con la parte del esqueleto que es relevante para el contenido del conflicto. El conflicto de autodevaluación que activa los ganglios linfáticos es, sin embargo, un poco más leve de lo que sería si, en el mismo contexto, los huesos estuvieran involucrados.

Desarrollo
En la fase activa, en los ganglios linfáticos tenemos un proceso similar al que ocurre en los huesos en conflicto activo: dentro de los ganglios linfáticos, el

tejido sufre un proceso de necrosis, varias células se secan y mueren, de manera que se forman cavidades en el tejido. Bajo el microscopio, un ganglio linfático activo parece una esponja.

En esta etapa, el programa es asintomático y suele pasar desapercibido a menos que se realicen controles por otros motivos.

En la fase de la curación, los ganglios linfáticos se hinchan y reparan las zonas necróticas, siempre con la lógica mesodérmica de reparación exuberante.

La diferencia entre un ganglio que está en la fase de la curación de este programa y uno que se hincha por sobrecarga linfática es que el ganglio en solución tiene muchas mitosis celulares, a diferencia de un ganglio que está en la zona de salida de un absceso, que en cambio se hincha debido al estancamiento linfático. Por esta razón, en el segundo caso, el ganglio linfático agrandado se ve como «benigno», mientras que en el primer caso se considera «maligno». La hinchazón es mucho más pronunciada en presencia del síndrome del prófugo.

Según Hamer, la enfermedad de Hodgkin es una fase de curación de los ganglios linfáticos, ya que se hinchan para regenerarse y exhiben una fuerte actividad celular mitótica.

Sentido biológico

Durante la fase de la curación, el programa fortalece el tejido del ganglio linfático y, por lo tanto, también su funcionalidad.

Programa especial de la íntima mesodérmica de los vasos arteriales

Este programa se refiere a los vasos arteriales, excepto las carótidas, el arco aórtico y los vasos coronarios, que tienen una íntima ectodérmica.

Códigos de referencia

Tabla científica de la NMG, columna naranja, índices 12 Ab derecha, 12 Ab izquierda para el programa mesodérmico; columna amarilla, índices 4 Gb derecha, 4 Gb izquierda para el programa mesencefálico.

Localización cerebral del BH

También los BH correspondientes a los programas de los vasos arteriales se ubican en la médula cerebral del hemisferio derecho para los vasos del lado izquierdo del cuerpo y del hemisferio izquierdo para el lado derecho. Los BH están ubicados en la vecindad de las áreas de proyección de los distritos esqueléticos más cercanos a los vasos involucrados en el programa especial, en las áreas que son más claras y más externas en la tomografía computarizada que las áreas de proyección esqueléticas relacionadas.

Conflicto
El programa se activa con un conflicto de autodevaluación de la parte del cuerpo afectada por una determinada discapacidad.

Desarrollo
En el conflicto activo, el programa produce necrosis y atrofia del tejido mesodérmico de la pared arterial. Es un proceso asintomático.

A menudo, este programa de la íntima de las arterias se asocia con un programa simultáneo de la musculatura lisa de las arterias.

El programa de la musculatura lisa, con control mesencefálico, se activa por la necesidad de fortalecer la pared vascular y se comporta como los programas del tronco cerebral, por lo que en la fase activa provoca un aumento del tono muscular en la zona afectada por el conflicto y un crecimiento, un engrosamiento de la musculatura lisa en ese punto. El refuerzo de la musculatura lisa, en el mismo punto donde la íntima se está atrofiando, proporciona un refuerzo útil para evitar la rotura de la pared del vaso.

En la fase de la curación, el tejido necrótico y atrofiado se autorrepara, utilizando para la reparación un compuesto lipocálcico, o colesterol, formándose placas en las zonas necróticas, que tienen la función de reforzar la pared: las denominadas «placas ateroscleróticas».

Recaídas y cronificación
Muchas recaídas de este conflicto hacen que la pared del vaso se vuelva cada vez más gruesa, dura y rígida, de modo que el movimiento de contracción y relajación se vuelve más difícil. La pared del vaso puede romperse, o pueden liberarse agregados sólidos, «trombos», en la sangre, lo que puede causar oclusiones de los vasos en varios niveles. Tanto la rigidez de la pared del vaso, las placas de reparación como los trombos pueden provocar oclusiones y estasis de la circulación sanguínea. Este proceso lo llamamos ateroesclerosis.

Sentido biológico
El propósito del programa es fortalecer la pared de los vasos sanguíneos arteriales.

Programa de la íntima de los vasos venosos

Códigos de referencia
Tabla científica de la NMG, índices 13 Ab derecho, 13 Ab izquierdo para el programa mesodérmico; 4 Gb derecho y 4 Gb izquierdo para el programa mesencefálico.

Localización cerebral del BH
También los BH correspondientes a los programas de los vasos venosos se localizan en la médula cerebral del hemisferio derecho para la parte izquierda del cuerpo, y del hemisferio izquierdo para la parte derecha. Los BH están ubicados en la vecindad de las áreas de proyección de los distritos esqueléticos más cercanos a los vasos involucrados en el programa especial, en las áreas que son más claras y más externas en la tomografía computarizada que las áreas de proyección esqueléticas relacionadas.

Conflicto
El programa de venas se activa con un conflicto de autodevaluación por no ser libre de moverte, de hacer lo que quieras. Hay un conflicto específico para las diferentes partes del cuerpo: «bola y cadena en el pie», «manos o brazos atados»…

Desarrollo
En conflicto activo, la íntima sufre necrosis y atrofia. En esta fase, las venas pueden presentar contracturas, calambres. Típicamente, el primer conflicto es asintomático. Cuando por múltiples recaídas ya tenemos varices, los calambres de la fase activa pueden provocar un dolor agudo.

También el programa de la íntima de las venas, como el de las arterias, se encuentra a menudo en interacción con el programa mesencefálico de la musculatura lisa, que se activa por la necesidad de fortalecer la pared del vaso. Se comporta como los programas del tronco cerebral, por lo tanto, en la fase activa provoca un aumento del tono muscular en la zona afectada por el conflicto y un crecimiento, un engrosamiento de la musculatura lisa en ese punto. El refuerzo de la musculatura lisa, en el mismo punto de la vena, donde la íntima se está necrosando, proporciona un refuerzo útil para evitar la rotura de la pared del vaso. Este programa es generalmente activado por el conflicto local.

En la fase de la curación, las venas ulceradas se hinchan y reparan la pared con un proceso llamado «tromboflebitis». La dilatación e hinchazón de la pared venosa quedan como residuo cicatricial.

Con muchas recaídas, el tejido se vuelve más grueso y rígido y, con la contracción venosa, puede romperse y causar úlceras varicosas con posible sangrado.

También en estos casos pueden liberarse agregados sólidos, «trombos» en la sangre. Tanto la hinchazón como la rigidez de la pared del vaso y los trombos pueden provocar oclusiones y estasis de la circulación sanguínea. La hinchazón de las venas será mucho más pronunciada en presencia del síndrome.

Sentido biológico
El programa tiende a fortalecer la pared de los vasos sanguíneos venosos.

Programa de los vasos linfáticos

Códigos de referencia
Tabla científica de la NMG, índices 14 Ab derecho, 14 Ab izquierdo.

Localización cerebral de los BH
También los BH correspondientes a los programas de los vasos linfáticos se localizan en la médula cerebral del hemisferio derecho para los vasos del lado izquierdo del cuerpo y del hemisferio izquierdo para el lado derecho. Los BH están ubicados en la vecindad de las áreas de proyección de los distritos esqueléticos más cercanos a los vasos involucrados en el programa especial, en las áreas que son más claras y más externas en la tomografía computarizada que las áreas de proyección esqueléticas relacionadas.

Conflicto
En los escritos que antecedieron a la última versión de la Tabla científica de la NMG, Hamer atribuyó el programa de los vasos linfáticos al mismo conflicto de los ganglios linfáticos, es decir, a un leve conflicto de autodevaluación en las relaciones sociales, mientras que, en la última versión, identifica el conflicto de los vasos linfáticos con una ligera autodevaluación por una incapacidad en esa parte del cuerpo.

Desarrollo
En conflicto activo se produce necrosis en la pared de los vasos linfáticos. La pared del vaso se adelgaza y el lumen se ensancha, lo que resulta en una mejor salida linfática.

En la fase de la curación, la pared del vaso se hincha y dilata, reparándose a sí misma. Este proceso ralentiza el flujo linfático, con posible estancamiento y congestión.

Con muchas recaídas, hay una congestión linfática más severa. En presencia del síndrome del túbulo colector renal, el estancamiento linfático será mucho más grave.

Sentido biológico
El programa tiene como objetivo fortalecer los vasos linfáticos.

Programa de la corteza de las glándulas suprarrenales

Las suprarrenales están especializadas en la producción de hormonas corticosteroides que tienen una función importante en el impulso a la actividad.

Códigos de referencia
Tabla científica de la NMG, columna naranja, índices 11 Ab derecha para la suprarrenal izquierda, 11 Ab izquierda para la derecha.

Localización cerebral del BH
Área occipital del bulbo raquídeo, en profundidad, en la zona de transición entre el bulbo raquídeo y el mesencéfalo.

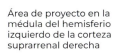

Área de proyecto en la médula del hemisferio izquierdo de la corteza suprarrenal derecha

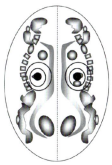

Área de proyecto en la médula del hemisferio derecho de la corteza suprarrenal izquierda

Conflicto
El programa suprarrenal se activa con un conflicto de autodevaluación por estar fuera del juego, por haber sido echado fuera del camino, por estar en el camino equivocado, por haber apostado al caballo equivocado.

Desarrollo
En la fase del conflicto activo, tenemos necrosis de la corteza suprarrenal. La consiguiente reducción de la producción de cortisol provoca una ralentización, un «cansancio en estado de estrés», un aumento de la necesidad de dormir, una ralentización del metabolismo de los hidratos de carbono: la naturaleza detiene a quienes van por el camino equivocado. Encontramos esta condición en diferentes expresiones: por ejemplo, en la «enfermedad de Addison» y en el «síndrome de Waterhouse Friderichsen».

En la fase de la curación, las cavidades necróticas se llenan y forman quistes, incluso grandes. Éstos, líquidos al principio, se solidifican rápidamente dando lugar a formaciones nodulares que secretan muchas más hormonas esteroides que antes las suprarrenales. Estas hormonas dan un fuerte impulso energético y ayudan al organismo, aunque en vagotonía, a reiniciarse en el camino correcto. El aumento en la producción de hormonas se mantiene estable después del final del proceso. Un resultado estable de esta reparación es el hirsutismo.

Sentido biológico
La oveja que se desvía del rebaño y pierde el rumbo reduce la producción de corticosteroides y la corteza suprarrenal, luego se detiene, de lo contrario, puede desviarse demasiado. Cuando llega a una señal que le indica el camino, las glándulas suprarrenales se hinchan y reparan con un crecimiento exuberante y una sobreproducción de hormonas, lo que le da a la oveja el ímpetu para correr a casa.

El sentido biológico está constituido por la disminución de cortisol en la fase activa, que frena a los que van por el camino equivocado, pero también por el aumento de cortisol en la fase de la curación, cuando hay que correr, una vez que se ha encontrado el camino correcto.

Programa de los ovarios

Códigos de referencia
Tabla científica de la NMG, columna naranja, índices 15 Ab derecho, 15 Ab izquierdo.

Localización cerebral del BH
BH en el área occipital basal de la médula cerebral, en el área inmediatamente proximal al mesencéfalo del hemisferio izquierdo si el programa involucra el ovario derecho, y del hemisferio derecho para el ovario izquierdo.

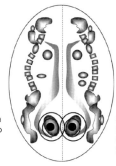

Área de proyecto en la médula del hemisferio izquierdo del ovario o del testículo derecho

Área de proyecto en la médula del hemisferio derecho del ovario o del testículo izquierdo

Conflicto

El programa del ovario izquierdo se activa con un conflicto de pérdida con autodevaluación por muerte o abandono de la madre o de un hijo; el del derecho por pérdida de la pareja o del padre, o incluso de un amigo, familiar o un animal querido. En la edición alemana de noviembre de 2006 de la Tabla científica, Hamer asigna a este programa, además del conflicto de pérdida, un repugnante conflicto semigenital debido a una persona del sexo opuesto (o del mismo sexo, pero con equilibrio hormonal típico del otro sexo). No sabemos cómo tomar esta indicación (¿una nueva observación?, ¿un torpe copiar y pegar?). Sin embargo, nunca hemos visto este tipo de conflicto para este programa.

Desarrollo

En la fase activa tenemos la reducción necrótica de las células intersticiales del ovario, que son las productoras de estrógenos. En esta etapa, el ovario parece algo «arrugado». La necrosis en la etapa del conflicto activo generalmente pasa desapercibida, excepto cuando un ovario reducido se coloca accidentalmente bajo el microscopio para un examen histológico. En esta fase, sin embargo, se pueden notar algunas anomalías del ciclo menstrual. La disminución del número de células productoras de estrógenos puede provocar, si ya existen irregularidades en el ciclo menstrual, una suspensión del ciclo anovulatorio, una amenorrea. Al contrario de la amenorrea hormonal cerebral indirecta por disminución de las hormonas femeninas en presencia de un BH en la zona periinsular del hemisferio izquierdo debido a un conflicto de frustración sexual, con el programa ovárico podemos hablar de amenorrea hormonal directa debido a la necrosis de las células intersticiales que producen estrógenos.

A medida que sanan, los tejidos alrededor de las cavidades necróticas se hinchan debido al proceso de reparación. Dado que el ovario no tiene una cápsula adecuada, el tejido que está reparando forma un quiste. Al principio, este quiste está lleno de líquido gelatinoso en el que proliferan nuevas células productoras de estrógeno. Para crecer, el quiste necesita sangre y, para ello, debe tener su propio sistema de transporte, arterias y venas ováricas, con las que puede conectarse con el sistema de transporte de sangre de los demás órganos. Por ello, durante la fase de cicatrización A, se suspende con pedúnculos a los órganos vecinos, de donde toma la sangre para estructurarse.

Si el quiste llega a la observación de los médicos en esta etapa, se considerará un cáncer de ovario muy agresivo e infiltrante, ya que se conecta con sus pedúnculos a todos los órganos circundantes, está lleno de células mesodérmicas que se reproducen mucho y rápidamente y, por lo general, también es de un tamaño considerable.

En esta fase, el quiste también puede causar alteraciones por compresión de otros órganos o destacarse por el desequilibrio hormonal que provoca. Las alteraciones serán mucho más pronunciadas en presencia del síndrome del túbulo colector, que también puede provocar un aumento del tamaño del quiste.

En la fase B de la curación, el quiste se llena de células conjuntivas mesodérmicas, que producen hormonas y se solidifican, mientras se retiran las adherencias a los otros órganos. Todo el proceso dura nueve meses, después de los cuales el quiste sólido se reagrupa con el ovario y permanece en su lugar, segregando un excedente de hormonas sexuales femeninas. El nuevo impulso hormonal que proporciona brinda a la mujer que ha perdido un hijo las condiciones adecuadas para volver a quedar embarazada, y a la mujer que ha perdido a su pareja, para encontrar otra. Éste es también su sentido biológico.

Al final del programa, el quiste ovárico está firmemente adherido al ovario y constituye, en la práctica, una pieza adicional del ovario, pero mantiene su propia cápsula sólida y resistente, de modo que si crea perturbaciones mecánicas, puede ser eliminado quirúrgicamente sin ninguna dificultad.

Al final de la fase expansiva, cuando el quiste es muy grande y todavía en gran parte líquido, tenemos la crisis epileptoide que, especialmente en presencia del síndrome del prófugo, puede provocar la rotura de la cápsula. En este caso, el material sólido interno se escapa y sus fragmentos se asientan en varios puntos de la cavidad abdominal, donde continúan proliferando, siguiendo su programa intrínseco, que dura nueve meses, y construyen muchos quistes pequeños, que producen estrógenos. Este proceso puede ser considerado por la medicina como un fenómeno metastásico.

Sentido biológico

El programa aumenta de manera estable la producción de estrógeno. Esto da a la mujer una apariencia más juvenil, lo que facilita la búsqueda de una nueva pareja y mejora la función ovulatoria, lo cual aumenta las posibilidades de un nuevo embarazo.

Programa del tejido intersticial de los testículos

Códigos de referencia
Tabla científica de la NMG, columna naranja, índices 16 Ab derecho, 16 Ab izquierdo.

Localización cerebral del BH
BH en el área occipital basal de la médula cerebral, inmediatamente al comienzo del mesencéfalo del hemisferio izquierdo si el programa implica al testículo derecho, y del hemisferio derecho para el testículo izquierdo.

Conflicto
El programa del testículo izquierdo se activa con un conflicto de pérdida con autodevaluación por muerte o abandono de la madre o de un hijo; el del derecho por la pérdida de un compañero o del padre, un amigo, un familiar o un animal querido.

Más raramente se observa en esta zona un repugnante conflicto semigenital por una persona del sexo opuesto (o del mismo sexo, pero con equilibrio hormonal propio del otro sexo). No sabemos cómo tomar esta indicación (¿una nueva observación?, ¿un torpe copiar y pegar?). Sin embargo, nunca hemos visto este tipo de conflicto para este programa.

Desarrollo
En la fase activa se produce necrosis en el tejido intersticial del testículo, con el consiguiente descenso de la producción de testosterona y el consiguiente descenso del nivel de testosterona en sangre, que suele pasar desapercibido.

En la fase de la curación, hay una hinchazón del testículo. Mientras el testículo se hincha, en las zonas que han sufrido necrosis en la fase activa, se produce el exuberante proceso de reparación similar al que se produce en los ovarios que, al final del proceso, serán un quiste sólido en el testículo. Al final del proceso, el testículo permanecerá permanentemente más grande y la producción de testosterona aumentará de forma constante, haciendo que el hombre sea más varonil.

Este proceso debe distinguirse del «hidrocele», que se manifiesta con síntomas similares, pero es un programa en la fase de la curación del peritoneo abdominal, consecuencia de un conflicto de ataque al abdomen, que provoca ascitis peritoneal y que, con el canal inguinal abierto, extiende el derrame al peritoneo testicular. O es un programa del peritoneo testicular como resultado de un conflicto de ataque contra el testículo.

Sentido biológico
Potenciación de la virilidad.

Programa del parénquima del riñón

El riñón es un vaso sanguíneo modificado para realizar la función de filtrar la sangre y limpiarla de sustancias de desecho, que se concentran en la orina. Los glomérulos de la parte cortical de los riñones, o «parénquima renal», filtran la sangre y producen la orina primaria. Ésta es filtrada luego por el tejido de los túbulos colectores, que deciden cuánta y qué orina expulsar y cuál fluir hacia atrás.

Códigos de referencia
Tabla científica de la NMG, columna naranja, índices 17 Ab derecho, 17 Ab izquierdo.

Localización cerebral del BH
En la médula cerebral basal occipital, en la zona de transición con el mesencéfalo.

La conexión entre los riñones y sus áreas de proyección cerebral es ipsilateral: si el programa está activado en el riñón izquierdo, el BH relativo se localiza en el hemisferio cerebral izquierdo y tendremos un BH en el hemisferio derecho para el programa del riñón derecho. No hay lateralidad en la localización a nivel de órganos. En este caso, el lado del cuerpo invertido nada tiene que ver con el aspecto relacional del conflicto.

Conflicto
Se activa el programa tejido glomerular renal con un conflicto que tiene que ver con los fluidos. El choque en el origen del conflicto es una experiencia que se produce cuando se corre el riesgo de ahogarse, se rompe una cañería y se inunda toda la casa, se rompen recipientes que contienen líquido, etc.

Un niño presentaba un conflicto de líquido con continuas recaídas durante muchos años por la enfermedad de su padre, por lo que tuvo que someterse a diálisis, y de la que falleció posteriormente. Para el hijo, las botellas de agua llenas con la orina de su padre y depositadas en el baño eran el signo de la enfermedad del padre y cada día constituían la ocasión para una reactivación del conflicto de líquido.

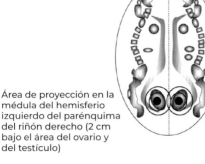

Área de proyección en la médula del hemisferio izquierdo del parénquima del riñón derecho (2 cm bajo el área del ovario y del testículo)

Área de proyección en la médula del hemisferio derecho del parénquima del riñón izquierdo (2 cm bajo el área del ovario y del testículo)

Desarrollo

En el conflicto activo, se forma necrosis en el parénquima renal. El riñón está reducido y hay una hipertonía compensatoria, que asegura la producción de orina, es decir, hay un aumento de la presión arterial máxima como consecuencia de la reducción del tejido glomerular: debido a la disminución de la función de una parte del riñón para filtrar la sangre, debe llegar más sangre y aumentar la función del resto del riñón.

En la primera fase del proceso de solución, en correspondencia con las zonas necróticas, se forma un quiste líquido en el que proliferan rápidamente las nuevas células que tienen la función de regenerar el tejido. Éste se autoorganiza con su propio sistema de transporte arterial y venoso, conectándose con pedúnculos vascularizados a órganos cercanos. Es un quiste renal en formación, que en medicina se considera un tumor infiltrante peligroso del riñón. Según Hamer, esta fase del programa es análoga al tumor de Wilms.

En la segunda fase de la solución, el quiste se solidifica progresivamente hasta constituir una parte extra de un riñón en funcionamiento. Después de nueve meses, el quiste es sólido, retira los vástagos con los que estaba conectado a los órganos vecinos y permanece firmemente adherido al riñón a través de un ligamento conectado a la zona del riñón que antes estaba necrótica. Todos los vasos sanguíneos del quiste se abren en esa zona que antes era la cavidad necrótica y la orina producida por el quiste fluye hacia esta zona sólo para ser recogida por los túbulos colectores. El riñón ahora tiene más tejido válido que antes.

La presión arterial máxima, que antes estaba elevada, vuelve a la normalidad.

Cualquier intervención que implique lesiones o reducciones del quiste en crecimiento es extremadamente peligrosa debido a las características de los programas del grupo de lujo, que implican una reacción violenta si son obstaculizados.

Además, la ablación de un riñón afectado por un programa especial implica cambiar el programa al otro riñón.

El aumento de la presión arterial es un efecto secundario de la formación de necrosis en el parénquima renal.

Paradójicamente, incluso la ablación del riñón tiene el efecto de reducir la presión, que se normaliza de forma transitoria, a pesar de estar con la mitad del parénquima renal. Sólo si el conflicto permanece activo y, después de un tiempo, se forma necrosis en el riñón superviviente, la presión arterial vuelve a subir.

En presencia de «síndrome», el quiste renal estará muy hinchado de líquido, por lo tanto será más grande y, en las crisis epileptoides, el riesgo de ruptura será mayor. Más tarde, si no se ha roto, sólo se solidifica parcialmente.

El círculo vicioso de la diálisis
La diálisis está indicada en los siguientes casos:

1. Cuando tenemos un conflicto de líquido que se prolonga en su fase activa o seguimos teniendo recaídas. En la fase activa, el tejido de los glomérulos o parénquima se reduce por necrosis y, por tanto, tras continuas recaídas, el riñón va perdiendo el tejido glomerular productor de la orina, mientras se va llenando de tejido cicatricial, hasta que a partir de este proceso el riñón está irremediablemente reducido, tanto en términos de masa como de función glomerular. Cuando el riñón está irremediablemente reducido y ya no tiene su función, hay una presión arterial máxima muy alta (160-180) y una alta concentración de sales en la orina.
2. En caso de bloqueo renal con niveles elevados de creatinina por conflicto del prófugo activo o de la constelación de túbulos colectores.
3. En caso de bloqueo renal por atrofia del tejido de los túbulos colectores como consecuencia de un proceso de mucoviscidosis renal por un conflicto del prófugo multirrecidivante.
4. En constelación del prófugo acompañada de un proceso leucémico en la fase de la curación del programa óseo, cuando se miden niveles elevados de creatinina y ácido úrico en sangre.

Es importante que la diálisis se utilice sólo en los casos estrictamente necesarios y sólo para superar los estadios más graves, con conocimiento de todo el programa y posibilidad de recuperación, salvo que los riñones estén definitivamente atrofiados por conflictos reincidentes que hayan durado demasiado.

La diálisis debe utilizarse, en la medida de lo posible, como una herramienta terapéutica y no como una prótesis.

Intervenir con diálisis cuando todavía es posible una recuperación natural de la función renal significa condenar al paciente a no resolver más su conflicto y a entrar en un círculo vicioso, en el que se producen recaídas que provocan atrofia progresiva y agravan la disfunción, y nuevos DHS, que provocan que enfermen otros órganos.

La experiencia de la diálisis, de hecho, aumenta la sensación de precariedad que reactiva el conflicto del prófugo, lo que agrava la retención de agua y la uremia; además, centra la atención en los fluidos corporales, por lo que tiende a reactivar el conflicto de líquido que provoca necrosis del parénquima renal, agravando la insuficiencia.

Además, la diálisis expone al riesgo de otros *shocks*, como conflictos de autodevaluación o conflictos por sangrado, que activan el programa del bazo, lo que resulta en una reducción de trombocitos. Las complicaciones que tenemos de cada nuevo programa activado por el nuevo DHS contribuyen a agravar el estado de la persona, a veces mucho más que la enfermedad que tratamos de curar con diálisis.

Por eso es importante someterse a diálisis sólo si no hay otras posibilidades y si es absolutamente necesario.

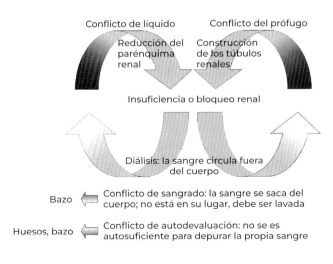

El círculo vicioso de las hemorragias en la diálisis

CAPÍTULO 5

Programas especiales de los tejidos derivados del ectodermo dirigidos por la corteza cerebral

La evolución de los tejidos de derivación ectodérmica

Una vez adaptados a la vida terrestre y desarrolladas estructuras eficientes para defenderse, cazar y reproducirse en tierra, el siguiente paso evolutivo, que permite optimizar los recursos, está representado por la organización social: los animales descubren que la manada permite dividir las tareas y aumenta la capacidad de defender el propio territorio, de defender y criar a los pequeños, de conseguir comida. Así nació el rebaño y, con él, el orden jerárquico y las reglas de comportamiento entre individuos de una misma especie.

En el rebaño cobran importancia las funciones que aseguran su supervivencia, el orden y la funcionalidad, que vienen dadas por los comportamientos y relaciones entre los individuos que lo componen. En la manada es importante no perder el contacto físico, preservar a los miembros, tener un lugar y una función propios en el orden social. El rebaño tiene su propio territorio, el cual debe ser delimitado y defendido, así como es importante defender a los individuos que allí residen. Para ser funcional, el rebaño también debe tener un orden que regule las relaciones entre los miembros y organice sus funciones recíprocas, una jerarquía y un sistema de reglas internas. Los mamíferos han resuelto el problema de la defensa de los óvulos y embriones, haciéndolos crecer en sus úteros y produciendo con su cuerpo el alimento adecuado para los recién nacidos. El crecimiento de los jóvenes es, sin embargo, más largo y una camada es ciertamente mucho menos numerosa que una cría de huevos o los huevos puestos por un pez o un anfibio. En lo que se refiere a la cantidad, los mamíferos la ganan en la eficiencia con que defienden su nido, a través de una coordinación de las funciones de la comunidad.

En el contexto de las funciones de relación, el DHS se refiere a la pérdida del contacto físico, la ineficacia en acudir en auxilio del cachorro en peligro o del familiar en dificultades, la pérdida o perturbación de las funciones ligadas al territorio.

Los DHS en esta área son la pérdida del territorio, la llegada de enemigos que lo amenazan, la dificultad de delimitar el territorio, los retrocesos que generan conflictos entre miembros de un mismo grupo, la dificultad de ubicarse en el territorio y en la relación, la pérdida del lugar propio en la jerarquía o en la relación afectiva, la frustración sexual, la incapacidad de dar la alarma, de llamar al grupo en busca de ayuda. La primera mitad de las funciones relativas al territorio son masculinas, la otra mitad son femeninas.

Tejidos de origen ectodérmico regulados por la corteza cerebral

Los programas especiales, que en esta fase evolutiva respondían a la necesidad de elaborar reglas y comportamientos que permiten el desarrollo de la vida social, se encuentran codificados en los tejidos de derivación ectodérmica, regulados por la corteza del neoencéfalo. Estos tejidos garantizan la fina sensibilidad y la capacidad de discriminación sutil de los estímulos, permiten un movimiento intencionado dirigido a un fin y comportamientos complejos que permiten el desarrollo de relaciones sociales.

La corteza cerebral dirige las funciones de estos tejidos derivados del ectodermo: epidermis, epitelio del pavimento mucoso, sistema nervioso. Regula el movimiento de las estructuras y la sensibilidad de los epitelios pavimentosos del revestimiento, de las mucosas ectodérmicas y del periostio.

También regula los movimientos voluntarios, el tono postural, los movimientos automáticos asociados a los movimientos voluntarios, los procesos cognitivos, la sensibilidad general, la sensibilidad del periostio (la piel de los huesos), y funciones visuales, olfativas, gustativas y auditivas.

La corteza cerebral

La corteza cerebral, que recubre la superficie de cada hemisferio, tiene una distribución citoarquitectónica y funcional que le permite dividirse en diferentes áreas corticales:

- La corteza motora, que regula los movimientos voluntarios.
- La corteza premotora, que controla y regula los movimientos voluntarios, el tono postural y los movimientos automáticos asociados a los movimientos voluntarios.

- La corteza prefrontal, que regula los procesos cognitivos.
- La corteza sensorial, que regula la sensibilidad general.
- La corteza postsensorial, que regula la sensibilidad del periostio.
- La corteza occipital, que regula las funciones visuales.
- La corteza basal, que regula las funciones sensoriales: la temporal las funciones auditivas, la frontal las funciones olfativas y gustativas y la sensibilidad de las membranas mucosas del primer tracto del tubo digestivo y los conductos glandulares de las glándulas salivares.
- La corteza periinsular del hemisferio izquierdo modula la producción de hormonas sexuales femeninas y la del hemisferio derecho la producción de hormonas masculinas y regula los comportamientos de rol y las funciones sociales. Las áreas frontales de la misma sección del cerebro codifican los conductos de los arcos branquiales en el hemisferio derecho y los conductos tiroideos en el hemisferio izquierdo. Las áreas occipitales regulan los programas de las retinas y el cuerpo vítreo de los ojos.

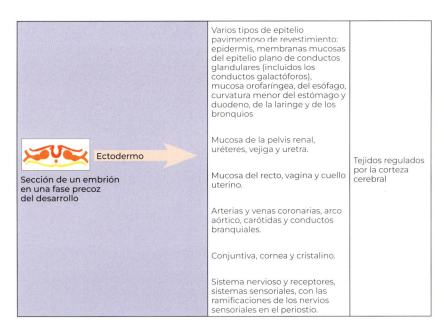

Tejidos de derivación ectodérmica dirigidos desde la corteza cerebral

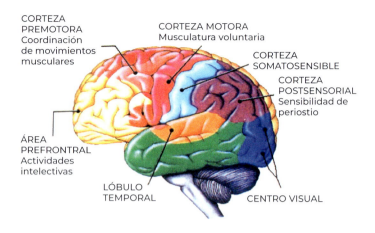

Contralateralidad de la conexión del cerebro a los órganos

La conexión de los tejidos del cuerpo con las áreas corticales relativas de referencia es contralateral o cruzada: las fibras nerviosas que conectan las áreas cerebrales con los tejidos que inervan se cruzan por debajo del puente del tronco cerebral, de manera que las fibras provenientes de la corteza del hemisferio cerebral derecho inervan el lado izquierdo del cuerpo y las del hemisferio izquierdo inervan su lado derecho. Esto quiere decir que si tenemos un programa activo en la mitad derecha del cuerpo, encontraremos el BH relacionado en el hemisferio izquierdo y, por el contrario, un programa activo en el izquierdo tendrá su BH en el hemisferio derecho.

Lateralidad

Incluso en los programas de tejidos de derivación ectodérmica dirigidos desde la corteza cerebral, es de fundamental importancia establecer si se es diestro o zurdo, pues el lado del cuerpo en el que se activa el programa especial nos informa sobre el área relacional del relativo conflicto biológico: para personas diestras, los programas activados en el lado derecho del cuerpo nos dicen que el conflicto está relacionado con el padre, la pareja u otros, mientras que los programas activos en el lado izquierdo nos dicen que el conflicto está relacionado con la madre o los hijos. Para las personas zurdas es al contrario. Sólo para los conflictos que activan focos en las áreas corticales periinsulares, la localización cerebral del BH depende de la vivencia masculina o femenina del conflicto, así como de la dominancia cerebral.

Los conflictos de la relación

Programas especiales de tejidos dirigidos por la corteza cerebral se activan en respuesta a conflictos dentro de la relación, que conciernen a la sensibilidad, el contacto físico, el movimiento voluntario, las relaciones afectivas, la posición jerárquica, el rol en el grupo u otros.

Los programas especiales de los tejidos regulados por la corteza motora se activan con conflictos motores, experiencias traumáticas ligadas a un estado de constricción del movimiento voluntario.

Los programas de los tejidos bajo el control de la corteza sensorial se activan con los conflictos por separación y los de los tejidos controlados por la corteza postsensorial se activan con los conflictos por separación dolorosa. Los tejidos dirigidos por la corteza occipital responden a diferentes tipos de conflicto de miedo y los dirigidos por la corteza basal-temporal se activan con conflictos auditivos, mientras que las áreas frontales de la corteza basal responden a los conflictos olfativos, gustativos y de sensibilidad interna del primer tracto del tubo digestivo.

Los programas de los tejidos regulados por las áreas corticales periinsulares involucradas en la producción de hormonas sexuales responden a conflictos territoriales masculinos y femeninos, mientras que las áreas frontal y occipital ubicadas en la misma sección del cerebro responden a conflictos por miedo. Las áreas frontales, aunque no están directamente involucradas en la modulación hormonal, se ven afectadas por el equilibrio hormonal. Esto significa que un *shock* de miedo experimentado de forma más masculina afecta al hemisferio derecho, y con una experiencia más femenina, involucra al izquierdo. De hecho, la experiencia del miedo y las reacciones a éste de un hombre o de una mujer masculina son diferentes a las de una mujer o un hombre afeminado.

Desarrollo de los programas especiales de los tejidos regulados por la corteza cerebral

Los programas especiales de los tejidos regulados por la corteza cerebral son de dos tipos:

- Programas de reducción celular que al activarse provocan ulceraciones cuando se activan en el epitelio pavimentoso. Durante la fase de curación, el programa se desarrolla con la reparación cicatricial de las úlceras.
- Programas que contemplen una pérdida funcional en la fase de conflicto activo y el restablecimiento parcial o total de las funciones orgánicas en la fase de la curación.

El sentido biológico de estos programas se realiza durante la fase activa.

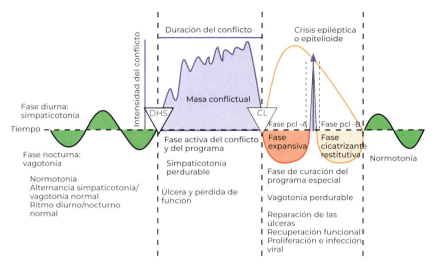

Esquema del desarrollo de un programa biológico especial de los tejidos regulados por la corteza cerebral, según la segunda ley biológica

Los dos tipos de desarrollo de la sensibilidad en los programas corticales

Para explicar el origen de estos dos tipos de desarrollo de sensibilidad, es necesario referirse a la fase evolutiva, durante la cual la forma original de anillo se abrió al costado de la cavidad faríngea para que ésta se convirtiera en la cavidad oral, la garganta y la faringe actual. En ese momento, las partes inicial y final del tracto digestivo estaban revestidas con epitelio plano de origen ectodérmico inervado por la corteza cerebral.

De la antigua faringe derivan las membranas mucosas del epitelio plano de la cavidad oral, la garganta, los dos tercios superiores del esófago, los conductos excretores de las glándulas salivares, la mucosa epitelial de la curvatura menor del estómago, el píloro y el bulbo duodenal. De ella también derivan las vías biliares: la vía biliar mayor o colédoco, la vesícula biliar, las vías biliares intrahepáticas, los conductos pancreáticos, las vías branquiales y derivados de los arcos branquiales: arterias coronarias, venas coronarias, arco aórtico, arteria carótida, vías branquiales del cuello, que son los vestigios de las antiguas branquias; los conductos excretores de la glándula tiroides.

De la piel externa y sus extensiones invaginadas, es decir, de la mucosa de epitelio plano que en la antigüedad recubría el exterior del cuerpo y el tracto inicial y final del tubo digestivo, derivan: la piel externa del cuerpo, con sus apéndices de la piel relacionados (vello y cabellos), la membrana mucosa de la laringe, los conductos galactóforos del seno, la mucosa bronquial, la mucosa de la nariz y los senos paranasales, la parte inferior del meato auditivo externo, la mucosa de la vejiga y el tracto urinario eferente, la vagina, el cuello y el orificio del útero, la membrana mucosa del recto.

Los tejidos ectodérmicos que recubrían la parte terminal del tubo digestivo, con la apertura en forma de anillo original, permanecieron aislados de su conexión nerviosa con el cerebro. Es así como la inervación de la sensibilidad del epitelio plano, así como la inervación motora de todo el sistema de expulsión intestinal (recto, vagina con cérvix, vejiga y vías urinarias derivadas), después de la «apertura» del originario tubo intestinal, tuvieron que construir una nueva conexión a través de la médula espinal. Por eso también estas partes se paralizan cuando tenemos una lesión medular transversal. La mucosa del tracto urinario, originalmente derivada de la faringe, después de la apertura de la forma anular, debió reconstruir su inervación sensorial y motora, su conexión nerviosa con el cerebro por el mismo camino que los tejidos derivados de la piel.

Las áreas cerebrales de referencia de la mucosa epitelial plana del recto, vagina, cérvix, mucosa epitelial ductal de entrada a la vejiga, uréteres y pelvis renal se ubican justo al lado de las áreas de proyección cerebral de los tejidos derivados de los arcos branquiales de la antigua faringe, en la que estaban unidos.

Así, tenemos dos tipos diferentes de inervación de la sensibilidad, uno para los tejidos derivados de la piel externa y otro para los derivados de la mucosa faríngea.

Estos dos tipos de inervación determinan dos tipos de desarrollo de sensibilidad en el desarrollo de programas biológicos especiales:

- Desarrollo de la sensibilidad siguiendo el patrón de la piel externa.
- Desarrollo de la sensibilidad según el modelo de la mucosa faríngea.

Desarrollo de la sensibilidad que sigue el modelo de la piel externa
En la fase del conflicto activo, junto con la ulceración del tejido, hay embotamiento o hiposensibilidad de la piel o mucosas.

En la fase pcl, junto con la cicatrización del edema y la reparación de la úlcera, hay hipertermia, enrojecimiento, picazón, dolor, hiperestesia.

La hiperestesia ocurre antes y después del ataque epileptoide, mientras que, durante el ataque epileptoide, hay una breve fase de adormecimiento de la sensibilidad. Sólo en caso de conflicto de la corteza sensorial hay embotamiento y ausencia.

Cuando la musculatura estriada concomitante se encuentra simultáneamente en crisis epiléptica, para la solución de un conflicto motor, tendremos embotamiento, ausencia y crisis epiléptica de los músculos. Este cuadro es el del tenesmo. Por ejemplo, podemos tener tenesmo rectal indoloro, tenesmo vesical indoloro, precedido y seguido de dolor sin tenesmo.

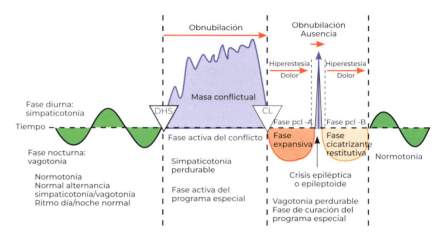

Tejidos derivados de la piel externa y sus extensiones invaginadas: piel externa del cuerpo, con sus anexos cutáneos (vello y cabellos), mucosa de la laringe, conductos galactóforos de los senos nasales, mucosa bronquial, mucosa de la nariz y de los senos nasales, parte inferior del meato auditivo externo, mucosa de la vejiga y vías urinarias eferentes, vagina, cuello y orificio del útero, mucosa del recto.

Desarrollo de la sensibilidad según el modelo de la piel externa, durante un programa biológico especial.
(Figura reconstruida a partir de representaciones esquemáticas de *Wissenschaftliche Tables der Germanischen Neuen Medizin*, de R G. Hamer)

Desarrollo de la sensibilidad según el modelo de la mucosa faríngea
Durante la fase de conflicto activo, junto con la ulceración de los tejidos, hay hiperestesia y dolor.

En la fase pcl, con el edema, la reparación de úlceras y la restitución del tejido, hay hipertermia, sangrado, sensibilidad reducida.

La sensibilidad se atenúa antes y después de la crisis epileptoide.

Durante la crisis epileptoide se presenta hiperestesia, dolor intenso y ausencia. Esto lo vemos, por ejemplo, en el infarto coronario o en la úlcera de estómago. Cuando, en presencia de un programa concomitante de los músculos estriados, tengamos una crisis epiléptica, tendremos hiperestesia, dolor intenso, con ausencia y ataque convulsivo tónico-clónico de los músculos estriados.

Vemos esta combinación en el infarto doloroso o en el cólico esofágico o gástrico doloroso. No hay dolor antes y después del ataque.

El siguiente diagrama muestra los cambios de sensibilidad en el desarrollo de un programa biológico cortical especial según el modelo de mucosa faríngea.

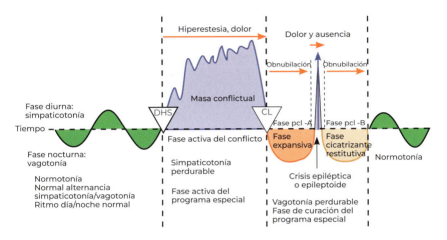

Tejidos derivados de la antigua faringe: mucosas de epitelio plano de la cavidad oral, garganta, ⅔ superiores del esófago, conductos excretores de las glándulas salivares, curvatura menor del estómago, píloro y bulbo del duodeno, vías biliares: conductos biliares intrahepáticos, colédoco (conducto biliar mayor), vesícula biliar; conductos pancreáticos, conductos branquiales y derivados de los arcos branquiales: arterias coronarias, venas coronarias, arco aórtico, arterias carótidas, conductos branquiales del cuello (antiguamente eran branquias), conductos excretores de la tiroides.

Desarrollo de la sensibilidad según el modelo de la mucosa faríngea, durante un programa biológico especial.
(Figura reconstruida a partir de representaciones esquemáticas de *Wissenschaftliche Tables der Germanischen Neuen Medizin*, de R G. Hamer)

Codificación de los programas especiales de tejidos regulados por la corteza cerebral

Estos programas especiales están codificados en la Tabla científica de la NMG de Hamer, en la columna roja (R). Los programas que provocan úlcera en fase activa se codifican en la columna roja con el índice Ra y los programas mayoritariamente de alteración funcional llevan el índice Rb.

Otras referencias a los mismos programas, que atañen a los aspectos motores, sensoriales y funcionales, también se encuentran en la Tabla de los nervios craneales, por lo que, en ocasiones, también nos referiremos a ésta.

Microorganismos específicos de los tejidos de derivación ectodérmica

Los microbios típicos de los tejidos dirigidos por la corteza cerebral son los virus. Se trata de cadenas proteicas, de las que no es seguro que representen una forma de vida autónoma.[1] Podrían ser proteínas producidas por nuestro cuerpo con la función de promover la regeneración de tejidos ulcerados o, como afirman algunos biólogos autorizados, los virus podrían ser material genético residual perteneciente a células destruidas. En cualquier caso, sean o no una forma de vida por derecho propio, los virus aumentan en número y desarrollan su acción bajo el impulso de nuestro cerebro y bajo su control.

Comienzan a proliferar inmediatamente después de la resolución del conflicto y se reproducen muy rápidamente, activándose inmediatamente en la primera fase de resolución, para luego disminuir gradualmente en número hasta volver a la normalidad. Los virus son también nuestros simbiontes habituales: viven siempre con nosotros y, sólo cuando un programa especial lo requiere, aumentan en número y se activan.

Hamer, hablando de virus, se expresa en estos términos:

«Por "virus" hemos indicado partículas proteicas, que proliferan con una función catalítica, sin ser seres vivos. El tamaño de dicho virus es entre una milésima y una cienmilésima parte del de una bacteria. Mientras tanto, la existencia de tal virus, siempre admitida sólo hipotéticamente, es muy controvertida. Nadie ha visto o experimentado realmente ninguno de ellos. Si los hay, estos virus ayudan en la reparación de úlceras. Pero esta reparación se lleva a cabo de todos modos, incluso sin virus (hepatitis no A, no B, no C)».[2]

---

1. La teoría del virus es muy controvertida. Sobre la naturaleza del material genético identificado como virus y considerado responsable del contagio de enfermedades, véase el trabajo sobre pleomorfismo de A. Béchamp, Raymond Rife, Enderlein y otros. Encontrarás una explicación exhaustiva sobre el tema en: www.mednat.org/germi_teoria.htm; www.cienciaeconoscenza.it; www.disinformazione.it
2. *Wissenschaftliche Tabelle der Germanischen Neuen Medizin®* (Tabla científica de la Nueva Medicina Germánica) del Dr. Med. Mag. Theol. Ryke Geerd Hamer. Copyright © ed ® del Dr. Med. Mag. Theol. Ryke Geerd Hamer, *Amici di Dirk*, Ediciones de la Nueva Medicina S.L., noviembre de 2006.

Programas motores de la musculatura estriada voluntaria regulados por la corteza somatomotora

La corteza somatomotora y sus funciones

La corteza cerebral motora de cada hemisferio cerebral tiene la función de regular el movimiento voluntario de la mitad contralateral del cuerpo.

En esta zona cerebral (área precentral), situada en el lóbulo frontal, se distinguen varios territorios desde los que se originan impulsos para los distintos grupos musculares. La distribución de estos territorios tiene un orden bastante definido, que puede ser representado por un homúnculo «motor», que se proyecta boca abajo (con la cabeza hacia abajo) sobre el área somatomotriz.

Las áreas motoras son visibles en la sección del cerebro según un plano frontal, perpendicular a la base del cráneo, pasando por la corteza motora, como en el siguiente diagrama.

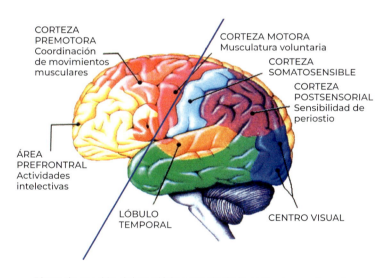

Plano de sección del encéfalo a través de la corteza somatomotora

En el siguiente diagrama podemos ver la disposición de las áreas motoras en la sección del cerebro obtenida con el plano de sección superior.

289

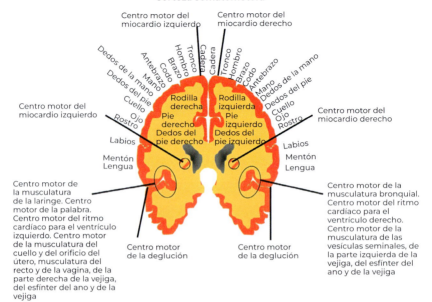

Áreas motoras correspondientes a las distintas partes del cuerpo en la sección esquemática del encéfalo, obtenido con un plano frontal, perpendicular a la base del cráneo, que atraviesa la corteza motora

Conflictos biológicos que activan los programas motores

Códigos de referencia

Los códigos de referencia de los programas motores en el sistema de la Nueva Medicina son los siguientes: en la «Tabla Científica de la Nueva Medicina Germánica», columna roja, índices 3 Rb derecho, 3 Rb izquierdo; en las «12 + 1 Hirnnerven – Tables»,[3] columna roja.

Localización cerebral del BH

Los conflictos motores activan un BH en el área cortical motora del lóbulo frontal (circunvolución frontal precentral) del hemisferio izquierdo para un programa que involucra el lado derecho del cuerpo, y del hemisferio derecho para un programa en el lado izquierdo del cuerpo. El BH se activa en la zona de proyección específica de la parte del cuerpo en la que se manifiestan los efectos del programa.

---

3. «*12 + 1 Hirnnerven-Tabelle*», *Amici di Dirk*, Ediciones de la Nueva Medicina, Alhaurín el Grande, julio de 2004.

Conflictos motores

El programa de la musculatura controlado por la corteza motora se activa con un conflicto motor: cuando, en el momento del traumatismo, un movimiento queda «en la recámara», cuando nos gustaría hacer un movimiento y nos bloqueamos, o cuando estamos obligados a hacer un movimiento que no queremos hacer.

Ejemplos de conflicto motor

Una niña pequeña, escapada del control de su abuela, sale corriendo por la puerta principal y cruza la calle justo cuando llega un gran camión. La pequeña ve el camión ya encima de ella, de repente detiene su carrera, mientras que el camionero logra detenerse a unos centímetros de ella y comienza a gritarle a su abuela que llega alarmada.

Le quito a mi padre el vendaje de una herida que pensé que era un simple hematoma y descubro una profunda úlcera por presión, que nunca hubiera creído que pudiera existir. Me quedo estancada en la posición en la que estoy, sin poder expresarme, ni caer, ni levantarme de ahí.

A un niño lo inmovilizan para ponerle una inyección, lo bloquean y lo retienen, incluso cuando se rebela y patea para escapar.

Hamer cita el caso de una niña que tuvo un conflicto motor durante el desarrollo intrauterino, pues al escuchar el ruido de la sierra en el aserradero de su padre, lo asimiló al rugido de una bestia y activó una conducta instintiva de huida, lo cual, en su estado era imposible.

Según Hamer, muchos niños nacen paralizados a causa de ruidos no naturales, que los códigos biológicos son incapaces de procesar e integrar y que, por tanto, asimilan a ruidos naturales amenazadores.

También es probable que se produzca un choque motor cuando la dificultad para realizar un movimiento se genera por dolor, trastornos óseos o contracturas musculares. Para las personas que tienen problemas de movimiento, es una experiencia frecuente la de no poder hacer algo, no poder completar un movimiento iniciado. En las personas que tienen este tipo de problemas, la experiencia de no poder moverse como les gustaría es una causa frecuente de recurrencia del conflicto motor y, por tanto, de agravamiento de su condición. Conocer este efecto también es importante para quienes ayudan a estas personas. Por ejemplo, es importante no terminar en lugar de esta persona los movimientos que ya ha iniciado: tu abuela está llevando laboriosamente un cuenco a la mesa, tú intervienes quitándoselo de las manos y colocándolo sobre la mesa para ella. ¡Este movimiento interrumpido reactiva el conflicto motor!

La parte del cuerpo afectada por el programa nos da una idea del tipo de experiencia traumática que subyace al conflicto. Por ejemplo, un conflicto de no poder escapar de alguien o seguir a alguien afecta a las piernas, no poder contener o repeler a alguien afecta a brazos o manos, no poder evitar algo o a alguien afecta a los músculos de los hombros y de la espalda, mientras que con un conflicto de «no saber hacia dónde girar» tendremos una parálisis de las piernas.

A menudo, el trauma definitorio está representado por un diagnóstico médico, que constituye una enfermedad grave y que empeora progresivamente. A menudo, el diagnóstico cae después de una primera fase de conflicto activo, pero, dada la difusión de las prácticas de la autodenominada medicina preventiva, dicho diagnóstico también se puede presentar a una persona que está completamente bien, o que ha tenido, por un corto período de tiempo, síntomas leves. El diagnóstico «Usted tiene esclerosis múltiple y se paralizará cada vez más» es la ocasión de un nuevo trauma fuerte y la activación de un conflicto motor. La autoridad del diagnóstico y la confianza que el paciente deposita en él hacen que se quede fijo en él, como ocurre con una orden posthipnótica, y que el contenido del diagnóstico tienda a cumplirse, como una «profecía autodeterminante». Posteriormente, es el comando diagnóstico el que representa el conflicto del paciente, quien debe ejecutar el comando o desactivarlo, es decir, demostrarle al médico que no necesariamente tiene que suceder lo que ha previsto. Este desafío absorbe las energías del paciente, que trabaja en la adicción, por lo que le es difícil acceder a una terapia exitosa y tiene dificultad para tomar las decisiones autónomas necesarias para su recuperación.

Lateralidad

El lado del cuerpo donde se activa el programa especial nos informa sobre el aspecto relacional del conflicto: para las personas diestras, el programa se activa en el lado derecho del cuerpo cuando el conflicto se relaciona con el padre, la pareja u otros, mientras que afecta al lado izquierdo cuando el conflicto está relacionado con la madre o los hijos. Para las personas zurdas es al contrario.

Conflicto local

En los conflictos motores es muy común que entre en conflicto el grupo de músculos que, en el momento del trauma, estaba comprometido en el movimiento impedido o forzado por el hecho traumático. En este caso, se denomina conflicto local. Lo mismo sucede cuando una parte del cuerpo ya está afectada por un programa que genera dificultades de movimiento o dolor: localmente se crean las condiciones para la activación o recurrencia de un conflicto motor, por lo general en interacción con un conflicto de autodevaluación. La localización del programa en el cuerpo, en estos casos, es independiente de los aspectos relacionales del conflicto.

Interacción con otros programas especiales
Con frecuencia, el programa cortical relativo al conflicto motor se observa en sinergia con el conflicto de autodevaluación, que tiende a activarse y prolongarse con continuas recaídas, precisamente por la dificultad de movimiento como consecuencia del conflicto motor. Por lo tanto, junto con la parálisis, por lo general también vemos la atrofia muscular como un programa orgánico de conflicto de autodevaluación. Además, vemos que, con estos programas, también se suele activar el programa de la musculatura lisa, como un arcaico sistema de apoyo, que nos apoya en caso de déficit de la función motora voluntaria.

Desarrollo de programas de la corteza motora
En la fase del conflicto activo hay una parálisis motora progresiva a partir del DHS, de una severidad proporcional a la intensidad del conflicto. En la fase activa, llegan pocos o ningún impulso desde la corteza motora a los músculos implicados. La parálisis, contralateral a la localización del BH, puede afectar a un solo músculo, a un grupo de músculos o más extensamente a la musculatura de un miembro o parte del cuerpo. El programa se activa en las partes del cuerpo que estuvieron involucradas en el momento del trauma.

La parálisis no es dolorosa, pero es limitante, y cuando dura mucho tiempo, aumenta el riesgo de recurrencia del conflicto motor, o de otros conflictos de autodevaluación, miedo u otros.

Todos los cuadros clínicos de parálisis central se remontan a la interacción de estos conflictos: las formas de parálisis motora que vemos en la esclerosis múltiple se deben a la interacción del conflicto motor recurrente y al conflicto de autodevaluación, ya que son la expresión de un conflicto motor recurrente posiblemente combinado con otros conflictos, también la parálisis, que encontramos en la esclerosis lateral amiotrófica, la poliomielitis, la parálisis cerebral infantil, la parálisis espástica, las atrofias y las distrofias musculares, la enfermedad de Parkinson.

En la primera fase de solución, el edema cerebral, causado por la acumulación de fluidos en el área ocupada por el BH en la fase de la curación, puede provocar un empeoramiento transitorio de los síntomas, una mayor reducción de la función motora. Es importante conocer este aspecto de la fase de solución para que pueda anticiparse e identificarse como un signo de curación. Esta competencia nos ayuda a evitar el riesgo de que un agravamiento de los síntomas nos haga reactivar el conflicto.

La enfermedad de Parkinson es una «recuperación pendiente», es decir, una fase de curación de un conflicto motor, durante la cual se producen continuas recaídas, para las que nunca se llega a la solución definitiva.

La crisis epileptoide, en el caso del conflicto motor, es una verdadera crisis epiléptica de los músculos, que se manifiesta con movimientos convulsivos descontrolados de tipo tónico, clónico y tónico-clónico. Lo que Hamer llama un «ataque epiléptico» es una sucesión de movimientos tónico-clónicos, que generalmente involucra a un músculo o grupo de músculos y no implica pérdida de la conciencia. En casos más raros, la convulsión es generalizada y, a veces, en presencia de un programa sensorial concomitante, hay pérdida de conciencia. Lo que en medicina se llama «ataque epiléptico», en cambio, es un ataque generalizado con pérdida de conciencia.

Durante la segunda fase de curación, el impulso dado por la inervación muscular se recupera lentamente hasta que se restablece el movimiento normal.

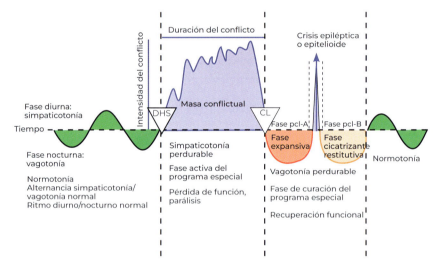

Esquema del desarrollo de un programa biológico especial de la musculatura estriada voluntaria regulada por la corteza somatomotora, según las leyes biológicas.
(Figura reconstruida a partir de representaciones esquemáticas extraídas de *Wissenschaftliche Tabelle der Germanischen Neuen Medizin*, de R. G. Hamer)

Sentido biológico

El sentido biológico del programa, que está representado por la parálisis en la fase activa, reside en el reflejo de la muerte aparente, que, en caso de limitación motriz, inspira a quien me obliga a soltarme o a soltar la presa.

Localización somática del conflicto motor

Existe un programa general para conflictos motores de la musculatura estriada voluntaria. La experiencia conflictiva adquiere diferentes connotaciones según la parte del cuerpo involucrada en el programa. El significado que asumen las diversas partes del cuerpo, cuando están envueltas en un conflicto biológico e investidas por el relativo programa especial, deriva de su función. De hecho, es precisamente la función de una parte de la musculatura la que se previene en caso de conflicto. Por tanto, es la función la que nos da indicaciones sobre el tipo de conflicto que se está produciendo. El significado conflictual del tejido muscular en diferentes distritos del cuerpo es muy similar al que tenemos en los conflictos óseos, aunque esto es más grave. En ocasiones nos encontramos con múltiples programas mesodérmicos enlazados entre sí en una misma zona del cuerpo: los conflictos de conducción medular a menudo se dan de forma concurrente con conflicto motor en la misma zona y en ocasiones los encontramos en conjunción con un programa óseo.

La siguiente tabla recoge todos los programas motores con los conflictos que los activan, junto con los códigos con los que los encontramos en las dos tablas del NM: la Tabla científica del NMG y la Tabla de los nervios craneales.

PROGRAMAS BIOLÓGICOS ESPECIALES DIRIGIDOS POR LA CORTEZA SOMATOMOTORA Y SUS CONFLICTOS CON LOS RELATIVOS CÓDIGOS DE INSERCIÓN EN LAS TABLAS DE LA NM			
Códigos de las Tablas de la NM	Programas motores de los tejidos orgánicos del lado izquierdo del cuerpo y conflictos correspondientes	Códigos de las Tablas de la NM	Programas motores de los tejidos orgánicos del lado derecho del cuerpo y conflictos correspondientes
Tabla científica de la NMG, índice 3 Rb derecho. Tabla de los nervios craneales, columna roja, hemisferio derecho	Programas motores de la musculatura estriada voluntaria del lado izquierdo del cuerpo. Conflictos motores. No poder hacer el movimiento activado o verse obligado a realizar un movimiento no deseado	Tabla científica de la NMG, índice 3 Rb izquierdo. Tabla de los nervios craneales, columna roja, hemisferio izquierdo	Programas motores de la musculatura estriada voluntaria del lado derecho del cuerpo. Conflictos motores. No poder hacer el movimiento activado o verse obligado a realizar un movimiento no deseado
Nervio óptico, columna roja, derecha, índice 4	Músculo ciliar para la acomodación del cristalino del ojo izquierdo. Conflicto de perder de vista a alguien, en el contexto de una separación brutal	Nervio óptico, columna roja, derecha, índice 4	Músculo ciliar para la acomodación del cristalino del ojo derecho. Conflicto de perder de vista a alguien, en el contexto de una separación brutal
Nervio motor ocular externo, columna roja, derecho	Músculo recto lateral del ojo izquierdo. Conflicto de no poder ver hacia los lados, en el contexto del conflicto del prófugo	Nervio motor ocular externo, columna roja, izquierdo	Músculo recto lateral del ojo derecho. Conflicto de no poder ver hacia los lados, en el contexto del conflicto del prófugo

| \multicolumn{4}{|c|}{PROGRAMAS BIOLÓGICOS ESPECIALES DIRIGIDOS POR LA CORTEZA SOMATOMOTORA Y SUS CONFLICTOS CON LOS RELATIVOS CÓDIGOS DE INSERCIÓN EN LAS TABLAS DE LA NM} |

Códigos de las Tablas de la NM	Programas motores de los tejidos orgánicos del lado izquierdo del cuerpo y conflictos correspondientes	Códigos de las Tablas de la NM	Programas motores de los tejidos orgánicos del lado derecho del cuerpo y conflictos correspondientes
Nervio oculomotor, columna roja, derecho	Musculatura extrínseca estriada del ojo izquierdo. Conflicto de no poder o no querer mirar un punto o no poder o querer mirar hacia otro lado	Nervio oculomotor, columna roja, izquierdo	Musculatura extrínseca estriada del ojo derecho. Conflicto de no poder o no querer mirar un punto o no poder o querer mirar hacia otro lado
Nervio troclear, columna roja, derecho	Músculo oblicuo superior del ojo izquierdo. Conflicto de no poder o no querer girar el ojo izquierdo	Nervio troclear, columna roja, derecho	Músculo oblicuo superior del ojo derecho. Conflicto de no poder o no querer girar el ojo derecho
Nervio trigémino, columna roja, derecho, índice d	Músculos motores de la lengua y masticación del lado izquierdo de la boca. Conflicto de no poder o no querer masticar	Nervio trigémino, columna roja, izquierdo, índice d	Músculos motores de la lengua y masticación del lado derecho de la boca. Conflicto de no poder o no querer masticar
Nervio hipogloso, columna roja, derecho, índices a y b	Músculos motores del lado izquierdo de la lengua y del esófago. Conflicto de sentir la lengua o el esófago resecos	Nervio hipogloso, columna roja, izquierdo, índices a y b	Músculos motores del lado derecho de la lengua y del esófago. Conflicto de sentir la lengua o el esófago resecos
Nervio glosofaríngeo, columna roja, derecho, índice 2	Músculos del paladar blando y del lado izquierdo de la faringe. Conflicto de vómitos, reflejo del vómito	Nervio glosofaríngeo, columna roja, izquierdo, índice 2	Músculos del paladar blando y del lado derecho de la faringe. Conflicto de vómitos, reflejo del vómito
Nervio vago, columna roja, izquierdo, índice 4b	Musculatura estriada de los ⅔ superiores izquierdos del esófago, implicada en el acto voluntario de la deglución. Conflicto de miedo a no poder rechazar algo que asfixia	Nervio vago, columna roja, derecho, índice 4b	Musculatura estriada de los ⅔ superiores derechos del esófago, implicada en el acto voluntario de la deglución. Conflicto de miedo a no poder rechazar algo que asfixia
Nervio facial, columna roja, derecho, índice 2	Musculatura mímica voluntaria del lado izquierdo de la cara. Conflicto de perder la cara, sentirse reducido a una máscara, parecer un payaso, ser comparado con un loco o parecer un zombi	Nervio facial, columna roja, izquierda, índice 2	Musculatura mímica voluntaria del lado izquierdo de la cara. Conflicto de perder la cara, sentirse reducido a una máscara, parecer un payaso, ser comparado con un loco o parecer un zombi
Nervio accesorio del vago, columna roja, derecho, índices a y b	Musculatura estriada del músculo esternocleidomastoideo y del trapecio del lado izquierdo del cuerpo. Conflicto de no poder girar la cabeza abajo a la derecha. Conflicto de no poder mover hacia atrás el hombro izquierdo	Nervio accesorio del vago, columna roja, izquierda, índices a y b	Musculatura estriada del músculo esternocleidomastoideo y del trapecio del lado derecho del cuerpo. Conflicto de no poder girar la cabeza abajo a la izquierda. Conflicto de no poder mover hacia atrás el hombro izquierdo
Nervio vago, columna roja, derecho, índice 5b	Musculatura de la parte izquierda del diafragma. Conflicto de no poder respirar libremente	Nervio vago, columna roja, derecho, índice 5b	Musculatura de la parte derecha del diafragma. Conflicto de no poder respirar libremente

PROGRAMAS BIOLÓGICOS ESPECIALES DIRIGIDOS POR LA CORTEZA SOMATOMOTORA Y SUS CONFLICTOS CON LOS RELATIVOS CÓDIGOS DE INSERCIÓN EN LAS TABLAS DE LA NM

Códigos de las Tablas de la NM	Programas motores de los tejidos orgánicos del lado izquierdo del cuerpo y conflictos correspondientes	Códigos de las Tablas de la NM	Programas motores de los tejidos orgánicos del lado derecho del cuerpo y conflictos correspondientes
Tabla científica de la NMG, 2 Ra derecho, 3 Rb derecho. Tabla de los nervios craneales. Nervio Vago, columna roja, derecha, índice 1 b	Inervación muscular voluntaria de los bronquios. Control motor de la musculatura bronquial en el contexto de un conflicto de territorio para un varón diestro, miedo alarmado para una mujer zurda	Tabla científica de la NMG, 2 Ra izquierdo, 3 Rb izquierdo. Tabla de los nervios craneales. Nervio vago, columna roja izquierdo, índice 1 b	Inervación muscular voluntaria de la laringe y de las cuerdas vocales. Control motor de un conflicto de miedo alarmado, que te hace abrir la boca para gritar para una mujer diestra, o con el componente motor del conflicto de territorio amenazado para un hombre zurdo
Tabla científica de la NMG, Rb 3 derecho. Tabla de los nervios craneales, plexo cardíaco, columna roja, derecha, índice 1	Musculatura estriada del corazón, miocardio del ventrículo derecho. Conflicto de sentirse sobrecargado o infravalorado	Tabla científica de la NMG, Rb 3 izquierdo. Tabla de los nervios craneales, plexo cardíaco, columna roja izquierda, índice 1	Musculatura estriada del corazón, miocardio del ventrículo izquierdo. Conflicto de sentirse sobrecargado o infravalorado
Tabla de los nervios craneales, nervio vago, columna roja, derecha, índice 2b	Musculatura estriada del corazón, miocardio del ventrículo derecho. Conflicto de sentirse sobrecargado o atrapado en el medio	Tabla de los nervios craneales, nervio vago, columna roja, izquierda, índice 2b	Musculatura estriada del corazón, miocardio del ventrículo izquierdo. Conflicto de sentirse sobrecargado o atrapado en el medio
Tabla de los nervios craneales, nervio vago, columna roja, derecha, índice 6b	Inervación motora voluntaria de la curvatura menor del estómago y del duodeno. Programa vinculado al conflicto de rencor en el territorio para una persona diestra y en el conflicto de identidad para una persona zurda		
Nervio vago, columna roja, derecha, índices 8b y 9b	Inervación motora voluntaria de los conductos biliares y pancreáticos. Programas relacionados con el conflicto de rencor en el territorio para un diestro y por identidad para un zurdo	Tabla científica de la NMG, 5 Ra izquierdo	Inervación motora voluntaria del recto. Programas relacionados con el conflicto de la mucosa del recto en el contexto del conflicto de identidad para una diestra y por rencor para un zurdo
		Tabla científica de la NMG, 3 Ra izquierdo	Inervación motora voluntaria del cuello y del orificio del útero. Programa conectado al de la mucosa del útero en el contexto del conflicto de frustración sexual
Tabla científica de la NMG, 8 Ra derecho	Inervación motora voluntaria de la vejiga. Vinculado al programa de la mucosa de la vejiga en el contexto del conflicto masculino de marcaje del territorio	Tabla científica de la NMG, 8 Ra izquierdo	Inervación motora voluntaria de la vejiga. Vinculado al programa de la mucosa de la vejiga en el contexto del conflicto femenino de marcaje del territorio

Conflictos motores y programas especiales de los tejidos regulados por la corteza motora.

Programas de los músculos de los ojos

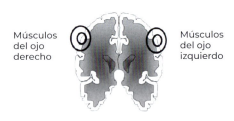

Áreas motoras de los músculos de los ojos

Programa del músculo ciliar

El músculo ciliar, de musculatura estriada, proporciona la contracción del cristalino, asegurando la visión de lejos.

Códigos de referencia
Tabla de los nervios craneales, segundo nervio craneal, fascículo óptico, columna roja, índice 4.

Localización cerebral del BH
En el área de proyección del ojo en la corteza motora del hemisferio contralateral.

Conflicto
El conflicto, todavía no suficientemente investigado, es un conflicto motor en relación con una separación brutal, por la que se pierde de vista a alguien, por la que no hemos podido mantener a alguien a la vista.

Desarrollo
Parálisis del músculo ciliar en fase activa y recuperación de la motilidad del músculo en fase de cicatrización. En los ataques epilépticos, se produce un ataque convulsivo del músculo, lo que provoca una «sacudida» del cristalino. Con la interacción del programa medular, también podemos tener la atrofia del músculo, que luego se regenera durante la fase de la curación.

Programa del músculo recto lateral

El músculo recto lateral tiene la función de rotar el ojo hacia fuera.

Código de referencia
Tabla de los nervios craneales, sexto nervio craneal, nervio motor ocular externo, columna roja.

Localización cerebral del BH
En el centro cortical motor del hemisferio contralateral.

Conflicto
El programa se activa en el ojo izquierdo por el conflicto de no poder o no querer mirar hacia el lado izquierdo, en el ojo derecho por no poder o no querer mirar hacia el lado derecho. Este programa se activa a menudo con el conflicto del prófugo.

Desarrollo
En la fase del conflicto activo, se produce la parálisis motora del músculo recto lateral, el «fenómeno de las anteojeras» por parálisis. El ojo ya no se puede girar hacia fuera, ya que la musculatura de la parte interna del ojo tira del globo ocular hacia la nariz. El resultado es un estrabismo convergente. En la fase de la curación, se produce la regresión de la parálisis motora seguida del ataque epiléptico, por lo tanto, la normalización de la función motora.

A menudo, este conflicto va acompañado del de autodevaluación, lo que provoca la atrofia muscular. O podríamos encontrarlo asociado con el programa de la musculatura lisa en el caso de un conflicto del prófugo. En este caso, tendremos un reforzamiento de la tensión de las fibras musculares lisas en el mismo músculo, una hiperfunción del músculo, por lo que los ojos se giran rígidamente hacia el exterior. También podemos tener una interacción de estos programas y sus efectos.

Programa de la musculatura estriada extrínseca de los ojos

Códigos de referencia
Tabla de los nervios craneales, tercer nervio craneal, nervio oculomotor, columna roja.

Localización cerebral del BH
En el área de proyección de los ojos en la corteza motora del hemisferio cerebral contralateral.

Conflicto
Conflicto de no poder o no querer mirar un punto o no poder o querer mirar hacia otro lado.

Desarrollo
Parálisis de los músculos oculares afectados en la fase activa.
Regresión de la parálisis en la fase de la curación, seguida de sacudidas convulsivas del ojo. Con la interacción del programa medular, tendremos atrofia del músculo en fase activa y regeneración en solución.

Programa del músculo oblicuo superior del ojo

Código de referencia
Tabla de los nervios craneales: cuarto nervio craneal, nervio troclear, columna roja.

Localización cerebral del BH
En el centro cortical motor del hemisferio cerebral izquierdo para el ojo derecho, y en el hemisferio derecho para el ojo izquierdo.

Conflicto
Conflicto de no poder o no querer girar la mirada.

Desarrollo
Parálisis del músculo oblicuo superior del ojo. Regresión de la parálisis seguida de convulsión del ojo. Atrofia en fase activa y regeneración en solución con el programa de médula ósea.

Programa de los músculos motores de la lengua y de la masticación

Se trata de los músculos estriados que aseguran la función motora de la lengua y que están involucrados en la masticación.

Códigos de referencia
Tabla de los nervios craneales, 5.º nervio craneal, nervio trigémino, columna roja, índice d.

Localización cerebral del BH
En el centro cortical motor del hemisferio cerebral contralateral.

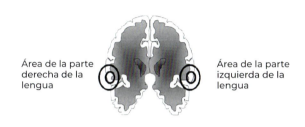

Áreas motoras de la lengua y de los músculos masticatorios

Conflicto
Conflicto motor de no querer o no poder masticar.

Desarrollo
Parálisis de los músculos masticadores y de la lengua en la fase activa.
 En la fase de la curación, regresión de la parálisis seguida de convulsiones. Con la interacción del programa medular, tenemos atrofia en fase activa y regeneración en solución.

Programa de los músculos motores de la lengua y del esófago

Códigos de referencia
Tabla de los nervios craneales, XII nervio craneal, nervio hipogloso, columna roja, derecha e izquierda, índices A y B.

Localización cerebral del BH
En el área temporal de la corteza motora del hemisferio cerebral contralateral a la parte de la lengua y del esófago afectada por el programa.

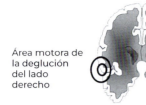

Áreas motoras de los músculos de la lengua y del esófago

Conflicto
Conflicto de notar la lengua o el esófago resecos.

Desarrollo
En la fase activa, tenemos paresia o parálisis de la musculatura estriada de la parte del esófago y de la lengua contralateral a la zona activada por el brote.

En la fase de la curación, tenemos una regresión de la parálisis y, después del ataque epiléptico, una recuperación gradual de la función motora.

Programa motor de los músculos del paladar blando y de la faringe

Códigos de referencia
Tabla de los nervios craneales, noveno nervio craneal, nervio glosofaríngeo, columna roja, índice 2.

Localización cerebral del BH
En la corteza motora del hemisferio contralateral al lado del cuerpo donde se activa el programa.

Conflicto
El programa se activa con el conflicto de vómitos y acciona el reflejo de náuseas.

Para un diestro, el programa implica a la mitad derecha de la musculatura faríngea cuando el conflicto está relacionado con el padre, la pareja u otros, mientras que involucra a la mitad izquierda para un conflicto con la madre o los hijos. Para un zurdo sucede lo contrario. Puede ocurrir que se den episodios repetidos de vómitos en recaídas de diferentes conflictos. La experiencia de frecuentes crisis de vómitos puede activar, como un conflicto local, el de la musculatura. El programa motor puede interactuar con el medular cuando también tenemos un conflicto de autodevaluación.

Desarrollo
En la fase activa, hay parálisis motora de los músculos del paladar blando y de la faringe involucrados en el programa.

En la fase de la curación, se produce la regresión de la parálisis seguida del ataque epiléptico y la normalización de la función motora.

En caso de interacción del programa medular, tendremos también atrofia de los músculos implicados en la fase activa y regeneración en la fase de solución.

Programa de la musculatura estriada de los ⅔ superiores del esófago implicada en el acto voluntario de la deglución

Códigos de referencia
Tabla de los nervios craneales, décimo nervio craneal, nervio vago, columna roja, índice 4 b.

Localización cerebral del BH
En el área frontotemporal de la corteza motora del hemisferio cerebral contralateral al lado del cuerpo afectado.

Conflicto
Conflicto de no poder rechazar o no poder tragar un bocado.

Desarrollo
Hamer refiere que en la fase activa de este programa encontramos necrosis y parálisis parcial o paresia de la musculatura estriada afectada por el programa, por lo que debemos entender que existe una interacción del programa motor con el trófico de conducción medular.

En la fase de la curación, tenemos una regresión de la parálisis, una crisis epiléptica de los músculos implicados y, por lo tanto, el restablecimiento paulatino de la función motora.

Programa de la musculatura mímica de la cara

La musculatura estriada de la cara también tiene fibras musculares lisas, que tienen su propia regulación desde el tronco cerebral y su propio programa especial. Generalmente, el programa cortical y el regulado por el tronco interactúan y, a menudo, también hay sinergia con el programa de la médula espinal.

Códigos de referencia
Tabla de los nervios craneales, séptimo nervio craneal, nervio facial, columna roja, índice 2.

Localización cerebral del BH
En el área de proyección de los músculos faciales sobre la corteza motora del hemisferio contralateral a la parte del cuerpo donde encontramos los efectos de la activación del programa.

Conflicto
El programa se activa con el conflicto de autodevaluación por sentirse reducido a una máscara, por parecer un payaso, por ser llamado loco o tonto o por parecer un zombi.

Para un diestro, el programa involucra a la mitad derecha de la cara cuando el conflicto está relacionado con el padre, la pareja u otros, mientras que afecta a la mitad izquierda para un conflicto con la madre o los hijos. Para un zurdo sucede lo contrario.

Desarrollo
En la fase activa, hay parálisis o paresia de los músculos mímicos estriados voluntarios de la mitad de la cara involucrada en el programa.

En la fase de la curación, se produce la regresión de la parálisis seguida de ataques epilépticos de los músculos afectados.

Programa de la musculatura estriada de los músculos esternocleidomastoideo y trapecio

El músculo esternocleidomastoideo tiene la función de flexionar la cabeza hacia abajo e inclinarla lateralmente, haciéndola girar hacia el lado opuesto.

Códigos de referencia
Nervio vago accesorio, columna roja, derecha e izquierda, índices A y B.

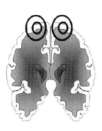

Área de la parte derecha del tronco

Área de la parte izquierda del tronco

Áreas motoras de los músculos esternocleidomastoideo y trapecio

Localización cerebral de BH
En la zona paracentral de la corteza motora del hemisferio contralateral a la parte del cuerpo donde se activa el programa.

Conflicto
El programa del músculo esternocleidomastoideo se activa cuando no podemos flexionar e inclinar la cabeza hacia abajo y hacia el lado opuesto a donde está el músculo. Nosotras, en la fase más intensa de la escritura de este libro, estuvimos frente al ordenador durante días, Sandra a la derecha y Katia a la izquierda, mirando el mismo ordenador y mirándonos una a la otra. En esta posición, Sandra se veía obligada a estar con la cabeza hacia abajo y hacia la izquierda, mientras que Katia, por el contrario, estaba con la cabeza hacia abajo y hacia la derecha. El resultado es que las dos tuvimos el mismo conflicto esternocleidomastoideo, pero Katia por la derecha y Sandra por la izquierda. Alternando fases activas y soluciones y activando también el conflicto de autodevaluación porque no podemos tomar el sol en el césped o ir a la playa, siempre tenemos dolor en el cuello.

El trapecio entra en conflicto cuando no podemos mover hacia atrás el hombro donde se encuentra el músculo. Hamer cita el ejemplo de un hombre que tuvo este conflicto porque, en cuanto disparó una flecha con su arco, notó que un niño se cruzaba en su camino. No podía detener la flecha que ya había disparado.

Desarrollo

En la fase activa tenemos la parálisis del músculo y en solución la regresión de la parálisis con crisis epiléptica local del músculo afectado, y luego una reanudación gradual del movimiento normal.

Programa del diafragma

Códigos de referencia

Tabla de los nervios craneales, nervio vago, columna roja, derecha e izquierda, índice 5b.

Localización cerebral del BH

En la zona paracentral de la corteza motora del hemisferio contralateral a la parte del cuerpo donde se activa el programa.

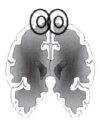

Área de la musculatura estriada de la parte derecha del diafragma

Área de la musculatura estriada de la parte izquierda del diafragma

Áreas motoras del diafragma

Conflicto

El programa se activa con un conflicto de no poder respirar libremente, ya sea como conflicto local, o como conflicto lateral, refiriéndose al padre, a la pareja u otros desde el lado derecho del diafragma, y a la madre o hijos desde el lado izquierdo.

Desarrollo

En fase activa tenemos la parálisis de la parte del diafragma afectada por el programa, y en fase solución la regresión de la parálisis con liberación de la función muscular seguida de la crisis epileptoide y el restablecimiento definitivo de la función. En la Tabla de los nervios craneales, Hamer se refiere al hipo como el ataque epileptoide del diafragma. Otras fuentes indican este síntoma como un ataque epileptoide de la musculatura del esófago, mientras que los bostezos se dan como un ataque epileptoide del programa cortical motor del diafragma.[4] El movimiento de liberación del diafragma es una inhalación fuerte y prolongada. Una técnica sencilla para liberar el diafragma, que puede utilizarse en casos de apnea real prolongada, consiste en arrojar agua fría sobre la persona.

Programa motor de la musculatura estriada del corazón

La musculatura estriada del corazón, o «miocardio», constituye predominantemente los dos ventrículos y, en menor medida, las aurículas del corazón.

Códigos de referencia
Tabla de los nervios craneales, plexo cardíaco, columna roja, hemisferio derecho e izquierdo, índice 1 para inervación motora; columna naranja para inervación trófica; décimo nervio craneal, nervio vago, columna roja, índice 2b para inervación motora. Tabla científica de la NMG, columna roja, índice 3 Rb izquierdo, 3 Rb derecho para inervación motora; columna naranja, índice 5 Ab derecho, 5 Ab izquierdo para inervación trófica.

Localización cerebral del BH

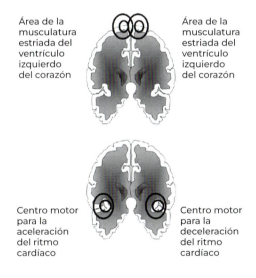

Áreas motoras de la musculatura cardíaca

---

4. Marco Pfister, apuntes de clase del «Primer curso avanzado de Nueva Medicina», septiembre de 2001, p. 21.

En la sección frontal del cerebro, vemos el área motora del miocardio derecho arriba, inmediatamente a la derecha, y la del miocardio izquierdo inmediatamente a la izquierda de la fisura interhemisférica. Más abajo en el esquema, en la parte de la corteza que entra en las dos fisuras periinsulares, encontramos las dos zonas de conducción del impulso cardíaco: a la derecha el centro de deceleración y a la izquierda el de aceleración del ritmo cardíaco, que se activan con el programa de las arterias y venas coronarias ante la presencia de un conflicto de territorio.

Con un programa motor que involucre al ventrículo derecho del corazón, encontraremos el BH relacionado en la corteza cerebral motora del hemisferio derecho, mientras que en el hemisferio izquierdo encontraremos el BH correspondiente al programa del miocardio izquierdo.

Este tipo de conexión cerebro-órgano, dado que parece una conexión ipsilateral, constituye una excepción sólo en apariencia, al contrario de lo que se observa para otros tejidos ectodérmicos, cuya conexión con las respectivas áreas de proyección cerebral es contralateral. De hecho, la conexión de los ventrículos con el cerebro se remonta a la etapa de la evolución en la que se formó el corazón. En ese momento, el corazón era un simple enlace entre dos grandes vasos sanguíneos: el tubo cardíaco. Luego, el lado derecho del tubo cardíaco tenía su conexión contralateral al hemisferio cerebral izquierdo, al igual que el lado izquierdo del tubo cardíaco estaba conectado al hemisferio cerebral derecho. En el desarrollo de su evolución, el corazón ha hecho una rotación sobre sí mismo, de modo que la parte del corazón que evolucionó del lado derecho del antiguo tubo cardíaco ahora está a la izquierda, mientras que la parte del corazón que evolucionó del lado izquierdo del tubo del corazón ahora está a la derecha.

Generalmente, observamos el programa motor de la musculatura cardíaca junto al programa de conducción medular, pero también podemos encontrarlo asociado al programa cortical de las arterias o venas coronarias, en correspondencia con un conflicto de territorio.

Conflicto

Hamer atribuye el programa motor al mismo conflicto que activa el programa medular de los músculos del corazón, es decir, al conflicto de sentirse sobrecargado o engañado. De aquí se sigue que el conflicto motor está prácticamente siempre asociado al programa medular. Uno se pregunta si el programa motor también puede ocurrir por sí solo. De hecho, se notan frecuentes alteraciones del ritmo cardíaco o movimientos cardíacos particulares, más o menos transitorios, episódicos o recurrentes, que no implican ningún tipo de infarto, tanto que a menudo se consideran trastornos funcionales o alteraciones de origen psicológico. Los notamos cuando hablamos de un «corazón hinchado», de una «carga en el corazón», de «apretar el corazón», de un «corazón que salta en el pecho» u otras expresiones. Estas reacciones sugerirían una activación del programa motor, sin alteraciones particulares del tejido, excepto las de tipo motor.

Desarrollo

En la fase activa, el programa motor implica la parálisis de la parte de los músculos del corazón implicados en el conflicto.

El programa, en la fase activa, no se nota por síntomas reales, incluso cuando está asociado al programa medular de atrofia miocárdica, pero hay una sensación que, en mi opinión, representa una señal bastante clara, aunque no drástica, de la activación del programa medular del corazón: la sensación de «opresión en el corazón», de «dolor en el corazón», que se expresa con frases como «tengo un corazoncito así», «se me encoge el corazón».

En cambio, cuando el conflicto motor está asociado al programa cortical del territorio, en fase activa se padece «angina de pecho».

Durante la fase de la curación se reactiva la conexión neuromotora del tejido muscular que, en la fase activa, estaba paralizado. La crisis epileptoide adquiere un aspecto particular en el corazón: dado que el miocardio es un músculo estriado, su crisis epileptoide es una crisis convulsiva del corazón. Llamamos a esta crisis «infarto de miocardio». Esto ocurre con taquicardia y aumento de la presión arterial y con movimientos convulsivos incontrolados del corazón, calambres tónicos, movimientos clónicos o tónico-clónicos. Si la fase activa del conflicto fue muy larga, en las crisis epileptoides vemos frecuentemente calambres cardíacos tónicos, mientras que, para conflictos cortos, es más fácil encontrar una solución a las crisis cardíacas de tipo clónico. El movimiento clónico se reconoce por el hecho de que el corazón late en la garganta.

Cuando el programa afecta al miocardio derecho, a menudo se combina con el conflicto del lado izquierdo del diafragma. En este caso tendremos, junto con los demás síntomas, ataques de apnea, interrupción de la respiración. Por lo general, estas apneas se notan por la noche, durante el sueño. Más raramente, provocan el despertar. Según Hamer, las apneas que duran más de diez segundos casi siempre corresponden a pequeños infartos del miocardio derecho combinados con convulsiones del lado izquierdo del diafragma. En esta fase también puede ocurrir un paro respiratorio más prolongado. Durante la convulsión del corazón, es posible la ruptura del miocardio.

Sentido biológico

El sentido biológico de la parálisis, especialmente del miocardio, es el de muerte aparente. Con el abandono total, cesa la sobrecarga. Ya no se le puede poner nada encima a alguien que se derrumba. El animal que ha mordido a su presa cree que la ha matado cuando ésta se abandona y deja de pelear, así que deja de apretarla y la suelta.

Programas de la inervación cortical motora con función voluntaria relacionados con conflictos territoriales

En cuanto a este grupo de programas, Hamer habla de una supuesta musculatura estriada voluntaria de los órganos en cuestión, de la que no siempre existe una confirmación efectiva en los conocimientos anatómicos actuales. Supongamos que Hamer se refiere a una función motora cortical de la musculatura lisa realmente presente en estos órganos, que se deduce del desarrollo de los programas relacionados y del hecho de que hay en todo caso una inervación cortical motora. En el desarrollo de estos programas, siempre notamos la interacción de la inervación cortical sensorial, motora y la medular trófica. Las áreas de referencia de los mismos órganos en la corteza motora, en la corteza sensorial y en la médula están de hecho cerca y contiguas, y los haces de nervios que conducen los impulsos se juntan, por lo que es posible que también puedan ser activados por reverberación con la extensión del brote cerebral.

Observando la interacción de estos programas en los órganos, parecería que es precisamente la interacción de los diferentes programas dirigidos por diferentes áreas del cerebro la que modula la intensidad de la modificación en los órganos relativos en función de la masa conflictual. Es decir, si tenemos un conflicto durante poco tiempo, tenemos una manifestación orgánica mínima, transitoria, funcional. Si, por el contrario, el mismo conflicto dura mucho tiempo o tenemos muchas recaídas, en la medida en que la tensión conflictual a nivel psíquico, relacional y existencial se vuelve estable, estructural, también se producirán las modificaciones que afectan a los tejidos y órganos de manera proporcionalmente más evidente y profunda, precisamente porque un conflicto duradero se extiende a los diferentes niveles de existencia de la persona, activando los programas especiales relacionados.

Por ejemplo, si nos enojamos por un mal sufrido por culpa de un familiar, que resolvemos después de una breve discusión, tendremos el estómago cerrado durante unas horas, tal vez nos saltaremos el almuerzo. Luego, después de la solución, por la noche, tendremos una crisis de vómitos y todo esto no habrá dejado consecuencias a nivel orgánico. Si la misma oposición, que desencadena un conflicto de rencor en el territorio, se vuelve recurrente, si ese familiar nos hace enojar cada dos días, el rencor se vuelve cotidiano, percibimos una escisión en la familia, una separación y, con ello, también se activa el conflicto sensorial en la misma zona. Entonces, a menudo tendremos dolor de estómago, estómago cerrado y vómitos, la membrana mucosa del estómago formará una úlcera que, en las breves fases de curación, se hinchará y dolerá. Si entonces nos sentimos incapaces porque no podemos resolver esta disputa o nos sentimos no considerados por una parte de la familia, activaremos también el conflicto de autodevaluación, que producirá necrosis en el tejido muscular, transformando la ulceración de la mucosa en una herida profunda, que también puede perforar la pared gástrica gruesa. Mientras tanto, la polémica estable con ese familiar irreductible y nuestra propia irreductibilidad habrán dividido a nuestra familia con una herida profunda, reverberando desde esa misma herida que tenemos en el estómago.

Programa de inervación motora voluntaria de la curvatura menor del estómago y del duodeno

Códigos de referencia
Tabla de los nervios craneales, nervio vago, columna roja, derecha, índices 6b, 7b.

Localización cerebral de HF
En el área frontal-temporal derecha de la corteza motora.

Conflicto
El programa de inervación voluntaria de la musculatura estomacal se relaciona con el conflicto de rencor en el territorio para un diestro, y con el conflicto de identidad para un zurdo, el mismo conflicto que activa el programa cortical sensorial, que generalmente se encuentra concomitante.

Desarrollo
En la fase activa, tenemos la parálisis de los músculos del estómago, que experimentamos con la característica sensación de «estómago cerrado», que puede atenuarse con técnicas de relajación dirigidas voluntariamente. En esta fase también tenemos ulceración de la mucosa debido a la interacción del programa cortical sensorial. En la fase de la curación, tenemos la recuperación de la función motora con la regresión de la parálisis y la reparación de la úlcera. Es precisamente en esta fase cuando podemos tener dolor y, con la crisis epileptoide, calambres y espasmos dolorosos. En presencia de un conflicto especial-

mente prolongado o intenso, con la interacción del programa trófico medular, podemos encontrar la afectación de la musculatura, que produce necrosis en fase activa y reparación edematosa en solución. En estos casos, también podemos tener perforación de la pared del estómago o del duodeno.

Sólo observamos el programa motor en casos de conflicto muy breve y transitorio, cuando tenemos una contractura del estómago o del duodeno, sin otros cambios visibles en los tejidos.

Programa de inervación motora voluntaria de las vías biliares y pancreáticas

Códigos de referencia
Tabla de los nervios craneales, nervio vago, columna roja, derecha, índices 8b y 9b.

Localización cerebral del BH
En el área frontal-temporal derecha de la corteza motora.

Conflicto
Estos programas, como el de la curvatura menor del estómago, están vinculados al conflicto de rencor en el territorio para un diestro y al conflicto de identidad para un zurdo.

Desarrollo
En la fase activa, tenemos la parálisis de la musculatura, que con la interacción del programa cortical sensorial se complica ulcerando el epitelio de revestimiento mucoso, y con el programa trófico medular de autodevaluación, deriva en necrosis de la musculatura. En esta etapa no tenemos síntomas subjetivos.

En la fase de la curación, tenemos la recuperación de la motricidad y, donde el tejido estaba ulcerado o necrosado, tenemos la reparación relacionada. En las crisis epileptoides, a causa del programa motor tenemos la «crisis epiléptica de la musculatura», es decir el cólico biliar, mientras que la crisis epiléptica del programa medular provoca calambres y espasmos dolorosos; y la del programa sensitivo, hinchazón, inflamación y posible sangrado o incluso oclusiones de lo aprendido.

En un conflicto corto y menor, tenemos la activación del conflicto motor únicamente. En un conflicto intenso y prolongado, tenemos la interacción de los demás programas con sus modificaciones orgánicas.

Programa motor de la musculatura estriada voluntaria de los bronquios

Códigos de referencia
Tabla de los nervios craneales, décimo nervio craneal, nervio vago, columna roja, índice 1b. Tabla científica de la NMG, columna roja, índices 2 Ra derecho y 3 Rb derecho.

Localización cerebral del BH
Área de proyección de la musculatura bronquial en el área frontotemporal de la corteza motora del hemisferio derecho.

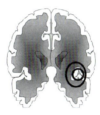

Área motora de la musculatura de los bronquios

Conflicto
El programa motor de la musculatura bronquial se activa con la tensión motora de un conflicto de territorio amenazado para el varón diestro, con el componente motor de un conflicto de miedo alarmado para una mujer zurda.

Desarrollo
En la fase activa se produce una parálisis de la musculatura bronquial, mientras que en la fase de la curación se produce el restablecimiento de la inervación motora de los músculos, seguido de un ataque epiléptico tras la primera fase de solución. En este caso, el ataque epiléptico está constituido por tos bronquial, una contracción tónico-clónica de los músculos bronquiales, que llamamos «broncoespasmo».

A menudo, junto con el programa motor, también se activa el sensorial de la mucosa.

Programa motor de la musculatura estriada de la laringe y de las cuerdas vocales

Códigos de referencia
Tabla de los nervios craneales, décimo nervio craneal, nervio vago, columna roja, índice 1b. Tabla científica de la NMG, columna roja, índice 2 Ra izquierdo para el programa de mucosas y 3 Rb izquierdo para el programa motor.

Localización cerebral del BH
En el área frontotemporal izquierda de la corteza motora.

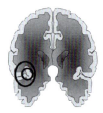

Área motora de la musculatura de la laringe

Conflicto
El programa motor de la musculatura laríngea se activa con el componente motor del conflicto de susto alarmante, que te hace abrir la boca para gritar en el caso de una mujer diestra, o con el componente motor del conflicto de territorio amenazado en el caso de un hombre zurdo.

Desarrollo
En la fase activa, hay parálisis de la musculatura de la laringe y de las cuerdas vocales, se nota un cambio en la voz. En caso de parálisis parcial de la musculatura de la laringe, también podemos tener dificultad para componer las palabras, como ocurre con el insulto apoplético.

En la fase de la curación, se restablece la inervación muscular, seguida del ataque epiléptico tras la primera fase de la curación, que consiste en toser desde la laringe.

Programa de inervación motora voluntaria de la musculatura del recto

Códigos de referencia
Tabla científica de la NMG, columna roja, índice 5 Ra izquierdo.

Localización cerebral del BH
En el área temporal de la corteza motora del hemisferio izquierdo.

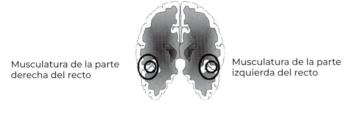

Centro motor de la musculatura estriada del recto y del esfínter anal

Conflicto
Este programa de la musculatura se relaciona con el de la mucosa rectal, en el contexto del conflicto de identidad para una mujer diestra y rencor para un hombre zurdo.

Desarrollo
Con el programa motor de los músculos estriados tenemos paresia o parálisis en la fase activa y la recuperación de la función en la fase de la curación, con tenesmo en crisis epileptoide.

Con el tenesmo tenemos contractura dolorosa o molesta del recto junto con las ganas de defecar. Aquí también podemos tener la interacción del programa cortical sensorial de la mucosa y del programa trófico medular de la musculatura.

Hay dos esfínteres del ano: uno formado por músculos lisos y otro por músculos estriados, con funciones antagónicas. Cuando el esfínter estriado voluntario se abre en tono simpático, el liso apoya su función contenedora al contraerse. Cuando el esfínter voluntario se contrae cerrando el ano, el otro se libera y, en crisis epileptoides, realiza fuertes movimientos clónicos, contribuyendo a la sensación de urgencia de defecar (tenesmo). Cuando el esfínter voluntario también es sacudido por los movimientos tónico-clónicos de su ataque epiléptico, hay una pérdida de heces.

Programa de inervación motora voluntaria de la musculatura estriada del cuello y del orificio del útero y de la vagina

La musculatura de estos órganos, desde un punto de vista anatómico, es predominantemente lisa. Sin embargo, también tiene una inervación de la corteza motora, por lo tanto, voluntaria.

En la NM siempre trabajamos a partir de las funciones de los tejidos, de sus movimientos, por lo que con frecuencia se advierten funciones para las que parece imposible identificar un tejido de referencia.

Códigos de referencia
Tabla científica de la NMG, columna roja, índice 3 Ra izquierdo para el cuello y el orificio del útero; 4 Ra izquierdo para la vagina; 6.1 Ab izquierdo.

Localización cerebral del BH
En el área temporal de la corteza motora del hemisferio izquierdo.

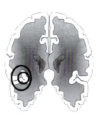

Centro motor de la musculatura estriada del cuello o del orificio del útero

Conflicto
El conflicto motor de la musculatura del esfínter o del orificio del útero está relacionado con el programa sensorial cortical de la mucosa del útero, en caso de conflicto de frustración sexual.

Desarrollo
El programa de la musculatura del cuello del útero, que se paraliza al liberarse en la fase activa, provoca contracciones y espasmos en crisis epileptoides con recuperación de la función motora en la fase de la curación.

La función motora voluntaria del esfínter u orificio del útero provoca la relajación de los músculos con la consiguiente apertura del esfínter en la fase activa. Al mismo tiempo, la función motora de la musculatura lisa provoca una contracción con el consiguiente cierre del esfínter. Este juego de sinergia mantiene cerrado el esfínter del útero en la primera fase del embarazo, que es simpática, justo cuando la inervación voluntaria haría que se abriese. Esto permite que el embrión se acomode en el útero cuando la mujer aún no sabe que está embarazada. En la segunda fase del embarazo, que es vagotónica, la inervación voluntaria de los músculos provoca una contracción que provoca el cierre del esfínter, mientras que la inervación suave provoca la relajación de los músculos y la apertura del esfínter. En esta fase, es la inervación voluntaria la que mantiene el útero cerrado. La madre ahora tiene al niño en su vientre. Durante el ataque epileptoide, la inervación estriada voluntaria vuelve a relajar los músculos y abre el esfínter, mientras que la inervación suave provoca un espasmo. Esto le da a la madre la señal de que el parto está comenzando. El ataque epiléptico subsiguiente, con los *shocks* clónicos de los músculos lisos y los tónico-clónicos de los músculos estriados, constituye los dolores de parto. En esta fase contamos con la participación de toda la musculatura lisa y parte de la musculatura estriada del cuerpo.

En cuanto a la vagina, tenemos espasmo o contractura de los músculos en fase activa, como ocurre en el vaginismo. Esta contractura es provocada por la función de la musculatura lisa, mientras que la función de la musculatura estriada provoca la relajación. El movimiento que se siente es el espasmo. En la fase de la curación, la función autónoma de la musculatura lisa provoca la relajación, mientras que la función voluntaria recupera gradualmente la motilidad normal. Lo que se siente, en la práctica, es que la vagina se relaja. En la crisis epileptoide tenemos la convulsión clónica de la musculatura lisa junto con la crisis tónico-clónica del cuerpo estriado. Esta sinergia de movimientos se puede sentir en el orgasmo vaginal.[5]

---

5. La definición de «función de la musculatura lisa y de la musculatura estriada» es el resultado de nuestra elaboración, con el fin de resolver el problema creado por el hecho de que Hamer refirió estos programas a los músculos estriados del útero, orificio del útero y vagina, que no se pueden encontrar anatómicamente. Además, Hamer habla del esfínter del cuello uterino, una musculatura estriada que se comporta como la musculatura anular del intestino, por tanto, lisa. Por otro lado, en cuanto al programa de la vagina, atribuye el espasmo en la fase activa a «factores psíquicos, porque la mujer se siente de forma masculina». Nos parece que la interacción sinérgica de la inervación autónoma y voluntaria lo explica todo de forma más sencilla.

Programa de inervación motora voluntaria de la vejiga

Códigos de referencia
Tabla científica del NGM 8 Ra derecho, 8 Ra izquierdo.

Localización cerebral del BH
En el área temporal de la corteza motora del hemisferio izquierdo para la mitad derecha de la vejiga y en el hemisferio derecho para el lado izquierdo.

Conflicto
El conflicto cortical motor del lado izquierdo de la vejiga está relacionado con el programa de la mucosa vesical en el contexto del conflicto de marcaje territorial masculino, mientras que el conflicto del lado derecho está conectado con el conflicto de marcaje territorial sensorial femenino. También es posible la interacción con el programa trófico medular de la musculatura, con el conflicto de autodevaluación. En este tipo de conflicto no hay lateralidad, sino sólo una función masculina en el hemisferio derecho y una función femenina en el izquierdo.

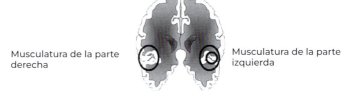

Musculatura de la parte derecha

Musculatura de la parte izquierda

Centro motor de la musculatura estriada de la vejiga, de los uréteres y de la uretra

Desarrollo
El programa de la mucosa se inicia con ulceración activa de la mucosa de la vejiga, sin síntomas. En la fase de la curación tenemos la reparación de la úlcera con un proceso inflamatorio y edematoso más o menos doloroso. El conflicto motor de la musculatura provoca parálisis en la fase activa y recuperación de la función motora en solución con la crisis epileptoide, que consiste en una serie de espasmos tónicos o tónico-clónicos. Éstos pueden causar ganas de orinar junto con dificultad para expulsar la orina debido a espasmos (tenesmo de la vejiga). Con la interacción del programa de médula ósea tendremos también necrosis asintomática en fase activa, edema reparador en solución con sangrado en crisis epileptoide.

Programas de los tejidos de derivación ectodérmica dirigidos por la corteza somatosensorial y los conflictos de separación

La corteza somatosensorial y sus funciones

La corteza cerebral sensorial tiene la función de regular la sensibilidad general. Es básicamente una función de «discriminación sutil», que transforma los impulsos recibidos en el epitelio pavimentoso del revestimiento en sensaciones conscientes. Esta sensibilidad ha permitido que el organismo aprenda a percibir toda la información necesaria para relacionarse con el mundo exterior con complejas estrategias de adaptación y para crear relaciones sociales.

En el dibujo de abajo vemos las diferentes áreas de la corteza cerebral. La línea recta indica el plano que utilizamos para obtener una sección del cerebro en la que son visibles las áreas de la corteza somatosensorial.

La figura de la página siguiente es una representación esquemática de las áreas de la corteza somatosensorial, tal como las vemos en la sección del cerebro obtenida con el plano de corte que aquí se muestra. Podemos ver las diferentes áreas sensoriales dispuestas según un homúnculo, similar a lo que vemos en la corteza motora: cada área procesa la función sensorial de una parte del cuerpo, por lo que se dice que es la proyección cerebral de esa parte del cuerpo. Las dimensiones de cada territorio representado son proporcionales al grado de inervación y por tanto de sensibilidad, por lo que el área de proyección de un órgano será mayor cuanto más intensa sea su sensibilidad.

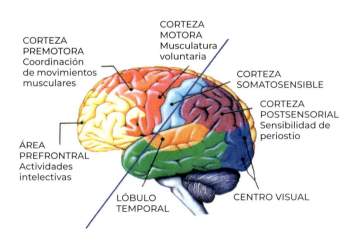

Plano de sección del encéfalo a través de la corteza somatosensorial

319

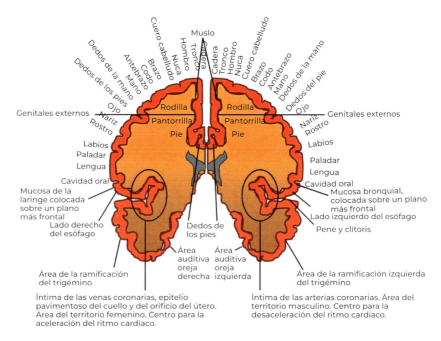

Áreas de proyección de los órganos en la corteza somatosensorial

Contralateralidad

Las fibras nerviosas, que transmiten los impulsos sensoriales desde la periferia hasta la corteza sensorial, se cruzan en su desarrollo. Por tanto, la sensibilidad del lado derecho del cuerpo está regulada por la corteza sensorial del hemisferio cerebral izquierdo, mientras que la sensibilidad del lado izquierdo del cuerpo está regulada por la corteza del hemisferio derecho.

Lateralidad

También en los conflictos por separación con programas especiales dirigidos por la corteza sensorial, el lado del cuerpo involucrado en el programa indica el área relacional del conflicto. Para los diestros, los conflictos que afectan al lado derecho del cuerpo están relacionados con el padre, que es la primera pareja tanto para hombres como para mujeres, con la pareja, con un amigo, un colega o un hermano, mientras que los conflictos del lado izquierdo están en relación con la madre, los hijos o figuras experimentadas como tales (suegra, pareja infantil, mascotas). Lo contrario sucede para los zurdos.

Los conflictos que activan los programas especiales de los epitelios dirigidos por la corteza sensorial

Los programas dirigidos por la corteza sensorial son activados por conflictos de separación física. Estos conflictos son funcionales al mantenimiento del contacto del bebé con la madre, del miembro con el grupo, de la unidad y funcionalidad de la manada, de la familia, así como de favorecer, en el individuo separado de los demás, las condiciones y reacciones más adecuadas para protegerlo y recuperar o mantener el contacto con el grupo. Estamos en conflicto de separación cuando de repente somos arrancados de nuestra madre, pareja, grupo objetivo, o cuando nos arrancan a nuestro ser querido, cuando nos sentimos rechazados, echados o golpeados físicamente, cuando el ser querido nos golpea, nos echa. Pero estamos en un conflicto de separación también cuando nos sentimos «pegados» a alguien de quien nos gustaría deshacernos. Los conflictos por separación pueden ser de diferentes tipos, según el tipo de epitelio que involucren.

Desarrollo de los programas especiales de los epitelios dirigidos por la corteza sensorial

Los programas epiteliales dirigidos por la corteza sensorial implican una ulceración del epitelio pavimentoso involucrado en la fase activa y la reparación de la cicatriz del tejido ulcerado en la fase de la curación, durante la cual el tejido se hincha, enrojece e incluso puede sangrar. Junto con el desarrollo del tejido, hay siempre un desarrollo de la sensibilidad, que sigue el patrón de la piel externa: embotamiento de la sensibilidad en la fase activa, hiperestesia en la fase de la curación, embotamiento y ausencia en las crisis epileptoides.

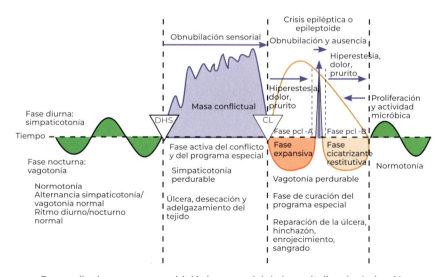

Desarrollo de un programa biológico especial de los epitelios de derivación ectodérmica, dirigido por la corteza somatosensorial.
(Figura reconstruida a partir de representaciones esquemáticas extraídas de *Wissenschaftliche Tabelle der Germanischen Neuen Medizin*, de R. G. Hamer)

La siguiente tabla recoge todos los programas sensoriales, con los conflictos relacionados y los códigos con los que los encontramos insertados en las tablas de la NMG.

	PROGRAMAS BIOLÓGICOS ESPECIALES DE LOS EPITELIOS, DIRIGIDOS POR LA CORTEZA SOMATOSENSORIAL ACTIVADOS POR CONFLICTOS DE SEPARACIÓN CON LOS CÓDIGOS DE INSERCIÓN RELATIVOS EN LAS TABLAS DE LA NM
Código de las Tablas de la NM	Programas sensoriales de los epitelios de la parte izquierda del cuerpo dirigidos por el hemisferios cerebral derecho y conflictos correspondientes	Código de las Tablas de la NM	Programas sensoriales de los epitelios de la parte derecha del cuerpo dirigidos por el hemisferios cerebral izquierdo y conflictos correspondientes
Tabla científica de la NMG, 10 Ra derecho	Programa de la epidermis del lado izquierdo del cuerpo. Conflicto de separación simple: separación física, pérdida de contacto con la madre, la propia tierra, la familia, los amigos	Tabla científica de la NMG, 10 Ra izquierdo	Programa de la epidermis del lato derecho del cuerpo. Conflicto de separación simple: separación física, pérdida de contacto con la madre, la propia tierra, la familia, los amigos
Tabla científica de la NMG, 13 Ra izquierdo	Programa de la capa profunda de la piel del lado izquierdo del cuerpo. Conflicto de separación injusta, brutal y horrible de una persona o incluso de un animal amado	Tabla científica de la NMG, 13 Ra derecho	Programa de la capa profunda de la piel del lado derecho del cuerpo. Conflicto de separación injusta, brutal y horrible de una persona o incluso de un animal amado
Tabla científica de la NMG, 11 Ra derecho	Programa del pelo y del vello corporal de la parte izquierda del cuerpo. Conflicto de separación de las caricias. No hay lateralidad. La zona involucrada es la que conserva el recuerdo de las caricias perdidas	Tabla científica de la NMG, 11 Ra izquierdo	Programa del pelo y del vello corporal de la parte derecha del cuerpo. Conflicto de separación de las caricias. No hay lateralidad. La zona involucrada es la que conserva el recuerdo de las caricias perdidas
	Programa de los receptores de la piel. Conflictos por separación con sentimiento de pérdida de identidad. No hay lateralidad. La parte de la piel involucrada es la que conserva la memoria del contacto perdido		Programa de los receptores de la piel. Conflictos por separación con sentimiento de pérdida de identidad. No hay lateralidad. La parte de la piel involucrada es la que conserva la memoria del contacto perdido
Tabla de los nervios craneales, nervio trigémino, columna roja, derecha, función sensorial, índices a, b y c	Programa de la función sensorial de la ramificación izquierda del trigémino. Conflicto en el que se siente que se ha perdido la cara, o en el caso de separación física que se advierte en la cara. O el conflicto es el de querer separarse, el de aguantar a alguien de quien te gustaría liberarte. El conflicto involucra a la cara. No poder deshacerse de algo que anda mal en la garganta o se siente en la lengua	Tabla de los nervios craneales, nervio trigémino, columna roja, izquierda, función sensorial, índices a, b y c	Programa de la función sensorial de la ramificación derecha del trigémino. Conflicto en el que se siente que se ha perdido la cara, o en el caso de separación física que se advierte en la cara. O el conflicto es el de querer separarse, el de aguantar a alguien de quien te gustaría liberarte. El conflicto involucra a la cara. No poder deshacerse de algo que anda mal en la garganta o se siente en la lengua

| \multicolumn{4}{c}{PROGRAMAS BIOLÓGICOS ESPECIALES DE LOS EPITELIOS, DIRIGIDOS POR LA CORTEZA SOMATOSENSORIAL ACTIVADOS POR CONFLICTOS DE SEPARACIÓN CON LOS CÓDIGOS DE INSERCIÓN RELATIVOS EN LAS TABLAS DE LA NM} |

Código de las Tablas de la NM	Programas sensoriales de los epitelios de la parte izquierda del cuerpo dirigidos por el hemisferios cerebral derecho y conflictos correspondientes	Código de las Tablas de la NM	Programas sensoriales de los epitelios de la parte derecha del cuerpo dirigidos por el hemisferios cerebral izquierdo y conflictos correspondientes
Tabla de los nervios craneales, nervio facial, columna roja, derecha, índice 1	Programa de la función sensorial de la ramificación izquierda del nervio facial. Conflicto que involucra a los dos tercios anteriores del lado izquierdo de la lengua, por pérdida de contacto o por no poder mover algo en el lado izquierdo de la lengua	Tabla de los nervios craneales, nervio facial, columna roja, izquierda, índice 1	Programa de la función sensorial de la ramificación derecha del nervio facial. Conflicto que involucra a los dos tercios anteriores del lado izquierdo de la lengua, por pérdida de contacto o por no poder mover algo en el lado izquierdo de la lengua
Tabla de los nervios craneales, nervio glosofaríngeo, columna roja, derecha, índice 1	Programa de la función sensorial de la ramificación izquierda del nervio glosofaríngeo. Conflicto de no poder quitar algo de la parte izquierda del paladar o del tercio posterior de la parte izquierda de la lengua	Tabla de los nervios craneales, nervio glosofaríngeo, columna roja, izquierda, índice 1	Programa de la función sensorial de la ramificación derecha del nervio glosofaríngeo. Conflicto de no poder quitar algo de la parte derecha del paladar o del tercio posterior de la parte derecha de la lengua
Tabla de los nervios craneales, nervio vago, columna roja, derecha, índice 4 a	Programa de la función sensorial del nervio vago por la mucosa de la parte izquierda de los dos tercios superiores del esófago. Conflicto de no poder libranos de algo que nos asfixia	Tabla de los nervios craneales, nervio vago, columna roja, izquierda, índice 4 a	Programa de la función sensorial del nervio vago por la mucosa de la parte derecha de los dos tercios superiores del esófago. Conflicto de no poder libranos de algo que nos asfixia
Tabla científica de la NMG, columna roja, índice 12 Ra derecho, a	Programa del epitelio de los ojos. Conflicto de separación visual: fuera de la vista. Programa del epitelio del párpado y conjuntiva del ojo izquierdo. No fuimos lo suficientemente inteligentes como para no perder de vista al ser querido	Tabla científica de la NMG, columna roja, índice 12 Ra izquierdo, a	Programa del epitelio de los ojos. Conflicto de separación visual: fuera de la vista. Programa del epitelio del párpado y conjuntiva del ojo derecho. No fuimos lo suficientemente inteligentes como para no perder de vista al ser querido
Tabla científica de la NMG, columna roja, índice 12 Ra derecho, b	Programa del epitelio de los ojos. Programa de la córnea del ojo izquierdo. Intenso conflicto de separación visual: perder de vista a alguien	Tabla científica de la NMG, columna roja, índice 12 Ra izquierdo, b	Programa del epitelio de los ojos. Programa de la córnea del ojo derecho. Intenso conflicto de separación visual: perder de vista a alguien
Tabla científica de la NMG, columna roja, índice 12 Ra derecho, c	Programa del epitelio de los ojos. Programa del cristalino del ojo izquierdo. Conflicto particularmente intenso por separación visual, por perder de vista a alguien	Tabla científica de la NMG, columna roja, índice 12 Ra izquierdo, c	Programa del epitelio de los ojos. Programa del cristalino del ojo derecho. Conflicto particularmente intenso por separación visual, por perder de vista a alguien

PROGRAMAS BIOLÓGICOS ESPECIALES DE LOS EPITELIOS, DIRIGIDOS POR LA CORTEZA SOMATOSENSORIAL ACTIVADOS POR CONFLICTOS DE SEPARACIÓN CON LOS CÓDIGOS DE INSERCIÓN RELATIVOS EN LAS TABLAS DE LA NM			
Código de las Tablas de la NM	Programas sensoriales de los epitelios de la parte izquierda del cuerpo dirigidos por el hemisferios cerebral derecho y conflictos correspondientes	Código de las Tablas de la NM	Programas sensoriales de los epitelios de la parte derecha del cuerpo dirigidos por el hemisferios cerebral izquierdo y conflictos correspondientes
Tabla de los nervios craneales, fascículo óptico, columna roja, derecha, índice 3	Programa del epitelio de los ojos. Programa de la pigmentosa de la retina del ojo izquierdo. Conflicto de separación brutal, cuando se pierde de vista a un ser querido que siempre estuvo cerca	Tabla de los nervios craneales, fascículo óptico, columna roja, izquierda, índice 3	Programa del epitelio de los ojos. Programa de la pigmentosa de la retina del ojo derecho. Conflicto de separación brutal, cuando se pierde de vista a un ser querido que siempre estuvo cerca
Tabla científica de la NMG, 14 Ra derecho	Plano del epitelio plano intraductal de los conductos galactóforos del seno izquierdo. Conflicto de separación del seno: el ser amado, que necesita de nuestros cuidados, es arrancado del seno	Tabla científica de la NMG, 14 Ra izquierdo	Plano del epitelio plano intraductal de los conductos galactóforos del seno derecho. Conflicto de separación del seno: el ser amado, que necesita de nuestros cuidados, es arrancado del seno

Programas de la corteza somatosensorial y los conflictos de separación.

Programa de la piel y el conflicto de separación simple

Códigos de referencia

Tabla científica de la NMG, columna roja, índice 10 Ra derecho, 10 Ra izquierdo.

Localización cerebral del BH

En la corteza sensorial del hemisferio cerebral derecho para la piel del lado izquierdo del cuerpo, y en el hemisferio izquierdo para la del lado derecho. El programa se activa en el lado derecho con un conflicto relacionado con el padre, la pareja u otros, y en el lado izquierdo con un conflicto relacionado con la madre o los hijos. Lo contrario sucede para los zurdos. Toda la piel o áreas de la misma que son significativas con respecto a la experiencia traumática pueden verse afectadas, por ejemplo, partes del cuerpo que tenían una relación especial con la persona de la que uno se siente separado: las partes del cuerpo que esa persona acarició o las partes del cuerpo donde nos golpearon.

Conflicto

El programa epidérmico se activa con un conflicto de separación física, pérdida de contacto corporal, pérdida de contacto con la madre, la tierra, la familia, los amigos. En estado salvaje, una pérdida de contacto con la manada o con el territorio suele ser fatal, por lo que este conflicto es muy significativo. En nuestra opinión, el conflicto de separación se activa en dos sentidos, tanto cuando nos falta el contacto físico perdido, como cuando nos gustaría estar separados, liberados de un contacto físico que nos oprime, nos duele o nos asusta, como cuando nos gustaría liberarnos de alguien «que está encima de nosotros». Encontramos esta expresión del conflicto de separación, por ejemplo, en niñas o mujeres que son violadas o amenazadas con conductas sexuales inapropiadas. Encontramos la misma expresión en personas que han sido golpeadas habitualmente.

Desarrollo del programa

En la fase activa, se produce una ulceración, que en la práctica es un adelgazamiento de la epidermis, una erosión de las capas más superficiales de la epidermis que no se aprecia macroscópicamente y no provoca alteraciones particulares.

La piel está pálida, mal irrigada, fría y áspera al contacto. Estas manifestaciones están asociadas a una alteración de la sensibilidad cutánea: un progresivo embotamiento funcional de la sensibilidad debido a la concomitancia de un proceso de reducción celular y reducción funcional, por lo que la sensibilidad de la piel está disminuida o ausente. Hamer define este trastorno como un tipo de «neurodermatitis descamativa pálida».

Este programa también tiene un trastorno psíquico concomitante: el trastorno de la memoria a corto plazo, que también continúa durante la fase de la curación. El trastorno parece deberse a la anoxia de las células cerebrales, debido a la constricción vascular que produce el BH cerebral, en una zona donde afecta a los procesos de memoria a corto plazo.

En la fase de la curación, la piel, que se había adelgazado durante la fase activa, se enrojece, se calienta, se hincha, pica y puede doler, mientras que el tejido ulcerado se regenera. A medida que evoluciona la reparación, se pueden formar costras y son reemplazadas progresivamente por nuevas células de revestimiento. De hecho, el cuadro clínico puede presentarse de diferentes formas en relación con la duración del conflicto o la presencia de recaídas, o con la participación de diferentes formaciones cutáneas.

Por lo tanto, podemos tener diferentes tipos de estas manifestaciones cutáneas, con características ligeramente diferentes, que toman diferentes nombres: por ejemplo erupción cutánea, dermatitis, urticaria, neurodermatitis, eccema… En la fase de la curación, la piel está visiblemente enferma. Por ello, la medicina hasta ahora ha considerado como enfermedades sólo las fases de solución de este programa, sin considerar que la piel seca es la fase antecedente de estas manifestaciones.

Incluso en estos programas, la cronicidad de las manifestaciones sintomáticas depende de las recaídas del conflicto.

Con la sinergia del conflicto activo del prófugo, es decir, en el caso de un síndrome, tendremos una fuerte hinchazón. Es particular la crisis epileptoide de este programa, que consiste en una ausencia, es decir, un episodio de pérdida de conciencia, un *black-out*.

El desarrollo de la sensibilidad sigue el modelo de la piel externa: embotamiento de la sensibilidad en la fase activa, hipersensibilidad en las dos fases de solución, embotamiento y ausencia en las crisis epileptoides.

En conjunto con este programa, la neuralgia del trigémino puede ocurrir en el área facial.

Un caso particular está representado por la psoriasis (10 Ra, índice b).

La psoriasis es la manifestación clínica de dos conflictos simultáneos de separación de la piel. Se manifiesta con descamación (fase del conflicto activo) sobre una zona roja (fase de la solución). El conflicto suele afectar a dos personas diferentes: cuando encuentras a una de las dos, pierdes a la otra y viceversa. Suele encontrarse en familias agitadas por fuertes conflictos, donde una persona o un grupo aliado destierra a otra. Se encuentra en hijos de separados que han mantenido un fuerte conflicto aún después de la separación, en personas casadas con pareja fuertemente opuesta a su familia de origen, en hijos maltratados que experimentan el mismo origen de las caricias y golpes que reciben, o donde existen lazos fuertemente ambivalentes, por los cuales uno quisiera estar en contacto físico con la misma persona de la cual quisiera estar separado.

La hipersensibilidad en la fase de la curación no concierne sólo al nivel físico, sino que también la encontramos a nivel psíquico: la persona separada que encuentra el contacto tranquilizador se vuelve al principio fuertemente intolerante y se molesta por el contacto que lleva a la solución del conflicto. Por lo tanto, el primer movimiento de una persona en la fase de la curación es rechazar el contacto o huir. Para no reactivar el conflicto, es importante que las personas que vuelvan a estar en contacto con ella no tomen en serio sus intentos de separarse nuevamente. Otra urgencia de la persona en solución del conflicto de separación es expresar el dolor de la separación sufrida, dolor que el cuerpo ahora trae a la memoria. Su comportamiento puede parecer extraño: ahora precisamente que encuentra un contacto humano regenerador, se pasaría todo el tiempo discutiendo, provocando y quejándose de la persona que está a su lado.

Sentido biológico
En la fase activa, el significado del programa es la pérdida de sensibilidad: donde me falta el contacto físico, me adormezco y esto me ayuda a olvidar. Donde he sufrido los golpes, me hago un callo y esto me permite aguantar. En la fase de la curación, la regeneración y la hipersensibilidad me permiten recuperar la función de sentir, ahora que el conflicto está resuelto. La pérdida de la memoria a corto plazo también ayuda a olvidarse de la separación, por lo que el conflicto se puede resolver más fácilmente.

Programa de la función sensorial del trigémino

El trigémino es el quinto nervio craneal o el primer nervio de los arcos branquiales. Como todos los nervios craneales, consta de un par de cables nerviosos, uno de los cuales inerva la mitad izquierda de la cara y el otro la derecha. Cada cable nervioso se divide en tres ramificaciones:

1. Ramificación oftálmica, que inerva la frente y el ojo.
2. Ramificación maxilar.
3. Ramificación mandibular, que también inerva la garganta y la lengua.

Además de transportar fibras del tronco cerebral, que proporcionan función motora peristáltica, sensibilidad arcaica que analiza la composición de los alimentos, función secretora y excretora, el trigémino también conduce fibras de la médula cerebral que proporcionan función trófica para los músculos de la masticación, y fibras de la corteza cerebral. Éstas últimos provienen de la corteza motora para el movimiento de la lengua y de los músculos masticatorios, y de la corteza sensorial para la función sensorial, que garantiza la sensibilidad de la piel de la cara, garganta y lengua.

Códigos de referencia
Tabla de los nervios craneales, nervio trigémino, columna roja, función sensorial, índices A, B y C.

Localización cerebral del BH
En el centro sensorial cortical del hemisferio cerebral contralateral al lado del cuerpo donde se activa el programa.

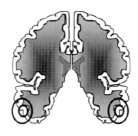

Áreas sensoriales del trigémino

Conflicto

El programa se activa en la piel del rostro ante un conflicto en el que se siente perdido el rostro, o en el caso de separación física que se siente en la cara. O el conflicto es por querer separarse, por aguantar a alguien de quien te gustaría deshacerte. El conflicto involucra a la cara.

El programa que activa la inervación de la garganta se activa con un conflicto de no poder sacar algo que está en la garganta, no poder escupir, o incluso no poder decir algo. El programa que activa la inervación de la lengua se activa con un conflicto de no poder deshacerse de algo que está en la lengua, que se siente en la lengua.

Desarrollo

En la fase activa, se produce un embotamiento de la sensibilidad de la mitad del rostro afectado por el programa, que se vuelve menos sensible o insensible. Según Hamer, junto con la pérdida de sensibilidad, hay una neurodermatitis de la piel de la cara. Debemos señalar que esta asociación, en la medida de lo posible o frecuente, no surge necesariamente. Hemos comprobado en persona casos de neuralgia del trigémino sin ningún tipo de dermatitis.

El programa de garganta se manifiesta en la fase activa con pérdida parcial o total de la sensibilidad con ulceración de la mucosa superficial. Aquí también comprobamos que la ulceración de la mucosa es un programa adicional, que puede incluso no estar activado.

El programa de la lengua provoca entumecimiento de la lengua, con ulceraciones superficiales. En la fase de la curación, se produce esa particular hiperestesia de la piel que llamamos «neuralgia del trigémino», que a menudo se extiende también a la garganta y a la lengua. El programa, dependiendo de la experiencia traumática, puede afectar a una o más ramas del trigémino, por lo que puede afectar al ojo, al maxilar superior, al inferior, a la piel, a los músculos de la masticación, a la garganta, a la lengua, o incluso a todas estas áreas juntas. Si además tenemos asociado el programa que produce ulceraciones en la fase activa, en la fase de la solución tendremos también, junto a la hiperestesia, un proceso de reparación de úlceras, que provoca hinchazón, enrojecimiento y sangrado de las zonas ulceradas.

El desarrollo de este programa puede complicarse por la interacción de otros programas activados con el mismo DHS o en un momento posterior, de modo que adopten formas diferentes, que en medicina toman otros tantos nombres.

Programa de la función sensorial del nervio facial

El nervio facial, séptimo de los nervios craneales o segundo nervio de los arcos branquiales, está formado por un par de grandes cables nerviosos que emergen del tronco cerebral para ir a inervar uno el lado derecho de la cara y la lengua, y el otro el lado izquierdo. Transportan fibras nerviosas desde la corteza cerebral hasta la mitad contralateral de la cara, llevando el impulso motor a la musculatura mímica de la cara y la información sensorial de la cara y de los dos tercios anteriores de la lengua.

Códigos de referencia
Tabla de los nervios craneales, nervio facial, columna roja, índice 1.

Localización cerebral del BH
En el área de proyección de la cara en la corteza sensorial del hemisferio cerebral izquierdo para la inervación del lado derecho de la cara y del hemisferio derecho para el lado izquierdo.

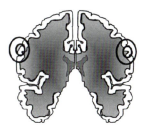

Áreas sensoriales del nervio facial

Conflicto
El programa se activa con un conflicto de separación que implica a la lengua o un conflicto de no poder sacar algo de la lengua. Hamer cita el ejemplo de

una persona que sufrió un trauma porque su hermana se mordió la lengua durante las convulsiones de un ataque epiléptico.

Desarrollo
El desarrollo de la sensibilidad sigue el patrón de la piel externa. En la fase activa, tenemos el entumecimiento de la mitad derecha de la lengua y de la cara junto con la ulceración progresiva e indolora del tejido, que se adelgaza y se seca.

En la fase de curación, tenemos hipersensibilidad tisular, hinchazón con sangrado y dolor durante el proceso de reparación de las zonas previamente ulceradas, que presentan una fuerte actividad mitótica. En las crisis epileptoides, volvemos a tener un embotamiento transitorio de la sensibilidad antes del retorno paulatino al estado de normalidad.

Programa de la función sensorial del nervio glosofaríngeo

El nervio glosofaríngeo, noveno par de nervios craneales o tercer nervio de los arcos branquiales, consiste en un par de nervios, que salen del tronco del encéfalo e inervan, con fibras provenientes de la corteza motora y sensorial, la hemiparte contralateral del paladar blando, faringe y tercio posterior de la lengua. También transportan las fibras que conducen a la corteza sensorial la información sensorial de los presorreceptores del seno carotídeo contralateral, que tienen una función en la regulación de la presión arterial.

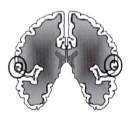

Áreas sensoriales del nervio glosofaríngeo

Códigos de referencia
Tabla de los nervios craneales, nervio glosofaríngeo, columna roja, índice 1.

Localización cerebral del BH
En el área de proyección de la cavidad oral en la corteza sensorial del hemisferio contralateral con respecto a la parte del cuerpo afectada por el programa.

Conflicto
El programa comienza con un conflicto de no poder sacar algo del paladar.

Desarrollo
El programa consiste en un desarrollo de sensibilidad que sigue el patrón de la piel externa, de manera que, en la fase activa, tenemos embotamiento de la sensibilidad del paladar y del tercio posterior de la lengua, junto con ulceración de la mucosa epitelial del paladar y de la lengua.

En la fase de la curación, tenemos hiperestesia de la mucosa de la cara interna del paladar y del tercio posterior de la lengua, con hinchazón, enrojecimiento y dolor, mientras se reparan las zonas ulceradas. A esto le sigue la normalización de la sensibilidad después de una breve fase de embotamiento en las crisis epileptoides.

Programa de la función sensorial del nervio vago

El nervio vago, décimo nervio craneal, consta de un par de cables nerviosos que emergen del tronco y conducen las fibras de la corteza motora y sensorial para la inervación sensorial de la mucosa de la mitad contralateral de la laringe, la inervación motora para la parte contralateral de la musculatura estriada de la laringe y las cuerdas vocales, la inervación sensorial y motora de la parte contralateral de la mucosa del esófago, la inervación sensorial y motora de la mitad contralateral del diafragma, la inervación sensorial de la íntima de las venas coronarias y la inervación motora para el nódulo auriculoventricular y el haz de His, así como para la musculatura estriada de la parte ipsilateral del corazón.

Los programas sensoriales de las mucosas inervadas por el nervio vago se pueden encontrar en el apartado dedicado a programas activados por conflictos territoriales.

Programa del estrato profundo del cuero cabelludo: conflicto de separación brutal

Códigos de referencia
Tabla científica de la NMG, índices 13 Ra derecho y 13 Ra izquierdo.

Localización cerebral del BH
Área de la corteza sensorial correspondiente a la parte del cuerpo donde se activa el programa, en el hemisferio derecho para el lado izquierdo del cuerpo y en el hemisferio izquierdo para el lado derecho.

Conflicto
El conflicto se desencadena por un trauma de separación injusta, brutal y horrible de una persona o incluso de un animal amado.

Ejemplos
El padre tuvo un accidente de moto, su cerebro quedó destrozado. El niño busca a su perro. Después de una búsqueda frenética, descubre que murió en un accidente. Para el reconocimiento, se le muestra la cabeza del perro.

El programa activo del lado derecho del cuerpo revela que el conflicto está relacionado con el padre, la pareja u otros, mientras que el programa del lado izquierdo está relacionado con la madre o los hijos.

Desarrollo
Las capas de la epidermis por debajo de la capa superficial contienen los melanóforos, las células que producen melanina, el pigmento que modula el color de la piel y la protege de las radiaciones solares. En la fase de conflicto activo, la ulceración de esta capa profunda de la piel se hace visible debido a la formación de manchas blancas o zonas de despigmentación de la piel. En medicina, este proceso se llama «vitíligo».

En la fase de la curación, comienza el proceso de regeneración celular: la piel se enrojece y se hincha ligeramente, mientras que las manchas blancas se reducen, comenzando por lo general por el borde y formando islas de pigmento cerca de los bordes, que luego se unen entre sí y reconstituyen la normal capa de pigmento.

Hamer dice que el desarrollo de la sensibilidad, en este programa, sigue el patrón de la piel externa, por lo que deberíamos tener un embotamiento de la sensibilidad de la piel en la fase activa, hipersensibilidad en las dos fases de curación y embotamiento con ausencia en las crisis epileptoides. Sin embargo, en la sección dedicada al sentido biológico del programa, como en las tablas de ediciones anteriores, Hamer dice que el vitíligo no implica cambios en la sensibilidad, por lo que no hay embotamiento de la sensibilidad de la piel en la fase activa. Diremos que este aspecto está por aclarar, aunque no hemos notado, en personas que padecen vitíligo, pérdida de la sensibilidad en la fase activa, ni hipersensibilidad cuando se reducen las manchas.

Según Hamer, la escarlatina es la fase de la curación de una forma leve de vitíligo generalizado. En nuestra opinión, este aspecto también debe ser verificado.

En la Tabla del apéndice del *Testamento para una nueva medicina* de 2003, Hamer escribe, en el recuadro del sentido biológico de este programa, que no hay pérdida de sensibilidad.

Sentido biológico
La extirpación ulcerativa de la superficie inferior de la epidermis tiene como finalidad biológica hacer posible un contacto más inmediato y directo con la persona de la que hemos sido brutalmente separados. La hipótesis de la pérdida de sensibilidad en la fase activa contrasta con el sentido biológico que todavía atribuye Hamer al programa.

Programa del cabello: conflicto de la separación de las caricias

Los bulbos pilosos y los cabellos consisten en epitelio pavimentoso invaginado.

Códigos de referencia
Tabla científica de la NMG, columna roja, índices 11 Ra derecho, 11 Ra izquierdo.

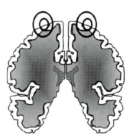

Áreas sensoriales del cuero cabelludo

Localización cerebral del BH
En el área craneal paramediana de la corteza sensorial del hemisferio cerebral derecho para el lado izquierdo del cuerpo y del hemisferio izquierdo para el lado derecho.

Conflicto

El programa del cuero cabelludo se activa con un conflicto de separación, cuando, en la experiencia traumática, la separación se siente como una falta de caricias de la persona de la que estamos separados: el niño que pierde el pelo porque la abuela, que siempre le acariciaba la cabeza, ahora está muerta y ya no lo acaricia; el hombre que pierde el cabello en la parte superior de la cabeza porque murió su suegro, que lo apoyaba en el negocio y lo aconsejaba, y le ponía la mano sobre la cabeza.

El área de la cabeza en la que se activa el programa es significativa en comparación con el área relacional del conflicto: la parte superior de la cabeza conserva el recuerdo de las caricias del padre, las áreas laterales recuerdan a las de la madre.

En este tipo de conflicto no hay efecto lateral, es decir, el lado de la cabeza afectado por el programa no depende de si el conflicto está relacionado con el padre, la pareja o la madre. Más bien parece que una zona del cuerpo se ve afectada por el programa porque es la parte del cuerpo que guarda el recuerdo de las caricias perdidas. El conflicto también puede activarse por identificación: tras la muerte de su perro, el dueño, que siempre le acariciaba la cabeza, pierde el pelo.

El mismo conflicto de separación física de alguien de quien carecemos de caricias se encuentra también en la caída del cabello. En los animales, la zona del cuerpo donde cae el pelo también da una indicación del tipo de relación jerárquica. Por ejemplo, a un perro viejo se le estaba cayendo el pelo de la barriga como resultado de la trágica muerte de su cachorro. Con respecto al cachorro, el perro viejo era dominante y expresaba su papel trepando con las patas delanteras sobre la espalda del cachorro, luego sentía el contacto del cachorro con su vientre y por lo tanto era la piel del vientre la que había sido afectada por el conflicto tras la muerte del cachorro, al que ya no podía subirse a la espalda.

El programa de cabello y el del cuero cabelludo definitivamente están relacionados con el duelo. Es común ver animales mudar el pelo ante la muerte de su dueño o compañero. Los loros se despluman hasta el punto de lesionarse si pierden a su pareja o dueño. Es común ver a personas que pierden el cabello o se llenan de canas cuando pierden a un familiar. Incluso las plantas de interior pueden dejar caer todas sus hojas cuando quienes siempre las cuidaron mueren en la casa.

En algunas culturas, las mujeres se cortan el pelo en señal de luto, o se lo arrancan por el dolor del duelo. En el lenguaje común también hay una expresión que se refiere a esta conexión: «Me tiro de los pelos de la desesperación».

Desarrollo

En el conflicto activo, se produce una caída progresiva del cabello en una o varias zonas de la cabeza, lo que se denomina «alopecia areata», o pérdida total del cabello, que se denomina «calvicie».

Con el conflicto de separación, el cabello también puede volverse blanco en lugar de caerse. No sabemos si este efecto se debe a un programa diferente o a una gradación diferente dentro del mismo programa.

Podríamos adelantar la hipótesis de que el programa de canas responde a un conflicto de separación brutal de las caricias, similar al del vitíligo, pero esta hipótesis está aún por comprobar.

La tricotilomanía, la compulsión de tirarse de los cabellos automáticamente, también se puede atribuir al mismo tipo de conflicto de separación que provoca la caída del cabello. Podemos hipotetizar que el aspecto distintivo del conflicto, en este caso, lo constituye el hecho de que el programa se desarrolla prácticamente siempre en el contexto de un trastorno psíquico. Esto nos lleva a pensar que se trata de una constelación de conflictos.

En la primera etapa de curación, hay enrojecimiento e hinchazón del cuero cabelludo, hiperestesia, picazón y dolor, junto con una mayor pérdida de cabello en mechones (alopecia irregular). Luego, en la segunda etapa de la curación, la reparación de la piel se completa con el desprendimiento de escamas del cuero cabelludo a medida que crece cabello nuevo.

El desarrollo de la sensibilidad sigue el patrón de la piel externa.

Sentido biológico

La pérdida de sensibilidad, que se da en el conflicto activo, alivia el dolor de la separación y ayuda a olvidar las caricias de la persona que extrañamos.

Programa de los receptores de la piel: conflictos por separación con sensación de pérdida de identidad

Es un programa biológico que involucra a los ganglios sensoriales y a las correspondientes áreas cutáneas de inervación, a los correspondientes dermatomas.

Conflicto

Este programa se activa con un conflicto de separación de una persona significativa, en relación a la cual ya no sabemos cómo ubicarnos, ya no sabemos cuál es nuestro lugar en la relación con esa persona.

Estos conflictos suelen afectar a las partes del cuerpo donde se suele acariciar en la intimidad: cuello, senos, escote, hombros, pecho.

Desarrollo

En el conflicto activo, hay atrofia de las terminaciones nerviosas cutáneas.

En la fase de la curación, los tejidos que se habían atrofiado durante la fase activa se hinchan y regeneran, provocando disestesia y dolor con ardor asociado a una reacción eritematovesicular, con aparición de vesículas, cuya disposición sigue el desarrollo metamérico del nervio. En la segunda fase, las vesículas se rompen, con la formación de costras amarillentas. Las manifestaciones de la fase de la curación de este programa son conocidas en medicina como «fuego de San Antonio» o «herpes zoster».

Cuando el conflicto de separación está ligado a estímulos no deseados y es recidivante, con fases activas cortas y fases de solución largas, por tanto con poca ulceración y mucha actividad reparadora, se forman las verrugas.

Además, el cronograma puede verse complicado por otros conflictos. Por ejemplo, si ya no nos sentimos válidos para los mimos, porque nadie nos acaricia, tendremos necrosis de los ganglios linfáticos de la zona corporal afectada, que en la fase de solución se hincharán.

Dermatitis alérgica y binarios conflictuales

La dermatitis alérgica es la expresión, en la piel, de una reacción a una sustancia o agente externo al que el organismo se ha «sensibilizado».

Hamer verificó que el elemento sensibilizador, presente en el momento del *shock*, es capaz de reactivar instantáneamente el conflicto nuevamente en el presente. A la actitud de un elemento presente en la información traumática para reactivar el conflicto, Hamer la llama «binario conflictual» y lo utiliza para definir alergias como la reactivación de un conflicto a partir de un elemento desencadenante presente en el momento del trauma.

La alergia es por tanto una reacción funcional, porque me permite activar una reacción preparada, que mi cuerpo ha aprendido a reconocer, cada vez que me encuentro en presencia de un elemento ya presente en el momento del *shock*.

Además, la reactivación del conflicto representa cada vez una oportunidad para poder resolverlo.

Programa del epitelio de los ojos y los conflictos por separación visual, lejos de los ojos

El ojo, el órgano responsable de la fotorrecepción, está formado por muchos tejidos diferentes, con funciones y programas específicos, cada uno regulado por un área cerebral.

Las estructuras anteriores del ojo, que actúan como una cámara de vídeo y como tales están directamente en contacto con el exterior, están revestidas de epitelio pavimentoso ectodérmico, dirigido por la corteza sensorial de la mitad contralateral del cerebro.

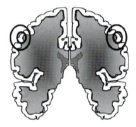

Áreas sensoriales de los tejidos epiteliales de los ojos

El trauma que envuelve tales estructuras tiene como contenido conflictivo el hecho de «perder de vista a alguien». Es un conflicto de separación visual.

Existe una correlación entre la intensidad del conflicto y dónde está la estructura involucrada a nivel orgánico. Dependiendo de la experiencia traumática específica, el conflicto activa el programa en un tejido epitelial particular del ojo.

Programa del epitelio del párpado y de la conjuntiva

Códigos de referencia
Tabla científica de la NMG, columna roja, índices 12 Ra derecho, a, 12 Ra izquierdo, a.

Localización cerebral del BH
En el área temporal lateral de la corteza sensorial, área correspondiente a la ramificación oftálmica del nervio trigémino, en el hemisferio cerebral derecho para un programa que se activa en el lado izquierdo del cuerpo, y en el hemisferio izquierdo para el derecho.

Conflicto
El programa se activa con un conflicto de separación particular, en el que pierdes de vista a una persona mientras duermes, por lo tanto mientras tienes los ojos cerrados. Tener los ojos cerrados también puede referirse a la experiencia de no estar lo suficientemente despierto para notar que la persona se va.

Desarrollo

En conflicto activo, tenemos una ulceración del párpado y la conjuntiva: la piel del párpado se adelgaza, se vuelve áspera y sufre descamaciones. En la conjuntiva, la ulceración no da sensaciones particulares, tal vez un poco de sequedad.

En la fase de la curación, tenemos enrojecimiento, hinchazón y picor de la piel en las zonas ulceradas del párpado. En medicina, este proceso se puede diagnosticar como «blefaritis». El mismo proceso que ocurre en la conjuntiva se llama «conjuntivitis».

El desarrollo de la sensibilidad sigue el patrón de la piel externa, por lo que la piel de las áreas afectadas se adormece en la fase activa, mientras que se vuelve hipersensible en la fase de la curación, cuando se hincha, enrojece y duele. En crisis epileptoide tenemos anestesia y ausencia.

Sentido biológico

La persona o personas «perdidas de vista» pueden ser olvidadas temporalmente.

Programa de la córnea del ojo

Códigos de referencia

Tabla científica de la NMG, columna roja, índices 12 Ra derecho, b, 12 Ra izquierdo, b.

Localización cerebral del BH

En el área temporal lateral de la corteza sensorial, área correspondiente a la rama oftálmica del nervio trigémino, en el hemisferio cerebral derecho para un programa que se activa en el lado izquierdo del cuerpo, y en el hemisferio izquierdo para el derecho.

Conflicto

El programa se activa con un intenso conflicto de separación visual, por perder de vista a alguien.

Desarrollo

En la fase activa se produce una ulceración de la córnea, es decir, un adelgazamiento de la capa del tejido que la compone.

En la fase de la curación tenemos enrojecimiento corneal, inflamación, hipersensibilidad y dolor, lagrimeo acentuado y problemas de vista, como halos, fotofobia, visión borrosa. Esto define el cuadro clínico de la queratitis. Con muchas recaídas, por lo tanto, con la formación de muchas cicatrices, la córnea puede volverse opaca o puede producir una ulceración profunda, que se denomina «úlcera corneal», o puede perforarse, provocando una discapacidad visual estable.

Sentido biológico
La persona o personas «perdidas de vista» pueden ser olvidadas temporalmente.

Programa del cristalino

Códigos de referencia
Tabla científica de la NMG, columna roja, índices 12 Ra derecho, c, 12 Ra izquierdo, c.

Localización cerebral del BH
En el área temporal lateral de la corteza sensorial, área correspondiente a la ramificación oftálmica del nervio trigémino, en el hemisferio cerebral derecho para un programa que se activa en el lado izquierdo del cuerpo, y en el hemisferio izquierdo para el derecho.

Conflicto
El programa se activa con un conflicto particularmente intenso de separación visual, de perder de vista a alguien.

Desarrollo
En la fase activa, se forman ulceraciones en el cristalino, que son asintomáticas y no se notan.

En la fase de la curación, el cristalino se vuelve opaco, mientras se hincha y se repara la ulceración, por lo que tenemos la recuperación de la función.

Con muchas recaídas de este conflicto, el cristalino se llena de tejido cicatricial, lo que lo hace permanentemente opaco. Este resultado se conoce como «catarata». El desarrollo de la sensibilidad se produce según el patrón de la piel externa, por lo que, a la insensibilidad en la fase activa le sigue la hipersensibilidad en la fase de cicatrización, con una breve fase de anestesia y con ausencia en las crisis epileptoides.

Sentido biológico
La ulceración del cristalino en la fase activa alarga el alcance de la vista para seguir con la mirada, para ver el mayor tiempo posible quién está «desapareciendo». Una vez que la persona ha regresado y el conflicto se ha resuelto, el cristalino puede repararse y la visión puede volverse borrosa, porque los que se habían ido ahora están cerca nuevamente.

Programa de la pigmentosa de la retina

La pigmentosa es la capa más profunda de la retina, que contiene los pigmentos.

Códigos de referencia
Tabla de los nervios craneales, fascículo óptico, tablas rojas, índice 3.

Localización cerebral del BH
Área de proyección del ojo en la corteza sensorial del hemisferio derecho si el programa involucra a las dos hemirretinas derechas, que miran hacia la izquierda, y del hemisferio izquierdo si el programa involucra a las dos hemirretinas izquierdas, que miran hacia la derecha.

Conflicto
Este programa se desencadena por un brutal conflicto de separación, cuando pierdes horriblemente de vista a un ser querido, que siempre estuvo a la vista.

Desarrollo
En la fase activa, la capa pigmentosa de la retina se ulcera, se adelgaza y las áreas despigmentadas se hacen visibles en la retina. Éste es un proceso similar al del vitíligo. El proceso es asintomático, visible sólo por las áreas despigmentadas en la retina. Durante la fase de la curación, la capa de pigmento se regenera, formando tejido cicatricial. Cuando el proceso recae, la capa de pigmento se llena de cicatrices, lo que hace que la retina deje de ser funcional gradualmente. Este proceso recidivante del programa de la pigmentosa, que conduce a la pérdida gradual de la visión, se denomina «retinitis pigmentosa». Hay que tener cuidado al recibir este tipo de diagnóstico, porque el síntoma que lo justifica son las zonas despigmentadas de la retina, que vemos en la fase activa del conflicto en la parte posterior del ojo. Éstas podrán ser resueltas sin perjuicio alguno con la solución del conflicto. La ceguera se produce sólo con un proceso de recaídas continuas. Otras complicaciones

podrían ser desencadenadas por el *shock* del diagnóstico, con pronóstico de pérdida progresiva de la visión, porque el miedo a quedarse ciego puede activar otro programa de la retina, activado por conflictos de miedo en la nuca, que, jugando en sinergia con el otro en un círculo vicioso de recaídas, contribuiría a la consecución del pronóstico.

Programa del epitelio plano intraductal de los conductos galactóforos

Los conductos galactóforos de la mama están formados por el mismo epitelio pavimentoso que constituye la piel externa. La epidermis, en el desarrollo de la evolución, se invaginó dentro del pezón y migró hacia los conductos lácteos, recubriéndolos por dentro. Es un epitelio sensible inervado por la corteza sensorial.

Códigos de referencia
Tabla científica de la NMG, índices 14 Ra derecho, y 14 Ra izquierdo.

Localización cerebral del BH
En la zona de proyección de los conductos galactóforos en la corteza somatosensorial del hemisferio izquierdo para un programa activo en la mama derecha y del hemisferio derecho para un programa de la mama izquierda.

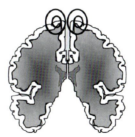

Áreas sensoriales de los conductos galactóforos

Conflicto
El programa de los conductos galactóforos se activa con un conflicto de separación del seno, con un trauma en el que el ser amado, necesitado de nuestros cuidados, es literalmente arrancado del seno.

Una mujer diestra activa el conflicto del conducto del seno derecho cuando el conflicto de separación es con la pareja y el del seno izquierdo cuando lo es con la madre o los hijos. Para una zurda es al contrario.

Este conflicto rara vez concierne al padre. El conflicto de los conductos también lo puede sufrir un hombre cuando activa conductas maternas.

El conflicto de los conductos se suele observar en personas que han tenido que cuidar a familiares enfermos o particularmente necesitados de cuidados, que luego fallecieron o les fueron arrebatados.

Cuando activamos un sistema conductual de crianza y, de repente, la persona a la que cuidamos se retira de nuestro cuidado, tenemos la configuración para el conflicto de separación de los conductos galactóforos. Por supuesto, siempre será nuestra experiencia personal del trauma la que active uno u otro de los programas especiales.

Ejemplos

Una joven, madre de dos hijos, en crisis con su marido, se enamora de otro hombre y teme por la suerte de sus hijos y de su familia. Cuando se resuelve la relación con el otro y se recupera la relación con su marido, la señora tiene un carcinoma de los conductos galactóforos.

Una señora, madre de dos hijas adultas, lejos de la posibilidad de darles nietos, decide adoptar a un niño. Cuando todo está listo para la llegada del bebé, los servicios deciden confiar el bebé a los familiares de los padres. La señora tiene un carcinoma de los conductos después de algún tiempo.

Desarrollo

Durante la fase de conflicto activo, se produce la ulceración del epitelio que recubre los conductos, por lo que, en caso de separación del hijo o de la pareja, la leche puede salir en lugar de estancarse. Puede haber ligeras punzadas en los senos, que en su mayoría no se notan. En la misma etapa, dado que el programa tiene un desarrollo de sensibilidad que sigue el patrón de la piel externa, tenemos una pérdida relativa de sensibilidad en el epitelio del conducto, así que la ulceración es indolora.

Localmente, se puede notar una retracción de la piel de la mama o del pezón cuando la ulceración de los conductos crea una tracción que involucra también al epitelio externo.

En la fase de la curación, se forma una inflamación de la mucosa en el área de la úlcera, que reduce el lumen del conducto y se crea una hinchazón, un bulto, más menos extenso y a veces doloroso, más a menudo en la región del pezón, que se define como «carcinoma ductal». En esta fase hay hiperestesia y posiblemente dolor.

Dado que los tejidos edematosos también producen secreciones y éstas no pueden fluir dentro de los conductos bloqueados por la propia hinchazón, los líquidos que se estancan tienden a producir una hinchazón más o menos fuerte en la zona de detrás del pezón, lo cual es un hallazgo típico en el cáncer de mama intraductal. La hinchazón puede ser circular o afectar a sólo una parte del seno.

En presencia de un conflicto del prófugo activo, la hinchazón será mucho más pronunciada y todos los síntomas más dramáticos. En este caso, prestar atención al conflicto del prófugo es la forma más efectiva de reducir la hinchazón.

La terapia más simple, sugerida por el doctor Hamer, consiste en vaciar la ubre hinchada ordeñándola, manteniendo los conductos abiertos y descongestionando el edema, y en desinflamar con compresas de hojas de col frescas prensadas. Si se logra extraer la leche tumoral de la mama, la hinchazón se reabsorbe por sí sola, hasta quedar un pequeño bulto duro como residuo estable final del proceso.

El proceso de solución de los conductos es en efecto bastante complicado y completarlo es una empresa para cuyo éxito es necesario poder contar con algunas características personales, autonomía de juicio, autoridad sobre el propio cuerpo y capacidad de sobrellevar las modificaciones del cuerpo sin alarmarse demasiado. De hecho, el proceso conlleva algunos inconvenientes que, para muchas mujeres de nuestro tiempo, son prácticamente imposibles de afrontar. Si tienes que hacerte los controles médicos canónicos todos los años para sentirte sana o si te vuelves loca por un forúnculo que supura, quizá sea mejor seguir, con un poco de criterio práctico, el protocolo de tratamiento de la medicina oficial. De hecho, el mayor riesgo, al seguir un proceso de solución como éste, es entrar en pánico y activar programas adicionales, lo que complicará la solución. Si te sientes devaluada por los senos hinchados y rojos, puedes activar una lisis de las costillas subyacentes, o si te sientes desfigurada y fea por los efectos de la solución, puedes activar el programa de melanoma.

Por supuesto, incluso siguiendo los protocolos oficiales de tratamiento, te encontrarás con estas posibilidades de activar nuevos conflictos.

Lo mejor es adoptar los remedios mínimos necesarios para ti en un caso u otro.

Las mujeres en la época de mi abuela se enfrentaban solas a este tipo de soluciones, casi sin ayuda médica. En ese momento, esos bultos mamarios supurados caían todos en el marco de la mastitis, se consideraban un tipo de inflamación mamaria. Mi abuela se recuperó de la mastitis abriéndose el absceso con un cuchillo de cocina y limpiándolo con agua salada.[6] Nosotras, sin embargo, ya no somos mujeres así, somos mucho más dependientes del sistema de salud y mucho más desposeídas de nuestro cuerpo y del conocimiento de la medicina natural que entonces era un bien común.

La solución del programa de conductos también puede ser muy sencilla, no más complicada que el estallido de un furúnculo o la reabsorción de un hematoma.

Muchas mujeres tienen quistes mamarios o senos fibroquísticos. Esto significa que han hecho y resuelto el programa de los conductos muchas veces sin siquiera darse cuenta.

Por lo tanto, la solución del programa es un proceso que tiene diferentes grados de intensidad y además sus manifestaciones pueden variar desde un proceso desapercibido hasta una gran inflamación con complicaciones de diversa índole. Así que el tratamiento no puede ser protocolario, sino que es siempre el resultado de las manifestaciones que asume el proceso en desarrollo en el caso particular, de la experiencia personal de estas manifestaciones, de las convicciones y de la experiencia y condiciones de vida de la interesada.

Lo correcto no está preconcebido, sino que es fruto del descubrimiento de la persona enferma en relación con todo lo que su enfermedad significa para ella, y es ella quien debe indicar la mejor cura, debe encontrarla, si no, debe inventársela, utilizando todos los conocimientos disponibles como herramientas para esta investigación.

Sentido biológico
El sentido biológico de la dilatación ulcerosa de los conductos galactóforos en la fase de conflicto activo consiste en que, con la separación del niño o de la pareja, la leche puede salir, en lugar de estancarse en el pecho, ahora que ya no hay quien mamará la leche y los pechos se hinchan a reventar de la leche que se estanca.

Programa de la sensibilidad del periostio dirigido por la corteza cerebral postsensorial

La corteza postsensorial y los conflictos de la separación dolorosa
La corteza postsensorial, ubicada en el lóbulo parietal de cada hemisferio, posterior al área sensorial, regula la sensibilidad del periostio. Se trata de la

---

6. Ésta es la abuela materna de Katia.

«piel del hueso», una piel delgada, que es todo lo que queda del antiguo epitelio pavimentoso que, en tiempos evolutivos anteriores, cubría los huesos.

En las primeras etapas del desarrollo embrionario, la superficie de los huesos en formación está cubierta por un epitelio pavimentoso. Éste, en las siguientes fases, se reabsorbe dejando una fina capa epitelial ricamente inervada y, por lo tanto, muy sensible. Una lisis interna del hueso no duele, mientras que la superficie del hueso, estresada incluso por un pequeño bulto, duele inmediatamente, de manera aguda, porque su sensibilidad está dirigida por la corteza cerebral.

Códigos de referencia en las Tablas de la NM
Tabla científica de la NMG, columna roja, programas sin úlcera, índices 8 Rb derecho, 8 Rb izquierdo.

Localización cerebral del BH
En el área parietal occipital del centro cortical postsensorial del hemisferio derecho para un programa activo en el lado izquierdo del cuerpo, del hemisferio izquierdo para un programa activo en el lado derecho.

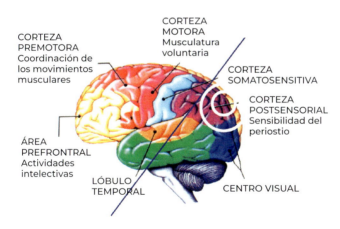

Plano de sección del encéfalo a través de la corteza postsensorial

Conflicto
El programa se activa con un doloroso y brutal conflicto de separación, generado por el dolor que se le causa a alguien, o por el dolor de un golpe recibido, en sentido real, como una paliza, o incluso en sentido figurado, como cuando un ser querido muere en tus brazos y sufriendo. El programa involucra al

periostio de la parte del cuerpo con la que se causó dolor a los demás o, por identificación, de la parte del cuerpo donde se causó el dolor a la víctima.

Desarrollo[7]

En la fase del conflicto activo, tenemos una parálisis sensorial del periostio. Se trata de una contracción del periostio y de la zona circundante, con entumecimiento y disminución del flujo sanguíneo y linfático, por lo que la zona afectada se enfría y adquiere una coloración pálida. La sensación es de «frío en los huesos» y pies fríos. El periostio transporta la inervación trófica de los vasos en sinergia con el tronco simpático. Esta sinergia significa que cuando los vasos son naturalmente forzados por el estado simpaticotónico, la interacción de la inervación trófica constriñe aún más los vasos del periostio, aumentando la sensación de frío en los huesos.

En la fase de la curación hay hipersensibilidad, con dolor intenso que recorre el hueso, mientras que el área circundante se vuelve intensamente roja. La hinchazón está ausente o es muy leve porque falta el tejido que una vez formó el epitelio plano. Estas manifestaciones se denominan «reumatismo», que significa «dolor que fluye». Los dolores «reumáticos» empeoran con el síndrome del prófugo concomitante.

La sensibilidad del periostio tiene un desarrollo que sigue el patrón de la piel externa, de modo que en la crisis epileptoide hay embotamiento sensorial, como en la fase activa, mientras que en las dos fases de solución hay hiperestesia, dolor, hinchazón y enrojecimiento.

---

7. Como señalamos anteriormente, en la edición italiana de 2009 de la Tabla científica de la NMG, Hamer cambia radicalmente el desarrollo del programa del periostio. En ediciones anteriores de la Tabla, esto se consideraba como un programa funcional de parálisis de la sensibilidad del periostio con posterior reacción dolorosa e inflamatoria en la fase de solución (reumatismo). Aquí el programa se describe como una reacción dolorosa e inflamatoria en la fase activa con anestesia en las dos subfases de solución. En los casos que hemos observado directamente, hemos verificado con gran exactitud el desarrollo que Hamer había descrito en las ediciones anteriores de la Tabla, que es lo contrario al que afirma ahora. Este nuevo desarrollo no se corresponde con lo que observamos en nuestra experiencia, por lo que continuaremos apegados a la formulación original.

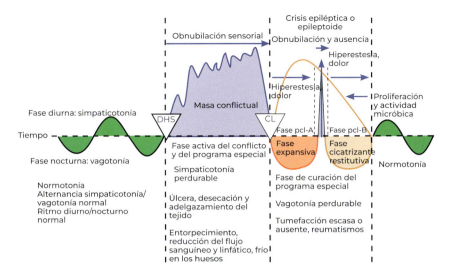

Desarrollo de un programa biológico especial de los epitelios de derivación ectodérmica, dirigido por la corteza somatosensorial.
(Figura reconstruida a partir de representaciones esquemáticas extraídas de *Wissenschaftliche Tabelle der Germanischen Neuen Medizin*, de R. G. Hamer)

Sentido biológico
El significado del programa radica en la parálisis sensorial de la fase activa, que permite percibir de forma atenuada las consecuencias del *shock* en el periostio.

Programas de las mucosas ectodérmicas dirigidos por la corteza basal

La corteza basal está formada por las áreas corticales que se hunden en la fosa craneal. Estas áreas procesan las sensaciones olfativas, gustativas, auditivas y los estímulos cinestésicos relacionados con el sentido del equilibrio.

Los tejidos directos de la corteza basal
Los tejidos dirigidos por la corteza olfativa y gustativa son: las membranas mucosas de la nariz y los senos paranasales, la boca, los dos tercios superiores del esófago y los conductos de las glándulas lagrimales, salivares y parótidas. Las membranas mucosas del oído interno y la cóclea están dirigidas por la corteza auditiva.

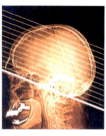

Áreas cerebrales de la corteza basal

Lateralidad

Los programas de las mucosas ectodérmicas se activan, con el BH en el hemisferio izquierdo, en el lado derecho del cuerpo, cuando el conflicto es en relación con el padre, la pareja u otros, mientras se activan, con el BH en el hemisferio derecho, en el lado izquierdo del cuerpo, cuando el conflicto está relacionado con la madre o los hijos.

Conflictos sensoriales

Los programas de las mucosas ectodérmicas de la nariz, los senos paranasales y la boca se activan con los conflictos olfativos y gustativos, cuando nos vemos obligados a soportar un olor o un sabor que no queremos percibir. El programa de la mucosa ectodérmica del esófago se activa cuando nos vemos obligados a tragar un bocado que nos gustaría vomitar. El conflicto de las glándulas lagrimales es querer ser visto o no querer ser visto, mientras tenemos el conflicto de las glándulas salivares cuando no nos dejan tragar un bocado que nos gustaría o cuando no queremos tragarlo y nos vemos obligados a hacerlo. Cuando escuchamos algo que nunca esperábamos escuchar, tanto que no damos crédito a nuestros oídos, estamos activando un conflicto del oído interno, mientras que tenemos un conflicto de cóclea cuando nos hemos caído o hemos visto caer a alguien y sentimos aprensión como si estuviéramos siempre a punto de caer o como si los seres queridos siempre corrieran peligro de caer.

Desarrollo

En la fase de conflicto activo, los programas dirigidos por la corteza basal prevén alteraciones y perturbaciones con pérdida de la función sensorial relacionada o ulceración del tejido con la reducción de su función relacionada.

Los programas que prevén una pérdida de función sensorial, insertados por Hamer en la sección «EBS sin úlcera» de la columna roja de las ediciones de 2006, 2007 y 2009 de la Tabla, por lo tanto catalogados como programas de alteración funcional, se describen sin embargo con una fase de solución en la que el tejido se hincha y se inflama. Por lo tanto, debe suponerse que, si hay una reparación, en la fase activa debe haber todavía alguna ulceración del tejido. En la edición de 2007 y 2009 de la Tabla, Hamer, sin dejar de catalogarlos en el apartado «EBS sin úlcera», especifica que los programas de pérdida funcional tienen siempre una fase ulcerativa activa y una reparación con tumefacción e inflamación en fase de cicatrización. Es presumible que, cuando hay una pérdida funcional y una posterior restauración de la función sin reacciones particulares del tejido involucrado, la fase activa sea tan corta y leve que los cambios en el tejido pasen desapercibidos.

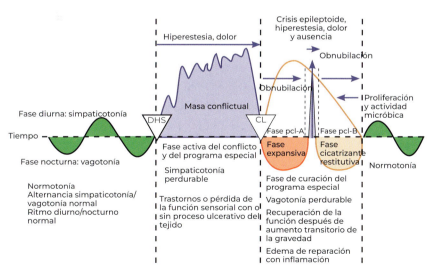

Desarrollo de un programa biológico especial de las mucosas ectodérmicas, dirigidas por la corteza basal.
(Figura reconstruida a partir de representaciones esquemáticas extraídas de *Wissenschaftliche Tabelle der Germanischen Neuen Medizin*, de R. G. Hamer)

PROGRAMAS BIOLÓGICOS ESPECIALES DE LAS MUCOSAS ECTODÉRMICAS, DIRIGIDOS POR LA CORTEZA BASAL Y SUS CONFLICTOS CON LOS CÓDIGOS DE INSERCIÓN EN LAS TABLAS DE LA NM RELACIONADOS			
Códigos de las tablas de la NM	Programas sensoriales de los epitelios de la parte izquierda del cuerpo y sus conflictos correspondientes	Códigos de las tablas de la NM	Programas sensoriales de los epitelios de la parte derecha del cuerpo y sus conflictos correspondientes
Tabla científica de la NMG, columna roja, índice 16 Ra derecho	Programa ulcerativo de la membrana mucosa de la fosa nasal izquierda. Conflicto de «hedor», cuando olemos un olor insoportable, que no queremos oler pero que nos vemos obligados a soportar	Tabla científica de la NMG, columna roja, índice 16 Ra izquierdo	Programa ulcerativo de la membrana mucosa de la fosa nasal derecha. Conflicto de «hedor», cuando olemos un olor insoportable, que no queremos oler pero que nos vemos obligados a soportar
Tabla de los nervios craneales, nervio olfativo, columna roja, derecha	Programa de pérdida funcional del olfato en la fosa nasal izquierda. Conflicto de no poder oler lo suficiente o verse obligado a hacerlo cuando no se quiere	Tabla de los nervios craneales, nervio olfativo, columna roja, izquierda	Programa de pérdida funcional del olfato en la fosa nasal derecha. Conflicto de no poder oler lo suficiente o verse obligado a hacerlo cuando no se quiere
Tabla científica de la NMG, columna roja, EBS sin úlcera, índice 4 Rb derecho	Conflicto del olfato, cuando no queremos oler, o por un hedor que no debería estar ahí	Tabla científica de la NMG, columna roja, EBS sin úlcera, índice 4 Rb izquierdo	Conflicto del olfato, cuando no queremos oler, o por un hedor que no debería estar ahí
Tabla científica de la NMG, columna roja, EBS sin úlcera, índice 18 Ra derecho	Programa de la mucosa de los senos paranasales del lado izquierdo. Conflicto de hedor, cuando tenemos que soportar un olor inaguantable, literalmente, o en abstracto, como cuando se trata de un «negocio que apesta»	Tabla científica de la NMG, columna roja, EBS sin úlcera, índice 18 Ra izquierdo	Programa de la mucosa de los senos paranasales del lado derecho. Conflicto de hedor, cuando tenemos que soportar un olor inaguantable, literalmente, o en abstracto, como cuando se trata de un «negocio que apesta»
Tabla científica de la NMG, columna roja, EBS sin úlcera, índice 17 Ra derecho	Programa de la mucosa del epitelio plano del lado izquierdo de la boca. Conflicto de la boca o de la lengua: querer deshacerse de algo que se ve obligado a mantener en la boca	Tabla científica de la NMG, columna roja, EBS sin úlcera, índice 17 Ra izquierdo	Programa de la mucosa del epitelio plano del lado derecho de la boca. Conflicto de la boca o de la lengua: querer deshacerse de algo que se ve obligado a mantener en la boca
Tabla científica de la NMG, columna roja, índice 19 Ra derecho	Programa de la mucosa del epitelio plano de la parte izquierda de los dos tercios superiores del esófago. Conflicto de no volver a deglutir un bocado, de quererlo escupir	Tabla científica de la NMG, columna roja, índice 19 Ra izquierdo	Programa de la mucosa del epitelio plano de la parte derecha de los dos tercios superiores del esófago. Conflicto de no volver a deglutir un bocado, de quererlo escupir
Tabla científica de NNG, columna roja, índice 20, Ra, derecho	Programas de los conductos de las glándulas. Programa de los conductos de las glándulas lagrimales del lado izquierdo. Conflicto de querer ser visto	Tablas científicas de la NMG, columna roja, Ra, izquierdo	Programas de los conductos de las glándulas. Programa de los conductos de las glándulas lagrimales del lado derecho. Conflicto de querer no ser visto

| \multicolumn{4}{c}{PROGRAMAS BIOLÓGICOS ESPECIALES DE LAS MUCOSAS ECTODÉRMICAS, DIRIGIDOS POR LA CORTEZA BASAL Y SUS CONFLICTOS CON LOS CÓDIGOS DE INSERCIÓN EN LAS TABLAS DE LA NM RELACIONADOS} |

Códigos de las tablas de la NM	Programas sensoriales de los epitelios de la parte izquierda del cuerpo y sus conflictos correspondientes	Códigos de las tablas de la NM	Programas sensoriales de los epitelios de la parte derecha del cuerpo y sus conflictos correspondientes
Tabla científica de la NMG, columna roja, índice 21 Ra derecho	Programas de los conductos de las glándulas. Programa de los conductos excretores de la parótida izquierda. Conflicto de no poder comer y por tanto salivar un bocado, porque no nos lo permiten hacer o porque no queremos hacerlo	Tabla científica de la NMG, columna roja, índice 20 Ra izquierdo	Programas de los conductos de las glándulas. Programa de los conductos excretores de la parótida derecha. Conflicto de no poder comer y por tanto salivar un bocado, porque no nos lo permiten hacer o porque no queremos hacerlo
Tabla científica de la NMG, columna roja, índice 22 Ra derecho	Programas de los conductos de las glándulas. Programa de los conductos excretores de las glándulas sublinguales del lado izquierdo. Conflicto de no poder comer y por lo tanto salivar un bocado, porque no se nos permite hacerlo o porque no queremos hacerlo	Tabla científica de la NMG, columna roja, índice 22 Ra izquierdo	Programas de los conductos de las glándulas. Programa de los conductos excretores de las glándulas sublinguales del lado derecho. Conflicto de no poder comer y por lo tanto salivar un bocado, porque no se nos permite hacerlo o porque no queremos hacerlo
Tabla de los nervios craneales, columna roja, derecha, índice 2. Tabla científica de la NMG, columna roja, derecha, EBS sin úlcera, índice 5 Rb derecho	Programa de la corteza auditiva. Programa del nervio vestibulococlear y del oído interno izquierdo. Conflicto de sentir algo que nunca habría pensado que sentiría: «¡No puedo creer lo que estoy oyendo, no puede ser verdad!»	Tabla de los nervios craneales, columna roja, índice 2, izquierdo. Tabla científica de la NMG, columna roja, izquierdo, EBS sin úlcera, índice 5, Rb, izquierdo	Programa de la corteza auditiva. Programa del nervio vestibulococlear y del oído interno derecho. Conflicto de sentir algo que nunca habría pensado que sentiría: «¡No puedo creer lo que estoy oyendo, no puede ser verdad!»
Tabla de los nervios craneales, columna roja, derecha, índice 1. Tabla científica de la NMG, columna roja, EBS sin úlcera, índice 5 Rb derecho	Programa de la corteza auditiva, programa de la clóquea izquierda. El programa de la clóquea se activa cuando nos hemos caído o hemos visto a alguien caerse	Tabla de los nervios craneales, columna roja, izquierdo, índice 1. Tabla científica de la NMG, columna roja, EBS sin úlcera, índice 5 Rb izquierdo	Programa de la corteza auditiva, programa de la clóquea derecha. El programa de la clóquea se activa cuando nos hemos caído o hemos visto a alguien caerse

Corteza olfativa y el programa de la mucosa de la nariz

La corteza olfativa regula la percepción de los olores.

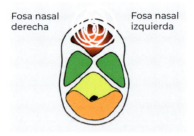

Área cerebral de la corteza olfativa

Códigos de referencia
Tabla científica de la NMG, columna roja, índice 16 Ra derecho, 16 Ra izquierdo.

Localización cerebral del BH
En la zona basal profunda del hemisferio derecho para la fosa nasal izquierda, y del hemisferio izquierdo para la fosa nasal derecha.

Conflicto
El programa se activa con un conflicto de «hedor», cuando olemos un olor insoportable, que no queremos oler pero que nos vemos obligados a soportar. También podemos tener este conflicto en un sentido abstracto, por una historia, un asunto que nos «huele mal», por alguien que «no nos huele bien», que está tramando algo, una persona que «apesta».

Desarrollo
En la fase del conflicto activo, el programa provoca la ulceración de la mucosa de la nariz: la mucosa se seca y se forman costras. La ulceración, que se hace más extensa y profunda cuanto más intenso y prolongado es el conflicto, provoca una reducción progresiva de las células olfatorias proporcional a la duración del conflicto.

En la fase de la curación, el edema se asocia con hipersensibilidad de la mucosa, picazón severa, posible sangrado leve por la nariz. A menudo, esta dolencia, debido a la picazón, se considera rinitis alérgica. Al mismo tiempo, se activa la proliferación glial reparadora.

El desarrollo de la sensibilidad sigue el patrón de la piel externa, por lo que tenemos anosmia, es decir, embotamiento de la sensibilidad a los olores en la fase activa, e hipersensibilidad a los olores en las dos fases de solución. En la crisis epileptoide tenemos de nuevo una fase de anosmia.

Sentido biológico
El significado del programa radica en la dilatación ulcerativa de la mucosa de la nariz acompañada de insensibilidad a los olores durante la fase activa, lo que permite aguantar olores insoportables. Este programa es el factor más importante en la adaptación a los olores desagradables: nos permite adaptarnos a un ambiente contaminado que de otro modo sería insoportable.

Programa funcional de la pérdida de olfato

El primer nervio craneal, o nervio olfativo, puede considerarse casi una extroflexión directa del cerebro en lugar de un nervio real. Conduce fibras que inervan la nariz y parte de la cavidad faríngea, con origen en el núcleo o bulbo olfatorio de la corteza cerebral basal, donde originalmente se ubicaba el núcleo arcaico del tronco cerebral, que regulaba la función sensorial del tejido de tipo intestinal, que es la capacidad del tejido para analizar la composición del bocado. Las fibras nerviosas sensoriales, que forman el nervio olfativo, conducen el impulso desde los receptores hasta el bulbo olfativo del cerebro y se denominan «fila olfatoria». Desde el bulbo olfatorio, los impulsos nerviosos son luego conducidos al área del tálamo y del sistema límbico, donde la información que traen se integra a nivel vegetativo y emocional; luego llegan al área olfatoria de la corteza cerebral, donde son reconocidos e integrados cognitiva y conscientemente.

La reducción del sentido del olfato es un programa que afecta a la función de la «fila olfatoria», que es una extroflexión cruzada del cerebro.

Códigos de referencia
Tabla científica de la NMG, columna roja, EBS sin úlcera, índices 4 Rb derecho, 4 Rb izquierdo; Tabla de los nervios craneales, primer par craneal o nervio olfatorio, columna roja, hemisferio derecho para la fosa nasal izquierda y hemisferio izquierdo para la fosa nasal derecha.

Localización cerebral del BH
En la parte anterior de la corteza cerebral contenida en la fosa craneal, es decir, en la corteza olfatoria basal del hemisferio derecho para un programa que involucra al nervio olfatorio izquierdo y del hemisferio izquierdo para el nervio olfatorio derecho.

Conflicto

El programa de la fila olfatoria se activa con un conflicto de olfato, cuando no queremos oler un olor, un hedor que no debería estar ahí.

En la Tabla de los nervios craneales, Hamer atribuye a este programa el conflicto de no poder o no querer oler lo suficiente, lo que parece deducirse por extensión del programa endodérmico. Sin embargo, esta consideración podría referirse a una situación en la que no puedes o no quieres oler, hasta que reconoces la sustancia que emite el olor. En su totalidad, este aspecto del conflicto podría referirse a una situación ambigua, poco clara, que percibimos vagamente, que olemos, pero que no queremos reconocer y esclarecer.

Desarrollo

En la fase de conflicto activo, aun sin sufrir alteraciones morfológicas detectables, las células de la fila olfatoria pierden su función progresivamente durante todo el tiempo que dura el conflicto, es decir, mientras se sigue percibiendo el olor por el que se está en conflicto. A lo largo de la fase activa, por lo tanto, tenemos anosmia progresiva.

En la fase de la curación, tenemos una colección edematosa y una proliferación de glía, del tejido conjuntivo, en la zona cerebral atravesada por la fila olfatoria, es decir, a lo largo del trayecto del nervio. En esta fase expansiva tenemos una anosmia casi total. Tras el final de la fase de la curación, se produce una recuperación gradual de gran parte de la facultad olfativa.

Sentido biológico

La pérdida del olfato en la fase activa, es decir, cuando el olor insoportable está presente, permite soportar el olor anulando la percepción.

Programa de la mucosa de los senos paranasales

Códigos de referencia

Tabla científica de la NMG, columna roja, índices 18 Ra derecho, 18 Ra izquierdo.

Localización cerebral del BH

En la zona frontal-basal del hemisferio derecho cuando el programa afecta a los senos del lado izquierdo, del hemisferio izquierdo cuando el programa afecta al lado derecho.

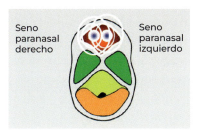

Área cerebral de la mucosa de los senos paranasales

Conflicto

El programa de la mucosa de los senos paranasales se activa con el conflicto del olfato, cuando tenemos que soportar un olor insoportable, en sentido literal, o abstracto, como cuando se trata de un «asunto que apesta», que «no nos huele bien», cuando estamos haciendo algo fuera de nuestro control, pero si lo hueles, hay algo que apesta «a la vuelta de la esquina».

Desarrollo

En la fase de conflicto activo, se produce una ulceración de la mucosa de los senos paranasales que no provoca molestias: la mucosa se reseca y adelgaza sin que la persona se dé cuenta. La sensibilidad tiene un desarrollo que sigue el patrón de la piel externa, de modo que, en la fase activa, se vuelve insensible.

Durante la fase de cicatrización, la zona ulcerada de la mucosa se hincha y comienza el proceso de reparación, que puede ocurrir con la proliferación simultánea de virus o incluso en ausencia de virus. En esta fase, la mucosa se vuelve hipersensible, duele y pica, produce abundante secreción de mucosidad, estamos resfriados con secreción nasal. En las crisis epileptoides, volvemos a tener anestesia tisular y ausencias breves. Si los tejidos conectivos que se encuentran en los senos también están involucrados en el proceso, tenemos un resfriado purulento.

En el caso del síndrome, la inflamación de las mucosas será más pronunciada y resistente. En este caso, en lugar de un simple resfriado, tendremos una inflamación más severa y resistente de los senos paranasales: una sinusitis.

Sentido biológico

Durante la fase activa, el embotamiento de la sensibilidad de las mucosas permite tolerar el olor insoportable y adaptarse a él.

Programa de la mucosa del epitelio plano de la boca

El epitelio es la piel que recubre la cavidad bucal. Su programa de ulceración a menudo interactúa con el del nervio glosofaríngeo, con el programa del nervio facial y con el del nervio trigémino, que afectan a la función motora y sensorial.

Códigos de referencia
Tabla científica de la NMG, columna roja, índices 17 Ra derecho, 17 Ra izquierdo. Tabla de los nervios craneales, nervio glosofaríngeo, tablas rojas, índices 1 y 2 para función motora y sensorial; nervio trigémino, tablas rojas; nervio facial, tablas rojas.

Localización cerebral del BH
En la zona frontal media de la corteza basal del hemisferio derecho para el programa que se activa en el lado izquierdo de la boca, en el hemisferio izquierdo para el programa del lado derecho.

Conflicto
Conflicto de la boca o de la lengua: querer deshacerse de algo que uno se ve obligado a mantener en la boca. Hamer cita el ejemplo de un automovilista que fue privado de su carnet de conducir en estado de ebriedad, quien sufrió el trauma en el origen de su conflicto de la mucosa de la boca durante el control del nivel de alcohol, porque no podía negarse a soplar en el dispositivo, que lo acusó.

Este conflicto también puede ser causado por equipos médicos, intubaciones, tubos, etc.

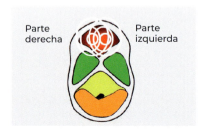

Área cerebral del epitelio plano de la boca

Desarrollo
En el conflicto activo, se produce una ulceración del epitelio plano de la boca o de la mucosa de la lengua cuanto más intenso y prolongado sea el conflicto.

Dado que el desarrollo de la sensibilidad se produce según el patrón de la mucosa faríngea, en la fase activa tenemos hipersensibilidad de la mucosa y del epitelio, por lo que el proceso de ulceración es muy doloroso en esta fase.

En la fase de la curación, tenemos una fuerte hinchazón de la mucosa ulcerada, que se inflama y sangra. La solución se puede extender de tres a seis semanas, hasta que la mucosa se haya regenerado. Queda una cicatriz de todo el proceso. En las dos fases de solución, el proceso de regeneración es indoloro, mientras que el dolor vuelve en crisis epileptoides, cuando la mucosa sangra.

Sentido biológico
La dilatación ulcerativa de la cavidad bucal, en fase activa, tiene la función de «ensanchar la boca» para facilitar la eliminación de aquello que se quiere eliminar.

Programa de la mucosa del epitelio plano de los dos tercios superiores del esófago

Este programa a menudo se combina con el programa sensorial y motor del nervio vago para la mucosa del esófago.

Códigos de referencia
Tabla científica de la NMG, columna roja, índices 19 Ra derecho, 19 Ra izquierdo para el programa de la mucosa basal. Tabla de los nervios craneales, nervio vago, columna roja, hemisferio derecho e izquierdo, índice 4a para el programa sensorial de la mucosa y 4b para el programa motor de la musculatura estriada del esófago.

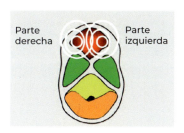

Área cerebral del epitelio plano de los dos tercios superiores del esófago

Localización cerebral del BH
En la zona basal frontoparietal del hemisferio derecho cuando el programa afecta a la parte izquierda del órgano, del hemisferio izquierdo cuando el programa afecta a la parte derecha.

Conflicto
El programa de la mucosa del esófago se activa con un conflicto de no querer tragar un bocado, por querer escupirlo o por no poder rechazar un bocado que nos asfixia.

Desarrollo
En la fase activa, el programa de la mucosa del esófago dirigido por la corteza basal provoca ulceración de la mucosa de revestimiento de los ⅔ superiores del esófago, con hiperestesia y dolor. Dado que la mucosa epitelial del esófago es bastante gruesa, pasa mucho tiempo antes de que la úlcera sea lo suficientemente profunda y visible para ser detectada con una gastroscopia. Podemos tener espasmos deglutorios y estenosis deglutorias funcionales por hiperestesia y dolor, pero también por la sinergia del programa motor del nervio vago. El dolor y los trastornos de la deglución generalmente conducen al diagnóstico.

En la fase de la curación se forma un edema de la mucosa, que se inflama, para regenerarse. También se da a menudo el sangrado de las mucosas, pero ya no tenemos dolor. Si el sangrado y la hinchazón no son intensos, no hay más complicaciones y es suficiente con esperar a que termine el programa de regeneración.

Cuando el conflicto ha durado mucho tiempo o ha sido de especial intensidad o cuando estamos en presencia del síndrome del prófugo, pueden presentarse trastornos de la deglución por hinchazón. Estos trastornos pueden llegar a ser más intensos cuando, junto con el programa basal, contamos también con el desarrollo del programa motor del nervio vago. La dificultad para tragar se puede remediar con una sonda nasogástrica durante 2 o 3 meses, hasta que el edema haya remitido por completo. A estos síntomas se puede sumar el programa medular de la musculatura estriada con necrosis en fase activa y regeneración exuberante con tumefacción, inflamación y dolor, que dará como resultado un engrosamiento estable de la pared.

Durante las convulsiones epileptoides, volvemos a tener dolor intenso. Cuando interviene el programa motor, a las crisis epilépticas de la mucosa se suman las crisis epilépticas de la musculatura estriada, lo que provoca movimientos convulsivos tónico-clónicos del esófago.

El desarrollo de la sensibilidad ocurre de acuerdo con el modelo de la mucosa faríngea.

Sentido biológico
En la fase activa, la dilatación ulcerosa del lumen del esófago facilita la expulsión del bocado que no se quiere tragar.

Programas de los conductos de las glándulas. Programa de los conductos de las glándulas lagrimales

Códigos de referencia
Tabla científica de la NMG, columna roja, índices 20 Ra derecho, 20 Ra izquierdo.

Localización cerebral del BH
En la zona frontal media lateral basal del hemisferio derecho cuando el programa afecta a los conductos del ojo izquierdo, del hemisferio izquierdo para el programa de los conductos del ojo derecho.

Conflicto
Hamer atribuye este programa al «conflicto de querer ser visto o no querer ser visto».

Desarrollo
En la fase activa, el programa provoca ulceraciones dolorosas del epitelio ectodérmico de los conductos lagrimales, junto con contracturas dolorosas de los conductos. En la fase de la curación, tenemos la reparación de la úlcera con tumefacción e inflamación de la mucosa. La hinchazón puede obstaculizar o detener temporalmente el flujo de lágrimas y hacer que la glándula se estanque y se congestione, que se hincha y duele. Los virus pueden estar involucrados en este proceso.

Como todos los programas ectodérmicos, éste también puede ejecutarse con o sin la ayuda de virus.

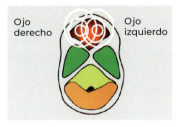

Área cerebral del epitelio de los conductos de las glándulas lagrimales

359

Sentido biológico

El sentido biológico del programa radica en la ampliación del lumen de los conductos a través de la ulceración del tejido en la fase activa.

No entendemos la conexión de esta ampliación del lumen de los conductos con el conflicto.

Programa de los conductos excretores de la parótida

Códigos de referencia
Tabla científica de la NMG, columna roja, índices 21 Ra derecho, 21 Ra izquierdo.

Localización cerebral del BH
En el área frontal media lateral basal del hemisferio derecho cuando el programa involucra los conductos de la parótida izquierda, del hemisferio izquierdo para el programa de los conductos de la parótida derecha.

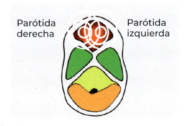

Área cerebral del epitelio de los conductos excretores de la parótida

Conflicto
El programa de las vías parótidas se activa con un conflicto de no poder comer y, por tanto, por no poder salivar un bocado, porque no nos dan permiso para hacerlo o porque nos obligan a comer cuando no queremos.

Desarrollo
En la fase activa, el proceso de ulceración de los conductos ocurre con hiperestesia, dolor y contracciones dolorosas de los conductos, ya que el desarrollo de la sensibilidad se da según el modelo de la mucosa faríngea.

En la fase de la curación, el proceso de reparación se produce con edema, inflamación e infección viral del tejido del conducto: la glándula está hinchada y duele, en los conductos edematosos el flujo de saliva se ralentiza o se detiene, la secreción se estanca en la glándula, que está congestionada, tenemos fiebre alta. Éstas son esas manifestaciones que llamamos «paperas».

Sentido biológico
En la fase activa, la dilatación ulcerosa de los conductos excretores de la glándula parótida aumenta la salida de saliva hacia la boca, por lo que es mejor salivar el bocado prohibido para comérselo rápido o escupir el bocado que no pudimos rechazar.

Programa de los conductos excretorios de las glándulas sublinguales

Códigos de referencia
Tabla científica de la NMG, columna roja, índices 22 Ra derecho, 22 Ra izquierdo.

Localización cerebral del BH
En la zona frontal media lateral basal del hemisferio derecho cuando el programa afecta a los conductos de las glándulas sublinguales izquierdas, y del hemisferio izquierdo para el programa de los conductos de las glándulas sublinguales derechas.

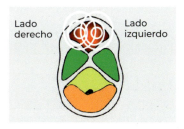

Área cerebral del epitelio de los conductos excretores de las glándulas sublinguales

Conflicto
El programa de los conductos de las glándulas sublinguales se activa con un conflicto de no poder comer y por lo tanto no poder salivar un bocado, porque no se nos permite hacerlo o porque nos obligan cuando no queremos hacerlo.

Desarrollo
En la fase activa, el proceso ulcerativo de los conductos se presenta junto con contracciones dolorosas e hiperestesia, ya que el desarrollo de la sensibilidad sigue el patrón de la mucosa faríngea.

A medida que sana, el tejido del conducto se hincha, se inflama y se infecta. El edema provoca la oclusión de los conductos y por tanto el estancamiento de la secreción en la glándula, que se hincha y se congestiona. También puede ocurrir sangrado ocasional del tejido. En las dos fases de solución, tenemos hipoestesia o anestesia. El dolor se resuelve cuando se produce el sangrado.

Sentido biológico
La dilatación ulcerosa de los conductos de las glándulas sublinguales, en la fase activa, facilita el paso de la saliva, facilitando así comer el bocado prohibido o escupir rápidamente el impuesto.

Programas de la corteza auditiva

Programa del nervio vestibulococlear y del oído interno
El octavo nervio craneal es el nervio vestibulococlear. Lleva fibras de los núcleos del tronco cerebral que inervan la mucosa endodérmica del oído medio, fibras de la corteza temporal que inervan la cóclea, que es el órgano del equilibrio, y los tejidos ectodérmicos del oído interno.

Códigos de referencia
Tabla de los nervios craneales, columna roja, índice 1 para el programa de cóclea, índice 2 para el oído interno; Tabla científica de la NMG, columna roja, EBS sin úlcera, tablas 5 Rb derecho, 5 Rb izquierdo.

Localización cerebral del BH
En el área auditiva, en la corteza temporal ubicada dentro de la fosa craneal mediana izquierda para el programa del oído derecho, y derecha para el programa del oído izquierdo.

Conflicto
El programa se activa con el conflicto de escuchar algo que nunca pensaste que deberías escuchar: «¡No puedo creer lo que oigo, no puede ser verdad!». El conflicto auditivo cortical siempre tiene un significado según el sistema de relaciones y se desarrolla en el contexto del territorio, es decir, que la experiencia traumática relacionada siempre está conectada con el conflicto del territorio. El

conflicto del oído derecho está conectado con el conflicto del territorio para un hombre diestro, y con el conflicto de frustración sexual para una mujer zurda.

En cuanto al aspecto relacional, la lateralidad, el conflicto será de relación de pareja para un diestro, y con la madre o los hijos para un zurdo.

El conflicto del oído izquierdo, por otro lado, está conectado con el conflicto de territorio para una mujer zurda y con un conflicto sexual para la mujer diestra. En cuanto al ámbito relacional, el conflicto del oído izquierdo se relaciona con la pareja para un zurdo, y con la madre o los hijos para un diestro.

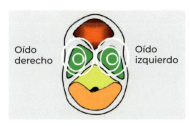

Áreas auditivas de la corteza basal temporal o núcleos del nervio vestibulococlear

Desarrollo

En la fase activa, tenemos los trastornos auditivos: acúfenos, susurros, zumbidos, chirridos, silbidos o la sensación de oír una palabra o una frase determinada. La frecuencia del *tinnitus* es la misma que la información sonora que produjo el trauma, por lo que puede ayudarnos a reconocer y trabajar sobre el trauma subyacente al conflicto.

En el caso de la doble lateralidad, es decir, en el caso de que exista un conflicto tanto con la madre o los hijos, como con el padre o la pareja, existe un acúfeno bilateral insoportable.

En el caso de la doble lateralidad, cuando la perturbación es la sensación de oír palabras, se produce una alucinación auditiva, se escuchan voces, lo que en psiquiatría se considera un síntoma de psicosis.

Por lo general, el *tinnitus* se asocia con una reducción progresiva de la audición debido a la frecuencia de sonido específica involucrada en el conflicto.

En fase de curación, tenemos edema y reparación cicatricial del oído interno, con una drástica disminución inicial de la audición y una sordera temporal a las frecuencias involucradas en el conflicto, con una lenta recuperación funcional posterior.

Los trastornos auditivos que caracterizan la fase activa de este programa son una fuente continua de molestias que tienden a impedir la resolución del conflicto y a transformarlo en un conflicto local recurrente, ya que estos mismos trastornos, desde el momento en que surgen, se convierten en «lo que no queremos oír». Para salir del círculo vicioso que así se desencadena, se puede utilizar la diversión consistente en concentrarse en otros sonidos que interfieren, como la música o una voz que cuenta. El método más efectivo, para aquel que está bien entrenado en una técnica de concentración y meditación, consiste en concentrarse en los propios trastornos auditivos, recuperando la atención cada vez que se distrae, hasta integrarlos. Ni que decir tiene que la condición primordial para la resolución del conflicto es estar a salvo del «enemigo», resolver el tema que no queríamos escuchar o acudir a donde nadie pueda darnos más noticias al respecto.

Sentido biológico
El *tinnitus*, que siempre escuchamos en la fase activa, ya que tiene la misma frecuencia que la escuchada durante el trauma, nos mantiene en guardia: el cerebro siempre nos hace escuchar la voz del enemigo, porque permanecemos activados, de modo que, si se vuelve a presentar, estamos despiertos y preparados para recibirlo.

Programa de la clóquea

Códigos de referencia
Tabla de los nervios craneales, columna roja, índice 1 para el programa de la cóclea. Tabla científica de la NMG, columna roja, EBS sin úlcera, índices 5 Rb derecho, 5 Rb izquierdo.

Localización cerebral del BH
En el área auditiva, en la corteza temporal ubicada dentro de la fosa craneal mediana izquierda para el programa del oído derecho, y derecha para el programa del oído izquierdo.

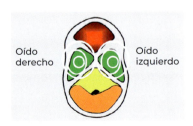

Áreas auditivas de la corteza basal temporal o núcleos del nervio vestibulococlear

Conflicto
El programa de la cóclea se activa cuando nos hemos caído o hemos visto u oído caer a alguien.

Desarrollo
En el conflicto activo, una persona tiene vértigos, se siente mareada, se tambalea o tiene tendencia a caer del lado opuesto del hemisferio del cerebro al que afecta el programa.

Al sanar, los síntomas desaparecen.

Programas de los tejidos de derivación ectodérmica dirigidos por las áreas corticales visuales en la sección del cerebro a nivel de las ínsulas

Las áreas corticales periinsulares
Las áreas periinsulares son literalmente las áreas de la corteza cerebral dispuestas alrededor de las dos ínsulas, como se ve en una sección del cerebro obtenida a través de un plano paralelo a la base del cráneo que pasa a través de las ínsulas.

El área inmediatamente alrededor de la ínsula derecha es la que se activa con el conflicto de territorio masculino, mientras que el área alrededor de la ínsula del hemisferio izquierdo se activa con el conflicto de territorio femenino o conflicto de frustración sexual. Por encima y por debajo de estas áreas hay otras, que son activadas por conflictos relacionados con el territorio. Estas áreas tienen que ver con vivencias caracterizadas en sentido masculino y femenino, pues son las encargadas de regular la producción de hormonas sexuales.

Las áreas corticales frontal y occipital visibles en la misma sección del cerebro, que son activadas por diferentes conflictos de miedo, son relativamente independientes de la producción hormonal y, por lo tanto, los conflictos relacionados no se caracterizan particularmente por una experiencia masculina o femenina. El conflicto de no tener derecho a morder, que activa el programa del esmalte dental, no se caracteriza por una experiencia masculina o femenina y es completamente independiente de las fluctuaciones hormonales. Los conflictos de miedo frontal, en cambio, por cuanto sus núcleos cerebrales son independientes de las áreas que regulan la producción de hormonas sexuales, parecen estar relativamente influidos por la caracterización masculina o femenina: el miedo frontal de quien ve un peligro inminente es una vivencia más masculina que el miedo con urgencia, que es una experiencia más caracterizada en sentido femenino. Sin embargo, la localización cerebral de los BH está determinada en los conflictos frontales de miedo por el contexto relacional del conflicto, mientras que en los conflictos de las áreas periinsulares la localización cerebral depende del equilibrio hormonal. Por esta razón, estos conflictos con los programas especiales relacionados se ubican entre los programas de la corteza que están al nivel de las ínsulas, pero que son independientes del equilibrio hormonal.

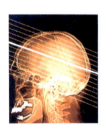
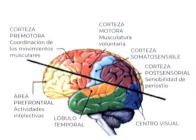
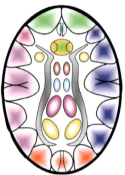

Imagen de TAC cerebral que muestra el plano de sección al nivel de la corteza periinsular, paralelo al plano tangencial a la base del cráneo.

Imagen que muestra cómo el mismo plano de sección que se muestra a la izquierda atraviesa las diferentes áreas corticales.

El diagrama muestra la disposición de las diferentes áreas corticales en la sección obtenida con el corte ilustrado a la izquierda.

Sección del cerebro a nivel de las áreas corticales periinsulares

La experiencia masculina o femenina vuelve a ser importante para los conflictos de oposición impotente (masculino) y miedo con asco (femenino), que activan la zona prefrontal del hemisferio derecho e izquierdo respectivamente.

En la sección del cerebro a este nivel, las áreas de proyección de las piernas en las cortezas motora, sensorial y postsensorial todavía son visibles en el área entre los dos ventrículos cerebrales.

En el siguiente diagrama tenemos una leyenda completa de las áreas representadas en esta sección del encéfalo.

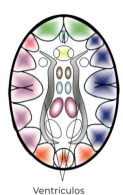

Ventrículos

○ Áreas que se activan con conflictos por miedo a un peligro a la vista: programas de los conductos branquiales y tiroideos, musculatura de los bronquios y de la laringe.

○ Áreas que se activan con conflictos por miedo en la nuca: programas de la corteza visual.

○ Áreas del comportamiento territorial masculino.

○ Áreas del comportamiento territorial femenino.

○ Área que se activa con los programas del esmalte de los dientes.

○ Área ligada a la dinámica de los azúcares.

○ Área de proyección de las piernas y de los pies en la corteza motora.

○ Área de proyección de las piernas y de los pies en la corteza sensorial.

○ Área de proyección de las piernas y de los pies en la corteza postsensorial.

○ Área medular del testículo y del ovario y, 2 cm en profundidad, área medular de parénquima renal.

○ Centro trófico de la musculatura estriada del miocardio en la médula cerebral.

Las áreas coloreadas son corticales, las blancas son medulares.

Plano de las áreas cerebrales visuales en la sección del encéfalo a través de las cortezas periinsulares

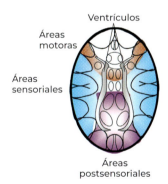

Delimitación de las áreas motoras, sensoriales y postsensoriales en la sección del encéfalo insular

367

Programas de los tejidos de derivación ectodérmica, dirigidos por las áreas corticales visuales en la sección encefálica a la altura de las ínsulas, no influenciados por el equilibrio hormonal

En el área cortical prefrontal, visible en la sección del cerebro según un plano paralelo a la base del cráneo y que pasa por las ínsulas, tenemos los núcleos de proyección del esmalte dental, y en la zona occipital, los de las retinas y del cuerpo vítreo.

El programa del esmalte dental, que sigue el desarrollo del epitelio ectodérmico, implica erosión del esmalte en la fase activa, y regeneración, con hinchazón, hipersensibilidad y dolor en la fase de cicatrización. Se activa con el conflicto de no tener derecho a morder.

El programa de la retina se activa con conflictos por miedo en la nuca, miedo a alguien o a algo definido, mientras que el programa del vítreo se activa por miedo en la nuca, un ataque por la espalda de algo indefinido.

En el diagrama de la página siguiente, encontramos todos los programas en cuestión con los correspondientes conflictos biológicos y con la indicación de los respectivos códigos de inserción en las Tablas del NMG.

Lateralidad

Se activan los programas especiales dirigidos por las áreas corticales frontal, prefrontal y occipital que se ubican en la sección del cerebro a nivel de las ínsulas y que son independientes del equilibrio hormonal, con un BH en el hemisferio izquierdo, en la parte derecha del cuerpo, cuando el conflicto es en relación con el padre, con la pareja u otros, mientras están activados, con un BH en el hemisferio derecho, y en la parte izquierda del cuerpo cuando el conflicto es en relación con la madre o los hijos.

PROGRAMAS BIOLÓGICOS ESPECIALES DE LOS TEJIDOS ECTODÉRMICOS DIRIGIDOS POR LAS ÁREAS CORTICALES PERIINSULARES INDEPENDIENTES DEL EQUILIBRIO HORMONAL, CON LOS CONFLICTOS RELACIONADOS Y SUS CÓDIGOS DE INSERCIÓN EN LAS TABLAS DE LA NM			
Códigos en las tablas de la NM	Programas de los tejidos de la parte izquierda del cuerpo y conflictos correspondientes	Códigos en las tablas de la NM	Programas de los tejidos de la parte derecha del cuerpo y conflictos correspondientes
Tabla científica de la NMG, columna roja, índice 15 Ra derecho	Programa ulcerativo del esmalte de los dientes. Conflicto de no poder morder, aunque se tenga la fuerza para hacerlo	Tabla científica de la NMG, columna roja, índice 15 Ra derecho	Programa ulcerativo del esmalte de los dientes. Conflicto de no poder morder, aunque se tenga la fuerza para hacerlo
Tabla de los nervios craneales, nervio óptico, columna roja, derecha, índices 1 y 2	Áreas corticales visuales: programa de la ramificación izquierda del nervio óptico. Conflicto de miedo en la nuca, de algo o alguien	Tabla de los nervios craneales, nervio óptico, columna roja izquierda, índices 1 y 2	Áreas corticales visuales: programa de la ramificación derecha del nervio óptico. Conflicto de miedo en la nuca, de algo o alguien
Tabla científica de la NMG, columna roja, índice 6 Rb derecho. Tabla de los nervios craneales, nervio óptico, columna roja, derecha, 1	Áreas corticales visuales: programa de las hemirretinas derechas, que miran hacia la izquierda. Conflicto de miedo en la nuca a algo o a alguien	Tabla científica de la NMG, columna roja, índice 6 Rb izquierdo. Tabla de los nervios craneales, nervio óptico, columna roja izquierda, 1	Áreas corticales visuales: programa de las hemirretinas izquierdas, que miran hacia la derecha. Conflicto de miedo en la nuca a algo o a alguien
Tabla de los nervios craneales, nervio óptico, columna roja, derecha, índice 2. Tabla científica de la NMG, columna roja, índice 7 Rb derecho	Áreas corticales visuales: programa de la hemiparte izquierda del cuerpo vítreo. Conflicto de miedo en la nuca por algo o alguien indefinido e ignoto	Tabla de los nervios craneales, nervio óptico, columna roja, derecha, índice 2. Tabla científica de la NMG, columna roja, índice 7 Rb izquierdo	Áreas corticales visuales: programa de la hemiparte derecha del cuerpo vítreo. Conflicto de miedo en la nuca por algo o alguien indefinido e ignoto
Tabla científica de la NMG, columna roja, índice 1 Ra derecho	Programa del epitelio plano de los conductos de los arcos faríngeos. Conflicto de miedo frontal, miedo a un peligro que parece inevitable, al enemigo que se nos echa encima sin poderlo evitar		
		Tabla científica de la NMG, columna roja, índice 1 Ra izquierdo	Programa del epitelio plano de los conductos de las tiroides. Conflictos de miedo con impotencia y urgencia: «Tengo las manos atadas, no puedo hacer nada», «¡Que alguien haga algo de inmediato»

Programa de esmalte de los dientes

El esmalte de los dientes es una mucosa de epitelio plano que, a lo largo de la evolución, así como durante el desarrollo embrionario, ha ido cambiando, haciéndose más gruesa y dura: el marfil.

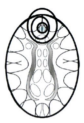

Área cerebral de proyección del esmalte de los dientes

Códigos de referencia
Tabla científica de la NMG, columna roja, índices 15 Ra derecho, 15 Ra izquierdo.

Localización cerebral del BH
En el área interhemisférica frontal paramediana del hemisferio derecho.

Conflicto
Conflicto de no poder morder, por mucho que uno tenga la fuerza. Por ejemplo: el perro lobo puede morder al perro salchicha de los vecinos, pero está prohibido y se le impide.

Desarrollo
En la fase de conflicto activo, hay una deficiencia del esmalte, lo que produce una cavidad, denominada «caries». El desarrollo de la sensibilidad sigue el «patrón de la mucosa faríngea», por lo tanto, en la fase activa tenemos hipersensibilidad y dolor.

Durante la fase de la curación, se produce una reconstrucción lenta del esmalte, que se reemplaza por un tejido cicatricial de color más oscuro. El proceso de regeneración es indoloro, debido al embotamiento de la sensibilidad en las dos fases de solución. Sólo ocasionalmente produce sensaciones desagradables, con sustancias calientes o frías, dulces o ácidas. En la crisis epileptoide, en cambio, volvemos a tener hiperestesia, dolor y ausencia.

Sentido biológico

El sentido del programa está en la fase activa, en la bajada del umbral del dolor del esmalte dental, que nos impide físicamente morder a la persona o cosa que tenemos prohibido morder.

Áreas corticales visuales y los conflictos por miedo en la nuca

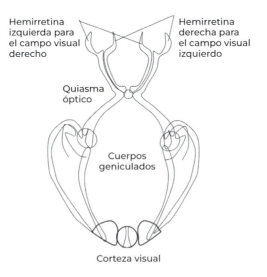

Conductos de inervación de las retinas

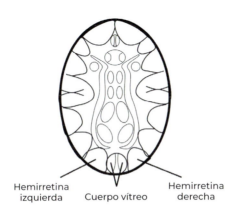

Áreas corticales visuales en la sección del encéfalo a la altura de las ínsulas

Programa del nervio óptico

El nervio óptico es un gran cable nervioso dividido en una rama derecha y otra izquierda, que conecta los ojos con las áreas del cerebro responsables de la visión. Dado que su desarrollo prácticamente tiene lugar dentro del cerebro, no se considera un nervio real, sino un fascículo, una vía nerviosa dentro del cerebro. Conduce fibras desde el tronco cerebral hasta el cáliz ocular, o coroides, fibras desde el tronco simpático para inervar la musculatura lisa del músculo dilatador de la pupila y de la musculatura lisa del esfínter pupilar, que tiene la función de cerrar la pupila. También conduce la inervación de la corteza visual occipital de cada hemisferio cerebral para las hemirretinas ipsilaterales, la inervación trófica de la médula cerebral y la inervación de la corteza visual occipital para la hemiparte contralateral del cuerpo vítreo, la inervación de la corteza sensorial para la pigmentosa de la retina, la inervación trófica de la médula cerebral y la inervación de la corteza motora para el músculo ciliar contralateral, que proporciona la contracción del cristalino del ojo, lo que permite la acomodación visual para la visión de lejos.

Códigos de referencia
Tabla de los nervios craneales, fascículo óptico, columna roja, hemisferio derecho e izquierdo, índices 1 para las retinas y 2 para el cuerpo vítreo.

Localización cerebral del BH
Para las retinas, BH en la corteza visual occipital del hemisferio ipsilateral respecto al lado de las hemirretinas en el que se activa el programa. Para el cuerpo vítreo, BH en el área paramediana de la corteza visual del hemisferio contralateral al lado del ojo implicado en el programa.

Conflicto
Conflicto de miedo en la nuca.

Programa de las retinas

Las retinas, ubicadas en la parte posterior del ojo, se derivan directamente de la corteza cerebral durante el desarrollo embrionario.

Códigos de referencia

Tabla de los nervios craneales, nervio del fascículo óptico, columna roja, hemisferio derecho e izquierdo, índice 1. Tabla científica de la NMG, columna roja, EBS sin úlcera, índices 6 Rb derecho, 6 Rb izquierdo.

Localización cerebral del BH

En la corteza visual occipital del hemisferio ipsilateral respecto al lado de las hemirretinas en el que se activa el programa.

Las dos hemirretinas derechas están inervadas por la corteza occipital derecha, mientras que las dos hemirretinas izquierdas están inervadas por la corteza occipital izquierda. Aparentemente, la retina sólo representa una excepción a la regla de la contralateralidad.

Para que la imagen sea percibida, la corteza visual necesita integrar la información que recibe de las dos hemirretinas ipsilaterales: por lo tanto, integramos en la corteza derecha la información de las hemirretinas derechas de los dos ojos, que reciben información del campo visual izquierdo, mientras se integra con la información visual del hemisferio izquierdo de la corteza obtenida de las hemirretinas izquierdas del campo visual derecho.

Conflicto

Las retinas se activan por un conflicto de «miedo en la nuca», el miedo a un peligro que acecha, que viene por detrás, que está fuera del campo visual, por lo tanto, fuera de control. Siempre es un miedo a una persona o a una cosa específica. Si el miedo es hacia una persona, la parte posterior de la retina reacciona más, lo que, con muchas recaídas, provoca hipermetropía; si el miedo se activa por una cosa, será la parte lateral la que se active, por lo que, con un proceso de recaída, provocará miopía.

Desarrollo

En la fase del conflicto activo, tenemos la pérdida de visión en una determinada zona fija del campo visual de ambos ojos, lo que se denomina «escotoma». En la fase activa, se puede tener la percepción de destellos de luz.

Durante la fase de cicatrización, el tejido afectado se hincha, se forma un edema entre la esclerótica y la retina, con aparición de manchas oscuras en el campo visual. El acúmulo edematoso puede provocar un desprendimiento de retina que, aunque transitorio, puede adquirir aspectos dramáticos, con una reducción drástica de la visión, especialmente cuando se produce en la zona central de la fóvea y en particular en presencia de un conflicto activo de los túbulos colectores de los riñones.

En la segunda fase de solución, se produce la reabsorción del edema y la restauración de la facultad visual. Al final del proceso de reparación glial, queda una cicatriz.

Con muchas recaídas, se acumula tejido cicatricial entre la esclerótica y la retina, y la parte de la retina implicada en el proceso se vuelve más gruesa. La acumulación de cicatrices cambia la forma de la cavidad interna del ojo, provocando un cambio estable en la visión. Si el engrosamiento se forma en la parte inferior de la retina, el ojo se vuelve más superficial y tiene dificultad para ver bien de cerca, por lo que es hipermétrope. Si los engrosamientos están en las paredes laterales, el ojo se «estrecha», no ve bien de lejos: es miope.

Sentido biológico
En la fase activa, el perseguidor a la espalda, la persona o cosa que nos asusta, se invisibiliza mediante una exclusión temporal de la función de la retina. Las presas tienen los ojos puestos a los lados de la cabeza, mientras que los depredadores los tienen delante, porque no tienen que estar pendientes de lo que pasa detrás de ellos, sino de la presa que huye delante de ellos. Los humanos pueden ser tanto presas como depredadores: cuando tienen miedo, se convierten en presas. Excluir de la vista aquello que nos atemoriza a nuestras espaldas es un remedio para el miedo y un programa de rapiña.

Programa del cuerpo vítreo

El cuerpo vítreo, situado entre el cristalino y la retina, está formado por un andamiaje de fibras de colágeno inmersas en un gel de mucopolisacárido. Contribuye a la visión lateral, una visión indispensable para que la presa «vislumbre» al depredador que se aproxima.

Las presas tienen los ojos a los lados de la cabeza y ven mucho de lo que hay detrás de ellos en el campo de visión lateral. Esta función se utiliza para ver de inmediato al depredador que podría atacarlos por detrás. Cuando la presa tiene miedo, significa que ya ha visto o advertido al depredador que ha corrido detrás de ella. En ese momento, mirar hacia atrás sería letal, ya que la presa quedaría paralizada de terror y perdería fuerzas. La presa perseguida aprovecha al máximo sus posibilidades de escapar del ataque del depredador si mira hacia el punto de fuga que tiene delante y corre con todas sus fuerzas.

Los depredadores tienen los ojos en la parte delantera de la cabeza y no ven a su espalda porque es raro que teman el ataque de un depredador y es común que vigilen a las presas que huyen frente a ellos.

Los humanos somos a la vez depredadores y presas. Cuando tenemos miedo, somos presas y los conflictos por miedo en la nuca activan programas típicos de presa.

Códigos de referencia
Tabla de los nervios craneales, fascículo óptico, columna roja, derecha e izquierda, índice 2. Tabla científica de la NMG, columna roja, EBS sin úlcera, índices 7 Rb derecho, 7 Rb izquierdo.

Localización cerebral del BH
En la zona paramediana interhemisférica de la corteza occipital visual del hemisferio contralateral con respecto a la mitad vítrea involucrada.

Podemos añadir que el ojo derecho o el izquierdo se ven afectados según la ley de la lateralidad, lo que nos devuelve al ámbito relacional: para los diestros, el ojo derecho está en conflicto en relación con el padre, la pareja u otros, mientras que el ojo izquierdo está involucrado en un conflicto con la madre o los hijos.

Conflicto
El programa del cuerpo vítreo se activa con un conflicto de miedo en la nuca, que tiene la connotación de un miedo a lo desconocido, al perseguidor, a la bestia, al bandolero emboscado. El miedo a lo desconocido, a la enfermedad desconocida o incurable, el miedo al castigo divino, al mal de ojo, a la desgracia, etc. entran en esta categoría.

Desarrollo
En conflicto activo, el cuerpo vítreo se difumina parcialmente con el resultado de una visión borrosa en las zonas laterales del campo visual: vemos claramente sólo el campo visual de delante, que mira hacia el punto de fuga. Hamer llama a este efecto perceptivo el «fenómeno de las anteojeras». En la fase activa, a menudo se ve una sombra en el borde lateral del campo visual, pero si la persona se da la vuelta, no ve nada. En el área involucrada en el programa, también tenemos una pérdida relativa de células: se crea un vacío en el cuerpo vítreo.

En la primera fase de curación, tenemos una regresión de la alteración visual, de la visión borrosa lateral. Mientras que el área previamente nublada, donde se creó un vacío, se repara produciendo nuevas células, el cuerpo vítreo se hincha. El edema provoca un aumento relativo de la presión intraocular: glaucoma. El edema es un fenómeno transitorio, se reabsorbe en la fase posterior de eliminación de líquidos y el tejido puede repararse sin que el ojo se deforme. Sin embargo, la fase de expansión sigue siendo delicada, sobre todo si tenemos un conflicto del prófugo activo. De hecho, en esta fase, el edema puede filtrarse por la cavidad de acceso del nervio óptico y crear una compresión en la parte posterior del ojo, que tiende a deformar el cuerpo vítreo.

En la Tabla de los nervios craneales, Hamer opinaba que era posible intervenir con láser para descongestionar el edema, pero en la última versión de la Tabla científica se expresó fuertemente en contra de la cirugía láser, tanto en la fase activa como en la fase de la curación, para no dañar irreparablemente el cuerpo vítreo.

Para contener la fase edematosa, los astringentes son útiles, especialmente la habitual bolsa de hielo en una toalla húmeda.

Un proceso multirrecidivante tiende a acumular tejido cicatricial en el gel que conforma el cuerpo vítreo. Estas acumulaciones lo vuelven permanentemente opaco y provocan la visión borrosa final.

Sentido biológico
La ofuscación de la visión lateral, el «fenómeno de las anteojeras», que para la presa es una visión del campo que tiene detrás, nos impide ver el peligro que tenemos detrás y concentrarnos en la vía de escape, aprovechando al máximo las posibilidades de escapar del perseguidor. Al desdibujar la visión del peligro, el programa es un remedio para el miedo y sus efectos paralizantes.

Programas dirigidos por áreas corticales periinsulares que regulan la producción de hormonas sexuales y los conflictos en el ámbito del territorio

Las áreas corticales que se encuentran cerca de las ínsulas, por lo tanto llamadas periinsulares, tienen la función de regular la producción de hormonas sexuales.

Las áreas periinsulares del hemisferio derecho regulan la producción de hormonas sexuales masculinas y las del hemisferio izquierdo regulan la producción de hormonas sexuales femeninas.

Precisamente porque afectan a la regulación y por tanto al equilibrio hormonal, los conflictos en estos ámbitos son determinantes no sólo en la conducta sexual, sino también en la regulación de la vida afectiva y de las relaciones, al orientar la sensibilidad hacia un tipo de experiencia vivida y no hacia otra.

Algunas áreas corticales cercanas a las ínsulas, que no pertenecen estrictamente al ámbito del territorio, aunque no están directamente involucradas en la producción de hormonas, se ven afectadas por la influencia de las fluctuaciones hormonales, por lo tanto también de la estructura territorial.

Hormonas sexuales
Los progestágenos, andrógenos, estrógenos y corticosteroides se derivan de la colesterina, tomada de los alimentos o sintetizada por el cuerpo.

La testosterona, la hormona masculina propiamente dicha, asegura la capacidad reproductiva masculina y la estimulación sexual, mientras que los estrógenos estimulan la ovulación, el desarrollo de las glándulas mamarias y la disponibilidad sexual femenina.

Estas hormonas son producidas por la corteza suprarrenal, los testículos y los ovarios. El organismo masculino también produce hormonas femeninas y el organismo femenino también produce hormonas masculinas.

La progesterona es producida por el cuerpo lúteo del ovario y por la placenta, inhibe la producción de estrógeno y apoya el proceso de embarazo. Esto tiene un efecto algo virilizante en las mujeres y, cuando se toma del exterior, tiene un efecto desvirilizador en los hombres.

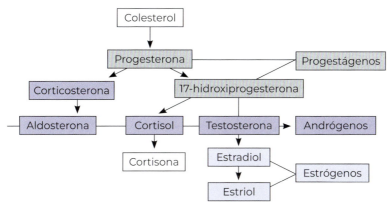

Derivaciones de las hormonas sexuales

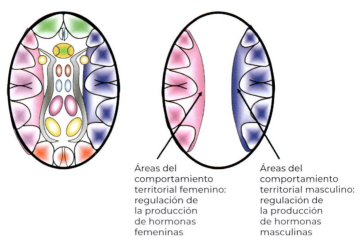

Áreas del comportamiento territorial femenino: regulación de la producción de hormonas femeninas

Áreas del comportamiento territorial masculino: regulación de la producción de hormonas masculinas

Áreas corticales periinsulares que regulan la producción de las hormonas sexuales

Correlación entre las áreas cerebrales periinsulares y los conflictos biológicos dentro del territorio

Las áreas corticales involucradas en la modulación hormonal se activan con conflictos dentro del territorio. Estos conflictos, cuando activan las áreas periinsulares del hemisferio cerebral derecho, tienen que ver con las funciones masculinas de custodiar, proteger, defender el territorio de enemigos externos, de «marcarlo» del territorio con símbolos que certifican su propiedad y señorío, para mantener el rol y ejercer las funciones propias del rol en el grupo, para apoyar y mantener a otros en sus roles, para fomentar y restaurar las relaciones de colaboración y la funcionalidad del grupo y para resolver conflictos. Los conflictos de territorio que activan las áreas del hemisferio cerebral izquierdo, en cambio, tienen que ver con las funciones femeninas de atraer la atención de los defensores cuando hay peligro, de realizar la función sexual, de promover el nacimiento, el crecimiento y protección de los hijos, para mantener su lugar y papel en el grupo y ejercer las funciones a él vinculadas, para mantener la cohesión de la pareja y la comunicación en el seno de la familia.

Normalmente, activamos los primeros conflictos territoriales durante la adolescencia, cuando definimos nuestro lugar en la jerarquía del grupo al que pertenecemos y nuestro lugar en el orden social.

Según Hamer, la organización de la manada de lobos es la que más se asemeja a la organización de los grupos humanos en la naturaleza.

El grupo de lobos está formado por un mínimo de nueve y un máximo de once individuos. Por debajo de este número, la manada se vuelve menos funcional en la caza. Si, por el contrario, aumenta por encima de los nueve miembros, surgirá un segundo líder en la manada que reclamará el mando al primer lobo. Esta condición desencadenará conflictos en la manada, hasta que el pretendiente al liderazgo derrote y expulse al otro o sea expulsado por éste para convertirse en un individuo solitario o para formar o conquistar una nueva manada en otro territorio.

La manada está gobernada por el primer lobo o lobo alfa, que es el único que tiene derecho a aparearse con las hembras de la manada. A su lado está la loba alfa, que es la única que puede criar a sus propios cachorros. Si una loba de segundo rango, que generalmente es hija de la loba alfa, tiene cachorros, la loba alfa los mata. Si la hija logra defender y criar a sus cachorros, toma el lugar de la madre y se convierte en una loba alfa. Es importante que la loba alfa sea la más fuerte porque, cuando el lobo alfa muere, lidera la manada hasta que uno de los lobos jóvenes logra dominar a los demás y convertirse en el nuevo lobo alfa.

Los lobos de segundo rango permanecen en estado de cachorro. Una vez sometidos por el líder, le son fieles hasta la muerte. Expresan una orientación homosexual y se mantienen sumisos al padre o a la madre.

En la organización humana, el desarrollo de formas complejas de vida social, con poderes altamente centralizados, ha eliminado prácticamente las funciones sociales de los pequeños grupos y desautorizado a sus líderes. Por lo tanto, en nuestras sociedades no existen líderes conocidos que no rindan cuentas ante otras autoridades, por lo que prácticamente no existen los primeros lobos entre los seres humanos civilizados. Antes, las familias patriarcales eran organizaciones que tenían amplios márgenes de autonomía y sus patriarcas eran verdaderas autoridades, verdaderos líderes. Hoy el Estado entra en la vida privada de las personas, hasta el punto de que lo que queda de vida familiar, en su mayoría conformada por familias compuestas por padres con uno o dos hijos, o incluso familias monoparentales, ya ni siquiera tiene autoridad para tomar decisiones incuestionables sobre la educación o el cuidado de sus hijos. Los pequeños grupos fueron desautorizados y privados de sus funciones, luego desmembrados. La vida social hecha por la confrontación entre pequeños grupos ha sido reemplazada por una dependencia de cada individuo de una autoridad central cuyos principios reales están, al final, ocultos.

De este orden social surge una distorsión de la dinámica de las relaciones humanas. El primer dato observable de esta distorsión radica en que los niños, además de ser separados de sus padres a la edad de seis meses y mantenidos, la mayor parte del tiempo, en situaciones sociales institucionalizadas por extraños involucrados en su cuidado, en el desarrollo de su crecimiento están totalmente privados de la experiencia de la autoorganización en grupos de pares. Este tipo de educación, además de eliminar por completo la experiencia de la vida familiar y privar a los padres de sus hijos, también elimina la experiencia de lucha y la atribución de un lugar en la jerarquía del pequeño grupo. El lugar en el orden social es atribuido por autoridades adultas y siempre en todo caso subordinado. La educación que se da a los niños elimina de raíz el surgimiento de líderes naturales.

En cuanto a los conflictos territoriales, esto quiere decir que prácticamente todos tenemos conflictos territoriales en la adolescencia.

Pero veamos cuáles son estos conflictos.

El conflicto masculino más importante es el conflicto territorial, que se activa cuando un individuo joven desafía al jefe y es sometido por él, cuando un jefe es expulsado de su territorio por un joven contendiente. El líder entra en conflicto cuando otro individuo se aparea impunemente con una hembra de su territorio, cuando un individuo de su territorio muere, cuando es secuestrado o asesinado, cuando el territorio mismo es saqueado de recursos o cuando toda la manada es expulsada del territorio.

En términos de la vida social humana, tenemos un conflicto territorial cuando un hombre descubre que es traicionado por su esposa con otro, cuando su esposa o uno de los hijos se va del hogar, es secuestrado o muere. El conflicto del territorio es también el conflicto de duelo, pero el duelo del jefe, que siente su propio territorio agraviado por la pérdida de uno de sus miembros.

También tenemos un conflicto territorial cuando un hombre pierde su casa o su trabajo o es degradado, o se le impone un jefe en un área donde antes tenía poder directo de decisión, cuando queda marginado o subempleado. Si se activa en la adolescencia, éste es el conflicto del segundo lobo, que guía a la persona en la búsqueda de un papel subordinado funcional en el orden social. Si, por el contrario, se activa en un líder natural, se vuelve muy intenso, porque conduce a la exclusión del grupo o a la muerte, como vemos que sucede en los rebaños de animales.

Los conflictos por territorio amenazado se activan cuando el territorio es atacado por enemigos. El conflicto de territorio amenazado con el impulso motor se activa cuando se ven enemigos acercándose a lo lejos, por lo que aún hay tiempo de dar la alarma y pedir refuerzos, mientras que el conflicto de territorio amenazado lo tenemos cuando se debe activar la defensa instantáneamente. Podríamos tener este conflicto cuando llegan vecinos o compañeros de trabajo entrometidos o maltratadores, cuando de repente nos hemos quedado discapacitados y tenemos que soportar la presencia de personal sanitario o cuidadores en casa. Un niño puede tener este conflicto cuando nace un hermanito. Una señora puede tener este conflicto cuando su esposo, después de jubilarse, se queda en casa todo el día y se disputa con su esposa la organización y administración del hogar. Los conflictos territoriales amenazados se activan en poblaciones enteras, como respuesta a las campañas de vacunación contra enfermedades infecciosas. En este caso, los enemigos son los microorganismos que amenazan con invadirnos.

El conflicto de rencor en el territorio es el aspecto biológico de los conflictos y disputas entre miembros de una misma familia: riñas por cuestiones de herencia, rivalidad entre hermanos, peleas y separación de parejas, injusticias, oposición entre padres e hijos, disputas con parientes. Sin embargo, es posible, especialmente en nuestra sociedad, donde las personas conviven más con compañeros de trabajo que con sus familias, tener estos conflictos incluso en entornos laborales por rivalidad con los compañeros, injusticias por parte de los jefes, expectativas de carrera insatisfechas, etc.

Activamos el conflicto de marcación del territorio cuando nos resulta difícil marcar los límites de nuestro territorio, por lo que estos límites son violados continuamente por otros y nuestro territorio es invadido: el colega que interfiere en nuestro trabajo, contamina nuestros datos, se entromete en nuestra relación con los clientes, utiliza nuestras herramientas sin nuestro permiso…

Un niño puede tener este conflicto cuando el hermano se viste con su ropa sin pedírsela, cuando el compañero de escuela curiosea en sus cuadernos o le quita algunos de sus utensilios. Un adolescente puede tener este conflicto cuando la madre indaga descuidadamente en sus cosas, lee su diario, ordena sus cosas mientras él está en la escuela, etc. Un hombre puede tener este conflicto cuando su esposa «ordena» de forma sistemática todas las cosas que él «deja por ahí». Básicamente, entramos en conflicto de marcaje territorial cuando las marcaciones que colocamos en los límites de nuestro territorio parecen ser ineficaces.

El más importante de los conflictos de las mujeres es el conflicto de frustración sexual. Ésta es la contrapartida femenina del conflicto territorial. En efecto, si las funciones masculinas vinculadas al territorio son las de delimitar, marcar las fronteras, defender el territorio y todos sus componentes, mantener la jerarquía en el grupo, promover comportamientos colaborativos y resolver conflictos, orientar al grupo en la conquista de bienes vitales, recursos, en la caza y en la guerra, las funciones de la hembra vinculadas al territorio son mantener su lugar en el grupo, atraer al macho hacia ella y mantener su lugar cerca de él, ejercer el rol de compañera, con los derechos y funciones que le corresponden, tener hijos, alimentarlos y protegerlos, activar la función protectora del macho cuando hay peligro. Si el macho se caracteriza como líder, dueño del territorio en virtud de su mayor fuerza y autoridad, la hembra es dueña del territorio cuando tiene un macho, cuando se aparea y da a luz a los cachorros del líder. Entonces, su papel como loba alfa depende del hecho de que es fertilizada regularmente por el lobo alfa y sabe cómo defender a sus cachorros. Su autoridad es el poder de la madre.

El lobo alfa pierde su territorio cuando otro lobo logra marcar las fronteras en su lugar o fertilizar impunemente a una hembra de la misma manada. La hembra dominante pierde rango y territorio cuando otra hembra da a luz a los cachorros del lobo alfa o de otro aspirante a primer lobo y se las arregla para conservarlos. Trasladadas al mundo humano, estas reglas se traducen en que una mujer que pierde a su hombre y ya no puede tener relaciones sexuales con él entra en un conflicto de frustración sexual, pierde su rango y, con ello, también el control del territorio. En las sociedades donde las relaciones sociales han mantenido la conexión con las leyes biológicas, las mujeres toman el apellido del marido cuando se casan y ocupan el mismo rango que el marido en el orden social.

La hembra de la especie humana entra en conflicto de frustración sexual también cuando no se siente acogida en las relaciones sexuales como le gustaría, cuando es obligada, como ocurre en los casos de violencia sexual, en las uniones deseadas por intereses o decididas por las familias, cuando lo hace para ganarse la vida, como las prostitutas, o cuando tiene relaciones sexuales en situaciones de crisis o ruptura de pareja. Este conflicto también se puede tener en todos los casos de trauma con contenido sexual: un niño que presencia relaciones sexuales entre los padres o exhibición de los genitales, o es objeto de acoso sexual por parte de extraños o por miembros de la familia.

El conflicto de frustración sexual es también el conflicto de duelo, el de la mujer que pierde a su hombre porque éste muere, o porque se va a la guerra o emigra por trabajo. En abstracto, podemos tener el conflicto de frustración sexual incluso por la muerte del padre, que es nuestra primera pareja, o por la pérdida de un varón que vivía como nuestra pareja. Por ejemplo, una niña pequeña puede tener este conflicto de la pérdida de un abuelo, un tío, un hermano mayor, que vive como pareja.

El lugar de la mujer en el orden social, en términos biológicos, está dado por su relación con el hombre, por lo que se define según esta relación. Su identidad depende de quién es ella en relación con el hombre: amiga, pareja, esposa, madre o hija. Si esta relación no es clara y evidente, entra en conflicto de identidad, no sabe cuál es su lugar en el territorio: ya no sabe quién es ella con respecto a su varón, ya no sabe quién es ni siquiera con respecto a los demás miembros del grupo, no sabe cómo tratar con ellos. Las mujeres tienen este conflicto cuando tienen que desempeñar funciones que no son propias del rol que ocupan, cuando en realidad realizan las funciones propias de un rol mientras que otro es públicamente reconocido. Por ejemplo, una mujer que es tratada en privado como esposa por un hombre que, como esposa oficial, tiene otra mujer puede tener el conflicto de identidad; o una hija que realmente dirige la casa, supervisa a los hermanos, prepara las comidas para el padre y la madre que trabajan, pero, cuando los padres llegan a casa, se la coloca en el papel de una hija igual a sus hermanos.

El mismo conflicto puede experimentarlo una mujer que es tratada por la familia de su marido como si fuera la criada, o una mujer que, debido a la repentina enfermedad de su marido, tiene que ocuparse de sus deberes en su empresa.

Similar al conflicto de identidad es el conflicto femenino de marcar el territorio. En este caso, tampoco está claro cuál es su lugar en el orden social, pero aquí el énfasis está más en la dificultad de identificar su lugar, de saber cuáles son sus funciones o deberes, mientras que en el caso del conflicto de identidad, el énfasis está más bien en no saber colocarse en la relación. La mujer con un conflicto de marcaje de territorio no sabe dónde está su lugar, dónde puede hacer sus necesidades sin ser molestada o ahuyentada. En la sociedad humana, se trata más bien del conflicto de *mobbing*, de la persona que no tiene cabida en un grupo, que es utilizada como comodín, pero que no tiene deberes propios, el conflicto de la persona que no tiene un papel reconocido.

Otra función clave de las hembras en un grupo es proteger a las crías y alertar a los machos cuando hay peligro. Relacionadas con estas funciones están el conflicto de miedo alarmado y el conflicto de miedo alarmado con el impulso motor. El primero, el conflicto de miedo alarmado, se activa cuando la aldea es atacada por enemigos y están cerca, por lo que se corre a proteger a los cachorros y se activan los comportamientos de defensa.

Si, por el contrario, se ve llegar a los enemigos que todavía están bastante lejos, se activa el conflicto de miedo alarmado con el componente motor, con el impulso de gritar. En este caso, de hecho, los gritos atraen la atención de los hombres, que pueden lanzarse a defender el territorio, mientras que, en el caso de que los enemigos ya estén cerca, los gritos constituirían una pérdida de energía y revelarían al enemigo el escondite de las mujeres y de los niños.

En el siguiente diagrama podemos ver las áreas de la corteza periinsular activadas por conflictos territoriales con la ubicación de los conflictos relacionados.

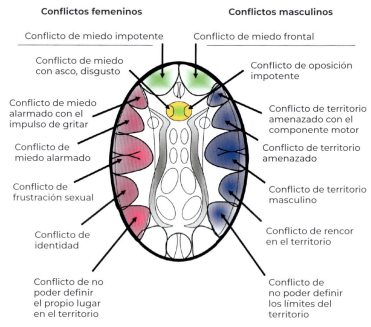

Correlaciones entre las áreas corticales periinsulares y los conflictos en el área del territorio para los diestros

Correlación entre áreas cerebrales periinsulares y los programas biológicos especiales en el ámbito del territorio

Los conflictos biológicos de las áreas del cerebro involucradas en la producción de hormonas activan programas en los tejidos y órganos que tienen funciones significativas para la vida social, y aumentan las funciones de comunicación dentro del territorio, incrementan la eficacia y la fuerza para defender, organizar, monitorear el territorio y mantener la mutua funcionalidad y sinergia de los elementos que lo caracterizan.

En el siguiente diagrama, podemos ver las áreas corticales periinsulares con las proyecciones de los tejidos orgánicos involucrados en sus programas biológicos especiales.

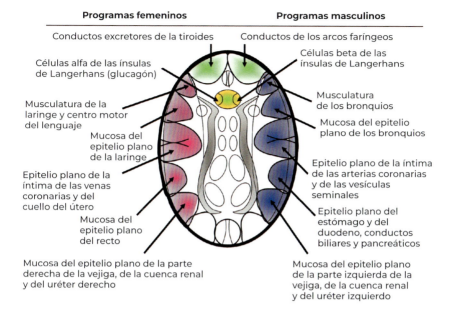

Correlación entre las áreas corticales periinsulares y los programas especiales relativos a nivel orgánico para los diestros

Desarrollo de los programas especiales activados por los conflictos en las áreas del territorio

Los programas especiales activados por los conflictos territoriales son procesos ulcerativos de las mucosas epiteliales de los órganos afectados. En la fase del conflicto activo tenemos ulceración del tejido, mientras que en la fase de la solución el tejido se inflama y se hincha para regenerarse.

Cuando este proceso de solución tiene lugar en los conductos, podemos tener oclusiones o congestiones, también por residuos cicatriciales. El programa dirigido por la corteza periinsular puede complicarse, en su desarrollo, por la activación de otros programas motores, sensoriales o medulares concomitantes, así como por el conflicto de los túbulos colectores de los riñones.

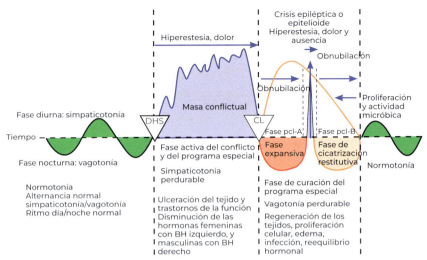

Desarrollo de un programa biológico especial de los tejidos regulados por las áreas corticales periinsulares influenciadas por el equilibrio hormonal.
(Figura reconstruida a partir de representaciones esquemáticas extraídas de *Wissenschaftliche Tabelle der Germanischen Neuen Medizin*, de R. G. Hamer)

\multicolumn{4}{c}{PROGRAMAS BIOLÓGICOS ESPECIALES DE LOS TEJIDOS ECTODÉRMICOS DIRIGIDOS POR LAS ÁREAS CORTICALES PERIINSULARES, QUE DEPENDEN DEL EQUILIBRIO HORMONAL, Y SUS CONFLICTOS CON LOS RELATIVOS CÓDIGOS DE INSERCIÓN EN LAS TABLAS DE LA NM}
Códigos en las tablas de la NM	Programas especiales dirigidos por la corteza periinsular izquierda, influenciada por hormonas femeninas y controles biológicos relacionados	Códigos en las tablas de la NM	Programas especiales dirigidos por la corteza periinsular derecha, influenciada por hormonas femeninas y controles biológicos relacionados
Tabla científica de la NMG, columna roja, 2 Ra izquierdo; Tabla de los nervios craneales, nervio recurrente de ramificación y del vago, columna roja izquierdo, índices 1a y 1b	Programa sensitivo ulcerativo de la mucosa del epitelio plano de la laringe. Programa motor de la musculatura estriada de la laringe y de las cuerdas vocales. Conflicto de miedo alarmado. Conflicto de miedo alarmado con el impulso motor de la laringe	Tabla científica de la NMG, columna roja, 2 Ra derecha; Tabla de los nervios craneales, nervio recurrente de ramificación y del vago, columna roja, derecha, índices 1a y 1b	Programa sensitivo ulcerativo de la mucosa intrabronquial de epitelio plano. Programa motor de la musculatura estriada de los bronquios. Conflicto de territorio amenazado. Conflicto de territorio amenazado con el impulso motor de los bronquios
Tabla de los nervios craneales, nervio vago, columna roja izquierda, índice 2a. Plexo cardíaco, columna roja izquierda, índice 2. Tabla científica de la NMG, columna roja, 3 Ra izquierdo	Programa sensorial ulcerativo de la íntima de las venas coronarias. Programa sensorial ulcerativo de la mucosa epitelial del cuello y del orificio del útero. Conflicto de frustración sexual	Tabla de los nervios craneales, nervio vago, columna roja, derecha, índice 2a. Plexo cardíaco, columna roja, derecha, índice 2. Tabla científica de la NMG, columna roja, 3 Ra derecho	Programa sensorial ulcerativo de la íntima de las arterias coronarias y de las vesículas seminales. Conflicto masculino de territorio

| \multicolumn{4}{|c|}{PROGRAMAS BIOLÓGICOS ESPECIALES DE LOS TEJIDOS ECTODÉRMICOS DIRIGIDOS POR LAS ÁREAS CORTICALES PERIINSULARES, QUE DEPENDEN DEL EQUILIBRIO HORMONAL, Y SUS CONFLICTOS CON LOS RELATIVOS CÓDIGOS DE INSERCIÓN EN LAS TABLAS DE LA NM} |

Códigos en las tablas de la NM	Programas especiales dirigidos por la corteza periinsular izquierda, influenciada por hormonas femeninas y controles biológicos relacionados	Códigos en las tablas de la NM	Programas especiales dirigidos por la corteza periinsular derecha, influenciada por hormonas femeninas y controles biológicos relacionados
Tabla científica de la NMG, columna roja izquierda, 4 Ra izquierdo	Programa ulcerativo de la mucosa epitelial de la vagina. Leve conflicto de frustración sexual con acento en la carencia de contacto físico		
Tabla científica de la NMG, columna roja, índice 5 Ra izquierdo	Programa sensorial ulcerativo de la mucosa del recto. Conflicto de identidad	Tabla científica de la NMG, columna roja, 4 Ra derecho. Tabla de los nervios craneales, nervio vago, columna roja, derecha, índices 6, 6a, 6b para la curvatura menor del estómago, y 7, 7a, 7b para el bulbo del duodeno	Programa sensorial ulcerativo de la mucosa de la curvatura menor del estómago, del píloro y de la mucosa duodenal. Conflicto de rencor en el territorio
		Tabla científica de la NMG, columna roja, 5 Ra derecho, a. Tabla de los nervios craneales, nervio vago, columna roja, derecha, índices 8, 8a, 8b	Programa sensorial ulcerativo del epitelio plano de los conductos hepatobiliares y extrahepáticos y de la mucosa del epitelio plano de la vesícula biliar. Conflicto de rencor en el territorio
		Tabla científica de la NMG, columna roja, 5 Ra derecho, b. Tabla de los nervios craneales, 9, 9a, 9b	Programa sensorial ulcerativo del epitelio plano de los conductos pancreáticos
Tabla científica de la NMG, columna roja, 8 Ra izquierdo	Programa sensorial ulcerativo de la mucosa epitelial de la hemiparte derecha de la vejiga. Conflicto de no pode reconocer desde el interior los confines del territorio, conflicto de no poder establecer la propia posición	Tabla científica de la NMG, columna roja, 8 Ra derecho	Programa sensorial ulcerativo de la mucosa epitelial de la hemiparte izquierda de la vejiga. Conflicto masculino de marcaje del territorio: no poder delimitar los confines del territorio
Tabla científica de la NMG, columna roja, 9 Ra izquierdo	Programa sensorial ulcerativo de la mucosa epitelial de la parte derecha de la uretra. Conflicto femenino por no poder establecer la propia posición	Tabla científica de la NMG, columna roja, 9 Ra derecho	Programa sensorial ulcerativo de la mucosa epitelial de la parte izquierda de la uretra. Conflicto masculino de marcaje de territorio

\multicolumn{4}{c}{PROGRAMAS BIOLÓGICOS ESPECIALES DE LAS ÍNSULAS PANCREÁTICAS DIRIGIDOS POR LAS ÁREAS CORTICALES INFLUENCIADAS POR EL EQUILIBRIO HORMONAL Y SUS CONFLICTOS CON LOS RELACIONADOS CÓDIGOS DE INSERCIÓN EN LAS TABLAS DE LA NM}
Códigos de las tablas de la NM	Programas especiales dirigidos por las áreas corticales del hemisferio izquierdo, influenciados por las hormonas femeninas, y los conflictos biológicos relacionados	Códigos de las tablas de la NM	Programas especiales dirigidos por las áreas corticales del hemisferio derecho, influenciados por las hormonas masculinas, y los conflictos biológicos relacionados
Tablas científicas de la NMG, columna roja, índice 2 RB izquierdo	Programa ulcerativo o funcional de las células beta de las ínsulas de Langerhans, que produce glucagón. Conflicto femenino por miedo con asco, disgusto	Tablas científicas de la NMG, columna roja, índice 2 RB derecho	Programa ulcerativo o funcional de las células alfa de las ínsulas de Langerhans, que produce insulina. Conflicto masculino por oposición impotente

Contralateralidad de la conexión entre el área cerebral y los órganos

Como ocurre con todas las áreas del neoencéfalo, las áreas hormonales también tienen una conexión contralateral con los órganos en lo que respecta a los órganos dobles o divisibles en dos hemipartes, como los riñones, los uréteres, la uretra, la vejiga. Por lo tanto, en estos órganos, las áreas del hemisferio cerebral derecho regulan los procesos del lado izquierdo y viceversa. En cuanto a los demás órganos controlados por estas áreas, tenemos órganos que realizan una función masculina y están controlados por el hemisferio derecho, independientemente del lado que ocupen en el cuerpo. Por ejemplo, los bronquios tienen sus áreas de proyección en el hemisferio derecho, tanto los del lado derecho del cuerpo como los del izquierdo, al igual que la laringe, que tiene una función femenina, tiene su área de proyección en el hemisferio izquierdo. Las arterias son dirigidas por el hemisferio derecho sin importar el lado del cuerpo en el que se encuentren, pues su función de oxigenar los tejidos y promover su actividad es masculina, mientras que las venas, que tienen la función femenina de limpiar y nutrir los tejidos, tienen su área de proyección en el hemisferio izquierdo. Lo mismo sucede con los demás órganos: su conexión con el cerebro depende de cuánto se caracterice su función en sentido masculino o femenino.

Localización en función del equilibrio hormonal

En estas áreas, la localización del BH depende del equilibrio hormonal. Así, el hemisferio cerebral comprometido por el BH, con la correspondiente parte contralateral del cuerpo afectada por el programa especial, no tiene que ver con el aspecto relacional del conflicto, como vemos en otras áreas cerebrales, sino con la caracterización masculina o experiencia traumática que activa el conflicto y su programa y con el predominio cerebral. Cuando nos enfrentamos a conflictos en las áreas del territorio, por lo tanto, es de especial importancia establecer si se es diestro o zurdo, ya que este dato nos permite comprender por qué activamos programas dirigidos por el hemisferio cerebral derecho o izquierdo, y explicar la manera en que los conflictos en sucesión activan las diferentes áreas cerebrales, lo que Hamer llama la «*consecutio* de los conflictos» en las constelaciones de la corteza periinsular.

La *consecutio* de los conflictos en las constelaciones de la corteza periinsular

En la corteza periinsular, los conflictos se localizan según un orden de sucesión (*consecutio*) determinado por el equilibrio hormonal, es decir, por la proporción entre hormonas masculinas y femeninas presentes en el organismo, y por la dominancia cerebral.

En el hemisferio dominante, no se pueden tener dos conflictos seguidos. De hecho, el primer conflicto cambia la estructura hormonal y por tanto el tipo de actitud ante las experiencias vividas. Si tenemos dos focos activos en el hemisferio dominante, significa que los hemos activado con un solo DHS, o que los dos focos en el hemisferio dominante son el primero y el tercero. Dentro del territorio, sólo se puede resolver el segundo conflicto, a menos que la estructura hormonal cambie radicalmente, como ocurre durante la menopausia o el climaterio, o como consecuencia de enfermedades o terapias que afecten al equilibrio hormonal.

Después del segundo conflicto, la dinámica de las áreas del territorio, por lo tanto la dinámica afectiva y relacional, y las fluctuaciones en el estado de ánimo dependen de las fluctuaciones del equilibrio hormonal.

Un varón diestro, que ha tenido experiencias y reacciones masculinas, con el primer trauma dentro del territorio, tiene su primer brote en el hemisferio derecho. Con la activación del conflicto, se produce una depresión en la producción de hormonas masculinas, por lo que este hombre será un poco menos activo y tendrá menos experiencias y reacciones masculinas, se convertirá en un «segundo lobo». Así que, si este hombre tiene un nuevo trauma ahora, el nuevo brote estará en el hemisferio izquierdo.

El varón zurdo, a pesar de tener reacciones y experiencias masculinas, tiene el hemisferio izquierdo como hemisferio dominante, por lo que tendrá el foco de su primer conflicto en el hemisferio izquierdo. Como resultado de esto, sufrirá una depresión en la producción de hormonas femeninas y aparentemente se volverá aún más masculino y francamente maníaco.

Así, en caso de un segundo conflicto, tendrá el segundo brote en el hemisferio derecho.

Una mujer diestra, que tenga experiencias y reacciones femeninas, tendrá su primer conflicto con un brote en el hemisferio izquierdo, lo que resultará en una depresión de la producción de hormonas femeninas. Será mucho más activa y dinámica, no estará menstruando, su forma de vivir las experiencias y sus reacciones se volverán más masculinas. Por eso, si ahora tiene un nuevo DHS en esta zona, entrará en conflicto con un nuevo brote en el hemisferio derecho. Con el segundo conflicto, entra en la constelación y, si éste es más fuerte que el primero, vuelve a menstruar y se deprime al menos un poco.

La mujer zurda tiene el brote de su primer conflicto en el hemisferio derecho, por lo que tendrá una depresión de la producción de hormonas masculinas y se volverá hiperfemenina, conservando la menstruación y el apetito sexual, incluso cuando esté en conflicto de frustración sexual. Estará deprimida y emocionalmente frígida. Si está en conflicto de frustración sexual, sufrirá *angina pectoris*. La tonalidad de su experiencia la predispone a ubicar su segundo conflicto en el hemisferio izquierdo. Si éste es más fuerte que el primero, pierde el período y se vuelve maníaca.

El primer conflicto dentro del territorio frena la maduración biológica en el ámbito sexual. Con el segundo conflicto entramos en la constelación: la maduración sexual está garantizada, pero la correspondiente maduración afectiva se detiene en ese momento. Las personas que ingresan en una constelación muy pequeña conservan una expresión infantil (*baby face*).

La conexión entre el área del cerebro y el programa del órgano correspondiente permanece sin cambios.

Dependiendo del dominio del cerebro o del equilibrio hormonal, cambia la correspondencia entre el contenido conflictual y el área cerebral activada.

Por ejemplo: una mujer diestra activa el hemisferio izquierdo por un conflicto de frustración sexual, con ulceración de la mucosa del cuello uterino y la íntima de las venas coronarias. Por el mismo conflicto, la mujer zurda activa el área cerebral reflejada en el hemisferio derecho, con ulceración de la íntima de las arterias coronarias, que la diestra activaría por un conflicto de territorio si fuera varonil o tuviera la menopausia.

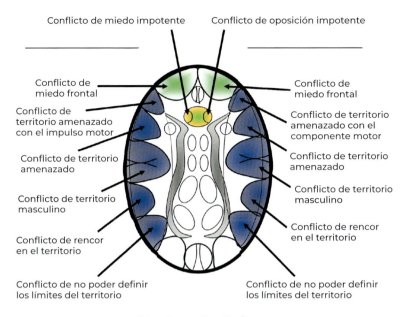

El hombre zurdo sólo tiene conflictos masculinos

Correlaciones entre las áreas corticales periinsulares y los conflictos en un hombre zurdo

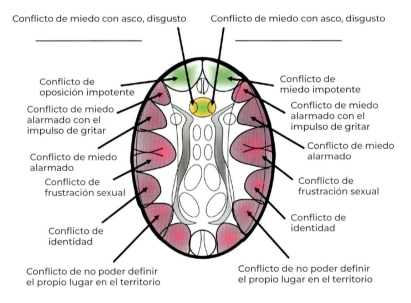

La mujer zurda sólo tiene conflictos femeninos

Correlaciones entre las áreas corticales periinsulares y los conflictos en una mujer zurda

Los zurdos que han tenido su primer conflicto acentúan los caracteres de su sexo, a veces casi caricaturizados, pero sólo porque tienen menos hormonas que el sexo opuesto. En realidad, detrás del aire de superhombre o de supermujer, está la falta de una capacidad real de relación y de una disponibilidad sexual real.

La mujer menopáusica, que produce menos hormonas femeninas, tiene experiencias y comportamientos más masculinos, por lo que tendrá nuevos conflictos y vivirá los conflictos que ya tiene de manera masculina: en la menopausia, la mujer zurda se comportará como un hombre zurdo, y la diestra como un hombre diestro. A nivel cerebral, este hecho supone el salto de los conflictos existentes de un hemisferio a otro.

Esto significa que los conflictos del hemisferio izquierdo, que causaron un estado de manía, ahora causarán depresión y viceversa. Los concomitantes orgánicos de los conflictos también cambiarán en proporción a la estructura cerebral diferente.

Los hombres en la andropausia viven comportamientos más femeninos, por lo tanto también experimentan sus conflictos en lo femenino. A nivel cerebral, los focos se trasladan al hemisferio opuesto. También en este caso tenemos los cambios de humor y los concomitantes orgánicos correspondientes al cambio en la estructura cerebral. El paso de los conflictos de un hemisferio cerebral al otro significa que el conflicto activado primero y normalmente no resoluble se vuelve resoluble. Si este conflicto ha estado activo por sí solo durante un tiempo suficiente y si el programa orgánico correspondiente implica una fase de solución peligrosa, la fase climatérica puede implicar riesgos.

Habitualmente los dos conflictos dentro del territorio quedan pendientes y constituyen dos vías conflictivas, es decir, conflictos silenciosos que se pueden reactivar.

Según se reactive el conflicto del hemisferio izquierdo o derecho y la intensidad con que se reactive, tenemos oscilaciones en el equilibrio hormonal, por tanto en el estado de ánimo y en la vivencia más o menos masculina o femenina de las experiencias: podemos tener una fase depresiva prolongada o una fase maníaca prolongada, o una oscilación ciclotímica o maníaco-depresiva, o estar completamente equilibrados. Cualquier tipo de equilibrio o desequilibrio en estas áreas es siempre susceptible de ser modificado por nuevos conflictos y por todo lo que afecte al equilibrio hormonal: anticonceptivos químicos, terapias hormonales o citostáticas, psicofármacos, irradiaciones, climaterio y menopausia, embarazo, maduración sexual, etc.

La localización del tercer conflicto en los espacios del territorio

La ubicación del tercer conflicto está determinada por la dominancia del cerebro y la inclinación de la balanza en el momento del nuevo trauma.

En las hembras y los varones diestros, el tercer conflicto se localiza en el hemisferio en el que se encuentra activo el conflicto más intenso, por lo que se acentúa la inclinación de la balanza, así como sus efectos sobre la experiencia y la conducta.

En las hembras y los varones zurdos, en cambio, se produce el «salto del caballo»: el tercer conflicto se sitúa en el hemisferio opuesto a aquel en el que se encuentra activo el conflicto más intenso. Si el nuevo conflicto es lo suficientemente fuerte, tenemos una transformación inmediata de los efectos de la estructura hormonal y cualquier síntoma en su opuesto.

La influencia del equilibrio hormonal en la jerarquía social y la formación del carácter

Los primeros conflictos hormonales en la vida de un individuo sirven para establecer su lugar en el grupo y en el orden social.

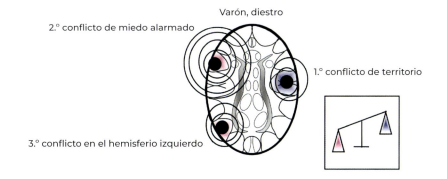

Localización del tercer conflicto en los diestros
El tercer conflicto se localiza en el hemisferio donde está activo el conflicto más intenso. Resulta en una acentuación de los síntomas ya presentes.

Ejemplo de *consecutio* de los conflictos en las áreas del territorio para los diestros

Los primeros DHS, durante la pubertad, establecen el equilibrio hormonal de una persona, la cual, de acuerdo a ese equilibrio particular, se desarrollará con aquellos rasgos característicos útiles para el desempeño de su función en el grupo y en la sociedad.

Estos rasgos pueden cambiar por completo e instantáneamente a medida que resolvemos conflictos o activamos otros nuevos. Basta que estemos en una posición diferente a la actual, o que suceda algo inesperado, que se nos invierta una nueva función, o simplemente un suministro de hormonas, un tratamiento de citostáticos, una intervención quirúrgica, ¡para transformarnos en otra persona!

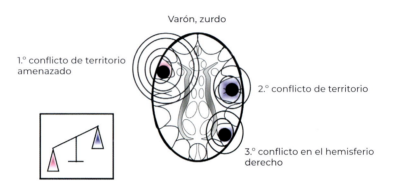

Localización del tercer conflicto en los zurdos: «salto del caballo»
La localización del tercer conflicto, por lo tanto también de los posteriores, depende del equilibrio hormonal, dado por la proporción entre los dos primeros conflictos. El tercer conflicto se localiza en el hemisferio opuesto a aquel donde se encuentra activo el conflicto más intenso, con la consiguiente transformación de los síntomas en su opuesto (si el nuevo conflicto es lo suficientemente fuerte).

Ejemplo de *consecutio* de los conflictos en las áreas del territorio para los zurdos

Influencia del equilibrio hormonal y los conflictos de la corteza periinsular en el desarrollo

Un conflicto en la corteza hormonal antes de la pubertad, es decir, antes de los once o doce años de edad, provoca una detención de la maduración afectiva.

Una niña diestra que tiene un conflicto en el área hormonal izquierda se vuelve muy activa, buena en la escuela, en los deportes y en las relaciones sociales (maníaca), se queda con una afectividad y con una apariencia algo infantil y no madura sexualmente: menstruación y los rasgos sexuales secundarios no llegan. Si es así, entonces tiene otro conflicto en la corteza hormonal, que esta vez estará del lado derecho, tendrá un foco en la corteza periinsular de cada hemisferio cerebral y entrará en constelación: tendrá su primera menstruación y estará un poco deprimida. Si se mantiene en la constelación y mantiene sus ciclos menstruales, siempre estará un poco deprimida, tendrá anorgasmia vaginal pero podrá tener buenas relaciones de pareja, tener una familia e hijos. Siempre será muy femenina y un poco infantil (*baby face*).

La edad biológica y emocional de una persona que ha hecho su maduración sexual al entrar en la constelación permanece fija en ese momento. Si esta persona tiene hijos antes de los veinticinco años, su edad emocional se incrementará en aproximadamente tres años por cada hijo.

La constelación en edad de desarrollo establece un equilibrio que generalmente se vuelve estructural, es parte de la persona. No es necesario resolverlo y no impide que la persona haga su vida.

La naturaleza asigna a los individuos que siguen siendo «cachorros» a la «reserva»: son individuos que no entran en competencia por el mando, que pueden dedicarse útilmente a actividades creativas, productivas, protectoras para el grupo, para lo cual los demás, implicados en la lucha por la jerarquía, no tienen energía ni capacidad. Esta reserva también incluye a homosexuales, artistas, científicos, exploradores, soldados, deportistas, etc.

Programas en el ámbito territorial masculino.

Programa del epitelio plano de los conductos de los arcos faríngeos: el conflicto del miedo frontal

La membrana mucosa del epitelio pavimentoso que recubre los arcos faríngeos o arcos branquiales es un remanente de las antiguas branquias, todavía presente en las etapas iniciales del desarrollo embrionario. Se deriva de la faringe original.

El área cerebral de referencia de este tejido, aunque no está directamente implicada en la regulación hormonal, sigue teniendo una connotación de conflicto masculino.

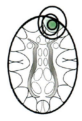

Programa del epitelio de los conductos de los arcos faríngeos: conflicto del miedo frontal

Códigos de referencia
Tabla científica de la NMG, columna roja, índice 1 Ra derecho.

Localización cerebral del BH
Área cortical frontal del hemisferio derecho.

Conflicto
El programa de los conductos de los arcos branquiales se activa con un conflicto de miedo frontal, el miedo a un peligro que parece inevitable, al enemigo que se nos viene encima sin poder evitarlo. El peligro puede ser un vehículo que nos atropella, una persona que nos amenaza cerrándonos el paso, una enfermedad, una cirugía, un examen, etc. En todo caso, es un peligro que vemos claro, que está frente a nosotros y que no podemos evitar, un peligro ineludible, que está a punto de caer sobre nosotros.

Desarrollo
En la fase del conflicto activo, el epitelio pavimentoso que recubre los arcos faríngeos se ulcera. Es posible que se sienta un ligero hormigueo debajo de la piel del cuello.

Durante la fase de cicatrización, los tejidos de la zona ulcerada se hinchan para repararse, formando una recolección de líquido, que con la pared de los conductos forma quistes de contenido seroso, que si se localizan a los lados del cuello, se pueden percibir como nódulos a la palpación. Si se forman quistes en el mediastino, pueden interpretarse como ganglios linfáticos agrandados, lo que puede justificar el diagnóstico de «linfoma no Hodgkin». El edema se vuelve mucho más severo en presencia de un conflicto del prófugo activo.

Después de la fase de expansión (fase Pcl-A), durante la crisis epileptoide se produce un estrechamiento de los conductos, que puede ir acompañado de una sensación «arcaica» de ahogo. Una vez superada la crisis epileptoide, entramos en la fase de eliminación (fase Pcl-B), en la que los quistes se van desinflamando lentamente.

En caso de recidivas frecuentes, se produce un agrandamiento progresivo de los quistes, con posible compresión traqueal.

Observamos un desarrollo similar de círculo vicioso recurrente en personas con cáncer con un binario conflictual de miedo al tumor, percibido como un evento inevitable y progresivo, un «caso fatal».

Sentido biológico
El sentido biológico del programa está en la fase activa, en la dilatación ulcerativa de las antiguas branquias, para mejorar el paso del agua y por tanto la respiración.

Programa de la mucosa intrabronquial del epitelio plano y de la musculatura de los bronquios: el conflicto del territorio amenazado

El programa de la mucosa es un programa sensorial, aunque su localización cerebral en las áreas hormonales influye en sus funciones y en la experiencia.

Códigos de referencia
Tabla científica de la NMG, columna roja, índices 2 Ra derecho para el programa sensorial de la mucosa bronquial, y 3 Rb derecho para el de la musculatura. Tabla de los nervios craneales, nervio vago, columna roja, hemisferio derecho, índices 1a para el programa sensorial de la mucosa, y 1b para el programa motor de la musculatura.

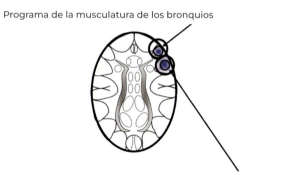

Localización cerebral del BH
En las áreas corticales frontales laterales del hemisferio derecho.

Conflicto de miedo por el territorio amenazado
El macho debe defender su territorio. Si se avecina una amenaza, un enemigo que está a punto de entrar al territorio, activará un conflicto de miedo por el territorio: es la gran respiración antes de la batalla.

El enemigo no está lanzando el ataque, sino que está entrando en el territorio.

Conflicto motor de territorio amenazado

Para un varón diestro, se trata de un conflicto de territorio amenazado con un impulso motor, mientras que, para una mujer zurda, es un conflicto de miedo alarmado con el impulso motor de grito de alarma.

Si hay un componente motor en la experiencia traumática, la musculatura de los bronquios estará involucrada: llamar a los defensores, tocar el cuerno de alarma, lanzar el grito de guerra. A diferencia del grito de la mujer, que es agudo, penetrante, para lanzar la petición de auxilio lo más lejos posible, el grito del guerrero, en una frecuencia más baja, es potente, desgarrador, una llamada imperativa a los compañeros, pero también tiene la función de amonestar y asustar a los enemigos. Este grito viene de abajo y de muy adentro.

Desarrollo

Programa sensorial de la mucosa

En la fase activa, con el programa de la mucosa, hay una ulceración del epitelio pavimentoso que recubre la mucosa intrabronquial. Esta fase a menudo pasa desapercibida.

La sensibilidad procede siguiendo el patrón de la piel externa, de modo que, en la fase activa, se produce un embotamiento de la sensibilidad de la mucosa.

En la primera etapa de la curación, la mucosa alrededor de la úlcera se hincha, reduciendo temporalmente el lumen del bronquio. Este proceso puede causar irritación, con tos seca y una reducción momentánea de la ventilación pulmonar en la parte inferior del bronquio. Durante las dos fases de solución, tenemos hipersensibilidad de la mucosa, lo que estimula los ataques de tos. Llamamos al proceso de esta fase «bronquitis» o «bronconeumonía». Durante la crisis epileptoide tenemos una tos bronquial muy intensa con «hipoestesia», que es un movimiento clónico de la musculatura. Luego tenemos la fase de eliminación con aparición de una tos «gruesa» y un retorno a la ventilación normal del pulmón afectado.

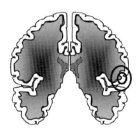

Área sensorial de la mucosa de los bronquios

Programa motor de la musculatura estriada

En la fase activa, el programa motor provoca la parálisis de los músculos bronquiales en la zona afectada por el conflicto. Cuando el programa interactúa con el sensorial, en esta fase también tenemos anestesia, razón por la cual esta fase pasa desapercibida.

En las dos fases de solución, la interacción del programa sensorial determina la hiperestesia y por tanto el impulso continuo de la tos. En las crisis epileptoides de conflicto motor, tenemos esa convulsión tónico-clónica de los músculos bronquiales, generalmente con hipoestesia, que llamamos «broncoespasmo». El ataque epileptoide de conflicto motor, combinado con el ataque epileptoide sensorial, tiene la función de expulsar el moco. De hecho, en esta fase se produce una acción mucolítica y expectorante, que continúa en la segunda fase de curación con tos gruesa.

Un círculo vicioso recurrente de este conflicto forma la imagen de la bronquitis espástica.

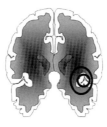

Área motora de la musculatura de los bronquios

Recaídas y cronicidad

En caso de recaídas, el tejido cicatricial que se acumula en los bronquios puede reconocerse como carcinoma bronquial, especialmente cuando el tejido se hincha, también puede causar una reducción «cicatricial» en la ventilación pulmonar de la parte superior, denominada «atelectasia pulmonar». En este caso, podemos tener tos durante varios meses en fase de curación, hasta que se resuelve la atelectasia y se restablece la ventilación pulmonar.

Sentido biológico

El programa de la mucosa, en la fase activa, dilata los bronquios mediante la ulceración para que sea más fácil reconocer y «espirar» al enemigo que avanza, haciendo que llegue más aire a los pulmones.

Asma bronquial

La configuración cerebral que da lugar al asma bronquial es la constelación de un foco en crisis epiléptica en la zona de la musculatura bronquial y otro foco, en fase activa o en crisis epileptoide, en cualquiera de las zonas del territorio de la hemisferio izquierdo. Cuando uno o ambos focos están en crisis epileptoide, tenemos el ataque de asma bronquial. El cuadro clínico con ataques recurrentes que presenta una persona que sufre de asma es causado por la constelación relativamente estable de estos dos conflictos, que tienden a resolverse y a reactivarse de manera recidivante.

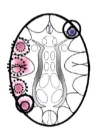

Constelación del asma bronquial

Habitualmente, el programa de la mucosa bronquial, con sus manifestaciones sensoriales, también participa en este proceso.

Con la constelación del asma bronquial tenemos, además de un trastorno ciclotímico, dado por las oscilaciones del equilibrio hormonal, una parálisis de la zona de la musculatura estriada de los bronquios afectados por el conflicto en fase activa y, en la crisis epileptoide, *shocks* clónicos, con disnea en la exhalación y con hipoestesia y ausencia, debido a la crisis epileptoide del conflicto mucoso, junto con convulsiones tónico-clónicas de la musculatura. Estos movimientos constituyen la crisis respiratoria asmática. El ataque se alimenta de la dificultad de inhalar completamente, como si la persona sólo pudiera hacer el movimiento de exhalación. De hecho, la musculatura lisa de los bronquios conserva la memoria de su función arcaica de musculatura intestinal eferente, por lo que su movimiento peristáltico es más marcado en la espiración. La dirección del movimiento peristáltico también afecta al movimiento de la musculatura estriada, por lo que, durante la crisis epileptoidea, el movimiento de los bronquios vuelve a estar dominado por el antiguo movimiento peristáltico de la musculatura lisa.

El ataque de asma es una oportunidad de recaída, precisamente porque también es un ataque, una amenaza, por tanto representa una experiencia que es capaz de reactivar el conflicto.

El estado asmático

Con la presencia simultánea de un conflicto de la musculatura bronquial en el hemisferio derecho y uno de la musculatura de la laringe en el hemisferio izquierdo, en crisis epileptoide, tenemos la constelación del estado asmático.

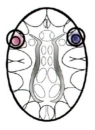

Constelación del estado asmático

Mientras que la crisis epileptoidea de la musculatura bronquial provoca una exhalación prolongada y dificultosa, la crisis de la musculatura laríngea hace que uno jadee al inspirar. Tenemos una combinación de asma laríngea y asma bronquial, que puede volverse muy severa e intensa.

Sólo un hombre zurdo o una mujer diestra puede tener asma bronquial con sólo dos conflictos, para el asma laríngea es todo lo contrario. Por lo tanto, en la constelación, sólo el conflicto que se generó en último lugar puede resolverse primero. Después de la menopausia o con la toma de la píldora anticonceptiva, todo se invierte.

Conflicto masculino del territorio y el programa de la íntima de las arterias coronarias y de las vesículas seminales

Las arterias coronarias se derivan de los arcos branquiales, que son un vestigio de las antiguas branquias, que formaban parte de la faringe. Por tanto, al igual que las mucosas del epitelio plano de la faringe, también la piel ectodérmica que recubre internamente las arterias, la íntima de las arterias coronarias, está provista de una rica inervación sensorial, y es muy sensible. En el programa especial, el desarrollo de la sensibilidad ocurre de acuerdo con el patrón de la mucosa faríngea.

Códigos de referencia

Tabla científica de la NMG, columna roja, hemisferio derecho, índice 3 Ra derecho, índice 3a para la íntima de las arterias coronarias, índice 3b para el programa de vesículas seminales. Tabla de los nervios craneales, nervio vago, columna roja, hemisferio derecho, 2a para el programa de la íntima del coronario. Tabla 13 de los nervios craneales, plexo cardíaco, columna roja, hemisferio derecho, índice 2.

Localización cerebral del BH

Área temporal de la corteza periinsular del hemisferio derecho.

Conflicto

El programa de las arterias coronarias se activa por un conflicto masculino de territorio.

Se trata de un conflicto sexual masculino, que está influenciado por la estructura hormonal y que toma diferentes aspectos para un diestro y un zurdo, para un hombre o una mujer.

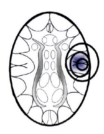

Conflicto masculino de territorio. Programa de la íntima de las arterias coronarias y de las vesículas seminales

Para un varón diestro, este conflicto se activa en caso de pérdida de todo el territorio o de su contenido: es el conflicto del viejo líder de la manada que es atacado por un joven rival, o el conflicto del líder que no logra defender su territorio, que no defiende a los cachorros, a la compañera o a otros miembros de la manada, por lo que la compañera es secuestrada o abandona el territorio, los cachorros son secuestrados o asesinados, alguien domina el territorio y el líder no puede impedirlo.

Puede haber un conflicto de territorio cuando perdemos nuestra casa por un desalojo, un desastre, una crisis económica; cuando somos degradados en el lugar de trabajo; cuando perdemos el territorio donde trabajamos, por ejemplo, cuando nos desalojan de nuestro taller o tienda. Encontramos otras ocasiones para este conflicto cuando descubrimos que nuestra esposa nos engaña, cuando la pareja nos deja, cuando enferma o muere, o cuando es el hijo el que enferma, muere o es secuestrado, cuando un hijo frecuenta compañías o elige una pareja que no aprobamos, por lo que sentimos que nos quitan al hijo.

Una mujer zurda, que activa el primer conflicto en el hemisferio derecho, activa el área del programa coronario con un conflicto de frustración sexual, porque no se siente tomada por la pareja sexual como le gustaría, está siendo tomada por la fuerza o de mala manera, o no tiene un vínculo sexual satisfactorio, es abstinente.

Un zurdo activa el programa coronario con el conflicto de territorio del segundo lobo en la constelación. De hecho, el zurdo, que tiene el primer conflicto en el hemisferio izquierdo, si activa la zona de territorio en el hemisferio derecho, significa que ya tiene un conflicto de territorio activo en la zona periinsular izquierda.

Una mujer diestra, que tiene el primer conflicto en el hemisferio izquierdo, entra también en la constelación activando otro conflicto en las zonas periinsulares del hemisferio derecho.

Una mujer diestra masculina o una mujer que toma pastillas anticonceptivas o una posmenopáusica diestra pueden activar la zona periinsular derecha con el primer conflicto de territorio.

Por supuesto, la activación de un conflicto territorial, como sucede con todos los conflictos, no depende de las características de la situación, sino de las de la experiencia personal en el momento del trauma.

Desarrollo

Programa de la íntima de las arterias coronarias
Durante la fase del conflicto activo, tenemos la ulceración progresiva del epitelio que recubre el lumen de las arterias coronarias, o «íntima», para garantizar el máximo aporte sanguíneo, necesario para la reconquista del territorio perdido.

Se asocia *angina pectoris*, por activación de la corteza sensorial que regula la sensibilidad del epitelio que recubre las arterias coronarias.

La activación del área periinsular derecha influye en el ritmo cardíaco, actuando sobre la musculatura estriada del nódulo auriculoventricular y sobre el haz de His intraventricular, en el sentido de una ralentización del latido cardíaco, por lo que, en la fase activa, tenemos bradicardia.

Si el conflicto dura mucho tiempo, podemos tener una consunción, una desecación de la íntima de las arterias coronarias en el punto involucrado en el conflicto.

La activación de la zona periinsular derecha, que tiene como efecto inmediato la disminución de la producción de hormonas masculinas, tiene como síntoma ligado al desequilibrio hormonal el estado de ánimo depresivo, salvo que se esté en la constelación, en cuyo caso el estado de ánimo fluctúa con las oscilaciones del equilibrio hormonal, perfilándose un cuadro de tipo ciclotímico o de depresión bipolar.

En la constelación no se forma la masa conflictiva y prácticamente se suspende el programa a nivel orgánico.

Si el conflicto de territorio se activa en una condición de equilibrio hormonal, tenemos un desequilibrio del equilibrio hormonal en el hemisferio derecho. El resultado es la psicosis depresiva.

A medida que sana, el tejido ulcerado de la íntima se hincha para repararse a sí mismo. El proceso de reparación se realiza sin dolor, pues en las dos fases de solución tenemos el embotamiento de la sensibilidad íntima. La tumefacción del tejido, que será mucho más acentuada ante la presencia del conflicto del prófugo activo, puede ocluir algunos vasos de manera transitoria.

Los dolores anginosos regresan durante la crisis epileptoide, que ocurre de dos a seis semanas después de la resolución del conflicto: infarto coronario. Durante un infarto, tenemos la activación del centro cortical periinsular por la ralentización del ritmo cardíaco, lo que provoca una arritmia ventricular bradicárdica, que puede conducir a un paro cardíaco, con dolor intenso y ausencia.

Por lo general, junto al programa sensorial de la íntima, tenemos también el programa motor con función de musculatura estriada de las arterias coronarias, para lo cual, en crisis epileptoides, tenemos también la solución motora de las arterias coronarias, con un ataque convulsivo tónico, clónico o tónico-clónico de la musculatura de los vasos, con fuertes dolores tipo calambre. Durante la crisis epileptoidea, el edema cerebral y el edema de las arterias se descongestionan. El paro cardíaco ventricular con ausencia es particularmente intenso, a veces puede ser tomado erróneamente por muerte, constituyendo una fase de muerte aparente. De hecho, una persona en esta fase bradicárdica, incluso con tres o cuatro latidos por minuto, que el médico no detecta, puede vivir lo suficiente para superar la convulsión, hasta que la ausencia termine.

Estamos acostumbrados a pensar que es necesario resucitar inmediatamente a estas personas «aparentemente muertas», deteniendo el ataque epileptoide. Es casi imprescindible hacerlo, aunque en realidad los resultados de la medicina intensiva en este campo no son concluyentes. Hamer cree que es menos peligroso esperar a que el programa se resuelva de forma natural.

Si el conflicto se ha prolongado en la fase activa y sin estar en la constelación de las cortezas periinsulares durante más de nueve meses, el infarto será fatal. En caso contrario, con el paso a la segunda fase vagotónica, tenemos una solución espontánea de la parada cardíaca y una normalización de la frecuencia ventricular.

En el segundo paso de la solución, la acumulación de tejido cicatricial puede formar coágulos de sangre, lo que puede provocar oclusiones.

Los médicos creen que la obstrucción de una o más arterias coronarias es la causa del paro cardíaco y del infarto de miocardio. En realidad, la oclusión de las arterias coronarias no podría impedir que el corazón suministre sangre, ya que las coronarias son una red tan densa que es imposible que se cierren todas. El infarto de miocardio, en cambio, se debe a un conflicto de deficiencia por sobrecarga.

En la zona medular, cerca de la zona cortical del conflicto de territorio, se encuentra el centro trófico medular de la musculatura estriada del corazón.

Si además del conflicto de territorio y el infarto me desvalorizo porque me siento sobrecargado más allá de mis fuerzas, también puedo activar el programa de necrosis miocárdica y, en fase de reparación cicatricial, tener fibrosis tisular. En este caso tendré una crisis miocárdica epileptoide, un verdadero infarto de miocardio, durante el cual, el tejido fibroso miocárdico, al ser menos elástico, puede desgarrarse.

El programa sensorial íntimo, el programa motor de la musculatura coronaria y el programa motor y trófico del miocardio pueden activarse juntos o en sucesión e interactuar. De hecho, a menudo los observamos juntos, pero son programas diferentes, que se refieren a diferentes tipos de conflicto y están dirigidos por áreas del cerebro completamente diferentes.

En la naturaleza, no vemos infarto coronario a menudo porque, en la práctica, ningún segundo lobo resuelve su conflicto de territorio.

El varón, en la fase activa del conflicto de territorio, tiene un programa contemporáneo de ulceración de las vesículas seminales.

Sentido biológico

En la fase activa, la dilatación ulcerativa del lumen de las arterias coronarias da la posibilidad de atraer una mayor afluencia de sangre al corazón, lo que, junto a la simpaticotonía, garantiza el fortalecimiento temporal de la capacidad de defensa del propio territorio.

Programa del seno carótido

El seno carotídeo es una curva de la arteria carótida que, al igual que el arco aórtico, tiene receptores de presión que permiten la regulación a corto plazo de la presión arterial. A medida que aumenta la presión, las paredes de las arterias se estiran, lo que activa a los presorreceptores, que envían impulsos acelerados al cerebro, lo que a su vez activa el sistema nervioso parasimpático o del nervio vago. Esto estimula la liberación de acetilcolina, un mediador antagonista de la adrenalina, que limita la actividad del sistema simpático, lo que resulta en una reducción de la frecuencia cardíaca y de la vasodilatación. Estos efectos combinados son capaces de reducir la presión arterial incluso en unos pocos minutos.

Códigos de referencia
De este programa sólo hay una mención en dos líneas en la Tabla de los nervios craneales, plexo cardíaco, columna roja, hemisferio derecho e izquierdo, índice 3.

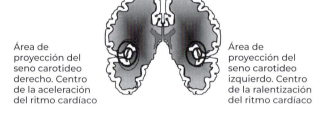

Área del seno carotideo en la corteza sensorial

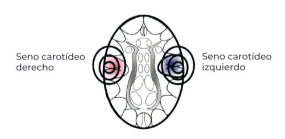

Área del seno carotídeo en la sección paralela a la base del cráneo que pasa por las ínsulas

Localización cerebral del BH
En el área cortical periinsular derecha para el seno carotídeo izquierdo, y en el área periinsular izquierda para el seno carotídeo derecho, en los centros de regulación de la frecuencia cardíaca.

Conflicto
El *shock* que activa el programa del seno carotídeo es la presión demasiado alta, que activa los receptores. Es un programa no implicado directamente en el conflicto de territorio. Lo hemos incluido en este apartado porque puede activarse en las etapas del desarrollo de programas directamente vinculados al conflicto masculino de territorio y porque en todo caso es un programa de la íntima de las arterias.

Desarrollo
En la fase del conflicto activo, la íntima del revestimiento del seno carotídeo se ulcera y adelgaza. El epitelio pierde sensibilidad y también se inhibe la sensibilidad de los presorreceptores.

Durante la fase de curación, se produce un edema de cicatrización en el interior del vaso, mientras se repara la úlcera y se normaliza la presión. Al mismo tiempo, hay una recuperación de la sensibilidad del tejido y de los presorreceptores.

Sentido biológico
La ulceración del tejido en fase activa tiene la función de ensanchar el lumen de la arteria, aumentando su flujo, para compensar el aumento de la presión arterial.

Programa de las vesículas seminales

Códigos de referencia
Tabla científica de la NMG, columna roja, hemisferio derecho, 3 Ra derecho, índice 3b.

Localización cerebral del BH
En el área temporal de la corteza periinsular del hemisferio derecho.

Conflicto
El programa de las vesículas seminales se activa cuando un macho entra en conflicto por no poder eyacular lo suficiente. Este conflicto puede entender-

se sabiendo que generalmente es colateral al conflicto de territorio. En efecto, el macho que tiene el primer conflicto de territorio y se convierte en lobo de segundo rango baja la producción de hormonas masculinas, perdiendo también en proporción el derecho biológico y la aptitud para aparearse, por lo que también debe retener sus propias emisiones de líquido seminal, activando también el conflicto de las vesículas seminales.

Desarrollo

En la fase activa, procede la ulceración de la mucosa de las vesículas seminales, generalmente junto con la úlcera de la íntima de las arterias coronarias, con embotamiento de la sensibilidad, ya que el desarrollo de la sensibilidad, en este programa, se realiza según el patrón de la piel externa. El proceso suele pasar desapercibido.

En la fase de curación, tenemos edema de la mucosa de las vesículas seminales en la zona previamente ulcerada. También este proceso, en su mayor parte, no se nota, aunque en las dos fases de solución tenemos hipersensibilidad.

Sentido biológico

En la fase activa, la ulceración de la membrana mucosa de las vesículas seminales tiene la función de disminuir el flujo de esperma para el individuo que necesariamente debe contener las emisiones seminales. En la fase de solución del conflicto, cuando el individuo es libre para aparearse nuevamente, la hinchazón de las vesículas seminales tiene la función de producir una mayor cantidad de espermatozoides para las emisiones del líquido seminal.

Conflicto de rencor en el territorio y los programas de la mucosa de la curvatura menor del estómago, de la mucosa duodenal, de los conductos biliares y pancreáticos

El conflicto de rencor en el territorio se activa cuando el territorio está firmemente sostenido y defendido, pero dentro de él las cosas no salen como nos gustaría, las relaciones dentro de la familia o del grupo al que se pertenece son conflictivas, generan rencor y enfado.

La localización del BH, para los programas de estos tejidos, es la misma: en el área temporal de la corteza periinsular del hemisferio derecho. Junto al programa de ulceración de la mucosa de epitelio plano, siempre se activa el programa sensorial, que modifica la sensibilidad de la mucosa durante el programa, y el programa motor de la musculatura estriada de los órganos implicados en el conflicto.

Programa de la mucosa de la curvatura menor del estómago, del píloro y del bulbo duodenal

Hamer habla de un revestimiento interno de la pared del estómago de mucosa epitelial ectodérmica, migrada en la fase de la evolución, a lo largo de la curvatura menor y del píloro. Este revestimiento también se extendería hasta el bulbo del duodeno. Dado que no hay confirmación anatómica de este tejido, podemos suponer que el autor está hablando de células aisladas dispersas, residuos del antiguo tejido epitelial ectodérmico, que nunca han sido reconocidas por los anatomistas como un tejido real, o que se refieren al tipo de inervación sensorial, que atestigua una función típica de una mucosa ectodérmica.

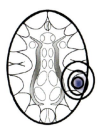

Conflicto de rencor en el territorio

Programa de la mucosa de la curvatura menor del estómago, de la mucosa duodenal, de los conductos biliares y pancreáticos

Códigos de referencia
Tabla científica de la NMG, columna roja, hemisferio derecho, índice 4 Ra derecho. Tabla de los nervios craneales, nervio vago, columna roja, hemisferio derecho, índices 6, 6a, 6b para el programa de la curvatura menor del estómago, y 7, 7a, 7b para el bulbo del duodeno.

Localización cerebral del BH
En el área temporal de la corteza periinsular del hemisferio derecho para el aspecto hormonal y relacional. En el área temporal de la corteza sensorial del hemisferio derecho para el programa sensorial. En el área temporal de la corteza motora del hemisferio derecho para el programa motor.

Conflicto

El programa de la mucosa ectodérmica de la curvatura menor del estómago, del píloro y del bulbo duodenal se activa con un conflicto de rencor en el territorio, conflictos en la familia o en el grupo que generan oposición, un rencor que no puede digerirse, que nos queda en el estómago.

El rencoroso es un tipo real de personas, que tienden a vivir todas las experiencias de conflicto con una reacción de rencor. Estas personas, que han estructurado un binario conflictivo de rencor, sufren del «estómago». Para ellos, la oportunidad de reactivar la vía conflictiva puede ser cualquier contratiempo en las relaciones familiares o grupales, pero también equipos que fallan, problemas de comunicación, una factura demasiado alta, etc.

Desarrollo

En la fase activa, hay ulceración de la mucosa, con adelgazamiento del tejido. La membrana mucosa de la curvatura menor del estómago y del duodeno está inervada por la corteza sensorial. El desarrollo de la sensibilidad sigue el patrón de la mucosa faríngea, de modo que en la fase activa se produce un dolor intenso.

En esta fase, en un examen endoscópico, la mucosa aparece un poco más clara, más rosada.

Como efecto del programa motor, tenemos parálisis de la musculatura estriada a la salida del estómago y espasmos de la curvatura menor del estómago según el programa de la musculatura estriada. Mientras tanto, la musculatura lisa del estómago produce otro tipo de cólico. El programa de la musculatura estriada no se activa en el duodeno.

En la fase de la curación, la mucosa ulcerada se hincha, se hipervasculariza, luego se enrojece, se inflama, sangra, mientras se reconstituye el tejido. La sangre liberada de la mucosa se digiere y se identifica por el color negro de las heces. Este síntoma, que los médicos consideran preocupante, es un signo de la fase de la curación. En esta fase ya no hay dolores ni cólicos. Hay que tener cuidado en esta fase, porque, cuando tenemos una gran masa conflictual, es decir cuando el conflicto ha sido especialmente largo o intenso, en la fase de la curación podemos llegar a la perforación de la pared del estómago, que siempre es peligrosa y debe ser tratada quirúrgicamente.

En las crisis epileptoides el programa de la mucosa provoca dolor intenso, sangrado abundante y ausencia, mientras que el programa motor se lleva a cabo con un ataque epiléptico de los músculos estriados del estómago, es decir, un cólico doloroso con ataques de vómitos. En la fase vagotónica posterior, la mucosa se descongestiona y normaliza. Ya no hay dolor y se restablece la función motora normal.

Con el conflicto del prófugo activo, todos los síntomas son más intensos y severos. Así que, como siempre, incluso en este caso, debemos preocuparnos por resolver el conflicto del prófugo, asegurándonos de que la persona se sienta bien cuidada, acogida en un entorno donde se sienta como en casa, segura y donde lo que le sucede esté bajo control.

Al final del proceso, queda una cicatriz como resultado permanente de la reparación.

Recaídas

Si el proceso se repite durante mucho tiempo, el tejido cicatricial crece, se acumula y también se infiltra en el espesor de la pared. De esta manera justifica el diagnóstico de «cáncer de estómago» más o menos infiltrante.

Programa de los conductos hepatobiliares intrahepáticos y extrahepáticos y de la mucosa del epitelio plano de la vesícula biliar

Los conductos biliares transportan la bilis producida por el hígado y procesada por la vesícula biliar.

Códigos de referencia

Tabla científica de la NMG, columna roja, hemisferio derecho, índice 5 Ra derecho, a. Tabla de los nervios craneales, X, nervio vago, columna roja, hemisferio derecho, índices 8, 8a, 8b para los conductos biliares del hígado; 9, 9a, 9b para los conductos pancreáticos.

Localización cerebral del BH

En el área temporal de la corteza periinsular del hemisferio derecho por el aspecto hormonal relacional. En el área temporal de la corteza sensorial del hemisferio derecho para el programa sensorial. En el área temporal de la corteza motora del hemisferio derecho para el programa motor.

Conflicto

El programa de la función ectodérmica de la mucosa de los conductos biliares se activa con un conflicto de rencor en el territorio, conflictos en la familia o en el grupo que generan oposición, un rencor que no se puede digerir, que se queda en nuestro estómago, cuando nos quitan o nos niegan algo que es nuestro. A menudo son las disputas por la herencia, las divisiones o la definición de límites las que están en el origen de este conflicto de rencores.

Desarrollo

En la fase activa tenemos la ulceración del epitelio de revestimiento interno de los conductos o de la vesícula biliar. En el área afectada por el programa, el epitelio se adelgaza, se seca. El proceso ulcerativo es un poco doloroso, porque el epitelio está inervado por la corteza sensorial y el programa correspondiente interactúa. El desarrollo de la sensibilidad sigue el patrón de la mucosa faríngea. El programa motor, a menudo concomitantemente, provoca parálisis debido a la inervación de los músculos estriados de estos órganos.

En la fase de curación, el tejido del conducto se hincha e inflama, mientras que las células que lo constituyen proliferan para reparar el tejido ulcerado. El edema puede causar la oclusión temporal de los conductos con el consiguiente estancamiento de la bilis y congestión de la vesícula biliar, que se manifiesta con ictericia (color amarillo de la piel y de la esclerótica de los ojos) y hepatitis. En esta etapa, las heces son claras e hinchadas con aire. Cuando la mayoría de los conductos están bloqueados, tenemos hepatitis ictérica. Cuando, por el contrario, el programa involucra sólo a una pequeña parte de los conductos, estamos ante una hepatitis anictérica. Podemos tener hepatitis con la intervención de virus: hepatitis A y B. O podemos tener hepatitis sin la presencia del virus, hepatitis que antes se llamaban «no-A y no-B». Si están presentes en el proceso, los virus tienen la función de facilitar la regeneración de los tejidos ulcerados, regeneración que, en cualquier caso, también puede tener lugar sin la intervención de los virus.

En la ictericia debida a la oclusión de los conductos por cálculos, a diferencia de la del edema del epitelio de los conductos, no tenemos hepatitis.

La solución del programa motor provoca una convulsión tónica clónica de los conductos, que se manifiesta como cólico biliar.

Durante el proceso de disolución de los conductos, en ocasiones se pueden formar concreciones de naturaleza silícea (arena, pequeños cálculos) o de naturaleza colesterínica (piedras grandes) que, al abrirse los conductos, migran hacia la vesícula biliar. Éstos representan un resultado estable del proceso de solución.

El paso más difícil entre las dos fases de curación está representado por la crisis epileptoide que, en el programa de los conductos hepatobiliares, es particularmente grave y peligrosa. Cuando se alcanza el pico de la fase de expansión, los valores de los parámetros de la función hepática, en particular la Gamma-GT, la fosfatasa alcalina y la bilirrubina, comienzan a disminuir, señal de que el hígado se está deteniendo. Como consecuencia de esta detención, también tenemos una inhibición de las células alfa de los islotes pancreáticos, que producen glucagón, la hormona que regula la recuperación del azúcar en la sangre. Como resultado de estos procesos, tenemos una hipoglucemia muy fuerte, con un nivel de azúcar en sangre cercano a cero. Los médicos consideran que un paciente con esta peligrosa condición de deficiencia de azúcar en la sangre es preterminal.

Además de esto, la crisis epileptoide de los conductos hepatobiliares también implica ausencia, debido a la interacción del programa sensorial.

Por lo tanto, en una crisis epileptoide tenemos una ausencia junto con una hipoglucemia severa, es decir, un coma hepático: un coma cerebral dirigido por la corteza sensorial en una condición de deficiencia severa de azúcar en sangre, como efecto de la estasis hepática.

El paciente en coma hepático se considera prácticamente muerto, pero puede recuperarse si se trata de una manera adecuada. Lo primero que hay que hacer es no considerarlo ya muerto. Lo segundo es asegurar un suministro continuo de azúcar por vía oral o incluso por infusión. En caso de ausencia, el suministro de azúcar se puede asegurar con una intubación. El coma es un apagón necesario para que los conductos se reparen y retomen su función. Si el conflicto ha durado demasiado o ha sido demasiado intenso, la convulsión epileptoide puede ser fatal y es posible que el paciente no se recupere del coma, pero este resultado no debe darse por sentado. Es prácticamente imposible para nosotros saber si una persona puede superar la etapa de coma hepático, por lo que debemos proporcionar al paciente todos los recursos necesarios para superar la crisis y luego esperar a ver sus reacciones.

En concomitancia con el síndrome de los túbulos colectores, tenemos una fuerte hepatomegalia, por edema del hígado, con dolores provocados por la tensión de la cápsula hepática y con aumento de los valores de los parámetros de función hepática. En este caso debemos trabajar en la solución del conflicto del prófugo, es decir, conseguir que el paciente se sienta cuidado, que se sienta seguro y que tenga control sobre todo lo que le concierne. Con el conflicto del prófugo activo, también debemos tener cuidado de no introducir demasiado líquido en el cuerpo, así que cuidado con las perfusiones.

Si se supera la crisis epileptoide, el paciente se recupera y, durante la segunda fase de solución, los conductos se descongestionan y reabren, y se resuelve la estasis biliar, con desaparición de la ictericia relativa. En esta etapa, las heces son oscuras y pegajosas.

Recaídas y cronicidad

En el desarrollo de las recaídas continuas, la acumulación de tejido cicatricial en los conductos provoca una reducción estable del flujo de bilis y la correspondiente reducción crónica de la función hepática. Para remediar la deficiencia de la función hepática, se activa un programa especial del hígado, que al inducir la proliferación de nuevo tejido restaura su funcionalidad. Si este proceso se repite muchas veces, la textura del hígado se ve alterada por la textura del tejido cicatricial y sufre una pérdida progresiva e irreversible de sus funciones. Se le llama «cirrosis hepática ectodérmica».

Otro resultado de un círculo vicioso recurrente del conflicto es la hepatitis por estasis biliar. En la primera fase de la solución, la reparación del epitelio puede tener lugar en presencia de virus. Si, en esta etapa, las pruebas de diagnóstico detectan una actividad viral significativa, se puede justificar el diagnóstico de hepatitis viral. Si en esta fase reactivamos el conflicto y entramos en un círculo vicioso recidivante, acabamos encontrándonos cíclicamente en la zona diagnóstica de la hepatitis viral (A o B), sin llegar nunca a completar el proceso de curación.

Si la reactivación del conflicto se produce en la fase de la curación, cuando estamos en un cuadro clínico de hepatitis, pero no se encuentra una presencia significativa del virus, entonces justificaremos el diagnóstico de hepatitis no viral.

Otra expresión de continuas recaídas del conflicto de rencor, cuando se completa el proceso de solución y posteriormente se reactiva el mismo conflicto, lo tenemos en los cálculos biliares.

Programa del epitelio plano de los conductos pancreáticos

Códigos de referencia
Tabla científica de la NMG, columna roja, hemisferio derecho, índice 5 Ra derecho, b. Tabla de los nervios craneales, nervio vago, columna roja, hemisferio derecho, índices 9, 9a, 9b para los conductos pancreáticos.

Localización cerebral del BH
En el área temporal de la corteza periinsular del hemisferio derecho para el aspecto hormonal relacional. En el área temporal de la corteza sensorial del hemisferio derecho para el programa sensorial. En el área temporal de la corteza motora del hemisferio derecho para el programa motor.

Conflicto
El programa de función de la mucosa ectodérmica de los conductos pancreáticos se activa con un conflicto de rencor en el territorio porque a la

persona le quitan injustamente un sueño: conflictos en la familia o en el grupo que generan oposición, un rencor que no se puede digerir, que se queda en el estómago, cuando se nos quita o se nos niega algo que es nuestro y que ya soñábamos tener, se nos arrebata injustamente el objeto de nuestros sueños.

A menudo son las disputas por la herencia, las divisiones o la definición de los límites las que están en el origen de este conflicto de rencor.

Desarrollo
En la fase activa, tenemos la ulceración progresiva de la membrana mucosa de los conductos pancreáticos. El proceso ulceroso es doloroso, porque el desarrollo del programa sensorial se lleva a cabo de acuerdo con el «esquema de la mucosa faríngea». Con la activación del programa motor de la musculatura estriada, tenemos una parálisis de los conductos pancreáticos.

En la fase de la curación hay tumefacción con relativo proceso de regeneración de la mucosa ulcerada de los conductos con oclusión relativa y aumento de la amilasa pancreática en sangre. Este cuadro clínico es el de la pancreatitis. Si el proceso de reparación llega a la observación del médico en esta etapa, es posible que se nos diagnostique una pancreatitis causada por un cáncer de páncreas.

En la fase de eliminación, los conductos se descongestionan y recuperan su función. En las dos fases de solución ya no tenemos dolores.

En la crisis epileptoide, volvemos a tener dolores y un episodio de ausencia.

Con la interacción del programa motor, que en la crisis epileptoide provoca un ataque epiléptico de la musculatura de los conductos, tenemos también un cólico doloroso.

En el caso del síndrome del túbulo colector, todos los síntomas son más graves, por lo que el conflicto del prófugo es nuestra primera preocupación.

Sentido biológico
En la fase activa, la dilatación ulcerativa de los conductos pancreáticos asegura un aumento en el flujo de jugo pancreático para digerir el resentimiento.

Conflicto masculino de marcaje del territorio: no poder delimitar los límites del territorio.

Programa de la mucosa del epitelio plano del cáliz del riñón izquierdo, la mucosa del uréter izquierdo, la hemiparte izquierda de la vejiga y de la parte izquierda de la uretra

El tracto urinario, que consta de los cálices renales, la pelvis renal derecha e izquierda, los dos uréteres, la vejiga y la uretra, que tienen la función de recolectar y transportar la orina, está revestido internamente por submucosa y superficialmente por mucosa de epitelio de múltiples capas, migrada a lo largo de la evolución.

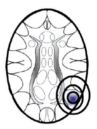

Conflicto masculino de marcaje del territorio: no poder definir los límites del territorio

Programa de la mucosa del epitelio plano del cáliz del riñón izquierdo, de la mucosa del uréter izquierdo, de la hemiparte izquierda de la vejiga y de la parte izquierda de la uretra

Códigos de referencia
Tabla científica de la NMG, columna roja, hemisferio derecho, índice 6 Ra derecho para los cálices renales, 7 Ra derecho para la mucosa del uréter izquierdo, 8 Ra derecho para la mitad izquierda de la vejiga, 9 Ra derecho para el lado izquierdo de la uretra.

Localización cerebral del BH
En el área temporal occipital de la corteza periinsular del hemisferio derecho para el aspecto hormonal y relacional. En el área temporal de la corteza sen-

sorial del hemisferio derecho para el programa sensorial. En el área temporal de la corteza motora del hemisferio derecho para el programa motor.

Conflicto
El programa de las mucosas de las vías urinarias se activa con un conflicto de no poder marcar los límites del territorio, que es el conflicto masculino de marcaje del territorio, porque el macho marca los límites de su territorio con el olor de su propia orina.

Activamos este conflicto cuando no logramos hacer valer nuestro territorio: el vecino siempre sacude el mantel sobre nuestra terraza, el hijo usa el ordenador de su padre, guarda sus programas y sus mensajes y se resiente si su padre los mira, la hermana pequeña le quita la ropa a su hermana sin pedirle permiso, la madre ordena la habitación de su hijo adolescente y curiosea entre sus cosas.

Programa de la mucosa del epitelio plano de los cálices renales

Códigos de referencia
Tabla científica de la NMG, columna roja, hemisferio derecho, índice 6 Ra derecho para los cálices renales del riñón izquierdo.

Localización cerebral del BH
En el área temporal occipital de la corteza periinsular del hemisferio derecho para el aspecto hormonal y relacional. En el área temporal de la corteza sensorial del hemisferio derecho para el programa sensorial. En el área temporal de la corteza motora del hemisferio derecho para el programa motor.

Conflicto
El programa de la mucosa epitelial de los cálices del riñón izquierdo se activa con un conflicto masculino de marcaje del territorio, cuando no es posible delimitar el propio territorio o defenderlo de intrusiones: encontramos en nuestro territorio cosas ajenas, u otros hurgan en nuestras cosas, utilizan nuestras cosas sin permiso o las mueven de lugar.

Desarrollo
En la fase del conflicto activo, tenemos la ulceración progresiva del epitelio multicapa que recubre los cálices del riñón izquierdo, sin dolor o con dolores y espasmos leves y transitorios.

En fase de curación, el tejido se hincha y se inflama, mientras que nuevas células proliferan y regeneran el tejido ulcerado. En esta fase tenemos hiperestesia y dolor, ya que la sensibilidad sigue el «patrón de la piel exterior».

Con la interacción del programa motor, tenemos al mismo tiempo espasmos de los músculos, calambres y, en crisis epileptoides, convulsiones tónico-clónicas de los músculos, es decir, un cólico renal.

Como consecuencia del proceso de reparación de la mucosa epitelial, podemos tener arenilla o cálculos en el cáliz renal. Éstos, gracias al programa motor que provoca el cólico renal, son empujados a través del uréter hacia la vejiga y luego expulsados.

Sentido biológico

El sentido biológico del programa satisface la necesidad de liberar una mayor cantidad de orina para delimitar más efectivamente el territorio. En la fase activa, la dilatación ulcerativa del cáliz renal lo hace más capaz de recolectar orina.

Programa de la mucosa del uréter izquierdo

Códigos de referencia
Tabla científica de la NMG, columna roja, hemisferio derecho, índice 7 Ra derecho para el uréter izquierdo.

Localización cerebral del BH
En el área temporal occipital de la corteza periinsular del hemisferio derecho para el aspecto hormonal y relacional. En el área temporal de la corteza sensorial del hemisferio derecho para el programa sensorial. En el área temporal de la corteza motora del hemisferio derecho para el programa motor.

Conflicto
El programa de la mucosa epitelial del uréter izquierdo se activa con un conflicto masculino de marcaje del territorio, cuando no es posible delimitar el propio territorio o defenderlo de intrusiones: encontramos en nuestro territorio cosas ajenas, o los otros hurgan en nuestras cosas, utilizan nuestras cosas sin permiso, las mueven de lugar.

Desarrollo

En la fase activa, hay ulceración de la mucosa epitelial con aparición de ligeros espasmos de los músculos, sin dolor, ya que el desarrollo de la sensibilidad sigue el patrón de la piel externa.

En la fase de la curación, tenemos la reparación cicatricial de la úlcera con tumefacción e inflamación del tejido, muy dolorosa, que puede provocar la oclusión temporal del uréter. Con la sinergia del programa motor, también tenemos espasmos y cólicos en crisis epileptoides, mientras que, como expresión de la inervación sensorial, tenemos ausencia. En la segunda fase de cicatrización, el tejido se descongestiona y se restablece la funcionalidad normal.

En el caso del síndrome, todos los síntomas son más severos.

Sentido biológico

En la fase activa, la dilatación ulcerosa del uréter aumenta su capacidad de transporte de orina y asegura una mayor disponibilidad de orina para marcar el territorio.

Programa de la mucosa epitelial de la hemiparte izquierda de la vejiga

La hemiparte izquierda es la «parte masculina» de la vejiga.

Códigos de referencia
Tabla científica de la NMG, columna roja, hemisferio derecho, índice 8 Ra derecho para la hemiparte izquierda de la vejiga.

Localización cerebral del BH
En el área temporal occipital de la corteza periinsular del hemisferio derecho para el aspecto hormonal y relacional. En el área temporal de la corteza sensorial del hemisferio derecho para el programa sensorial. En el área temporal de la corteza motora del hemisferio derecho para el programa motor.

Conflicto
El programa de la mucosa epitelial de la hemiparte izquierda de la vejiga se activa con un conflicto de no poder marcar los límites del territorio, por el conflicto del límite.

Desarrollo

En la fase activa, hay ulceración de la mucosa vesical, sin dolor y sin sangrado, ya que el desarrollo de la sensibilidad sigue el patrón de la piel externa.

En la fase de la curación, con el proceso de reparación, tenemos hinchazón e inflamación de la mucosa vesical ulcerada, con hiperestesia, prurito y dolor. En las crisis epileptoides, es posible el sangrado de la mucosa, que dura unos días. La inervación sensitiva, en las crisis epileptoides, provoca la ausencia e interacción del programa motor, la crisis epiléptica de la musculatura o el cólico vesical. En la segunda fase de solución, tenemos la cicatrización y la restitución del tejido con la formación de un papiloma como resultado y con la restauración total de las funciones.

Programa de la mucosa de la hemiparte izquierda de la uretra

Códigos de referencia

Tabla científica de la NMG, columna roja, hemisferio derecho, índice 9 Ra derecho para la parte izquierda de la uretra.

Localización cerebral del BH

En el área temporal occipital de la corteza periinsular del hemisferio derecho para el aspecto hormonal y relacional. En el área temporal de la corteza sensorial del hemisferio derecho para el programa sensorial. En el área temporal de la corteza motora del hemisferio derecho para el programa motor.

Conflicto

El programa de la mucosa epitelial de la mitad izquierda de la uretra se activa con un conflicto de no poder marcar los límites del territorio, por el conflicto del límite.

Desarrollo

En la fase del conflicto activo, tenemos la ulceración progresiva del epitelio pavimentoso del revestimiento, sin dolor alguno, con hiposensibilidad de la mucosa, que, en el desarrollo de la sensibilidad, sigue el patrón de la piel externa.

En la fase de la curación, tenemos el proceso de reparación de las zonas ulceradas, con hinchazón del tejido e inflamación, con hipersensibilidad y dolor apreciable. En esta etapa, el edema puede resultar en la oclusión de la uretra, que será más dramática en presencia de un conflicto del prófugo activo. La oclusión provoca retención urinaria. A esta sintomatología suelen asociarse espasmos dolorosos, acompañados de ganas urgentes de orinar sin orinar (tenesmo vesical), debido al programa motor.

En las crisis epileptoides tenemos, debido al programa motor, espasmos musculares y posibles nuevas oclusiones uretrales. Como efecto del programa sensorial, es posible que se produzca un episodio de ausencia en las crisis epileptoides.

Durante la fase de solución, es útil utilizar un catéter urinario permanente para evitar la retención urinaria. En la segunda fase de la solución, se produce la cicatrización completa y la restitución funcional del tejido.

Sentido biológico
Dilatación ulcerosa de la uretra para marcar mejor el territorio, con mayor cantidad de orina.

Programas del espacio territorial femenino.

Programa del epitelio plano de los conductos de la tiroides

El área cerebral cortical frontal izquierda, aunque no está directamente involucrada en la regulación hormonal, todavía tiene una connotación de conflicto femenino.

El instinto femenino ante el peligro es pedir ayuda, «hacer algo» más que intervenir directamente, ya que una mujer no es tan fuerte físicamente como un hombre.

La tiroides es una glándula endocrina que tiene la función de procesar y secretar hormonas tiroideas (T4 y T3) que permiten acelerar el metabolismo.

Antiguamente, la tiroides se desarrolló como una glándula exocrina, provista de canales excretores para el paso de la secreción directamente al antiguo intestino. Hamer atribuye este programa a los conductos excretores antiguos, ahora endocrinos, con epitelio plano dirigido por la corteza cerebral. Estos conductos ahora han desaparecido como tales. Sin embargo, en el parénquima tiroideo existen, no pocas veces, células epiteliales reunidas en islotes o cordones, de aspecto epidermoide, que en ocasiones pueden presentar quistes en su interior. Otro descubrimiento es el hallazgo de un carcinoma epidermoide derivado del conducto tirogloso.

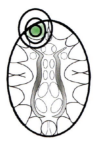

Programa del epitelio plano de los conductos de la tiroides: conflicto de miedo alarmado con impotencia

Códigos de referencia
Tabla científica de la NMG, columna roja, hemisferio izquierdo, índice 1 Ra izquierdo.

Localización cerebral del BH
En el área frontal de la corteza periinsular del hemisferio izquierdo, en cuanto al conflicto en el área hormonal. En el área sensorial cortical y en la motora para los respectivos programas del desarrollo sensorial y para el programa motor.

Conflicto
El programa de los conductos tiroideos se activa con un conflicto de miedo con impotencia: «Tengo las manos atadas, no puedo hacer nada». O: «Hay que hacer algo con urgencia y nadie hace nada».

Es la reacción femenina ante un trauma de miedo frontal, cuando me enfrento a un peligro que veo claro pero me siento impotente para enfrentarme a él, lo que crea un estado de emergencia y urgencia. La urgencia es precisamente el sello distintivo del conflicto de los conductos tiroideos, lo que lo diferencia del conflicto de miedo alarmado de la mucosa de la laringe.

Desarrollo
Durante la fase de conflicto activo, las células residuales de la mucosa antigua de los conductos tiroideos se ulceran, lo que permite un aumento del flujo de hormonas y por tanto una mayor velocidad. Los residuos de los antiguos conductos excretores ahora realizan una función endocrina. La úlcera no es visible pero se percibe como punzadas leves en el área de la tiroides.

En la fase activa, la úlcera no se nota, se puede sentir de vez en cuando como una leve y pasajera contractura o hiperestesia en la zona tiroidea.

Los conductos también tienen la conexión con la corteza motora y con la sensorial, aunque, a este nivel, el programa sensorial y motor no tiene aspectos relevantes. El desarrollo de la sensibilidad sigue el «patrón de la mucosa faríngea», por lo que tenemos una ligera hiperestesia en la fase activa.

Durante la fase de la curación, el tejido afectado se hincha, que, al repararse, se congestiona un poco, dando una sensación de leve hinchazón en la glándula tiroides alrededor de las cinco o seis de la tarde.

Si el proceso se repite con frecuencia, la reparación cicatricial puede provocar una estasis del flujo de secreción y estimular la formación de quistes eutiroideos, que pueden ser retroesternales o mediastínicos. Éstos se comportan como quistes no Hodgkin que se forman en el transcurso del programa de conductos de los arcos branquiales dirigidos desde el hemisferio derecho. En esta fase tenemos hipoestesia, excepto en las crisis epileptoides. En conjunto, este proceso constituye un tipo de «bocio benigno» o «estruma eutiroideo». Se le asocia hipotiroidismo, que es una hipofunción de la glándula tiroides debido a la estasis del paso de la secreción a la sangre. Los quistes que resultan de este proceso permanecen más o menos estables. En medicina se les llama «nódulos fríos».

Sentido biológico
En la fase activa, la ulceración de las células de los conductos antiguos mejora el flujo de las hormonas tiroideas para aumentar la velocidad de las reacciones.

Programa de la mucosa del epitelio plano y de la musculatura de la laringe: el conflicto del miedo alarmado

El programa de la mucosa es un programa sensorial, aunque su localización cerebral en las áreas hormonales influye en sus funciones y experiencia.

Códigos de referencia
Tabla científica de la NMG, columna roja, índices 2 Ra izquierdo para el programa sensorial de la mucosa y musculatura laríngea. Tabla de los nervios craneales, nervio vago, columna roja, hemisferio izquierdo, índices 1a para el programa sensorial de la mucosa, 1b para el programa motor de la musculatura.

Programa del epitelio pavimentoso de la mucosa laríngea

El programa de la mucosa es un programa sensorial, aunque su localización cerebral en las áreas hormonales influye en sus funciones y experiencia.

Códigos de referencia
Tabla científica de la NMG, columna roja, hemisferio izquierdo, índice 2 Ra izquierdo para el programa hormonal y sensorial de la mucosa laríngea y para el asma laríngea. Tabla de los nervios craneales, nervio recurrente, rama del décimo nervio craneal o nervio vago, hemisferio izquierdo, índice 1a para la función sensorial de la mucosa de la laringe.

Localización cerebral del BH
En el área frontal de la corteza periinsular del hemisferio izquierdo en cuanto al conflicto en el área hormonal. En el área de proyección de la laringe en la corteza sensorial para el programa sensorial. También podemos tener la interacción del programa motor de la musculatura laríngea, dirigido por la corteza motora.

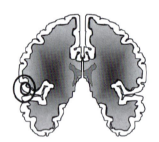

Área de la mucosa de la faringe

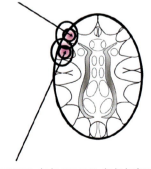

Programa de la musculatura de la laringe

Programa de la mucosa de la laringe

Conflicto

El programa de la mucosa de la laringe se activa con la experiencia típicamente femenina de un sobresalto de miedo, de un miedo fuerte y alarmante ante un peligro inesperado, con la sensación de que de repente falta la tierra bajo los pies, un miedo que nos deja en suspensión, con la boca abierta. La reacción física correspondiente es una poderosa inhalación. La reacción del macho ante el mismo tipo de peligro sería un fuerte impulso de acción, de contraataque, mientras que la reacción de la hembra es alarmarse y pedir ayuda y protección. Para la hembra, esta reacción es la más funcional para la protección del nido y de las crías.

Desarrollo

En la fase activa, tenemos ulceración de la mucosa laríngea, que puede o no comprometer también las cuerdas vocales. En esta fase, puede haber una sensación de irritación, a veces asociada con una tos ligera y seca.

Si las cuerdas vocales también están involucradas, podemos cambiar la voz, pero no necesariamente. Por lo general, la úlcera en la fase activa no se nota, también porque la mucosa de la laringe tiene un programa sensorial que sigue el patrón de la piel externa, por lo que, en esta fase, se adormece y por lo tanto no sufre ningún dolor.

En la fase de la curación, tenemos tumefacción de la mucosa laríngea, con proceso de reparación, con proliferación celular de la mucosa de la laringe y del epitelio de las cuerdas vocales si éstas también están comprometidas. En esta fase, tenemos el descenso del tono de la voz, la hiperestesia y el picor que se manifiestan como estímulo para la tos de «garganta» y eventual dolor.

Como resultado del proceso de solución, en un círculo vicioso recidivante, podemos tener pólipos de la laringe o pólipos de las cuerdas vocales que, en la práctica, son verrugas del epitelio plano de la laringe y de las cuerdas vocales.

Sentido biológico

En la fase activa, la ulceración de la mucosa hace que el lumen de la laringe se ensanche, lo que permite inhalar la mayor cantidad de aire posible para contrarrestar el estado de traumatismo.

Programa de la musculatura estriada de la laringe y de las cuerdas vocales

Es un programa motor, pero en un contexto de relación en el que los aspectos hormonales tienen mucha influencia, por lo que siempre tenemos el conflicto dentro del territorio.

Códigos de referencia
Tabla de los nervios craneales, nervio vago, columna roja, índice 1b. Tabla científica de la NMG, columna roja, índice 3 Rb izquierdo, 2 Ra izquierdo.

Localización cerebral del BH
En el área frontal temporal de la corteza motora para el programa motor. En el área frontal temporal de la corteza periinsular del hemisferio izquierdo para el programa hormonal.

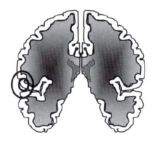

Área sensorial de la mucosa de la faringe

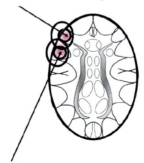

Programa de la musculatura de la laringe

Programa de la mucosa de la laringe

Conflicto

Si el contenido del *shock* del susto repentino tiene un componente motor, por el cual te gustaría salir corriendo, volar, no estar ahí, gritar pidiendo «socorro», la reacción afecta a los músculos laríngeos.

El programa motor de la musculatura laríngea se activa con el componente motor del conflicto de miedo alarmado, que te hace abrir la boca para gritar, en el caso de una mujer diestra; o con el componente motor del conflicto de territorio amenazado para un hombre zurdo.

Desarrollo

En la fase activa, hay parálisis de la musculatura de la laringe y de las cuerdas vocales, se nota un cambio en la voz. En caso de parálisis parcial de la musculatura de la laringe, también podemos tener dificultad para componer las palabras, como ocurre con el insulto apoplético.

En la fase de la curación, se restablece la inervación muscular, seguida de la crisis epiléptica, que consiste en toser desde la laringe, después de la primera fase de curación.

Los síntomas más marcados aparecen concomitantemente con la crisis epileptoide, con tos laríngea, consistente en espasmos tónico-clónicos repetidos de los músculos, con acento en el movimiento de inhalación.

Asma laríngea

La configuración del asma laríngea consiste en un conflicto de miedo alarmado en las crisis epileptoides, con BH en la zona de la musculatura laríngea, en la zona frontal temporal de la corteza periinsular del hemisferio izquierdo, con su programa motor, en el área de la laringe en la corteza motora, posiblemente con la interacción del programa sensorial de la membrana mucosa de la laringe. A estos conflictos se suma cualquier otro conflicto de territorio, en fase activa o en crisis epileptoide, en el hemisferio derecho.

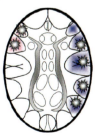

Programa de la musculatura de la laringe. Conflicto de miedo alarmado con impulso motor en crisis epileptoide

Programa de la mucosa laríngea. Conflicto de miedo alarmado en crisis epileptoide

Un programa cualquiera en el área del territorio del hemisferio derecho, en la fase activa o en crisis epileptoide

Primera constelación del asma laríngeo

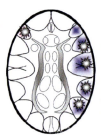

Programa de la musculatura de la laringe. Conflicto de miedo alarmado con impulso motor

Un programa cualquiera en el área del territorio del hemisferio derecho, en la fase activa o en crisis epileptoide

Segunda constelación del asma laríngeo

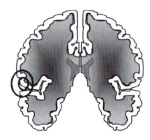

Área sensorial de la mucosa de la laringe

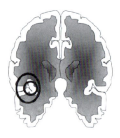

Área motora de la mucosa de la laringe

Códigos de referencia

Tabla científica de la NM, columna roja, hemisferio izquierdo, índices 2 Ra izquierdo para el programa dirigido por la corteza hormonal y sensorial, y 3 Rb izquierdo para el programa motor.

Desarrollo

Con un brote en la zona cortical hormonal de la musculatura laríngea, en crisis epileptoide tenemos una convulsión tónico-clónica de la musculatura laríngea, también con la interacción del programa dirigido por la corteza motora. Con otro brote en el córtex hormonal masculino, se activa la constelación que permite que los conflictos permanezcan latentes, que perseveren activos, de manera dependiente de la oscilación hormonal: el miedo alarmado no se resuelve definitivamente, sino que permanece latente y ligado al conflicto masculino del territorio. Cuando se resuelve el conflicto del miedo en el hemisferio izquierdo, el miedo desaparece y tenemos el ataque epileptoide con el ataque de asma relacionado. Esto suele reactivar el miedo y hace que el ataque pase. Con eso, el miedo vuelve a estar activo a la espera de una nueva fase de solución. Si tenemos la interacción del programa sensorial, en las fases de solución de éste también tendremos episodios de ausencia.

La musculatura lisa de la laringe conserva la memoria del movimiento aferente arcaico. Este movimiento peristáltico original influye también en el movimiento de la musculatura estriada de la laringe, por lo que su movimiento es más marcado en la inspiración.

Cuando el brote está en fase activa, tenemos una parálisis de la musculatura estriada relativa, mientras que en la fase de la curación tenemos movimientos clónicos y en crisis epileptoide tenemos calambres tónico-clónicos que constituyen la crisis asmática, con dificultad en la exhalación, como si la persona sólo pudiera inspirar.

El movimiento predominante en la crisis asmática es también lo que diferencia la crisis de asma bronquial, que tiene movimientos más marcados en la espiración, de la crisis de asma laríngea, que tiene movimientos más marcados en la inspiración.

Dado que la constelación del asma ocupa las áreas que tienen la función de regular la producción de hormonas, también en la constelación asmática vemos un trastorno depresivo ciclotímico o bipolar contemporáneo, una marcada alteración de la afectividad y la relación.

El estado asmático
Con la presencia simultánea de un conflicto de la musculatura bronquial en el hemisferio derecho y uno de la musculatura laríngea en el hemisferio izquierdo, en crisis epileptoide, tenemos la constelación del estado asmático.

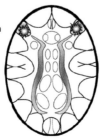

Constelación del estado asmático

Mientras que la crisis epileptoidea de la musculatura bronquial provoca una exhalación prolongada y dificultosa, la crisis de la musculatura laríngea hace que uno jadee al inspirar. Tenemos una combinación de asma laríngea y asma bronquial, que puede volverse muy severa e intensa.

Sólo un hombre zurdo o una mujer diestra puede tener asma bronquial con sólo dos conflictos, y para el asma laríngea es todo lo contrario. Por lo tanto, en la constelación, sólo el conflicto que se generó el último puede resolverse el primero. Después de la menopausia o con la toma de la píldora anticonceptiva, todo se invierte.

Conflicto de frustración sexual y el programa de la íntima de las venas coronarias y de la mucosa del cuello y del orificio del útero

Con el conflicto femenino del territorio, el conflicto de frustración sexual, se activa el programa orgánico de la íntima de las venas coronarias, que en la mujer suele encontrarse junto a la de la mucosa del cuello y del orificio del útero.

Junto al programa dirigido por la corteza hormonal, encontramos también el programa dirigido por la corteza sensorial y, en ocasiones, también el programa motor de la musculatura estriada del lado izquierdo del corazón.

El corazón se formó, en el desarrollo de la evolución de la especie y en el desarrollo del embrión, tomando forma a partir de una gran arteria y vena modificadas, que asumieron la función de colectores y bombas de sangre: los tubos cardíacos. Éstos al principio eran dos y luego se fusionaron, formando el primer boceto del corazón. En esta etapa evolutiva, la corteza del hemisferio derecho inervaba el lado izquierdo del tubo cardíaco, mientras que la inervación de la corteza del hemisferio izquierdo era para el lado derecho del tubo cardíaco: una inervación contralateral, como la de todos los demás tejidos inervados por el neoencéfalo. En el desarrollo posterior, el corazón ha hecho una rotación, de modo que el lado derecho del corazón, derivado del lado izquierdo del antiguo tubo cardíaco, está inervado por el hemisferio derecho, mientras que la parte inervada por el hemisferio izquierdo es el lado izquierdo del corazón, derivado del lado derecho del tubo cardíaco original. Así, se producía una inervación cortical del corazón sólo en apariencia ipsilateral. Antes de que el corazón estuviera completamente formado, los vasos coronarios también se formaron a partir de los segmentos de los arcos branquiales y fueron arrastrados por el corazón en su movimiento de rotación posterior. Por lo tanto, las venas coronarias también están inervadas por la corteza del hemisferio izquierdo y las arterias por el derecho.

Programa de la íntima de las venas coronarias

Las venas coronarias se derivan de los arcos branquiales. La íntima de las venas coronarias, que es su revestimiento interior, está formada por un epitelio plano muy sensible, finamente inervado por la corteza sensorial.

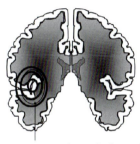

Área de la corteza sensorial para el programa de las venas coronarias y el epitelio del cuello y del orificio del útero. Conflicto de frustración sexual

Íntima de las venas coronarias, epitelio pavimentoso del cuello y del orificio del útero. Área del territorio femenino. Centro de aceleración del ritmo cardíaco

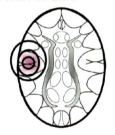

Programa de la íntima de las venas coronarias y de la mucosa del cuello del útero

Conflicto femenino del territorio: conflicto de frustración sexual

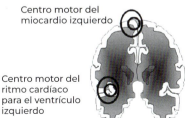

Centro motor de la musculatura estriada del ventrículo izquierdo del corazón

Centro motor del miocardio izquierdo

Centro motor del ritmo cardíaco para el ventrículo izquierdo

Códigos de referencia
Tabla de los nervios craneales, nervio vago, tablas rojas, hemisferio izquierdo, índice 2a para el programa sensorial; plexo cardíaco, columna roja, hemisferio izquierdo, índice 2.

Tabla científica de la NMG, columna roja, índice 3 Rb izquierdo para el programa motor de la musculatura de la vena coronaria, 3 Ra izquierdo para el programa dirigido por la corteza hormonal. Con estos programas también podemos tener la interacción del programa motor del miocardio izquierdo.

Localización cerebral del BH
En el área temporal de la corteza periinsular del hemisferio izquierdo para el programa hormonal. En el área insular de la corteza sensorial del hemisferio izquierdo para el programa sensorial. En el área insular de la corteza motora del hemisferio izquierdo para el programa de la aceleración del ritmo cardíaco. En el área parietal interhemisférica del hemisferio izquierdo para el programa motor del miocardio.

Conflicto
Una hembra diestra o una zurda en una constelación activan el programa de las venas coronarias con un conflicto de frustración sexual, un macho diestro en constelación lo activa con un conflicto de territorio del segundo lobo, mientras que un zurdo activa la misma zona con conflicto masculino de territorio, como una mujer masculina o en la menopáusica y en constelación. Un hombre particularmente afeminado, o un anciano, puede activar este programa con un conflicto de frustración sexual.

Es el conflicto de la hembra que no se siente tomada en las relaciones sexuales como le gustaría. Podemos tener este conflicto cuando no tenemos pareja o la pareja no es la que nos gustaría, cuando él no tiene el debido cuidado con nosotras, nos desatiende o es demasiado grosero e intrusivo, o cuando nos vemos obligadas a una relación sexual que no queremos, cuando somos víctimas de violencia sexual, de un matrimonio impuesto. La frustración sexual es también el conflicto del duelo, de la mujer que ha perdido al marido.

Desarrollo
En la fase activa, tenemos una ulceración progresiva de la íntima de las venas coronarias, con un dolor cardíaco leve de tipo anginoso y una sensación de opresión cardíaca. Dado que la íntima de las venas, al igual que la de las arterias, deriva de los arcos branquiales de la faringe original, el desarrollo de

sensibilidad en su programa especial sigue el patrón de la mucosa faríngea, por lo tanto en la fase activa tenemos dolor e hiperestesia. La afectación del centro motor para la aceleración de los latidos del corazón provoca arritmia ventricular y taquicardias leves de esfuerzo.

Como correlato del programa a nivel orgánico, a nivel psíquico tenemos un estado maníaco más o menos marcado, ya que la activación del área peri-insular izquierda provoca una disminución en la producción de hormonas femeninas. En el zurdo, que tiene su primer conflicto de territorio en el hemisferio izquierdo y que, por tanto, disminuye el suministro hormonal femenino sin haber disminuido también la producción de hormonas masculinas, el estado maníaco es decididamente más marcado.

En la fase de la curación, tenemos la inflamación de la íntima de las venas coronarias durante la reparación del tejido cicatricial. Al mismo tiempo surge el edema cerebral correspondiente. En las dos fases de solución, ya no hay dolores de la íntima. En esta etapa, una o más venas coronarias pueden estar ocluidas por la hinchazón de la íntima y la acumulación de tejido cicatricial. Los médicos consideran que la oclusión de las venas es la causa del infarto de miocardio, pero, en realidad, esto se debe al programa de la corteza de la íntima de las venas, mientras que el infarto de miocardio es el efecto del programa medular por un conflicto de sobrecarga. La oclusión tampoco es la causa directa del infarto coronario en sí mismo, que representa el ataque epileptoide del conflicto de frustración sexual. La distinción teórica nos ayuda a comprender el diferente origen de estos fenómenos, que en la práctica casi siempre encontramos contemporáneos, ya que estos diferentes programas son generalmente concomitantes.

De dos a seis semanas después de la conflictolisis, tenemos la crisis epileptoide con la descongestión del foco cerebral y la correspondiente eliminación de líquidos. Al mismo tiempo, orgánicamente, tenemos un infarto coronario del lado derecho del corazón.

Durante el ataque epileptoide, el proceso de reparación de la íntima se suspende y las úlceras de las venas coronarias, que estaban cicatrizando con «costras» de reparación, comienzan a ulcerarse nuevamente. Esto hace que las «costras» se desprendan, se suelten en la sangre y sean transportadas a las arterias pulmonares, donde pueden provocar la obstrucción de algunas ramificaciones menores o de una ramificación principal de la arteria pulmonar, provocando una embolia pulmonar.

Habitualmente, al mismo tiempo, tenemos la crisis epileptoide del programa motor de la musculatura estriada de las venas coronarias, lo que provoca un ataque convulsivo tónico, clónico o tónico-clónico de la pared muscular de las venas coronarias, lo que favorece el desprendimiento de placas cicatriciales de las paredes de las venas y su liberación en el torrente sanguíneo en forma de trombos o émbolos.

Con el programa de la íntima, también tenemos la implicación del centro de la corteza insular del hemisferio izquierdo para la aceleración del ritmo cardíaco. Este centro tiene la función de acelerar los latidos del corazón transmitiendo el impulso excitatorio al nodo auriculoventricular y al haz de His. Su fuerte activación durante la crisis epileptoide provoca taquicardia y taquiarritmia, a veces con arritmia ventricular. Este efecto puede provocar la muerte por fibrilación ventricular debido a la fuerte aceleración del ritmo cardíaco, pero no necesariamente. Con mayor frecuencia, podemos sufrir un estado de muerte aparente.

Junto a estos programas, también tenemos la activación del programa dirigido por la corteza sensorial, que en las crisis epileptoides provoca ausencia, lo que puede contribuir a determinar un estado de muerte aparente.

Durante el infarto, la experiencia es de gran miedo, sensación de aniquilación, dolor intenso, falta de aire.

En el caso de una evolución conflictual corta (por ejemplo, tres meses) o de una constelación esquizofrénica cortical, la embolia pulmonar es leve y se manifiesta con una ligera dificultad para respirar.

Si el conflicto ha durado, en fase activa y sin estar en la constelación, nueve meses o más, el infarto suele ser fatal.

Cuando se produce la muerte, ésta sucede, incluso aparte de la embolia pulmonar, como «muerte cerebral». Puede ocurrir que en pacientes que han fallecido por este tipo de infarto, los patólogos no detecten lesiones que puedan justificar la muerte.

Medidas terapéuticas

Es importante saber que si el infarto no es mortal debido a un conflicto demasiado prolongado o particularmente intenso, las oclusiones de las venas se resuelven en la fase de eliminación, mientras que el ritmo vuelve a la normalidad. En las crisis epileptoides tenemos una fuerte activación simpaticotónica, por lo que está indicado el uso de cortisona en la fase inmediatamente posterior al infarto, cuando existe una fuerte vagotonía, de la que puede ser difícil recuperarse. El anticoagulante vuelve más fluida la sangre y disminuye el riesgo de embolia o trombosis, pero debe utilizarse con precaución, porque dificulta la reparación de las úlceras de las venas coronarias, que se suspenden, para reanudarse más tarde, representando un nuevo riesgo de embolia pulmonar.

Sentido biológico

En la fase activa, la ulceración de la íntima de las venas coronarias aumenta su lumen, por lo tanto, también el flujo de sangre al corazón, lo que facilita la centralización de la circulación y el aporte de sangre venosa al corazón, favoreciendo el intercambio de oxígeno y la depuración de la sangre, que sostiene el cuerpo en la reacción maníaca, de gran actividad en la búsqueda de una pareja adecuada.

Conflicto de frustración sexual y el programa de la mucosa epitelial del cuello y del orificio del útero

El desarrollo del programa de la mucosa del cuello del útero es contemporáneo al de la íntima de las venas coronarias.

Códigos de referencia

Tabla de los nervios craneales, nervio vago, columna roja, hemisferio izquierdo, índice 2a para el programa sensorial; plexo cardíaco, placas rojas, hemisferio izquierdo, índice 2. Tabla científica de la NMG, columna roja, índice 3 Rb izquierdo para el programa motor de la musculatura de las venas coronarias; 3 Ra izquierdo, índice 3b para el programa dirigido por la corteza hormonal.

Localización cerebral del BH

En el área temporal de la corteza periinsular del hemisferio izquierdo para el programa hormonal. En el área insular de la corteza sensorial del hemisferio izquierdo para el programa sensorial. En el área insular de la corteza motora del hemisferio izquierdo para el programa motor.

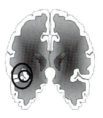

Centro motor de la musculatura estriada del cuello y del orificio del útero

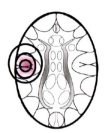

Programa de la íntima de las venas coronarias y de la mucosa del cuello del útero

Conflicto femenino del territorio: conflicto de frustración sexual

Área de la corteza sensorial para el programa de las venas coronarias y del epitelio del cuello y del orificio del útero. Conflicto de frustración sexual

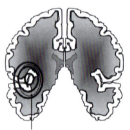

Íntima de las venas coronarias, epitelio pavimentoso del cuello y del orificio del útero. Área del territorio femenino. Centro de aceleración del ritmo cardíaco

Conflicto

Una mujer diestra o zurda en la constelación activa el programa de la mucosa del cuello y del orificio del útero, junto con el de las venas coronarias, con un conflicto de frustración sexual, como una mujer masculina o en la menopausia y en constelación.

Es el conflicto de la hembra que no se siente acogida en las relaciones sexuales como le gustaría. Podemos tener este conflicto cuando no tenemos pareja o la pareja no es la que nos gustaría, cuando no nos cuida debidamente, nos desatiende o es demasiado grosero e intrusivo, o cuando nos vemos obligadas a una relación sexual que no deseamos, cuando somos víctimas de violencia sexual o de un matrimonio impuesto. La frustración sexual es también el conflicto del duelo, de la mujer que ha perdido al marido.

Desarrollo

En la fase activa, la membrana mucosa del epitelio pavimentoso del cuello y del orificio del útero se ulcera, haciéndose más delgada y seca, con un proceso indoloro, porque, con este programa, el desarrollo de la sensibilidad sigue el patrón de la piel externa. En la fase activa, la mucosa es insensible, como en la crisis epileptoide, mientras que se vuelve hipersensible en las dos fases de solución.

Al mismo tiempo, a nivel psíquico y conductual, tenemos un estado maníaco más o menos marcado, que muchas veces se experimenta como un fuerte impulso hacia la actividad y el dinamismo. Sólo cuando se exagera la reacción, se capta el aspecto patológico. La sociedad actual favorece y premia las conductas maníacas, por lo que el estado de frustración sexual suele vivirse como un estado de gracia: se adelgaza, se trabaja mucho, se es muy activa y competitiva.

Junto al estado maníaco tenemos amenorrea (a menos que estemos en la constelación), anorgasmia vaginal, frigidez.

En la fase de la curación, la mucosa ulcerada se hincha, se inflama e incluso puede infectarse con virus a medida que se regenera. En esta fase tenemos dolores, picazón y sangrado. Es en esta fase de fuerte regeneración celular cuando se pueden encontrar células atípicas en la investigación de la prueba de Papanicolaou y cuando se puede diagnosticar el cáncer de cuello uterino. Es necesario contener las molestias con anestésicos locales y calmantes.

En la segunda fase de la solución, se completa el proceso y tenemos la restitución completa *ad integrum* del tejido, donde como máximo queda una cicatriz.

En la fase de la curación, también tenemos la recuperación de la ovulación y del ciclo menstrual.

En las crisis epilépticas, como efecto del programa sensorial de la mucosa, tenemos ausencia, y como manifestación del programa motor, tenemos una crisis epiléptica de la musculatura estriada del útero, lo que provoca contracciones tónico-clónicas, junto con el sangrado de la mucosa que, durante el ataque epileptoide, se vuelve a entumecer. A su vez, también tenemos la crisis epileptoide de la íntima de las venas, que también provoca ausencia, movimientos tónico-clónicos de las coronarias con dolor, infarto de las coronarias, con taquicardia y arritmia ventricular (*véase* programa de la venas coronarias).

En la segunda fase de la curación, después de la fuerte vagotonía inicial, se da una recuperación con el retorno total de todas las funciones.

Sentido biológico
La dilatación ulcerativa del cuello uterino garantiza la mejora mecánica de la posibilidad de concepción en la constelación esquizofrénica.

Programa de la mucosa epitelial de la vagina

Códigos de referencia
Tabla científica de la NMG, columna roja, índice 4 Ra izquierdo.

Localización cerebral del BH
En el área temporal de la corteza periinsular del hemisferio izquierdo.

Conflicto
Mientras que en la Tabla de los nervios craneales, Hamer atribuyó el programa de la mucosa vaginal al mismo conflicto de frustración sexual que activa los programas de la íntima de las venas coronarias y de la mucosa del cuello y del orificio del útero, en la última versión de la Tabla científica de la NMG reserva un recuadro aparte para el programa de la mucosa vaginal, atribuyéndolo a un conflicto un poco diferente, con énfasis en el contacto físico en las relaciones sexuales, un verdadero conflicto de separación de la mucosa vaginal, que se activa cuando una mujer no puede o no debe realizar el acto sexual. El programa de mucosa vaginal se activa por un conflicto de frustración sexual más leve que el que activa la íntima de la coronaria y la mucosa cervical.

Desarrollo
En la fase activa, tenemos la ulceración de la mucosa de la vagina, sin dolor, ya que el desarrollo de la sensibilidad de la mucosa del epitelio plano sigue el modelo de la piel externa, por lo tanto, en la fase activa es temporalmente insensible.

En la fase de la curación, tenemos la reparación de la mucosa vaginal, que se hincha, se inflama e incluso puede infectarse. El proceso implica dolor en las dos fases de solución, hiperestesia, prurito y sangrado.

El vaginismo, es decir, la presencia de espasmos de los músculos estriados de la vagina durante las relaciones sexuales, que hacen difícil y dolorosa la penetración, se debe, según Hamer, a un cierre, a una aversión psicológica a la penetración por parte de una mujer que tiene una experiencia de tipo masculino. En nuestra opinión, quedándonos en las funciones biológicas, el vaginismo podría atribuirse a la interacción del programa de la musculatura.

Sentido biológico
La dilatación ulcerosa de la vagina, que ocurre en la fase activa, facilita la penetración del pene y contribuye a la resolución del conflicto.

Programa de la mucosa del recto: conflicto de identidad

El recto está revestido internamente por mucosa endodérmica y en un tramo, de unos 12 cm en el adulto, por mucosa ectodérmica, en el punto donde, filogenéticamente, se desgarró la lombriz de agua. Este tracto de mucosa está regulado por el área cerebral periinsular del hemisferio izquierdo que se activa con el conflicto de identidad.

Códigos de referencia
Tabla científica de la NMG, columna roja, índice 5 Ra izquierdo.

Localización cerebral del BH
En el área temporal de la corteza periinsular del hemisferio izquierdo para el programa mucoso; en la zona insular de la corteza motora para el programa de la musculatura.

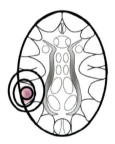

Conflicto de identidad. Programa de la mucosa del recto

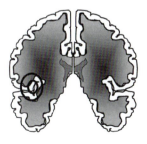

Área sensorial de la mucosa del recto

Conflicto

Mientras el macho marca los límites del territorio, la hembra busca en el territorio un lugar para crear la guarida y tener a los cachorros, donde esperar a que el macho la fecunde, un lugar para hacer sus necesidades. En este lugar siempre deja su olor, por lo que cada miembro de la manada sabe que ése es su lugar en el territorio y en la manada. La hembra debe saber dónde está el macho en el territorio para saber dónde colocarse. Si el macho no se ubica en el territorio, ella no sabe dónde ubicarse. Si el macho no fecunda a la hembra, no la toma como hembra, ella no sabe muy bien si es hembra, ni si es su hembra, entonces sufre un conflicto femenino de identidad.

Sufrimos un conflicto de identidad cuando no tenemos un lugar en nuestro grupo, no sentimos que se reconoce nuestra pertenencia, no sabemos dónde refugiarnos ni a dónde ir, con qué opinión asociarnos, no sabemos quiénes somos en relación con los demás miembros del grupo. Por ejemplo: el marido se comporta con su mujer como si fuera un hijo o un hermano, ella ya no sabe quién es para él. Muere el líder del grupo y no hay nuevo líder: los miembros del grupo están desorientados.

Desarrollo

En la fase activa, tenemos ulceración de la mucosa rectal, que se adelgaza y se seca, sin sangrado y sin dolor, ya que se adormece temporalmente debido al programa de sensibilidad, que sigue el patrón de la piel externa.

En la fase de la curación, la zona ulcerada se regenera, con una reacción de fuerte hinchazón, hiperestesia del tejido, dolor bastante intenso y sangrado en los ataques epilépticos. En esta etapa, podemos tener un diagnóstico médico de «hemorroides». En caso de síndrome, es decir, cuando también tenemos un conflicto de los túbulos renales en fase activa, tenemos una inflamación de la mucosa particularmente fuerte, que aumenta las molestias de picor, dolor e hiperestesia y que puede crear especiales dificultades en la defecación.

Durante la fase expansiva, cuando la mucosa, aún ulcerada, se inflama y pierde sangre clara, podemos tener un diagnóstico médico de «hemorroides», pero, si además tenemos una proliferación celular intensa debido al proceso de reparación, el diagnóstico puede ser de «cáncer de recto» y exponernos a los riesgos de una cura radical, cuando basta con esperar a que el programa siga su desarrollo, ayudándonos con terapias calmantes que reducen la hinchazón y atendiendo a las recaídas del conflicto. No hace falta decir que las terapias siempre deben decidirse sobre la base de la experiencia personal de la enfermedad.

Si junto al programa de las mucosas hemos activado también el programa de los músculos estriados del recto y el del esfínter anal, en crisis epileptoide tendremos ese movimiento convulsivo de los músculos que se denomina «tenesmo del recto».

Conflictos femeninos de marcaje del territorio

La hembra se ubica en el territorio delimitado por el macho y encuentra su lugar para agazaparse, para hacer sus necesidades, para saber quién es y cuál es su papel en el territorio.

Ella entra en conflicto cuando no puede reconocer los límites del territorio ni marcar su lugar dentro de él, lo que significa: «No sé dónde ponerme, no sé qué rol tengo».

Programas de la mucosa de los cálices renales del riñón derecho, del uréter derecho, de la hemiparte derecha de la vejiga y de la parte derecha de la uretra.

Programa de la mucosa del epitelio plano de los cálices del riñón derecho

Códigos de referencia
Tabla científica de la NMG, columna roja, índice 6 Ra izquierdo.

Localización cerebral del BH
Área temporal occipital de la corteza periinsular del hemisferio izquierdo para el programa mucoso. Área insular de la corteza motora del hemisferio izquierdo para el programa de la musculatura.

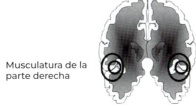

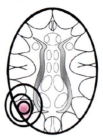

Programas de la mucosa de los cálices renales del riñón derecho, del uréter derecho, de la hemiparte derecha de la vejiga y de la parte derecha de la uretra

Conflicto de marcaje del territorio

Conflicto
El programa de la mucosa de los cálices renales del riñón derecho se activa con un conflicto de no poder marcar el territorio en su interior.

Desarrollo
En la fase activa, tenemos la ulceración de la mucosa del cáliz renal mediante un proceso indoloro. Dado que en la mucosa de los cálices se produce el desarrollo de la sensibilidad según el modelo de la piel externa, en la fase activa es insensible.

En la fase de la curación, tenemos hiperestesia y dolores de la mucosa, que se hincha para permitir el proceso de regeneración celular, se inflama y en ocasiones se infecta.

Si tenemos el programa de la musculatura pélvica y de los cálices renales al mismo tiempo, en crisis epileptoide tenemos los espasmos musculares que constituyen el cólico renal. Si se ha formado arenilla o cálculos, en las crisis epileptoides éstos son empujados por las contracciones de los músculos desde el cáliz hacia el uréter y luego hacia la vejiga, de donde pueden ser expulsados más fácilmente.

Sentido biológico
En la fase activa, la dilatación ulcerosa de los cálices renales permite disponer de mayor cantidad de orina para marcar el territorio.

Programa de la mucosa del uréter derecho

Códigos de referencia
Tabla científica de la NMG, columna roja, índice 7 Ra izquierdo.

Localización cerebral del BH
En el área temporal occipital de la corteza periinsular del hemisferio izquierdo para el programa de la mucosa. En el área insular de la corteza motora del hemisferio izquierdo para el programa de la musculatura.

Conflicto
El programa de la mucosa del uréter derecho se activa con un conflicto de no poder marcar el territorio en su interior.

Desarrollo
En la fase activa, tenemos la ulceración de la mucosa del uréter mediante un proceso indoloro. Dado que en la mucosa del uréter el desarrollo de la sensibilidad ocurre según el patrón de la piel externa, en la fase activa es insensible.

En la fase de la curación, tenemos hiperestesia y dolores de la mucosa, que se hincha para permitir el proceso de regeneración celular, se inflama y en ocasiones se infecta. Debido al edema de cicatrización, puede ocurrir una oclusión temporal del uréter, que se resuelve en la segunda fase de curación, cuando la mucosa se desinflama.

Si tenemos al mismo tiempo el programa de la musculatura del uréter, en crisis epileptoide tenemos los espasmos musculares que constituyen el cólico renal.

Sentido biológico
En la fase activa, la dilatación ulcerosa del lumen del uréter permite el paso de una mayor cantidad de orina para marcar el territorio en su interior.

Programa de la mucosa de la hemiparte derecha de la vejiga

Códigos de referencia
Tabla científica de la NMG, columna roja, índice 8 Ra izquierdo.

Localización cerebral del BH
En el área temporal occipital de la corteza periinsular del hemisferio izquierdo para el programa mucoso. En el área insular de la corteza motora del hemisferio izquierdo para el programa de la musculatura.

Conflicto

El programa de la mucosa de la hemiparte derecha de la vejiga se activa con un conflicto de no poder reconocer los límites del territorio desde el interior, un conflicto de no poder establecer la propia posición. Tenemos este tipo de conflicto cuando alguien mueve las cosas en nuestro territorio, alguien utiliza nuestras cosas, quita o trae algo a nuestro espacio, ordena, recoloca cosas, etc. La suegra mete su comida en nuestra nevera justo el día que teníamos preparado algo especial. La madre ordena la habitación del hijo, compra ropa nueva y la guarda en su armario. La compañera siempre va a cuidar las plantas en los despachos cercanos, las mueve, las ordena según su gusto, aunque le han advertido que no lo haga.

Desarrollo

En la fase activa, tenemos ulceración de la mucosa vesical sin ningún dolor, ya que el desarrollo de la sensibilidad sigue el patrón de la piel externa.

En la fase de la curación, se regenera la mucosa ulcerada, con un proceso que cursa con hinchazón, hiperestesia, dolor, sangrado en las crisis epileptoides.

Si además está comprometida la musculatura de la vejiga, también tenemos los efectos del programa motor: la crisis motora con espasmos tónico-clónicos que llamamos «tenesmo vesical». Como resultado del programa sensorial, en crisis epileptoide podemos sufrir ausencia.

Sentido biológico

En la fase activa, la dilatación ulcerativa de la vejiga la vuelve más capaz, de manera que proporciona más orina para marcar el territorio.

Programa de la mucosa del lado derecho de la uretra

Códigos de referencia

Tabla científica de la NMG, columna roja, índice 9 Ra izquierdo.

Localización cerebral del BH

En el área temporal occipital de la corteza periinsular del hemisferio izquierdo para el programa mucoso. En el área insular de la corteza motora del hemisferio izquierdo para el programa de la musculatura.

Conflicto

El programa de la mucosa del lado derecho de la uretra se activa con el conflicto de no poder reconocer los límites del territorio desde el interior, conflicto de no poder establecer la propia posición. Tenemos este tipo de conflicto cuando alguien mueve cosas en nuestro territorio, alguien utiliza nuestras cosas, quita o trae algo a nuestro espacio, ordena cosas, etc. La suegra mete su comida en nuestra nevera justo el día que teníamos preparado algo especial. La madre ordena la habitación del hijo, compra ropa nueva y la guarda en su armario. La compañera siempre va a cuidar las plantas en los despachos cercanos, las mueve, las ordena según su gusto, aunque le han advertido que no lo haga. No podemos ver nuestra casa tan ordenada como nos gustaría.

Desarrollo
En la fase activa, tenemos la formación de una úlcera sin ningún dolor. Dado que el programa sensorial de la mucosa sigue el patrón de la piel externa, en la fase activa tenemos el embotamiento de la sensibilidad.

En la fase de la curación, el tejido ulcerado se hincha, se inflama e incluso puede infectarse a medida que se regenera. En esta fase tenemos hipersensibilidad y dolor. En la primera fase de la solución, podemos tener retención urinaria por la oclusión edematosa de la uretra, que se resuelve naturalmente en la segunda fase de la curación, cuando la mucosa se desinflama. Puede ser necesario un catéter urinario para superar la fase edematosa hasta el final de la fase de eliminación para evitar la retención.

Sentido biológico
En la fase activa, la dilatación ulcerativa de la uretra permite aportar más orina para marcar el territorio.

Áreas de la regulación de los niveles de azúcar en la sangre: los programas de los islotes pancreáticos de Langerhans

Los islotes pancreáticos tienen la función de producir las hormonas encargadas de mantener el nivel de glucosa en sangre. Las células alfa producen glucagón, la hormona responsable de devolver la glucosa a la sangre, mientras que las células beta producen insulina, que consume glucosa en sangre para el movimiento y las necesidades energéticas del cuerpo.

Aunque no forman parte de los programas de la corteza hormonal, los dos programas de homeostasis del azúcar se ven afectados por la estructura hormonal, tanto que se refieren a conflictos, uno de los cuales puede identificarse claramente como masculino y el otro como femenino.

Conflicto masculino de oposición impotente y el programa de las células beta de los islotes de Langerhans

Códigos de referencia
Tabla científica de la NMG, columna roja, índice 2 Rb derecho.

Localización cerebral del BH
En el área cortical frontal de la mitad derecha del diencéfalo.

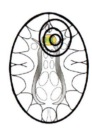

Conflicto de oposición impotente y el programa de las células beta de los islotes de Langerhans que producen insulina

Conflicto
El programa de las células beta se activa por un impotente conflicto de oposición, cuando tenemos que enfrentarnos a una condición o soportarla, a una situación, a una persona que desencadena nuestra aversión, pero frente a la cual nuestra oposición se muestra en vano: «Yo no haría esto pero tengo que hacerlo, no quiero pasar por esta experiencia pero tengo que hacerlo».

Es un conflicto de disgusto, pero con una experiencia y reacción masculinas. El hombre reacciona a lo que le repugna con oposición y resistencia.

Desarrollo
En la fase activa, tenemos una reducción progresiva de la función de las células beta del páncreas con la consiguiente reducción de la producción de insulina. La disminución del nivel de insulina en la sangre es la causa del aumento de la concentración de glucosa en la sangre, que no puede ser utilizada por el organismo, o de la hiperglucemia.

En la fase de la curación, las células beta reanudan su funcionamiento y aseguran la producción de insulina para que se pueda utilizar la glucosa. Como resultado, la cantidad de azúcar en la sangre vuelve a disminuir lentamente. En las convulsiones epileptoides, la hiperglucemia puede darse durante un período de tiempo breve, seguida de hipoglucemia compensatoria (deficiencia de azúcar). El cuadro clínico correspondiente a un programa multirrecidivante es el de «diabetes mellitus».

Sentido biológico
En la fase activa, tenemos un aumento en la disponibilidad de glucosa en la sangre, porque para contrarrestarla, se necesita una tensión muscular tonificada, que necesita mucha azúcar en la sangre.

Conflicto femenino del miedo con asco y disgusto y el programa de las células alfa de los islotes Langerhans

Códigos de referencia
Tabla científica de la NMG, columna roja, índice 2 Rb izquierdo.

Localización cerebral del BH
En el área cortical frontal de la mitad izquierda del diencéfalo.

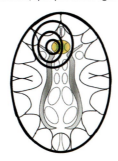

Conflicto del miedo con asco y disgusto, y el programa de las células alfa de los islotes de Langerhans, que producen glucagón

Conflicto
El programa de las células alfa se activa con un conflicto de miedo junto con una experiencia de asco y disgusto por alguien o algo. A menudo, este conflicto se encuentra en personas que han sufrido violencia o acoso sexual o han tenido experiencias en situaciones en las que la promiscuidad o la suciedad representan una amenaza física.

Desarrollo
En conflicto activo, tenemos la necrosis progresiva de las células alfa de los islotes pancreáticos, que producen glucagón, dando como resultado hipoglucemia, disminución de los niveles de glucosa en sangre. Se tiene la sensación

de caminar sobre algodón y crisis de hipoglucemia con frecuentes ataques de hambre, falta de energía, frío.

En la fase de la curación, vemos una normalización lenta de la tasa glucémica debido a la restauración de la función de las células alfa.

La convulsión puede desencadenar hipoglucemia seguida de hiperglucemia durante un período más prolongado.

Cuando el conflicto de las células alfa (miedo-asco) se activa simultáneamente con el de las células beta (conflicto de oposición), vemos una oscilación entre las dos condiciones de hipoglucemia e hiperglucemia, según cuál sea el conflicto, de vez en cuando, más intenso. Este tipo de fluctuación y alternancia de los síntomas, si continúa en el tiempo, se trata de diabetes tipo 2.

Sentido biológico
En la fase activa, el hambre persistente determina un aumento en la ingesta de alimentos que hace frente a la mayor necesidad de glucosa del cuerpo: hay que limpiarse con una buena alimentación, activando la rotación que elimina la experiencia desagradable.

Programa directo del diencéfalo. Conflicto del tálamo: la rendición total

El tálamo es la parte más interna de la corteza cerebral y tiene una función importante en la regulación del metabolismo. Por lo tanto, el conflicto del tálamo no se activa en un tejido u órgano en particular, sino que involucra a todo el organismo.

Códigos de referencia
Tabla científica de la NMG, columna roja, EBS sin úlcera, índices 1 Rb izquierdo, 1Rb derecho.

Localización cerebral
En el tálamo, en la zona dorsal-basal del diencéfalo.

Conflicto
El programa del tálamo se activa con el conflicto de sentirse perdido, condenado. Generalmente tal experiencia se encuentra en personas enfermas y llevadas a un círculo vicioso de cuidado y agravamiento, pero también es posible encontrarla en personas que se encuentran atrapadas en relaciones o condiciones de vida insostenibles.

Desarrollo

En conflicto activo, hay fuertes alteraciones vegetativas, con gran agitación, insomnio, falta de apetito, pérdida de peso, alteración de diversos parámetros hormonales y bioquímicos. El organismo tiende a agotarse y a secarse, se queda sin recursos. Si la fase activa dura mucho tiempo, causa daños severos e incluso la muerte por consunción.

Durante la fase de la curación, la actividad metabólica y vegetativa se normaliza. En efecto, con la fase vagotónica, la persona, previamente agitada, se calma, vuelve a dormir, a comer, recupera peso y se regenera. Durante la primera fase de solución, con el proceso expansivo, existe el riesgo de una compresión del acueducto interno del diencéfalo, lo que podría provocar una hidrocefalia interna, especialmente si hay un conflicto del prófugo activo concomitante. Es bueno apoyar la fase de expansión con diuréticos. Sin embargo, si estamos en un conflicto del prófugo activo, sabemos que los diuréticos no funcionan, por lo que no tenemos más remedio que ponernos a salvo y resolver el conflicto.

CAPÍTULO 6

Nuestra constelación personal y única. Mapa personal de los conflictos

La salud no es el resultado de una hipotética y deseable falta de conflicto, sino un equilibrio dinámico y creativo de múltiples conflictos.

La vida misma tiene una estructura conflictiva. Ilya Prigogine[1] definió los sistemas vivos como «aquellos sistemas que, para existir, deben estar continuamente fuera de su equilibrio». Ésta es la simple realidad: la oleada de vida es un desequilibrio que se reproduce en toda actividad vital.

El equilibrio de un organismo, su salud y bienestar, consiste por tanto en su propio equilibrio personal y original entre muchos procesos conflictivos.

No hay ser vivo que no tenga un número determinado de brotes activos en la fase de la curación, en la cicatrización, etc. La realidad es que los brotes son una parte permanente de la estructura cerebral; son, por así decirlo,

---

1. Ilya Prigogine o Il'ja Romanovič Prigožin (Илья Романович Пригожин) nació en Moscú el 25 de enero de 1917 y se mudó a Bruselas en 1929, donde se graduó en química y dirigió el Instituto Internacional Solvay de Física y Química. También dirigió el Centro de Mecánica Estadística de la Universidad de Texas en Austin. Murió en Bruselas el 28 de mayo de 2003. En 1977 recibió el Premio Nobel de Química gracias a una teoría termodinámica aplicada a sistemas complejos. Como físico y químico, Ilya Prigogine estudió los estados de no equilibrio, a partir de los cuales desarrolló la teoría de los procesos irreversibles y la noción de «estructuras disipativas», sistemas que se generan, a partir de estados caóticos, con disipación de energía, en condiciones de alejamiento del estado de equilibrio. La segunda ley de la termodinámica establece que todo proceso natural es irreversible en su tendencia a aumentar su entropía y la del medio en el que se encuentra, es decir, a disolverse en un caos indiferenciado. Sin embargo, en la naturaleza existen organismos vivos capaces de autoorganizarse disminuyendo su entropía en detrimento del medio ambiente, ligados a un mayor o menor desorden entrópico. A partir de estas consideraciones, Prigogine, junto con otros estudiosos (incluidos Francisco Varela y Harold Morowitz), comenzó a estudiar las ciencias como la física, la química, la ecología y las ciencias sociales como sistemas que interactúan. Por ello Prigogine es considerado uno de los pioneros de la llamada «ciencia de la complejidad».

una estructura «móvil», «variable», una representación relativamente cambiante de la actividad vital del cerebro, que se destaca sobre su estructura anatómica, como las sombras de las nubes, el fluir de los arroyos de agua, el vaivén de los árboles y el juego de luces del sol y la luna animan las paredes rocosas de una montaña. La actividad conflictiva de los brotes es lo que da vida al cerebro, lo que hace que su estructura anatómica actual sea un marco en la película de su evolución y revele su estructura como un momento de un proceso.

Los brotes representan la actividad magnética del cerebro, su capacidad de comunicarse *por radio* con el resto de la materia viva. A veces identificamos brotes de un solo arco de un círculo que cruza el cerebro, dispuestos de tal manera que el círculo completo del que forma parte se extiende mucho más allá de los límites del cráneo. Como vemos, los brotes son un tipo de actividad que trasciende los límites del cuerpo, el cual, por tanto, tiene una función de comunicación con el resto del mundo. Todavía sabemos muy poco sobre esta comunicación, pero tenemos un rastro que seguir.

Por lo tanto, nuestros conflictos nos hablan de nosotros mismos, de nuestras experiencias y de nuestras estrategias de adaptación. Conocerlos y comprenderlos en su naturaleza de conflictos biológicos aumenta nuestra conciencia de las interacciones con los demás y con la naturaleza, nos ayuda a experimentar nuestras tensiones y las manifestaciones de nuestro cuerpo no como defectos o síntomas que silenciar, sino como signos de un alfabeto universal de lenguaje que nos permite dialogar con toda materia viva, incluso con la naturaleza que somos. Vivir nuestras reacciones como manifestaciones de procesos naturales nos libera de la obsesión de estar equivocados o sentirnos culpables por cómo somos, permitiéndonos apropiarnos de nuestras características, ya sean fortalezas o debilidades, expresiones de salud o enfermedad, así como valiosos recursos que gestionar para darnos cuenta de nuestra naturaleza y del sentido de nuestra vida. La vida tiene una estructura conflictual y los conflictos biológicos son los motores de la evolución, son la manera en que los sistemas vivos se transforman aprendiendo de sus experiencias, tomando formas cada vez más evolucionadas a partir de estas experiencias.

La mayoría de los conflictos biológicos se integran perfectamente con la fisiología normal de un organismo, produciendo en ocasiones estados sintomáticos breves y transitorios. Luego tenemos lo que solemos llamar gripe, resfriado, estreñimiento, lumbago, dolor de cabeza, dolor de estómago, dolor de huesos, fiebre, etc.: nuestras dolencias transitorias normales. En ocasiones, los estados de crisis son más prolongados, presentan dificultad para resolverse o aparecen con síntomas más severos y dolorosos. La solución de estas fases críticas, que llamamos «enfermedades», puede ser la recuperación del estado normal de bienestar o la muerte. La elección entre la vida y la muerte no depende de la enfermedad ni es resultado del programa especial activado, sino que es una elección profunda de la parte espiritual de la persona, una elección de vida y de evolución espiritual, que no se puede prever ni modificar por intervenciones, conocimiento terapéutico o científico, porque pertenece a un orden de hechos que no tiene relevancia científica ni puede ser abordado por la mente racional.

Cuando, entre la vida y la muerte, elegimos la vida, tenemos dos caminos posibles: la cronificación de la enfermedad, que nos permite permanecer en la situación conflictiva, o el acto creativo y decisivo de sanación.

La cronificación de una enfermedad es una solución pendiente, en caso de continuas recaídas del conflicto, de binarismos conflictuales o del desencadenamiento de círculos viciosos, o de intervención en el desarrollo de complicaciones por la activación de nuevos conflictos.

Cuándo necesitamos nuestro mapa personal de los conflictos

Cuando gozamos de buena salud, normalmente estamos activos y satisfechos con lo que hacemos en nuestra vida, y lo más sensato es disfrutarlo. Si estando sanos nos interesamos por la NM, podemos divertirnos comprobando las leyes biológicas y reconociendo el desarrollo de los diversos programas especiales en los hechos de nuestra vida diaria, en nuestros pequeños síntomas normales: un forúnculo, un resfriado, la gripe. Podemos observar lo que le pasa al gato en casa, a nuestra familia, a nuestros amigos y parientes, pero –¡por el amor de Dios!– sin intervenir ni intentar convertir a los demás a la NM, a menos que la persona comparta nuestras ideas o esté insatisfecha con las suyas, o nos pida explícitamente ayuda o consejo. Debemos siempre y en todo caso prestar nuestra ayuda sólo si nos la piden, respetando las creencias de la persona que nos cuestiona y su resistencia a cambiarlas. Podemos vivir de tal manera que sigamos la inspiración que nos llega del conocimiento de las leyes biológicas, de modo que nuestra conducta constituya una influencia saludable y clarificadora también para las personas que se nos acercan. No es necesario en absoluto «convertirlos» a la NM para ayudarlos. Lo que vemos claro y nos tranquiliza se convierte también en fuente de tranquilidad y fortaleza para los demás.

Podemos divertirnos interpretando hechos de la vida, noticias, relatos o películas utilizando el criterio de la NM. Encontrarás que la posibilidad de comprensión que recibes de estas herramientas conceptuales te ayudará a ver los hechos y los seres vivos de una manera más realista y concreta, menos moralista y crítica, y esta posición te permitirá abandonar la posición de censura para beneficiarte de un sano sentido del humor, que proviene de la comprensión más amplia y concreta de la realidad. Por otro lado, el conocimiento de las leyes biológicas nos obliga a tomarnos más en serio a nosotros mismos, a ser más responsables de nuestros comportamientos, nuestras expresiones y comunicaciones, nuestras interacciones con los demás y con nosotros mismos, ya que somos conscientes de las conexiones que se establecen entre los hechos que nos suceden, comunicaciones que ocurren y procesos de enfermedad. Si antes podíamos creer que nuestras acciones no tenían efectos particulares o que nuestras palabras se las llevaba el viento, ahora sabemos que con un gesto, una palabra o una acción podemos herir, enfermar o matar, pero también sanar. De la misma manera, tomamos conciencia de cuándo permitimos que otros nos hagan daño, de cuándo seguimos permitiendo que nos agredan, de cuándo nos comportamos de tal manera que recaemos continuamente en nuestros conflictos, de cuándo hacemos guerras que no nos resignamos a perderlas para acabar con ellas. Sabemos cuándo nos dirigimos hacia el suicidio, aunque hayamos convencido a todo el mundo de que nos estamos tratando. Entender los efectos de lo que nos pasa en las personas que nos quieren también nos ayuda a cultivar un sano amor por nosotros mismos, a cuidarnos, porque nuestro bienestar y nuestra alegría de vivir son también la alegría y el bienestar de nuestros seres queridos. La NM nos enseña no sólo a orientarnos en los procesos de curación, sino también –y sobre todo– a regularnos en las relaciones con los demás, con la naturaleza y con el mundo de una manera más realista, para no volver a caer en los mismos conflictos y para resolver cuanto antes nuestra oposición, para «no dejar que el sol se ponga sobre nuestra ira».[2]

Cuando los síntomas se presentan de repente, de manera particularmente grave, de un modo que ponen en peligro funciones vitales importantes, o simplemente cuando nuestros síntomas nos preocupan, es posible que debamos buscar tratamiento en una sala de urgencias o en un hospital. El conocimiento de las leyes biológicas nos ayudará a mantener o recuperar el timón de nuestra vida, a comprender lo que nos sucede, a poner los síntomas en relación con los hechos que nos suceden, a intervenir sobre los hechos y también a utilizar de manera realista herramientas de medicina disponibles

---

2. «No dejes que el sol se ponga sobre tu ira», san Pablo, *Carta a los Efesios*, 25.

de manera competente. En nuestra opinión, un uso correcto del conocimiento de la NM no implica necesariamente una renuncia a las herramientas de la ciencia oficial, sino que nos ayuda a utilizar todos los recursos terapéuticos y todas las ayudas disponibles de manera realista y competente, sin perder nunca nuestra autoridad sobre nosotros mismos, el sentido de nuestro valor y de nuestra dignidad humana, y el hilo que une los hechos que nos suceden entre sí y nos permite darles sentido.

En un proceso terapéutico, el verdadero riesgo es caer en la confusión, madre de la impotencia, que nos sumerge en una resignada dependencia de todos aquellos que parecen seguros de sí mismos. El sistema de la NM, si se aplica correctamente, representa una barrera contra la confusión y fragmentación de la persona dentro del sistema de salud. Cuando tenemos síntomas más severos, que persisten más de tres o cuatro semanas y que no se resuelven con los remedios habituales, cuando la persistencia de estos síntomas nos preocupa y condiciona, entonces necesitamos tener claro lo que nos está pasando. Necesitamos un mapa de conflictos de inmediato. En otras palabras, necesitamos un mapa de conflictos cuando estamos enfermos y no logramos salir de nuestras dolencias en el tiempo previsto por la naturaleza para el programa en curso.

Cuando se presenta esta condición de estado perturbado persistente, desorientación, pérdida de control, preocupación o miedo, falta de una visión clara de lo que nos sucede, necesitamos la ayuda de expertos y es precisamente en esta situación cuando necesitamos el mapa personal.

Pensamos en elaborar un mapa personal de conflictos sólo cuando realmente lo necesitamos para curarnos: el mapa no es un juego, aunque pueda ser interesante y hasta divertido, sino una herramienta diagnóstico-terapéutica, que sólo puede ser utilizada en un contexto terapéutico, con la ayuda de una persona experimentada, y únicamente con fines de tratamiento.

Necesitamos el mapa cuando los acontecimientos de nuestra vida nos obligan a emprender un viaje impostergable dentro de la tierra que somos. Y el mapa es exactamente eso: un mapa de la tierra que somos. Lo necesitamos en un momento en que esta tierra está cambiando: un río está cambiando su curso, algunos volcanes en erupción están levantando nuevas tierras quietas, montañas que se están nivelando y valles que se llenan de agua o de tierra. Hay que redibujar el mapa que somos: ¡esto significa estar enfermo!

El primer nivel de elaboración del mapa consiste en decidir si estamos en conflicto activo o en fase de curación, y esta distinción es también la base de dos grupos de criterios para decidir si necesitamos nuestro mapa personal de los conflictos: adoptamos el primer grupo de criterios si estamos en la fase activa del conflicto y la segunda si estamos en la fase de la curación.

En la fase activa

Cuando estamos muy tonificados, hiperactivos, pero tenemos problemas que nos obsesionan, tenemos poco apetito y poca necesidad de dormir, sabemos que estamos en conflicto activo. Necesitamos la energía de nuestros conflictos activos para resolver los problemas de la vida que nos apremian en este momento. Si nos damos cuenta de qué tipo de conflictos activos estamos experimentando y los programas biológicos especiales relacionados, también tendremos una idea de lo que podemos esperar si los resolvemos, y así podremos decidir si resolver o no los conflictos actualmente en desarrollo, para prever los síntomas de la eventual fase de solución y darles sentido, en caso de que decidamos resolver el conflicto.

Puede ser que el conflicto que estamos viviendo represente una fase transitoria de la vida que tendrá solución, o puede ser que nuestro equilibrio normal implique la necesidad de estos conflictos activos, para lo cual no es adecuado o no es posible que seamos nosotros quienes los resuelvan. En este último caso, podemos seguir aprovechando la energía de nuestros conflictos activos compensando los aspectos molestos o problemáticos.

Cuando vivimos una fase activa, que identificamos como parte de un programa, cuya solución implica síntomas de cierta gravedad, es importante ver con mayor claridad lo que nos está pasando, para tratar de resolver el conflicto o la actividad potencialmente de riesgo en un tiempo razonablemente breve, antes de que aumente la masa conflictual hasta que la eventual fase de solución se torne peligrosa, si bien, absortos en la urgencia e hiperactividad de la fase que estamos viviendo, nos será difícil encontrar el tiempo y la calma necesarios para adoptar una actitud reflexiva.

Cuando estamos en la fase activa, necesitamos un mapa personal de conflictos por si la intensidad de los síntomas es preocupante y no sostenible por mucho tiempo, o por si nos damos cuenta de que estamos en la fase activa de un programa que podría causar síntomas graves y peligrosos en la posible fase de solución posterior. En este último caso, debemos decidir si intentar resolver el conflicto antes de que la masa del conflicto crezca tanto como para hacer peligrosa cualquier solución; si intentar soluciones parciales con recaídas, para frenar la acumulación de la masa conflictiva; si renunciar a la solución del conflicto, porque ya ha acumulado una masa demasiado grande de conflicto, por lo que cualquier solución se volvería peligrosa o incluso mortal. En este último caso, necesitamos integrar el conflicto activo en nuestra vida, otorgándole un sentido, dándonos cuenta de su función y aprovechando todos los recursos, para hacer vivibles los aspectos perturbadores o transformarlos en un sentido funcional.

En la fase de la curación

Si estamos en la fase de la curación, lo más importante es que nos aseguremos de que no tengamos recaídas del propio conflicto, que no estemos atrapados en un círculo vicioso, que las manifestaciones de la fase de solución no desencadenen nuevos conflictos y, sobre todo, que resolvamos o no activemos el conflicto del prófugo.

Si la duración de la fase de solución está contenida en un período que va de tres a seis semanas, si los síntomas son manejables, si somos capaces de dejar correr el programa especial y soportar las manifestaciones sintomáticas sin angustiarnos, si entendemos qué conflicto hemos solucionado y no corremos el riesgo de recaídas o nuevos DHS, entonces podemos esperar a que finalice el desarrollo tranquilamente, intentando ponernos cómodos, premiándonos con actividades placenteras y relajantes, podemos disfrutar de la fase de la curación y posterior convalecencia como una especie de vacaciones regeneradoras. Al final del desarrollo, estaremos en mejor forma que antes, con más energía.

Si la duración de la fase de la solución supera las seis semanas, sabemos que estamos experimentando recaídas. Esto quiere decir que volvemos a la fase activa del conflicto, porque revivimos continuamente el *shock* que lo desencadenó la primera vez, porque tenemos una pista conflictual en la que seguimos reingresando, porque las manifestaciones de la fase de la solución reactivan automáticamente el conflicto o porque se activa un conflicto local.

Si las perturbaciones relacionadas con la fase de solución se complican con otros tipos de perturbaciones, sabemos que hemos activado nuevos conflictos, que se combinan con la solución en desarrollo. Disponemos de esta combinación en caso de círculos viciosos, en caso de nuevos traumas debidos a las experiencias de tratamientos médicos en desarrollo, o en caso de nuevos traumas generados por la evolución de la dinámica familiar o relacional posterior a la fase de enfermedad.

Si los disturbios de la fase de la solución se manifiestan con mayor intensidad y severidad de lo que podríamos haber esperado, debemos asegurarnos de no tener el conflicto del prófugo en fase activa, de no sentirnos solos y abandonados, desorientados o perdidos como un pez fuera del agua, mal cuidados y tratados, no seguros, faltos de recursos vitales o económicos. El conflicto del prófugo es siempre el primero que debemos preocuparnos en resolver: ¡cuando estamos enfermos, lo primero es sentirnos seguros!

Si ahora estamos en el proceso de resolver un programa biológico que involucra dolencias graves o potencialmente peligrosas, la noticia reconfortante es que todavía estamos vivos, por lo que aún podemos salir adelante. Lo más importante que se debe hacer es sentir con absoluta honestidad qué elección de tratamiento nos hace sentir más seguros, incluso si la elección entra en conflicto con nuestras ideas sobre los tratamientos. Cuando estamos enfermos, no vemos las cosas de la misma manera que cuando estamos sanos, y ése no es el momento de defender nuestras creencias, sino sólo de garantizarnos las condiciones en las que nos sentimos mejor, las que nos garantizan la mayor tranquilidad, seguridad y calidad de vida. Donde nos sentimos mejor es donde es más probable que sanemos, y nadie puede saber cómo estamos mejor que nosotros mismos. Puede que nos sintamos seguros en casa, atendidos por médicos o terapeutas que conocemos o elegimos, o que nos sintamos más cuidados y protegidos en el hospital, con la disponibilidad inmediata de herramientas tecnológicas y de personal médico de diversas especialidades.

Sea cual sea nuestra elección, siempre debemos permanecer a cargo del proceso de curación y tener la claridad de visión sobre lo que está sucediendo en nuestra vida y en nuestro cuerpo.

En el siguiente diagrama encontrarás resumidos todos los criterios, para que decidas si utilizas tu mapa personal de conflictos.

¿Cuándo necesitamos el mapa personal de los conflictos?	
Sólo cuando realmente lo necesitamos para curarnos: el mapa es una herramienta diagnóstico-terapéutica, que sólo puede utilizarse en un contexto terapéutico, con la ayuda de un experto, y sólo con fines de tratamiento	
En la fase activa de un programa biológico especial	En fase de curación del programa biológico especial
Cuando tenemos síntomas particularmente preocupantes e insostenibles, que afectan a la calidad de vida	Cuando las dolencias duran más de seis semanas
Cuando podemos esperar una posible fase de solución con dolencias graves, peligrosas o fatales	Cuando las dolencias son particularmente severas y persistentes
Cuando nuestras condiciones despiertan en nosotros preocupación, ansiedad o miedo	Cuando sentimos que hemos perdido el control de la situación, no sabemos lo que nos está pasando, no lo superamos
	Cuando estamos preocupados o asustados

Cómo se construye el mapa personal

Durante la elaboración del mapa, debemos movernos por diferentes niveles, y cada nivel de elaboración y de definición nos permite establecer conexiones entre eventos que han sucedido, experiencias personales de estos hechos y procesos orgánicos en desarrollo. Así pues, cada nivel nos permite realizar elecciones, de modo que, en el desarrollo del proceso de elaboración del mapa, operamos una reestructuración cognitiva y construimos un árbol de decisiones, es decir, una reorganización conductual que nos permite planificar e implementar un camino a través de diferentes opciones posibles. Esto quiere decir que el proceso de elaboración del mapa personal no es sólo un procedimiento diagnóstico, sino también una reestructuración cognitiva, que deconstruye la imagen que tenemos de nuestros trastornos y la reestructura ampliando el campo visual sobre los trastornos, tanto en un plano espacial como en sentido temporal, incluyendo todo el programa especial del que forman parte los trastornos, los DHS que han activado los programas, los conflictos biológicos relacionados y las experiencias correspondientes, las relaciones dentro de las cuales se activan los conflictos, las conexiones de estas relaciones con el resto de nuestra vida, nuestra imagen de nosotros mismos y del mundo. Esto nos permite atribuir significado y función a nuestros trastornos. La conciencia de los vínculos entre perturbaciones, hechos de vida y relaciones, junto con el conocimiento de la naturaleza procedimental de los eventos que experimentamos como perturbaciones, representa la base de un sistema de elecciones más complejo, articulado y claro en sus implicaciones. Por tanto, constituye la base de conductas más autónomas, autoritarias y funcionales.

Lo que hemos observado hasta ahora muestra cómo la elaboración del mapa personal de conflictos ya es de hecho un proceso terapéutico, además de diagnóstico, y cómo el efecto de esta elaboración es la toma de conciencia clara de la persona sobre lo que le sucede, la base de su capacidad para permanecer con autoridad a cargo del proceso de curación, así como para activar las elecciones y comportamientos funcionales a su propia recuperación.

En nuestra experiencia, hemos comprobado que la confusión, la imposibilidad de definir la propia enfermedad en términos claros y concretos para nosotros, de captar sus aspectos prácticos y mantenerlos bajo control, de identificar comportamientos útiles que implementar y de verificar el vínculo entre útiles comportamientos, medidas terapéuticas y efectos detectables son los obstáculos más insalvables que se oponen al proceso de curación. Independientemente de los métodos terapéuticos utilizados, vemos que una persona comienza a fallar en el proceso de curación y, a veces, se dirige hacia la muerte cuando cae en la confusión. Entonces, lo más importante, cuando estamos enfermos, es tener controladas las diversas intervenciones diagnósticas y terapéuticas, para que podamos darles un sentido para nosotros, para estar siempre a cargo del proceso que se lleva a cabo en nosotros.

Sostener los hilos de la información diagnóstica y terapéutica en la mano, reconstruir el sentido de la experiencia de la persona que transita por un camino de sanación, ser el eje del caos de la información, de los diagnósticos, de las prescripciones y de las intervenciones, y culminar todo esto con la máxima claridad del enfermo, con su libertad y competencia en las decisiones y acciones que realizar son funciones del médico o del experto en NM.

El mapa de conflictos personales tiene al menos tres niveles de definición:

1. El orden de los niveles históricos de activación del conflicto.
2. El orden de los niveles de desarrollo embrionario.
3. El orden de los niveles cuánticos.

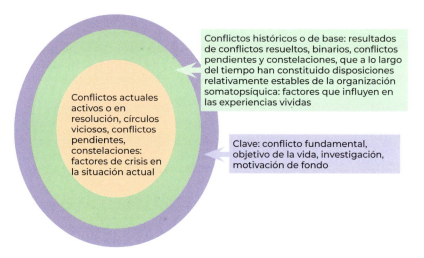

El orden de los niveles históricos en el mapa personal de los conflictos

Conflictos actuales

El dibujo del mapa comienza en la situación presente y parte del malestar que nos lleva a necesitarlo: ¿cómo nos sentimos ahora? ¿Qué síntomas tenemos ahora?

Los síntomas son los signos de los conflictos, son aquellos hechos, sensaciones, emociones, vivencias que se imponen a nuestra experiencia, complicando nuestra vida cotidiana o afectando a la calidad de nuestra vida. Por lo general, los síntomas que nos llevan a buscar ayuda de los terapeutas nos dificultan seguir viviendo nuestra vida como estamos acostumbrados.

Los síntomas pueden ser a nivel orgánico, como dolor, disfunción orgánica, lesiones orgánicas, alteraciones en el funcionamiento normal del organismo; o pueden manifestarse a nivel psíquico, como alteraciones en la afectividad, el estado de ánimo, el comportamiento, la relación, etc.

Por lo general, el primer acercamiento que tenemos con nuestros síntomas es de orden racional: le decimos nuestros síntomas al médico para obtener un diagnóstico, a partir del cual tendremos indicaciones útiles para tratarlos. En otras palabras, frente a nuestros síntomas, se nos educa para tratar de saber cómo podemos agruparlos y dar a este grupo el nombre de una enfermedad, que corresponde a un manual estandarizado de remedios y estrategias terapéuticas con estadísticas sobre los resultados.

Este procedimiento diagnóstico refiere los síntomas a un concepto o a un sistema conceptual que contiene la experiencia que la medicina tiene de la enfermedad a la que se atribuyen los síntomas en cuestión: este sistema conceptual define la enfermedad.

Una vez definidos en términos de una enfermedad específica, nuestros síntomas se convierten en un destino compartido. La definición de nuestra experiencia en términos de la enfermedad que se nos atribuye cambia nuestra experiencia, crea en nuestra mente una imagen y unas expectativas que antes no teníamos. Si bien los síntomas son nuestra experiencia, la enfermedad que los define es un concepto abstracto. Este concepto, desde el momento en que nos es comunicado y descrito, orienta nuestra experiencia, nos mantiene dependientes de quienes nos cuidan y hace que los acontecimientos posteriores sucedan tal como nos han sido descritos.

Tal procedimiento de diagnóstico no es necesariamente incorrecto, siempre que mantengamos una relación cercana con nosotros mismos y siempre que seamos conscientes de que nadie puede definir realmente nuestros síntomas, porque nadie puede sentir realmente lo que sentimos nosotros. Por ello, por muy útil que sea obtener información de cualquier diagnóstico, en la toma de decisiones que nos conciernen siempre debemos referirnos únicamente a lo que sentimos. Entonces, independientemente de las exploraciones médicas que nos hayamos hecho y de los diagnósticos e indicaciones terapéuticas que hayamos obtenido, siempre debemos preguntarnos: ¿cómo me siento? ¿Cómo experimento mis síntomas? ¿Qué sensaciones y emociones siento frente a mis síntomas? ¿Son estos síntomas un problema para mí? ¿Cómo afectan a mi vida? ¿Cómo me limitan y cómo me facilitan las cosas? ¿Me dejan averiguar algo? ¿Qué función podrían tener? ¿Qué podía hacer ahora que no podía hacer antes? ¿Qué pienso acerca de mis síntomas? ¿Qué viene a mi mente cuando los percibo?

En muchos casos, la dolencia que nos lleva a pedir ayuda es suplida, cuando estamos completamente bien, por un examen médico de rutina, en el transcurso del cual se identifica una enfermedad que no sabíamos que teníamos. En este caso, el síntoma del conflicto del que partimos son nuestras reacciones ante el diagnóstico inesperado. De hecho, el diagnóstico inesperado constituye un DHS que activa uno o más conflictos, que comienzan a manifestarse a partir de ese momento, con sus síntomas específicos, a pesar de que la enfermedad diagnosticada era completamente asintomática. Con frecuencia, cuando el diagnóstico surge «de la nada» durante una revisión de rutina, estamos en la fase activa de un programa, o en la segunda fase de solución, tras una enfermedad.

Las personas a las que se les diagnostica una enfermedad cuando están bien suelen tener reacciones de *shock*: olvidan que un momento antes de recibir el diagnóstico estaban completamente bien y empiezan a sentirse mal, caen en la angustia y siguen pensando en su enfermedad y en las estrategias terapéuticas que deben activar, hasta enfermarse de verdad.

En estos casos, la única enfermedad que tratar es el «conflicto del diagnóstico».

Para sostener tal sugerencia, es necesario tener mucho equilibrio y contacto consigo mismo y con la realidad concreta, poca sugestionabilidad en las valoraciones y buena autonomía en las decisiones.

En este sentido, recordamos a una señora que, después de una larga etapa de crisis familiar, durante la cual temía tener que separarse de su marido, había redescubierto la relación con él y una armonía en la familia que nunca había conocido. Estaba feliz, en el séptimo cielo, y gozaba de un extraordinario bienestar físico y de un gran vigor. En ese estado de gracia, se había encontrado un bulto en el pecho o, como ella lo llamaba, «una patata». Por esta patata, que había crecido hasta despertar su perplejidad, había consultado a su médico, quien le había recomendado una visita al especialista, pues, según él, podía tratarse de «algo grave». La señora le escuchó con atención y le respondió: «¡Nunca he estado mejor en toda mi vida! Sea lo que sea esta patata, no puede ser nada grave, ¡porque estoy bien! Ya verá como desaparece».

Al sentir su síntoma, la señora había pensado que, poco tiempo antes, su vientre todavía estaba hinchado y eso le recordaba cuando estaba embarazada. Cuando se fijó en la patata, pensó: «Bueno, yo antes estaba embarazada, ¡ahora también me sale leche!». Después de un tiempo, la patata comenzó a inflamarse, le dolía, y luego comenzó a encogerse, hasta el tamaño de un grano de arroz, y ése seguía siendo el caso cuando la señora vino a mí. Después de asistir a una clase de NM, tuvo la idea de que su patata podría haber sido un carcinoma ductal. Me pidió que comprobara con ella el nivel psíquico del programa que había activado y resolvió con-

firmar esta hipótesis. En efecto, el nombre que le había venido a la mente en asociación con sus síntomas la había asustado y ahora temía que ese grano de arroz, que aún permanecía en su seno, pudiera amenazarla. ¡Es increíble cómo el nombre de una enfermedad representa una sugestión tan poderosa, capaz de asustar por un grano de arroz a la misma mujer que tan tranquilamente se había deshecho de la patata![3]

También y sobre todo ante un diagnóstico de enfermedad, el diagnóstico subjetivo es fundamental, por lo que siempre hay que hacerse la pregunta: ¿cómo me siento?

Si tenemos un diagnóstico, también es importante una lectura realista de los datos del diagnóstico, realizada con la cabeza fría.

Tanto si hemos recibido un diagnóstico como si no, cuando nos dispongamos a dibujar nuestro mapa, todavía tendremos uno o más síntomas.

Precisamente los síntomas actuales representan el resorte de la evolución que se está produciendo ahora en nuestra vida, son signos de la gota que ha colmado el vaso de nuestros comportamientos habituales y de nuestra organización vital.

Una vez identificados los síntomas, debemos rastrearlos hasta los conflictos. Es un proceso inductivo, que reconduce las manifestaciones particulares de un proceso al sistema de conexiones que las explica.

Conflictos históricos

Dar sentido a los conflictos actuales sirve para resolverlos si la solución es posible, o para completar el desarrollo de curación evitando recaídas o para integrarlos a nuestra vida si la solución no es posible, oportuna o deseada.

El proceso de atribución de sentido a los conflictos actuales se da a través de una ampliación de perspectiva de la mirada sobre los propios conflictos. Sabemos que el tipo de conflicto que se activa con un DHS depende de la experiencia personal vivida en el momento del trauma. El mismo evento es experimentado por diferentes personas de diferentes maneras. Entonces sabemos que el programa que se activa en nosotros después de un trauma depende de cómo estamos hechos, de cómo afrontamos y vivimos las cosas que nos suceden. Incluso podríamos decir que, según cómo estemos hechos, cómo vivamos las experiencias, cómo sea el sistema de nues-

---

3. La señora de la «patata» le pidió consejo a Katia.

tras expectativas y nuestra visión del mundo, «nos pasan cosas distintas», pero limitémonos a que vivimos las experiencias en función de cómo estamos hechos.

Por tanto, si nuestro perro muere repentinamente, es posible que tengamos activado un conflicto de pérdida con el programa de células germinales correspondiente, un conflicto de pérdida con autodevaluación con el programa de tejido intersticial de los ovarios o de los testículos, un conflicto de pérdida simple, brutal o de separación dolorosa, con los respectivos programas de úlcera de la capa superficial de la epidermis (dermatitis), de úlcera de la capa melanofórica (vitíligo) y de parálisis sensorial del periostio (reumatismo en la fase de la curación). O podríamos activar un conflicto de oposición injusta, del que no somos capaces de liberarnos, con el relativo programa del intestino, o un conflicto de oposición indigerible con el programa de la submucosa gástrica, o más. También es posible que no activemos ningún programa especial o que lo activemos sólo por un tiempo tan corto que ni siquiera lo notemos. ¿Por qué activamos un programa especial? ¿Por qué un programa en particular y no otro?

A veces, tenemos un conflicto binario anterior al DHS que desencadenó el conflicto actual. Por ejemplo, sufrimos un *shock* por la pérdida de nuestro abuelo cuando éramos niños, activando así un doloroso conflicto de separación, que estructuró una trayectoria, siempre dispuesta a reactivarse, en la adolescencia con la pérdida de un maestro predilecto, en la edad adulta con la pérdida del jefe que nos protegía en el trabajo, etc. Finalmente, cuando perdemos a nuestro perro, reaccionamos con nuestra habitual reacción dolorosa ante la pérdida y pensamos que siempre perdemos dolorosamente a todos los que nos aman: la pérdida se vive como parte de una secuencia, casi como una forma de destino.

Otras veces, se trata de una experiencia traumática previa que, aunque no ha estructurado una pista, influye en nuestra experiencia. Por ejemplo, podemos vivir la pérdida de nuestro perro como un conflicto de pérdida con autodevaluación, porque tenemos conflictos de autodevaluación activos en otros ámbitos, por lo que somos personas que tendemos a desvalorizarnos en cada ocasión.

Si tenemos conflictos viscerales previos, de oposición injusta, tenemos bocados que nunca han sido digeridos o de los que no podemos deshacernos, y siempre estamos dispuestos a vivir cualquier oposición como una injusticia, como una inmundicia hecha a traición por otros, por el destino, por el Padre Eterno, también viviremos, por lo tanto, la pérdida de nuestro perro como una injusticia que nos afecta y activaremos el programa del tejido endodérmico del intestino.

Con todo esto podemos comprender cómo nuestra experiencia previa y cómo nos formamos constituyen una especie de forma que le damos a nuestras experiencias actuales, incluido el DHS.

Por lo tanto, dar sentido a los conflictos actuales significa leerlos a la luz de los conflictos más antiguos, ampliando la mirada sobre los niveles anteriores de estructuración de la persona.

Los conflictos que hemos vivido a lo largo de nuestra vida han moldeado nuestro cuerpo según nuestras actitudes y posturas, según nuestra forma de sentir y vivir las experiencias, de relacionarnos, etc. En general, nuestro DHS, sea grande o pequeño, nos esculpió como un escultor esculpe una estatua, ¡a fuerza de golpes! Las experiencias de estos golpes se ordenan en diferentes niveles de estructura de la persona así como la memoria de las edades de la tierra se distribuye en los estratos geológicos.

Para volver de los conflictos actuales a los históricos, nos preguntamos: ¿las experiencias de *shock* que desencadenaron los conflictos actuales me suenan familiares o son experiencias nuevas?

Por ejemplo, si al cruzar la calle corría el riesgo de ser atropellado por un coche y el conductor me regañaba, es posible que haya activado un conflicto de miedo frontal, un conflicto motor, un conflicto de autodevaluación, etc. Digamos que he activado un conflicto de miedo frontal. Me preguntaré si el miedo es mi reacción habitual ante los acontecimientos. ¿Me pasa a menudo? ¿Qué otras experiencias anteriores me recuerdan este mismo sentimiento de miedo?

De esta manera, siguiendo como un hilo de Ariadna las sensaciones físicas suscitadas por las experiencias traumáticas actuales, seguimos las huellas de los conflictos históricos.

Otro indicador de los conflictos históricos es la frecuencia de los síntomas: los síntomas experimentados en el presente ¿los he advertido también en el pasado? ¿He tenido otros diagnósticos médicos en el pasado? ¿En qué eventos de la vida? ¿Cómo surgieron y cómo se resolvieron?

Los conflictos pendientes que tenemos con las constelaciones se expresan principalmente con una sintomatología a nivel psíquico. El tipo de sintomatología psíquica nos informa sobre el tipo de conflictos que tenemos en la constelación. Si, por ejemplo, tenemos los síntomas de la constelación anoréxica, sabiendo que ésta está constituida por un conflicto de rencor territorial y un conflicto de separación, nos preguntaremos cuándo empezamos a estar muy enfadados con algún familiar y cuándo nos sentimos distanciados, separados de la persona de referencia, cuándo nos sentimos desechados, o cuándo tuvimos el impulso de deshacernos de alguien que estaba pegado a nosotros. ¿Quizá ha habido experiencias de acoso sexual?

Usaremos el mismo procedimiento con las huellas. Si, por ejemplo, somos alérgicos al olor del heno, debemos preguntarnos cuándo experimentamos por primera vez la misma sensación que nos da la reacción alérgica, cuando estuvimos «atrapados» en medio del heno. No necesariamente debemos desintegrarnos para encontrar todos nuestros conflictos históricos. La mayoría de ellos conforman nuestra estructura. Nos limitamos a ir tras las huellas de aquellos conflictos históricos que nos sensibilizan, nos hacen recaer continuamente en los mismos conflictos, o constituyen cadenas traumáticas, cuyos efectos provocan perturbaciones en nuestra experiencia del presente.

Conflicto fundamental o «clave» del sistema de conflictos

Se trata del conflicto de base, aquel que hay que resolver, para lo cual nos ponemos en condiciones de obtener los DHS que activan todos los demás conflictos.

Por lo general, la piedra angular es el primer conflicto que activamos en la vida, pero puede que no siempre sea así. Seguramente éste es el conflicto que impregna nuestra vida más que todos los demás, el que da el tono a todos los demás conflictos.

Si, por ejemplo, nuestro conflicto fundamental es un conflicto de autodevaluación, siempre intentaremos, a lo largo de nuestra vida, reevaluarnos a nosotros mismos e, incluso con ocasión de nuevos DHS, la solución de los nuevos conflictos en todo caso estará subordinada, inscrita en un proceso de reevaluación. Sobre la base de un conflicto fundamental de autodevaluación, por ejemplo, podemos experimentar un nuevo DHS ante la pérdida de un ser querido. Es casi seguro que el nuevo DHS será una oportunidad para devaluarnos aún más, por lo que se desencadenará un conflicto de pérdida con autodevaluación, en lugar de uno de pérdida o un conflicto de territorio.

La piedra angular tiene que ver con nuestra misión especial en el mundo, con lo que necesitamos aprender en la vida. Si representamos el mapa de conflictos con la forma de un árbol, el conflicto fundamental corresponde al tronco, que conecta las raíces con las ramas y las hojas, es la estructura motivacional profunda que nos inspira en cada experiencia y en cada acto de nuestra vida, y que conecta nuestros recursos profundos con las realizaciones más externas y transitorias.

En las enfermedades oncológicas, la clave es lo que los médicos denominan «lesión primaria», es decir, el conflicto que activa el programa especial de proliferación, cuyas células se encuentran posteriormente en lesiones secundarias o metastásicas.

En caso de enfermedad, debemos tratar de comprender en qué medida el conflicto fundamental apoya y potencia el proceso de enfermedad y en qué medida proporciona la motivación para seguir viviendo. En efecto, no debemos olvidar que la piedra angular del sistema conflictivo está íntimamente ligada a la misión que hemos venido a cumplir en nuestra vida, por lo que la encontramos como motivación de fondo de todos nuestros conflictos. Resolverlo definitivamente puede ser también la condición que abra el camino al otro mundo, o la condición para vivir una nueva etapa de nuestra vida.

Determinación de los programas especiales involucrados en nuestros síntomas presentes y el punto de desarrollo en el que nos encontramos

En primer lugar, tratamos de establecer si estamos en conflicto activo o en proceso de curación. Para ello, anotamos si tenemos síntomas de tono simpático (extremidades frías, hiperactividad, agitación, pensamientos obsesivos, pérdida de apetito, insomnio) o vagotonía (fatiga, aumento de la necesidad de dormir y comer, extremidades calientes, sensación de paz). En esta primera observación, es bueno recordar que hay algunos programas especiales que se comportan de manera diferente a los demás. Por ejemplo, en un conflicto activo del prófugo tendremos aumento de peso corporal y cansancio por retención de líquidos, mientras que perderemos peso en la fase de la solución; con el conflicto de la corteza suprarrenal, tendremos mucho sueño y cansancio en la fase activa y mucha energía en la fase de la solución.

Si tenemos síntomas orgánicos, necesitamos determinar qué tejido está involucrado en estos síntomas. Si por ejemplo tenemos un trastorno renal, necesitamos saber si este trastorno se debe a un proceso que ocurre en el tejido glandular del riñón, en el tejido de los túbulos, o en los cálices renales, porque sabemos que, en el primer caso, estamos en la fase de la curación de un conflicto de líquido, cuyo programa se inicia con la formación de un quiste renal, que en la primera fase de solución se expande dando lugar a un tumor. En el segundo caso, nos encontramos en la fase activa de un conflicto del prófugo con proliferación de adenocarcinomas tubulares y retención de agua, o en la fase de la curación del mismo conflicto con tuberculosis renal y eliminación de orina tras un aumento inicial y transitorio de la retención. En el tercer caso, estamos al final de la fase de la solución del programa de túbulos con un cálculo renal.

Si los síntomas se deben a la actividad proliferativa de un tejido derivado del endodermo o del mesodermo arcaico, sabemos que estamos en la fase activa del conflicto. En este caso, es probable que la proliferación celular se descubriera por casualidad en el desarrollo de investigaciones médicas de rutina, ya que la proliferación de tejido endodérmico es generalmente asintomática, excepto en casos raros de oclusión o en el caso de crecimiento exponencial causado por el conflicto del prófugo. Si, por el contrario, en el mismo tipo de tejido tenemos un proceso de caseificación con infección micobacteriana, sabemos que estamos en la fase de la curación del programa. Suele ser en este caso cuando tenemos síntomas. Si el tejido afectado deriva del mesodermo reciente o del ectodermo, sabemos que prolifera en la fase de la curación, mientras que en la fase activa produce lisis, úlceras o atrofias normalmente sin síntomas subjetivos.

Si los síntomas son principalmente a nivel psíquico y son diferentes de las manifestaciones psíquicas de una fase normal de conflicto activo o de las de una fase de curación, sabemos que estamos en presencia de una constelación de conflictos activos.

En ocasiones, las manifestaciones de la fase activa de un conflicto, si se presentan por un período superior a los seis meses, pueden ser diagnosticadas como trastornos psíquicos o psicológicos, en las categorías de trastornos psicoasténicos, trastornos de hiperactividad, trastornos de concentración, trastornos maníacos, trastornos obsesivos y trastornos obsesivo-compulsivos, trastornos del sueño o de la alimentación, trastornos de ansiedad. Las manifestaciones de una fase de curación, cuando no están señaladas por trastornos o enfermedades somáticas significativas, pueden ser consideradas en psicopatología como trastornos distímicos o depresivos, o como psicosomatosis.

Si nuestros síntomas nos muestran que estamos en la fase activa de un conflicto, debemos remontarnos al trauma que lo desencadenó y que encontramos al inicio de la simpaticotonía. También es importante fijarse en qué nueva condición ha traído el trauma a nuestra vida y evaluar la importancia de este conflicto en nuestra organización de vida y el impacto en nuestros sistemas de relación, para decidir si es más funcional para nosotros intentar resolver este conflicto o buscar la manera de vivir con él, utilizando la energía que produce la activación simpática y limitando sus efectos perturbadores. Para tomar tal decisión, también necesitamos predecir si tenemos o podemos crear las condiciones para la evolución que la resolución del conflicto traería en nuestra vida.

Una persona experimenta un fuerte conflicto activo de resentimiento y frustración sexual por los repetidos fracasos en la relación de pareja. Finalmente encuentra a la compañera de sus sueños, que le corresponde en todo y con quien finalmente realiza el sueño de un hermoso hogar y una vida familiar satisfactoria: ¡es la solución de todos los conflictos de su vida, el sueño, la liberación! Sin embargo, esta liberación es el final, porque esta persona es una chica homosexual, que nunca ha podido revelar su orientación sexual a su familia. La resolución del conflicto revela repentinamente lo que nunca había podido decir y que sólo puede revelarse a costa de su muerte. La niña murió después de un cáncer de cuello uterino (solución de la frustración sexual), un cáncer de vejiga (solución del conflicto de territorio: finalmente poder tener su hogar), con la solución del conflicto de rencores en el territorio (estasis biliar) y el conflicto de poder finalmente digerir el bocado indigesto, es decir, vivir libremente a su manera, frente a todos y conservando el cariño de los familiares (parálisis del duodeno). La evolución que representó la solución de estos conflictos resultó en su muerte, pues sólo esa condición hizo comprensible a los familiares lo indispensable que era para ella vivir como se sentía.

Especialmente cuando nuestros síntomas son provocados por conflictos activos estructurados a largo plazo, necesitamos estar razonablemente seguros de que la revolución que las soluciones traerían a nuestra vida es llevadera e integrable.

Un conflicto reciente se puede resolver sin demasiado riesgo. Hay algunos conflictos cuya solución es peligrosa, cuando llevan algún tiempo activos o cuando son especialmente intensos. Por ejemplo, el conflicto de territorio, cuando lleva al menos nueve meses activo de manera ininterrumpida, es mejor no resolverlo, porque su ataque epileptoide será un infarto mortal. El mismo indicio de prudencia lo tenemos con el conflicto de frustración sexual, con el conflicto de rencor en el territorio, con el conflicto de autodevaluación particularmente intenso o prolongado (salvo que haya durado veinte o treinta años, en cuyo caso pierde intensidad para la adaptación). La misma condición peligrosa la tenemos cuando resolvemos un conflicto pendiente, en la constelación, que antes de entrar en la constelación estaba activo más allá del límite de tiempo, ya que esto implica una solución peligrosa o mortal.

Hay una señal importante que nos ayuda a entender cuándo la resolución de un conflicto es potencialmente peligrosa para nosotros. Generalmente, cuando la solución de un conflicto es peligrosa, el procesamiento de la información o las reorganizaciones cognitivas o prácticas de vida que llevarían a la solución del conflicto provocan en nosotros una fuerte resistencia. La resistencia al procesamiento tiene un sentido muy importante: ¡es una indicación de precaución! Por lo tanto, tanto si somos terapeutas ante la resistencia de un paciente al procesamiento, como si somos pacientes en terapia, siempre debemos tener el máximo respeto por las resistencias. Se han observado y abordado resistencias en todos los métodos terapéuticos y casi siempre han sido interpretadas por los terapeutas como un efecto de las ventajas secundarias de la enfermedad, como una voluntad inconsciente del paciente de oponerse a la recuperación para no tener que renunciar a los privilegios que le da la enfermedad. Sin embargo, estos comportamientos aparentemente obstinados, que parecen oponerse a la elaboración, al cambio terapéutico y por tanto a la recuperación del estado de salud y bienestar, son expresión del instinto de autoconservación, que ante todo protege la vida y su continuidad, y son un claro indicador de conflictos que no deben ser resueltos. Por eso, cuando vayamos a intervenir en la estructura de los conflictos, debemos seguir nuestra regla de oro: «nunca intentar forzar una resistencia, ya sea una resistencia psicológica, un bloqueo orgánico, una contractura u otros». Cuando el cuerpo (o la mente inconsciente) se opone, debemos detenernos y aprender la ley del cuerpo y preguntarnos: ¿para qué necesitamos este bloqueo, esta contractura, esta disfuncionalidad, de qué nos salva esta resistencia?

No debemos olvidar que los conflictos activos, especialmente cuando están en constelación, no sólo son responsables de nuestros síntomas, sino que también son poderosos productores de recursos. Hay constelaciones capaces de liberar habilidades y facultades inaccesibles para las personas llamadas «sanas», facultades como la clarividencia, la sensibilidad, la extraordinaria capacidad de soportar la fatiga y el dolor, de actuar sin miedo en situaciones de extremo peligro… Las personas que han estructurado su vida con estas facultades extraordinarias han obtenido dones particulares de sus conflictos. ¿Estarían dispuestas a deshacerse de sus síntomas, a perder estos dones para volver a una vida normal?

Para decidir si queremos resolver los conflictos que nos aquejan con sus síntomas, siempre debemos preguntarnos si podemos prescindir de lo que nuestros conflictos nos ofrecen en positivo, si podemos reestructurar nuestra vida para integrar la resolución de los conflictos, si nos gustará más nuestra nueva vida o nos seguirá gustando y si todavía tiene sentido para nosotros, si podemos soportar los síntomas de la fase de curación. También debemos respetar siempre nuestras resistencias. Esto quiere decir que no debemos obligarnos a hacer cosas que nos repelen, que nos hacen sentir mal, que nos asustan, que no queremos hacer.

Si hemos elegido el camino de la solución, debemos saber que no existen terapias que nos hagan daño para hacernos bien: ¡sanar es un placer de vivir que empieza ahora! Si esto se pospone, algo prometido después de tantos sacrificios, sufrimientos y batallas, entonces no es curación. Empezamos a sanar con el abandono, precisamente en ese momento en el que se acaban todas las guerras, todos los apremios, los esfuerzos, los miedos, los sufrimientos. Aquí empieza la paz, la relajación, el abandono, dejarse mimar sin sentimiento de culpa y… dejar que pase lo que deba pasar. Aquí comienza la entrega a una nueva vida, que aún no se conoce, en la que se entra acostado, con dolor, hecho pedazos, absolutamente abierto a ver lo que hay en esa nueva vida. Aquí volvemos a ver el mundo a través de los ojos de un niño, que no sabe nada, que todavía tiene que establecer los parámetros cognitivos para saber lo que ve. ¡Así que no hay restricciones ni capturas! ¡Sólo una suave y cálida bienvenida de regreso al mundo!

La curación es un paso en la evolución. Tenemos que decidir de manera realista y sincera con nosotros mismos si podemos y queremos hacerlo.

Para saber qué esperar de la solución de nuestros conflictos, debemos volver de los síntomas a los conflictos e identificar los programas especiales activados, luego establecer cuáles de estos programas están activos y cuáles están en solución y en qué punto del desarrollo nos encontramos en el presente.

Para definir estos datos, usamos las tablas de la NM: conociendo los síntomas y el tejido involucrado, posiblemente utilizando los informes de las investigaciones médicas apropiadas, identificamos el tipo de programa especial activado y el conflicto relacionado, luego verificamos en nuestra experiencia el DHS correspondiente y también la CL (solución del conflicto) para los programas que tenemos en la fase de la curación.

En la NM, el diagnóstico es puntual: cada síntoma corresponde a un programa especial preciso, ya que cada tecla de un piano golpea en una y sólo en esa cuerda en particular. Por tanto, el diagnóstico no es un concepto que agrupa los síntomas, como sucede en la medicina tradicional, sino un sistema de conexiones, que se desarrolla en el tiempo, donde cada punto corresponde a un programa especial en un punto de su desarrollo, donde tenemos la experiencia psíquica correspondiente y la estructura cerebral relacionada. Hacer un diagnóstico en la NM es un poco como construir una imagen significativa a partir de una cierta cantidad de puntos de datos. Estos puntos son nuestros síntomas.

Una verificación adicional está representada por la lectura de la tomografía computarizada del cerebro. Esto confirma a nivel cerebral lo que ya encontramos a nivel orgánico y psíquico. Si la tomografía ya está incluida en las exploraciones médicas que ya se han realizado por otros motivos y, por tanto, ya se dispone de una cuando la persona acude a un experto en NM, se puede utilizar como una confirmación diagnóstica adicional. Si aún no se tiene una, es mejor no hacerla cuando se tienen dolencias. Sabemos que los brotes de Hamer, en vías de solución, van en aumento. Por tanto, en la fase de la curación, en correspondencia con los brotes cerebrales, encontramos edema junto con una proliferación del tejido glial. Esta combinación se diagnostica en la medicina académica como un tumor cerebral. Comunicar este tipo de diagnósticos es una experiencia que se debe evitar si no se quiere entrar en una andanada de nuevos traumas con la relacionada oleada de nuevos conflictos activos. Ten en cuenta que la mayoría de los síntomas molestos o dolorosos están en etapas de solución. Así que justo cuando estamos enfermos, aumenta la probabilidad de encontrar edema con proliferación glial en nuestra tomografía cerebral. Basta con esperar tres semanas para la solución sin recurrencia para evitar el riesgo de ser diagnosticado con un tumor. También en este caso es mejor no andar buscando demasiadas confirmaciones. Además, debe saberse que los dispositivos para las tomografías computarizadas cerebrales se han perfeccionado cada vez más para detectar campos magnéticos, por lo que, en las tomografías computarizadas actuales, los brotes de Hamer son menos visibles que en las tomografías computarizadas de hace diez años. En las tomografías computarizadas realizadas con los dispositivos más nuevos, los brotes son mucho menos visibles. La medicina académica considera los brotes de Hamer como una perturbación magnética debido a un mal funcionamiento de la máquina. Respondiendo a esta interpretación, los fabricantes de tomógrafos los criban cada vez con mayor eficacia, por lo que es probable que pronto tengamos tomografías computarizadas en las que los brotes ya no serán visibles, mientras que serán claramente visibles, sobre todo con el contraste medio, los edemas, las áreas de proliferación celular y engrosamiento del tejido cicatricial. La organización sistémica de la NM, sin embargo, nos permite identificar los programas especiales y sus puntos de desarrollo incluso sin recurrir a la información del nivel cerebral, ya que podemos tener la información necesaria de los otros dos niveles.

Ante una fase de solución que provoque perturbaciones importantes o peligrosas de las funciones vitales, debemos estar siempre en estrecho contacto con nosotros mismos, movernos en armonía con nuestras sensaciones y emociones, buscar remedios que nos hagan sentir seguros, respetados y bien cuidados. Es importante que estemos siempre plenamente informados sobre todos los remedios que nos pueden ser útiles, sus métodos de acción, sus objetivos, contraindicaciones, qué nos puede pasar si los rechazamos. ¡Nunca te sometas a terapia porque otra persona lo considere necesario! Las terapias que elijamos deben ser calmantes y efectivas para nosotros, no necesariamente para los demás.

Pasos del diagnóstico de los conflictos actuales
Observación de los síntomas y de los eventuales datos clínicos
Rastrear desde los síntomas hasta los programas especiales: ¿Qué tejido se ve afectado por los síntomas? ¿Qué está pasando en ese tejido? ¿Qué programa está en marcha? ¿Estamos en simpaticotonía o en vagotonía? ¿En qué punto del desarrollo nos encontramos?
Rastrear hasta el DHS: ¿Cuándo comenzaron los síntomas? Si el programa está en fase activa, la aparición de la simpaticotonía coincide con el DHS. Si estamos en la fase de la curación, el inicio de los síntomas coincide con la CL, por lo que debemos preguntarnos qué conflicto resolvimos en ese momento, para rastrear el DHS que lo desencadenó.
¿Es un nuevo conflicto, un binario, una recaída o un círculo vicioso? ¿El estado conflictual en el que nos encontramos nos recuerda otras situaciones que ya hemos vivido? ¿Recordamos habernos sentido así antes en el pasado? Si llevamos más de un mes con síntomas de la fase de la curación, sabemos que estamos recayendo o que estamos en un círculo vicioso.
Conflictos por resolver y conflictos por integrar en la propia vida: ¿Qué tipo de procesos reparativos y ataques epileptoides conlleva la resolución del conflicto en desarrollo? ¿Qué cambios trae la resolución del conflicto a nuestra vida? ¿Somos capaces de soportarlos o realmente queremos que sucedan?

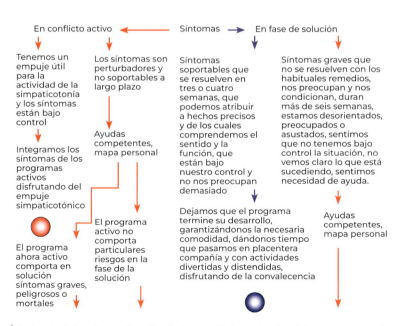

Árboles decisionales en función de los conflictos actuales del mapa personal

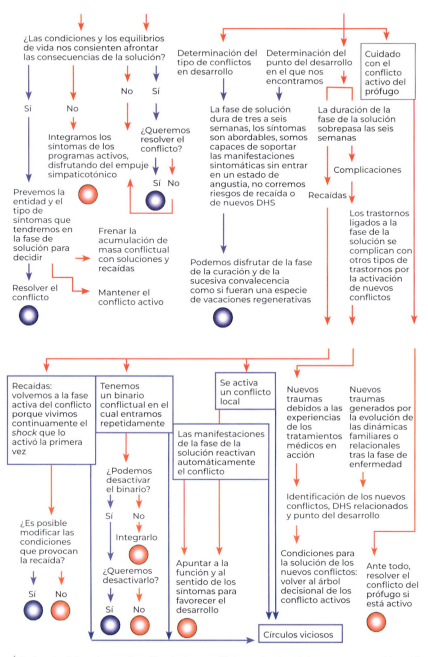

Árboles decisionales en función de los conflictos actuales del mapa personal (cont.)

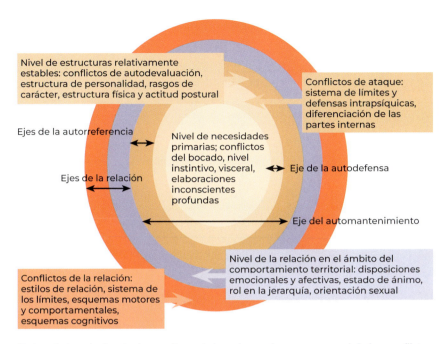

Orden de los niveles de desarrollo embrionario en el mapa personal de los conflictos

Conflictos del bocado: aspectos instintivos

Los conflictos del bocado, que activan los programas especiales de los tejidos endodérmicos, dirigidos por el tronco cerebral, nos informan sobre nuestra organización inconsciente profunda. Los tejidos endodérmicos son los vestigios de la lombriz de agua que alguna vez fuimos. La lombriz que aún somos es el lumen de nuestro interior por el cual fluye el mundo. Mordemos este flujo del mundo externo, o lo inhalamos, lo masticamos, lo saboreamos, lo tragamos o lo escupimos, lo digerimos o lo vomitamos, lo procesamos y lo transformamos, lo alimentamos y lo seguimos haciendo avanzar en nuestro sistema digestivo, entonces eliminamos lo que no necesitamos, devolviéndolo al mundo. Todo esto lo hacemos en función de cómo estamos hechos, de nuestras experiencias previas, de los conflictos que ya hemos tenido en un mismo ámbito y de los que tenemos de manera recurrente, los que constituyen binarismos conflictuales o de los que tenemos recaídas. Si, por ejemplo, hemos sufrido un trauma por conseguir comida, somos cautelosos, tenemos preocupaciones o miedos por la comida. Entonces también seremos cautelosos con las experiencias y las personas. Nuestro instinto de alimentarnos se verá continuamente frustrado. Si, por el contrario, hemos sufrido conflictos en la digestión de los alimentos, si continuamente tenemos algo o a alguien «en el estómago», el instinto que nos costará mantener a raya será el de la ira, el resentimiento hacia el mundo, porque no podemos tomar la sustancia vital del mundo que pasa por nosotros, para desmenuzarla y hacerla nuestra, y la bloqueamos en el tubo digestivo sin poder transformarla, por lo que nos sentimos invadidos por ella, usurpados. Cualquier alimento se vive como si fuera todavía la leche de una madre enfadada, una cosa ajena que no queremos tener dentro ni el tiempo de digerirla, que es indigerible.

El bocado que queda en el intestino ya está a tanta profundidad que no podemos deshacernos de él devolviéndolo, pero tampoco podemos absorberlo ni eliminarlo. Con los conflictos intestinales, la comida o la experiencia es indigerible cuando ya no podemos rechazarla, y nos vemos obligados a acoger una parte del mundo que nos repugna, nos enfada y que es profundamente injusto que nos obliguen a sufrir.

Las personas que tienen problemas de absorción intestinal quieren que el mundo exterior, la experiencia, los atraviese sin dejar huellas en ellos, quieren devolver la experiencia sin procesar, no quieren tener nada que ver con el mundo, tratan de ser impermeables.

Si tenemos problemas con la eliminación de las heces, somos personas que nos sentimos intensamente tratadas de manera injusta por los demás, por la vida, por el destino y somos sensibles a las injusticias, incluso a las que se hacen a los demás. Reaccionamos cerrándonos desdeñosamente y alejándonos de las relaciones, o luchando como guerreros contra la injusticia. Estos dos modos de comportamiento corresponden a las dos reacciones orgánicas del estreñimiento y la disentería.

Los conflictos en el campo visceral siempre nos informan sobre las dificultades de organizar y manejar las emociones y las fuerzas instintivas, de satisfacer las necesidades primarias, por lo tanto, del niño que llevamos dentro. En este nivel, las manifestaciones son siempre viscerales, en gran parte inconscientes, y afectan a las formas más evolucionadas de integrar la experiencia y de relacionarse con los demás.

Cuando estamos en la constelación del tronco cerebral, cuando estamos en conflicto ya sea con respecto a la ingesta de alimentos o en el procesamiento de la experiencia, ya sea en la eliminación de las heces o en la posibilidad de rechazar o deshacernos de una experiencia, entonces estamos consternados: todo se detiene, como en un coche sin gasolina. En esta condición, ya no podemos tomar ni devolver nada al mundo, por lo que el flujo del mundo que pasaba a través de nosotros se detiene y quedamos aislados de todo, profundamente encerrados en nosotros mismos. Es una posición autista: el más alto nivel de autonomía. Los movimientos y cambios a nivel visceral se sienten en forma de sensaciones viscerales y como emociones. Las emociones, como dice el sentido etimológico de la palabra, son literalmente movimientos de las vísceras.[4]

Por lo tanto, las emociones son el lenguaje a través del cual el nivel visceral se comunica con los otros niveles. Como emoción, el movimiento visceral se vuelve inteligible y comunicable.

Éste es también un nivel preciso de comprensión e integración del mundo: los órganos y tejidos que operan en este nivel constituyen un sistema inteligente, que tiene memoria y facultad de autodeterminación y elección. Este sistema, en efecto, decide qué incorporar, digerir, absorber y rechazar del mundo, elige lo que representa alimento para nosotros, lo degrada, lo transforma en sustancias asimilables por nuestro cuerpo y finalmente elimina lo que no puede transformar. Además, tiene su propia memoria, aprende a reconocer las sustancias y las almacena junto con las experiencias de sus efectos.

La lombriz de agua que llevamos dentro teje y penetra en nuestro organismo, se infiltra y nos envuelve. Sus tejidos fluyen profundamente hacia los órganos internos, pasan a través de nosotros con el sistema glandular y la red de conductos, nos envuelven con fibras musculares lisas. Todos estos tejidos endodérmicos, dispuestos en diferentes partes y en diferentes órganos del cuerpo, se comportan como un solo ser vivo y funcionan con la misma lógica. Por eso los movimientos intestinales se expresan en el movimiento de nuestro cuerpo y es así como las emociones se vuelven visibles, inteligibles, en la expresión de nuestro rostro, nuestra postura y nuestros movimientos. Es así como lo que en nosotros es más íntimo, inconsciente, profundo y secreto para nuestra mente racional se convierte al mismo tiempo en lo más evidente para quienes nos ven. Como dijo Confucio: «Nada es más visible que lo que está oculto».

Conflictos de autodevaluación y la estructura del carácter

Los conflictos de autodevaluación, con los correspondientes programas biológicos de los tejidos mesodérmicos dirigidos por la médula cerebral, moldean con el tiempo nuestro esqueleto, nuestras masas musculares, vasos sanguíneos y linfáticos, así como sus funciones. El esculpido progresivo de los

---

[4]. «Emoción» proviene del latín «*emovere*», que significa «mover desde», también en el sentido de mover y sacar. Según el significado etimológico de la palabra, la emoción es un movimiento, un traspaso de energía de una parte del cuerpo a otra, que también tiene la función de sacar, hacer visible y comunicable un movimiento interno.

tejidos estructurales por los programas activados por los conflictos de autodevaluación, en la edad del desarrollo, constituye lo que se define como «proceso de crecimiento», mientras que en la edad adulta y en las edades posteriores se constituye por un conjunto de procesos de continua transformación y adaptación a experiencias y condiciones gradualmente diferentes. En la vejez, el proceso de transformación se considera de manera impropia necesariamente degenerativo. En realidad, las transformaciones en la vejez son funcionales a las nuevas condiciones y necesidades de la vida. Cuando estas transformaciones son perturbadoras o realmente degenerativas es porque las condiciones de vida se vuelven limitantes de las facultades de la persona, de su libertad y de sus funciones corrientes. La persistencia de estados de enfermedad en la vejez es expresión de nuestra resistencia a los procesos de transformación necesarios en esa fase, apoyados en la imaginación compartida, que ve las estructuras del cuerpo como sólidas arquitecturas inertes, que una vez constituidas sólo pueden desmoronarse. La cronicidad de las enfermedades en las personas mayores también se debe a que carecen de sus funciones sociales productivas y parentales. Estas funciones deberían ser sustituidas por funciones más avanzadas propias de las personas mayores, que en nuestra sociedad son difíciles de identificar e implementar. Por eso, los ancianos muchas veces quedan atrapados en sus etapas de evolución, sin encontrar una nueva posición social significativa, un nuevo rol en la familia y una nueva función en el mundo.

Al integrar nuevas experiencias, nuestro cuerpo se transforma, ya que nuestros rasgos de carácter, nuestras maneras de pensar, nuestros comportamientos y nuestra visión del mundo se forman y transforman. Nuestra estructura de personalidad y rasgos de carácter se cristalizan en la forma de nuestro esqueleto y otros tejidos estructurales y son evidentes en la postura.

Todos hemos aprendido intuitivamente a ver que una persona que camina con la cabeza gacha, con los hombros encorvados, los brazos colgando sin fuerzas a los costados, es una persona que se devalúa sin reaccionar, que está cansada, resignada y retraída. Una persona que camina con la cabeza y el pecho hacia delante es una persona que rompe muros, reacciona ante la autodevaluación imponiéndose obstinadamente a la adversidad.

La espalda arqueada a la altura de los dorsales con el esternón hundido nos dice que una persona siente que tiene que defenderse, que no puede abrirse y dejarse existir, porque debe estar en guardia. Ésta es también la postura del boxeador cerrado en guardia o la de la espalda arqueada del gato que amenaza con atacar. Si tienes un amigo que siempre encuentra la forma de que los demás se ocupen de sus asuntos, que está muy centrado en sus propias necesidades materiales y no se da cuenta de que los demás también tienen necesidades, puedes jurar que está como colgado, en la misma postura que un cachorro tomado por el pescuezo de su madre. Se pone de pie usando el empuje de la musculatura lisa, que es muy poderosa en el cuello y en la espalda, en una postura que se asemeja al cierre sobre sí mismo de la antigua lombriz de agua. Podríamos dar infinitos ejemplos. Por ahora sólo falta comprobar que la postura y estructura del esqueleto tienen relación con nuestras actitudes habituales hacia los demás y hacia el mundo, con la estructura de nuestras defensas más conscientes, con nuestra forma de afrontar las experiencias, de defendernos y de actuar.

Cuando tenemos conflictos de autodevaluación, nos encontramos con que somos débiles o inadecuados en ciertas situaciones o incapaces de realizar ciertos movimientos o que somos inadecuados en general. El desarrollo de la curación, que realizamos para cada conflicto que resolvemos, fortalece nuestra estructura donde estaba débil. Así se forma y crece nuestra estructura cada vez que nos enfrentamos a algo nuevo que nos hace descubrir que no somos lo suficientemente fuertes o capaces, entonces somos estimulados o empujados a apelar a nuestros recursos para aprender aquello de lo que nos vemos incapaces. Este trabajo de aprendizaje nos permite resolver el conflicto y fortalecer nuestra estructura donde el conflicto de autodevaluación la había roto o atrofiado. Cada *shock* de devaluación excava nuestros huesos, atrofia nuestros músculos, le quita energía a la estructura, y cada solución remodela los huesos, regenera los músculos y proporciona nueva energía para el sistema. Así que moldeamos nuestra forma y la transformamos de acuerdo con nuestra experiencia.

Disponemos a nivel físico de la información y los recursos de este nivel, y los integramos en la imagen que tenemos de nosotros, en nuestra percepción de cómo nos ven y nos consideran los demás, en el sistema de expectativas que tenemos sobre nuestro desempeño y nuestra evaluación de nosotros mismos, en los sistemas de autorreferencia, en la percepción del estado de tensión o relajación de nuestro cuerpo, en el dominio o dificultad del movimiento, en la sensación de fuerza o debilidad.

La estructura de las piernas nos informa sobre cómo nos movemos en el mundo, la de los brazos y las manos nos dice cómo sujetamos, abrazamos o rechazamos a los demás, la columna vertebral es una síntesis de rasgos de personalidad.

Si estamos en la constelación de la médula cerebral, somos megalómanos, dispuestos a todo para darnos un nuevo valor. En esta condición no sentimos ningún malestar, somos omnipotentes e invulnerables, imparables frente al cansancio, el frío, el hambre, el dolor. ¡Nada puede asustarnos! Ésta es la mejor condición para el entrenamiento intensivo, el entrenamiento militar, los caminos de tratamiento difíciles o imposibles, el estudio intensivo, el sobreesfuerzo en el trabajo, la condición adecuada para las hazañas capaces de llevarnos de la pobreza a la riqueza.

La historia de cómo nos hicimos a nosotros mismos y cómo resolvimos nuestros conflictos de autodevaluación se cristaliza en la estructura de nuestro cuerpo así como la historia de los cinceles utilizados por el escultor en el bloque de mármol queda grabada en la estatua que esculpió. En esta estatua no sólo está la forma del cuerpo, sino también la estructura y organización de los rasgos característicos de la persona que la estatua representa. Los rasgos característicos del Moisés de Miguel Ángel se captan de un vistazo, con sólo mirarlo, y se distinguen bien de los de la Virgen de la Piedad. Los rasgos característicos de una persona son igualmente evidentes en la forma de su cuerpo, su postura y su manera de moverse.

Estas características también son el resultado de los golpes del DHS y de las reparaciones posteriores, exactamente como la forma de Moisés es el resultado de los cinceles del escultor sobre el mármol y el posterior pulido de la estatua.

Conflictos de ataque y la profunda estructura arcaica de las defensas

Un aspecto más instintivo del carácter lo dan los conflictos de ataque, con los programas relacionados de los tejidos del mesodermo arcaico dirigidos por el cerebelo. Estos tejidos son los límites arcaicos que protegen el cuerpo y que delimitan y protegen los órganos internos. La experiencia conflictual en este ámbito representa el tipo y grado de sensibilidad instintiva al ataque físico, la sensibilidad a las ofensas, a las calumnias contra nosotros o contra los seres queridos y los comportamientos instintivos defensivos. Nuestros conflictos en esta área nos dicen cuán susceptibles somos, quisquillosos, sensibles a lo que los demás piensan o dicen de nosotros, cuánto necesitamos ser considerados y vernos hermosos, íntegros, saludables, cuán irritables somos por los contactos no deseados, cuánto necesitamos defendernos de la promiscuidad, de los contactos desagradables, de las agresiones físicas o verbales, del miedo que tengamos al desencuentro físico o, al contrario, de lo valientes que seamos. Los conflictos en el nido nos dejan particularmente atentos o aprensivos en la defensa de nuestros familiares.

En conjunto, los conflictos de ataque activados y resueltos representan la estructura arcaica profunda de las defensas, principalmente inconscientes e instintivas. Percibimos esta estructura como la sensación de nuestros límites internos y externos y la reconocemos en nuestras conductas defensivas instintivas.

El nivel de los conflictos corticales y el ámbito de la relación

Los conflictos en el contexto de la relación definen el estilo de relación, la manera de relacionarse con los demás, el sistema de expectativas hacia los demás, cómo esperamos ser tratados en las relaciones con las personas en diferentes ámbitos: en las relaciones laborales, en las relaciones de amistad, en las relaciones con personas del sexo opuesto, con los miembros de la familia, etc.

Encontramos el recuerdo de los conflictos de la corteza motora en nuestra tensión muscular habitual, que será diferente según la parte del cuerpo considerada, en nuestra tensión o relajación habitual al acercarnos a las personas y movernos en las situaciones. Los conflictos motores, en fase evolutiva, son muy frecuentes, son herramientas normales de las estrategias educativas y de contención, de los métodos de entrenamiento. Imagina a un niño de un año y medio corriendo del jardín a la puerta abierta que da a una calle muy transitada. La madre corre y lo bloquea cerca del portón, realizando un gran esfuerzo, lo levanta del suelo y lo lleva de vuelta a casa. El niño empieza a llorar: ha tenido un conflicto motor, lo que le hará recordar que no debe cruzar calles muy transitadas. En la escuela, estás hablando con tu compañero de clase mientras la maestra enseña. Ella te pilla: «Giacomino, ahora dime qué estaba diciendo!». Te mira con severidad y te sonrojas. Ambos sabéis que no sabes «qué estaba diciendo». A partir de ese momento, te será un poco más difícil hablar con el compañero de pupitre, requerirá de ti más esfuerzo y más atención, porque has visto que es algo que no se debe hacer.

En la fase evolutiva, tenemos miles de millones de pequeños conflictos motores con función educativa. Estos golpes nos «moldean», es decir, nos dan la forma adecuada para interactuar con nuestros contemporáneos dentro de la organización social que comparten, haciéndonos selectivamente rígidos. Esta estructura de rigidez muscular es como una coraza que nos protege de los golpes (evita otros golpes) y protege a los demás de nuestros excesos. W. Reich llamó a esta estructura la «armadura del carácter».[5] A menudo encontramos programas motores como concomitantes de otros conflictos, ya que es muy frecuente que en las experiencias de *shock* haya movimientos detenidos o inducidos por coerción.

---

5. Wilhelm Reich (Dobrzcynica, 24 de marzo de 1897 - Lewisburg, 3 de noviembre de 1957), médico y psiquiatra austriaco. La teoría de la armadura del carácter se formula en el texto *Análisis del carácter* de 1933.

Los conflictos de separación, regulados por la corteza sensorial, en cambio, constituyen una especie de alergia al contacto, o una tendencia a permanecer «pegados» a determinadas personas o a la gente en general. Incluso los pequeños conflictos sensoriales son experiencias frecuentes en la edad de desarrollo y efectos frecuentes de las medidas educativas. Basta pensar en el azote o en la bofetada que se le da al niño para detener su comportamiento indebido. Golpear al niño significa hacerle estructurar un límite físico. Si el niño es menor de seis años, el azote de los padres es una señal de que si insistes en hacer lo que estás haciendo, te separarán del cuidador que garantiza tu seguridad. Los golpes, en cambio, los golpes violentos, dados con malicia o de manera descontrolada, constituyen un grave conflicto de separación que hacen que el niño se sienta rechazado con desdén y violencia.

Las personas que han vivido conflictos dolorosos de separación regulados por la corteza postsensorial son aquellas personas que siempre tienen miedo de ser lastimadas, se mueven con cautela, incluso en las relaciones con los demás, son «rústicas», está claro que necesitarían contactar, pero nunca sabes por dónde llevarlos, siempre parece que los hieres: si te acercas a ellos, los lastimas; si te alejas, se sienten abandonados.

El recuerdo de los conflictos gustativos y olfativos dirigidos por la corteza basal constituye una desconfianza inmediata de todo lo que sucede fuera de nuestro control. La persona que ha tenido la experiencia de conflictos gustativos siempre teme que en su comida se esconda algo que no querría comer, por lo que prueba todo con sospechosa prudencia, muchas veces ha afinado tanto el gusto que reconoce los componentes de un plato, incluso si está presente en dosis mínimas. La sospecha no se limita a la comida, sino que se extiende a las relaciones con los demás y a todos los ámbitos de la experiencia, por lo que la persona siempre teme que quieras engañarla, siempre tendrá que examinar las situaciones en detalle. La experiencia de conflictos olfativos también genera sospechas, pero, en este caso, sospechamos que los demás traman algo sin nuestro conocimiento: no nos dicen las cosas, el asunto apesta. Incluso cuando los conflictos se resuelven, la persona que los ha experimentado se mueve en un mundo que «apesta», en sistemas de relaciones donde los demás deben ser vigilados.

La experiencia de los conflictos auditivos, también dirigidos por la corteza basal, en cambio, nos deja como si estuviéramos escuchando, nos lleva instintivamente a mantener bajo control el entorno sonoro, a forzar el oído.

La experiencia de los conflictos nos deja una sensibilidad particular, específica para cada tipo de conflicto, que permanece en nosotros, con independencia de que hayamos resuelto definitivamente estos conflictos, que los tengamos pendientes o que hayamos estructurado los binarios.

Determinación del tipo de equilibrio hormonal: estado de ánimo, disposiciones emocionales y relacionales, orientación y experiencia sexual, lugar en el grupo y en la jerarquía social, comportamiento social

Un aspecto particularmente importante del mapa personal es la determinación del tipo de equilibrio hormonal.

El equilibrio hormonal resulta de comparar la cantidad de hormonas masculinas con las hormonas femeninas. Sabemos que la producción de estas hormonas, responsables de las características secundarias masculinas y femeninas, la conducta sexual y de género características, la experiencia emocional y el estado de ánimo, depende de las dos áreas corticales periinsulares derecha, masculina, e izquierda, femenina.

Si no tuviéramos conflictos en estas áreas, tendríamos la estructura cerebral de un lobo o de una loba dominante, con una buena producción de las hormonas del propio sexo y una producción ligeramente inferior de las hormonas del sexo opuesto.

De hecho, sabemos que nuestra organización social prácticamente ya no permite el crecimiento de lobos dominantes. Inferimos que, con razonable certeza, todas las personas han tenido conflictos en estas áreas en la etapa de desarrollo adolescente o incluso en la niñez. De estos datos deducimos que prácticamente ya no encontramos personas con un equilibrio hormonal estable, sino sólo personas con un equilibrio inestable, determinado por dos huellas contrapuestas, una en el ámbito del comportamiento territorial femenino y otra en el ámbito del comportamiento territorial masculino.

Para identificar conflictos en estas áreas, necesitamos identificar la edad de la primera menstruación para las niñas y la edad de inicio de las características sexuales secundarias para los niños.

Según Hamer, la edad biológicamente adecuada para la maduración sexual es a los once años para las niñas y a los trece para los niños.

Si la primera menstruación llega antes de los once años, sabemos que ha habido un aumento temprano en la producción de hormonas femeninas. Este aumento de producción hay que atribuirlo a un crecimiento de los ovarios por formación de quistes, como consecuencia de la resolución de un conflicto de pérdida con autodevaluación, por lo que buscaremos el DHS de este conflicto, a ver si han estado o están presentes las recaídas.

Si la menstruación aparece después de los once años, sabemos que la niña ha tenido una disminución en la producción de hormonas femeninas que, en el momento en que debería haber llegado la primera menstruación, era insuficiente para permitir la maduración necesaria. Buscaremos entonces el DHS que desencadenó el conflicto de frustración sexual antes de los once años si la niña es diestra. Este DHS es el primer binario que determina el equilibrio hormonal: el binario de la frustración sexual. Conociendo el evento y la experiencia del relativo DHS necesitamos saber qué eventos, experiencias o condiciones reactivan este binario y disminuyen la producción de hormonas femeninas, provocando manía, hiperactividad, dificultades en la relación sexual. Si la menstruación llegó tarde, sabemos que la persona tuvo el segundo conflicto en las áreas del territorio en correspondencia con la llegada de la menstruación. El segundo conflicto está en el ámbito masculino, un verdadero conflicto de territorio. Conocer el evento y la experiencia que lo desencadenó es importante porque nos permite identificar la segunda vía conflictiva. Así podemos saber cuáles son los eventos, condiciones y vivencias que activan esta segunda vía, que bajan la producción de hormonas masculinas y provocan como consecuencia un estado depresivo, la mejora de las relaciones sexuales y dificultades en el trabajo y en la vida activa.

Si la niña es zurda, sabemos que con su primer conflicto de frustración sexual en el hemisferio derecho se volvió un poco depresiva y más femenina, ya que disminuyó la producción de hormonas masculinas. Con el segundo conflicto, también de frustración sexual en el hemisferio izquierdo, entró en la constelación. Entonces sabemos que ya debe haber estado en la constelación en el momento del inicio de la menstruación, que la segunda vía de frustración sexual fue más fuerte que la otra. En el momento de la primera menstruación, tuvo un nuevo conflicto que redujo las hormonas masculinas o que resolvió o aligeró el segundo conflicto de frustración sexual al aumentar las hormonas femeninas.

Otra manera de determinar cuándo se formó la constelación hormonal es observar los rasgos faciales, la expresión y el comportamiento de la persona. Como esta constelación detiene el tiempo, la edad que teníamos en ese momento queda grabada en nuestra expresión, tanto así que Hamer define como «*baby face*» a las personas que entraron en la constelación siendo niños.

Sin embargo, en el momento del segundo conflicto, estamos en constelación. A partir de este momento, nuestra vida afectiva y sexual, nuestro estado de ánimo y nuestros ritmos de actividad dependen del equilibrio de los dos binarios en conflicto, que nos crean inestabilidad, pero al mismo tiempo nos garantizan una vida afectiva y sexual.

Un beneficio del equilibrio hormonal es la sensibilidad a los eventos y condiciones de la vida. Esta sensibilidad del equilibrio hormonal nos permite gobernar nuestras fases de inestabilidad, utilizarlas de manera funcional, así como garantizarnos períodos, fases de estabilidad, influyendo adecuadamente en la oscilación del equilibrio con nuestros comportamientos y con nuestra organización de vida. Sabiendo en qué condiciones y con qué experiencias suben y bajan nuestras hormonas masculinas y femeninas, podemos utilizar el mundo como organizador, como factor de equilibrio. ¿Cómo? Precisamente haciendo las cosas que queremos hacer y haríamos para ser como queremos ser. El secreto del equilibrio emocional es vivir los sueños y caminar por ellos como si fueran realidad. Éste es también un principio terapéutico importante.

Orden de los niveles cuánticos en el mapa personal de los conflictos

La experiencia se organiza en capas sucesivas por sedimentación de nuestra evolución personal. Como sucede en la tierra, donde las capas se superponen con el transcurrir de las eras y conservan las huellas, la memoria de los hechos ocurridos en esas eras, así nuestra organización somatopsíquica se estructura en sucesivas fases, conservando en cada capa la memoria de los hechos ocurridos en la fase en que se formó el estrato, con los métodos conductuales aprendidos en ese momento, con los correspondientes sistemas de movimientos, experiencias, memorias y sistemas imaginarios.

Las leyes biológicas identificadas por el doctor Hamer son válidas en cada uno de estos niveles. En cada nivel podemos tener DHS y activar los respectivos programas especiales, regidos por las mismas leyes biológicas, de manera que cada DHS activa una fase conflictual, que tiene un desarrollo bifásico y que induce transformaciones en el organismo.

Todos estos niveles son también niveles de organización de la persona, y al mismo tiempo son niveles de relación con el medio externo: están en el interior de la persona y la persona está involucrada con cada uno de ellos en el mundo externo.

Estos niveles también tienen otra característica, que podríamos llamar «reverberación» o refracción «cuántica», que se puede resumir de la siguiente manera: cuando un DHS activa un programa especial en el nivel de experiencia de una persona, el mismo DHS se reproduce en todos los niveles de la organización somatopsíquica y, en cada nivel, activa el mismo programa biológico especial, pero en un orden dimensional diferente.

Para entender qué es una diferencia dimensional, imaginemos que estamos mirando una figura dibujada en un globo de transparente. Ahora imaginemos que inflamos el globo. De esta manera, los puntos de color que componen la figura se alejan unos de otros, por lo que la figura pierde definición, se vuelve más nebulosa e indistinta. Si seguimos inflando el globo, la figura se volverá cada vez más borrosa a medida que crezca, hasta que ya no podamos distinguirla. En ese momento será como si los puntos de esa figura se mezclaran con los puntos de todo lo demás y la figura quedará dispersa en el fondo indistinguible, tanto que, para volver a encontrarla, tendremos que buscar sus puntos y volver a unirlos. Cuando la figura se vuelve indistinguible, significa que ha salido de nuestro orden dimensional: sigue ahí, pero ya no la vemos, porque la distancia que ahora hay entre los puntos que la componen nos impide procesarlos como un figura. ¡Probablemente sea por la misma razón por la que la mayoría de nosotros no vemos espíritus y quién sabe qué más! La ventana de frecuencias que procesamos con nuestros sentidos, nuestra ventana a la realidad es muy, muy pequeña, una fracción infinitesimal de lo que existe. La mayor parte de lo que existe no lo vemos en nuestras elaboraciones perceptivas, sino con la imaginación. Por eso los artistas descubren cosas mucho antes que los científicos. Por eso, si queremos saber la verdad, no tenemos que leer ensayos científicos o artículos periodísticos, sino novelas, poemas, canciones.

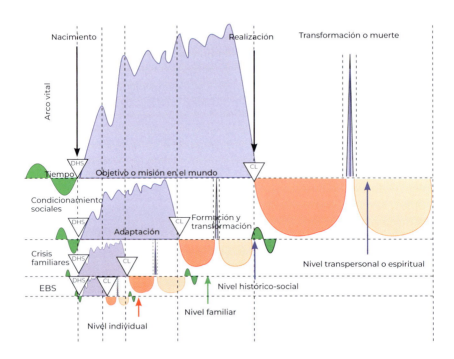

Los órdenes dimensionales no están más allá de nuestra experiencia. Nos movemos continuamente de un orden dimensional a otro a lo largo de nuestra vida. Durante nuestra vida embrionaria, el saco amniótico representa nuestro universo, ¡ni siquiera podríamos sospechar que este mar primordial nuestro está en el vientre de otro individuo como nosotros! Sin embargo, al nacer hacemos la transición al orden dimensional que nos permite ver a la madre que contenía nuestro universo anterior. La muerte es otro cambio dimensional, pero en la vida hay muchos otros: pasamos de un orden a otro cada vez que de repente percibimos o nos damos cuenta de algo que, en el orden anterior, ni siquiera podíamos sospechar que existía.

Los niños pequeños están muy familiarizados con las transiciones dimensionales, porque su imaginación aún no ha sido aprovechada.

Mi hija no tenía más de cinco años cuando cogimos piojos. Esto le despertó mucha curiosidad y, una tarde, mientras estaba sentada en su lugar favorito para pensamientos filosóficos, me dijo: «Mamá, pero si el mundo es la cabeza de un gigante, entonces nosotros somos piojos en su cabeza y ¡quizá quiera matarnos!».[6] A partir de ese día relativicé las teorías de Piaget sobre el pensamiento hipotético-deductivo, que debía manifestarse a los once años, y comencé a escucharla con más atención.

Y entonces, todo nuestro universo podría no ser más que el núcleo de una sola célula de un organismo, donde estarían todos nuestros mundos… ¡material genético, cadenas de información!

¿Disfrutaste del vuelo? ¡Recuerda que lo disfrutaste cuando busques una forma de sanar! Ahora empezamos de nuevo el descenso a tierra. ¡Feliz aterrizaje!

Por tanto, nuestra existencia y nuestra experiencia de nosotros mismos se da en distintos niveles, que podríamos llamar «cuánticos», ya que su forma y función es similar a la de las partículas subatómicas que se mueven alrededor del núcleo de un átomo. Pasamos por estos niveles cuánticos de experiencia en nuestro camino evolutivo y a lo largo de nuestra vida y, al cruzarlos, los integramos como nuestras dimensiones internas, luego los llevamos en nosotros, como nuestros niveles de experiencia y existencia.

Como los orbitales de un electrón, nuestra organización de la vida con nuestro correspondiente nivel de evolución, nuestros modos de comportamiento, nuestra cosmovisión y las áreas de existencia en las que vivimos son contenedores internos que llenamos de experiencias y de información, hasta que estamos tan saturados que ya no podemos procesar dentro de ese nivel. Los síntomas son los signos de los movimientos que nos empujan a entrar en el siguiente nivel energético superior, dentro del cual damos sentido a las nuevas experiencias, a las gotas que han desbordado el vaso.

---

6. La filósofa en cuestión es la hija de Katia. Si esperas que terminen los ejemplos con familiares, tendrás que esperar mucho, ¡porque tiene una gran familia!

Y aquí está la segunda característica de los niveles cuánticos: cuando un DHS ocurre en un nivel de experiencia y activa un programa especial allí, buscamos la solución del conflicto en ese nivel hasta que se satura con información en bruto. Cuando un nivel está saturado, continuamos investigando en el siguiente nivel. En el pasaje descubrimos que incluso en ese nivel, como en todos los demás, el programa especial ya ha funcionado mientras tanto, produciendo efectos.

De hecho, el programa activado corre sincrónicamente no sólo en los niveles identificados por Hamer (psíquico, cerebral y orgánico), sino en todos los niveles de experiencia de la organización psicobiológica que somos.

Primer nivel: la conciencia cósmica

Venimos al mundo con una tarea o misión que cumplir y una caja de herramientas adecuada a nuestra tarea, que son nuestras actitudes, recursos, potencialidades, así como nuestras aversiones, ineptitudes y defectos.

Nuestro amigo astrólogo identifica las características y recursos que representan nuestra dotación inicial en los determinantes de la carta natal.

Éste es el primer nivel de descenso en el mundo y sigue siendo el mayor nivel de experiencia. La conciencia de este nivel es la del ego transpersonal o espiritual. Genera y contiene las conciencias de los otros niveles.

El nivel espiritual se interioriza, pasa a formar parte de la organización somato-psíquica del individuo: su parte más extensa y a la vez más interior y profunda, que permanece en resonancia con todo el universo y sus niveles dimensionales.

Si nos ubicamos en este nivel, podemos considerar la vida como un evento en nuestro viaje cósmico, como una burbuja de tiempo en el río de la eternidad, como un programa especial que tiene la función de transformar la energía en materia estructurada, en organismo, para cumplir un trabajo, para completar una tarea que aumenta el nivel de conocimiento de la organización en general. En esta perspectiva, el proceso vital es la fase activa del programa, en el desarrollo de la cual el organismo crece incorporando el saber de su especie y se complejiza cada vez más, transformando la experiencia en cuerpo, hasta llegar a la solución de la tarea que había venido a realizar en el mundo, el cumplimiento de su misión, que es también la solución de su conflicto. A esto le seguirá la fase expansiva vagotónica, en la que se recoge toda la información acumulada, la fase de recolección y disfrute de los frutos. Luego vendrá el ataque epileptoide: la transformación aún posible o la muerte.

Las personas que no aceptan una representación de este nivel en términos espirituales pueden imaginar este nivel como conciencia cósmica, conciencia de nuestra vida como un proceso que viene de la naturaleza y en la naturaleza vuelve a resolverse. Es una forma culturalmente diferente de expresar el mismo concepto.

Este nivel responde a la pregunta del «porqué» de nuestra vida.

Segundo nivel: la mente social

En función de nuestra tarea, nos desarrollamos como cuerpo en un momento preciso (tiempo), en el contexto de un horizonte histórico dado en un lugar preciso (espacio). Éste es el segundo nivel de nuestro desarrollo corporal, que responde a la pregunta de «¿dónde?» pasa nuestra vida. En este nivel, ubicamos los límites que surgen de la inclusión en el contexto histórico y geográfico particular. Estos límites definen el nivel más general de nuestra pertenencia: nuestra cultura, idioma, religión, las condiciones sociales, históricas y económicas dentro de las cuales creceremos. Estas variables determinan las influencias, sugestiones, enseñanzas y condicionamientos que recibimos en el desarrollo de nuestro crecimiento, los hechos sociales, los acontecimientos históricos y las experiencias a las que tendremos que enfrentarnos y de las cuales debemos aprender, los problemas que deberemos aprender a resolver, los recursos que tendremos disponibles. La sedimentación de experiencias en el segundo nivel contribuye al desarrollo de esa parte de nosotros que podríamos llamar «mente» o «conciencia social».

Ésta está constituida por las adaptaciones a los condicionamientos e influencias de un orden social y cultural. Si desde el punto de vista de la conciencia las influencias sociales comienzan a hacerse sentir cuando comenzamos a experimentar la vida social, integramos estímulos e información de orden social desde que éramos sólo un óvulo. Si te parece exagerada esta afirmación, trata de pensar en la influencia que sobre el desarrollo embrionario tienen las condiciones y hechos sociales, económicos e históricos, que determinan condiciones de abundancia o escasez de recursos, estados de emergencia y peligro como los que representan las guerras o las crisis sociales, las condiciones de restricción de libertades, etc. Basta pensar en la influencia sobre el desarrollo embrionario de la contaminación ambiental, de los hábitos alimentarios e higiénicos, de la vida agitada, de la medicalización de los procesos naturales de la vida. Piensa, por ejemplo, en que hace sólo unos veinte años no se vigilaba ni investigaba el proceso del embarazo y los fetos podían desarrollarse tranquilos a la sombra secreta del útero materno, sin ser atacados continuamente por los ecógrafos, por las agujas de los analistas, que practican amniocentesis y otras intrusiones inconcebibles de un mundo exterior invasivo, que trata de espiar un proceso que, si necesitara ser visible, ¡se llevaría a cabo en un contenedor transparente!

En ninguna otra época el nivel social ha sido tan invasivo en los procesos de desarrollo individual como en la nuestra. En tiempos pasados, el poder, incluso el de la peor dictadura, esperaba a que los individuos tuvieran la edad suficiente para comprender antes de adoctrinarlos. En nuestra época, el dictador nos espía y nos condiciona «*ab ovo*», se instala en nuestra experiencia del mundo desde el principio, hasta convertirse en una parte interior de nosotros, una fuente interna de necesidades, prescripciones ajenas a nosotros, que habitan en lo más profundo de nosotros, ejerciendo continuamente una poderosa sugestión y un intenso condicionamiento. La presencia condicionante del nivel social en los primeros procesos de desarrollo aumenta el componente inconsciente de la mente social, haciendo a las personas más dependientes y esclavizadas por impulsos dictados por las convenciones y prácticas sociales.

Pero limitémonos a reconocer que el embrión se desarrolla integrando información y movimientos desde el plano histórico-social.

Tercer nivel: las relaciones familiares interiorizadas

Pasamos a formar parte de una familia específica, la nuestra, en un momento particular de la historia familiar, en el vientre de nuestra madre. De nuestra familia y del lugar que ocupamos en ella recibimos alimento y cariño, fuerza, posibilidades concretas de crecimiento y nuestros límites. Éste es el tercer nivel.

Somos parte de nuestra familia mucho antes de nuestra concepción. Ya existimos en el imaginario de nuestros padres en el tiempo que transcurre entre su maduración sexual y nuestra concepción: ellos nos imaginan, y moldean con su imaginación, con sus deseos y sueños, el espacio que nos acogerá al nacer. También está en función de ese espacio la manera en la que nos desarrollaremos. En el momento de la concepción, la función autotrascendente de nuestros padres, su necesidad creativa de engendrar crea las condiciones para la activación de nuestra función autoorganizadora. Es precisamente en el momento de estructurar el tercer nivel cuando comenzamos a ejercer una función fundamental de nuestro ser: la función de autoorganización, que nos permite transformar la energía en masa o, más precisamente, la energía organizada en un organismo vivo.

Crecemos dentro del sistema de relaciones de nuestra familia. Éste responde a nuestras necesidades y las satisface, decodifica nuestras comunicaciones y las hace inteligibles para el mundo, decodifica las señales del mundo para nosotros y las hace comprensibles para nosotros, nos enseña a percibir el mundo, a comunicarnos, a movernos de acuerdo con nuestros semejantes.

Al nacer, somos un solo cuerpo con nuestra madre y con todo el cosmos, no sabemos diferenciar lo que sucede dentro de los confines de nuestro cuerpo de lo que sucede en los más remotos sistemas estelares. Crecer significa estructurarnos como un sistema de fronteras internas y externas. Así es como llegamos a distinguirnos del resto del mundo, a percibirnos como un individuo, a percibir a la madre, al padre y a todos los demás como otros individuos.

Percibirnos como individuos diferentes a los demás es la condición de toda relación y vínculo.

La familia es siempre nuestro contexto, nuestra base emocional. A diferencia de todas las demás relaciones, los lazos familiares son biológicos, son lazos de sangre. En conjunto, constituyen un organismo vivo.

Durante nuestro crecimiento, la familia es también el contenedor de nuestras expresiones, manifestaciones, adaptaciones y malestares, el organismo vivo que reemplaza al cuerpo de la madre al contenernos. Provee la satisfacción de nuestras necesidades, la resolución de nuestras tensiones, la elaboración y sentido de nuestras experiencias, la construcción de nuestras fronteras. La familia nos ayuda a crecer e independizarnos. Las relaciones familiares, dentro de las cuales crecimos, se convierten en modelos de referencia para nosotros, imágenes interiorizadas, que son parte de nosotros, que nos constituyen.

Después del vientre de nuestra madre, la familia constituye el segundo mundo donde nos desarrollamos y, como antes el vientre de la madre, la familia tiene la función de acogernos y protegernos, nutrirnos, resolver nuestras tensiones, satisfacer nuestras necesidades, ayudarnos a integrar los modos de satisfacción, hasta el punto de ser capaz de satisfacerlos de manera autónoma.

En nuestra organización somatopsíquica, la familia se integra como lugar y modalidad de acogida y alimentación, incluida la alimentación afectiva, como «hogar», «refugio», lenguaje de los sentimientos.

Los acontecimientos de la vida familiar, las relaciones, la comunicación dentro de la familia son información fundamental desde el comienzo de la vida embrionaria. Yo misma[7] nací sin la cabeza del fémur por un conflicto con el padre durante la vida fetal, por las rencillas entre mi padre y mi madre,

---

7. Yo soy Katia.

que eran muy frecuentes en esa época. Por otra parte, no es difícil imaginar cómo las crisis familiares, los sobresaltos, los conflictos y las peripecias de la vida familiar pueden influir en el desarrollo del embrión. Cuando somos bebés, todas nuestras necesidades son satisfechas y nuestras tensiones son resueltas por miembros de la familia. Simplemente emitimos una gama de sonidos y *gestalts* motrices para llamar su atención. Nuestra energía fluye a través del sistema familiar como el agua a través de un sistema de canales. Somos sólo agua. El sistema familiar acoge nuestra energía, la canaliza, nos la devuelve transformada por el trabajo de sus miembros en respuesta a nuestras necesidades. Crecer significa madurar la capacidad e interiorizar las formas de satisfacer nuestras necesidades hasta el punto de ser autónomos.

Cuarto nivel: el ego individual

Cuando llego al mundo, como un óvulo recién fecundado, la riqueza de experiencia que tengo incluye, junto con la información sobre mi tarea en el mundo y las herramientas necesarias para realizarla, toda la experiencia de la evolución del mundo, toda contenida en la microscópica gota de agua informada que soy. Es el mar infinito de la creación que respira en mí y que inspira mis movimientos evolutivos, cuando soy sólo un óvulo, una pequeña célula infinitamente sabia, para la cual el saber, el ser y el devenir coinciden. Comienzo a moverme sin descanso pero, mientras que antes mis movimientos eran un sistema de vórtices en el mar puro de energía, ahora cada movimiento de mi danza mágica crea una estructura, un filamento, cada línea de mi movimiento crea una nueva parte de mí… Y así crezco, diferenciándome cada vez más dentro de mí misma, construyo un entorno, un mundo, dentro del cual me defino, crezco en tamaño y complejidad, mientras repaso toda la historia natural, leo en mí misma y recuerdo las experiencias de los primeros seres unicelulares, luego las de los primeros seres acuáticos…, soy ameba, pez, rana, reptil, luego mamífero. Todo lo que recuerdo, en esto me convierto y esto soy. Esto es autoorganización: darse la forma adecuada al mundo en el que vamos a nacer, encarnando su historia. Al mismo tiempo que recojo e integro la información de mi entorno, interactúo con el organismo materno y con el «otro mundo» exterior. Mi capacidad para integrar información y tejerla en la forma de mi cuerpo es prácticamente ilimitada.

En el trabajo de «tejer» mi cuerpo, no sólo sigo información genética, sino que también me inspiro en otras músicas: el cuerpo de mi madre, con sus procesos, sus sensaciones, emociones y reacciones; los efectos de las interacciones de mi madre con mi padre, con mi familia; los condicionamientos y tensiones que recibe mi familia del entorno social y de los hechos históricos; la información que me llega del mundo, del cosmos, de todo el universo. La música que inspira mi autoorganización es el timbre del universo que resuena en mí. Los armónicos de este timbre los llevo tejidos en mi ser para que la voz de todo el cosmos siempre resuene en mí a lo largo de mi vida y que ello me inspire en los momentos de evolución y transformación. El siguiente diagrama muestra los ritmos de resonancia de cada nivel cuántico a medida que se integran en la persona. En cada nivel, la experiencia se estructura con una frecuencia particular, que corresponde a su nivel de profundidad. Es como si las experiencias resonaran en nosotros, en cada nivel cuántico, con una voz diferente, desde la baja, lenta y poderosa del nivel espiritual hasta la alta, rápida y urgente del nivel individual. Juntas, estas voces son los armónicos que forman nuestro timbre, nuestra voz interior, que decodifica nuestras experiencias, que nos lee el libro de la vida.

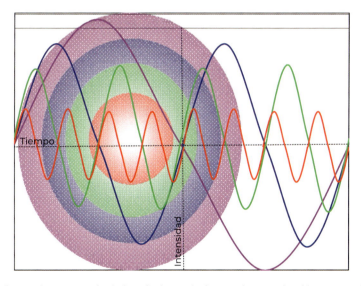

Ritmos de resonancia de los niveles cuánticos en la organización personal

Durante el desarrollo embrionario y fetal, volvemos a activar y resolver todos los *shocks* y conflictos que han marcado los pasos evolutivos de la especie, dejando que su memoria moldee nuestra forma.

En el quinto día de desarrollo embrionario, vuelvo a ser la lombriz de agua y vivo todas sus adaptaciones, que me moldean para convertirme en pez, luego en anfibio, luego en animal terrestre, en sus diversas formas, hasta llegar a la forma del ser humano actual, bastante similar a los seres que están esperando que yo esté listo para nacer.

En el transcurso del desarrollo intrauterino, ya puedo sufrir el primer DHS en mi historia personal: en los primeros tres meses, vivo reflexivamente del DHS de mi madre, mientras que en los siguientes seis meses, podré vivir mi DHS independientemente.

El nivel de estructuración correspondiente al organismo de la lombriz de agua nos permite integrar todas las funciones de automantenimiento que nos mantienen vivos: obtener alimento, reconocerlo distinguiéndolo de sustancias nocivas o inadecuadas, masticarlo, tragarlo, digerirlo, absorberlo, deshacerse de los desechos, respirar y utilizar el oxígeno mediante la expulsión de dióxido de carbono, regular las reservas de agua del cuerpo según sea necesario, asegurar la continuidad de la especie. ¡Chicos, menudo máster!

Los tejidos de la antigua lombriz de agua que fuimos nos penetran por todas partes, son la trama sobre cuya base la evolución ha bordado el resto de nuestro cuerpo.

En este nivel se mueven las necesidades instintivas más profundas y en gran parte inconscientes. Luego nos cubrimos con todas las demás prendas, integrando cada vez sus funciones. Todos los movimientos que hacemos, desde que somos un óvulo hasta que nacemos, son precisamente los programas biológicos especiales.

Pero ¿qué es la enfermedad?

La quinta ley biológica nos dice que lo que llamamos «enfermedad» y que la ciencia médica conceptualiza como algo dado, como un «objeto» de estudio hipostasiado y congelado en el tiempo, así como abstraído del contexto concreto, representado por la persona y su vida, no es más que parte de un programa biológico especial activado por una experiencia traumática y sustentado por una experiencia conflictual.

En la NM seguimos la lógica de la correspondencia puntual: cada síntoma corresponde a un punto en el desarrollo de un programa biológico especial preciso, como cada tecla de un piano activa un martillo que golpea una sola cuerda precisa y produce ese sonido definido y sólo ese. Entonces, diferentes síntomas que ocurren juntos son el resultado de diferentes programas especiales que se ejecutan al mismo tiempo, como sucede cuando tocamos acordes en el teclado de un piano o cuando tocamos una melodía, haciendo vibrar diferentes cuerdas juntas.

Los síntomas son la melodía de nuestro cuerpo, en la que podemos distinguir los diferentes sonidos, que representan los puntos del desarrollo en los que nos encontramos en los diferentes programas especiales.

Cada síntoma, como un punto en el desarrollo de un programa especial muy específico, está también conectado con una experiencia precisa, con los hechos relativos y experiencias de vida de la persona y con el estado del brote cerebral correspondiente.

Hemos visto que un programa biológico especial tiende por sí mismo a su propia solución y al restablecimiento del estado de salud, por lo que no podemos considerar los programas especiales como verdaderas patologías, ya que son naturalmente funcionales para reparar los tejidos y restaurar sus funciones. En condiciones de enfermedad, sólo hay que dejar que el programa especial siga su desarrollo y llegue a la solución natural, apoyando al enfermo con las intervenciones adecuadas para paliar las manifestaciones más molestas o arriesgadas del proceso de solución. Pero hay casos en que los síntomas o trastornos no se resuelven en el tiempo previsto por el programa, por recaídas, por nuevos conflictos o por la sugestión producida por un diagnóstico médico que prevé un desarrollo crónico, un empeoramiento o un desenlace fatal.

En todos los casos en los que se detiene el desarrollo natural de un programa, la enfermedad vuelve a conceptualizarse como contenedor de todos los síntomas y se convierte en una imagen fija, que se expande hasta llenar todo el campo visual de nuestra imagen del mundo, y que está llena de todos nuestros miedos, tensiones, ira y expectativas ominosas.

En este sentido, podríamos decir que la enfermedad, además de ser la expresión de programas biológicos especiales en desarrollo, se convierte también en la experiencia y representación mental de un proceso vital que se encuentra bloqueado en una dinámica repetitiva y una visión de la realidad que se detiene en una imagen fija.

Mientras que los programas biológicos especiales tenderían naturalmente a completar su desarrollo, detener o repetir el desarrollo impide la curación natural y reproduce la parte del programa que experimentamos como enfermedad.

La imagen del proceso de enfermedad-curación

Una enfermedad es un movimiento o un proceso bloqueado, que no logra «desdoblarse», un nudo que no logra desatar y desdoblar la información que contiene y que es fundamental para que la persona dé los siguientes pasos evolutivos.

Podemos imaginar la experiencia de estar enfermo como un nudo, donde la información necesaria para completar el proceso de curación de la enfermedad está contenida en un núcleo negro y duro. El movimiento allí es ilegible, ya que en el negro todos los colores están contenidos en absorción, por lo que no son visibles. Sin embargo, si observamos el núcleo negro con una lupa y ampliamos la imagen hasta que se vuelva borrosa, podríamos ver los colores del iris emerger de los bordes del disco negro, como si fuera un prisma.

Curar significa liberar la información contenida en la experiencia de la enfermedad, desplegando su movimiento, ampliando la vista, el campo de experiencia, dentro del cual se percibe. Es como sumergir el nudo negro del que hablábamos antes en un líquido, donde su sustancia puede disolverse, volverse más enrarecida, como sucede con un terrón de azúcar que se disuelve en agua. Esta disolución permite que lo vivido durante la enfermedad se convierta en experiencia, que el bloqueo vuelva a ser un proceso.

Ésta es una experiencia que todos hemos tenido, aunque sólo alguna vez hayamos sufrido una contractura muscular, una pequeña herida o un hematoma. El dolor, al principio agudo y concentrado en un punto, luego se expande, se extiende por todo el cuerpo y se convierte cada vez más en una sensación de calor antes de resolverse.

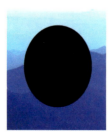

Estado de bloqueo: enfermedad

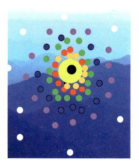

Disolución del bloqueo: curación

El movimiento contenido en el núcleo, representación mental y experimentada de la enfermedad como bloqueo, tiende naturalmente a expandirla y disolverla pero, para ello, necesita convertirse en una ola de relajación, que supere las barreras entre los diferentes niveles de existencia del organismo y que se comunique en todos los niveles de existencia y relación, haciendo los cambios necesarios en todos los niveles.

Cuando nuestros niveles de existencia y experiencia se mantienen estrictamente separados y segregados unos de otros, experimentamos nuestra enfermedad como una manifestación de debilidad, deterioro o locura en nuestros cuerpos, que no tiene nada que ver con nuestras propias acciones, con nuestras relaciones, con nuestras experiencias, con nuestros deseos y expectativas. En esta condición, la ola de movimiento que intenta difundir la información contenida en nuestra enfermedad lucha por pasar de un nivel de experiencia a otro y permanece encerrada en el núcleo. En este caso, la representación de la enfermedad como bloqueo se reproduce como tal, por así decirlo, se «copia» en los otros niveles de existencia, reproduciendo en cada nivel los efectos del trauma que está en el origen de la enfermedad.

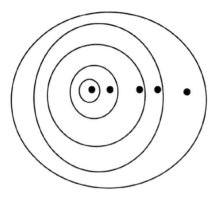

Estado de bloqueo que se reproduce en los niveles de existencia y de esperanza

En lugar de desvanecerse, el trauma se reproduce sin resolverse.

De esta manera, la enfermedad acaba dominando todos nuestros pensamientos, nuestras acciones y nuestras relaciones, se convierte en tema de conversación y discusión con familiares, amigos, conocidos, con todos aquellos que están al tanto de ella. Si es una enfermedad grave, tendrá un efecto en nuestra vida social, en nuestro trabajo. En cada nivel, cambia la imagen de nosotros y la forma en que los demás nos miran, sus expectativas sobre nosotros. Este efecto cambia la forma en que nos sentimos. Nos sentimos diferentes: ¡nos sentimos enfermos!

De ahora en adelante, la gran tentación es recuperar la salud y reclamar nuestra oportunidad de sanar tratando de convencer a los demás de que podemos sanar.

Una vez fui a tomar una muestra de sangre para una visita a un centro para el tratamiento de parálisis de origen neurológico.[8] Tranquilizada por mi

---

8. ¡La paralítica en cuestión es Katia!

progreso, que me había hecho recuperar el 80 % de mi capacidad de movimiento tras una parálisis de las piernas, me había decidido por un examen neurológico, que era necesario para evaluar la utilidad en mi caso de una nueva técnica diagnóstica y terapéutica.

Las enfermeras me trataron con mucha cortesía y mucho cariño. Incluso querían que desayunara antes de marcharme de allí. Dije que tenía prisa porque debía ir a trabajar y se rieron, seriamente convencidas de que había hecho una broma.

De repente me di cuenta de las grandes diferencias existentes entre su imagen de la vida de alguien como yo, y mi imagen de mi vida y de mí misma. Representaban la normalidad y, desde su normalidad, les resultaba inconcebible que una persona como yo pudiera trabajar. ¿Cómo podría explicarles que realmente había ido a trabajar allí, que nunca había dejado de trabajar ni un solo día y que además había hecho muy pocas vacaciones en los últimos años y que la parálisis también me había sido muy útil en mi trabajo, porque me había enseñado más sobre mis pacientes que todos mis años de universidad y posgrado? ¿Cómo explicas a los que curan cómo necesitas sentirte para curarte?

¡La indecible realidad es que para sanar hay que sentirse sano!

Sé que suena extraño, pero todas las estrategias que implementamos para tratar enfermedades nos enferman. Entonces, ¿qué debemos hacer?

Debemos cuidar a la persona que se siente enferma, utilizar sus recursos, cultivar y ampliar sus momentos de bienestar, ayudarla a captar todos los aspectos sanos, regeneradores, fuertes, motivadores de su vida. En otras palabras, debemos ayudarla a centrar su atención en todo lo que puede hacer que sea saludable, divertido, hermoso, gratificante y empoderador en su vida.

El azúcar se disuelve en el agua, la contractura se disuelve en el movimiento de relajación, la enfermedad se disuelve en el placer de vivir, que puedo empezar a tomar ahora, inmediatamente, recuperando mi tiempo, mi vida, aunque esté enferma.

La realidad desde el punto de vista del movimiento

Imaginemos una semilla, una alubia por ejemplo. Imaginemos que esta semilla comienza a brotar. A estas alturas se habrá convertido en una semilla fea: deforme, con la cáscara que empieza a pudrirse, rajarse y el brote que crece antes de esparcirse. Si no conociéramos el proceso que hace brotar la nueva planta de la semilla, tiraríamos la semilla deteriorada o intentaríamos detener el proceso de deterioro. De hecho, esto es lo que hacemos cuando queremos almacenar semillas para comer: las congelamos o las almacenamos de varias maneras. Un agricultor se quedaría con parte de las semillas y dejaría brotar las demás y las plantaría para tener una nueva cosecha, porque el agricultor sabe que el deterioro de la semilla es la condición que permite el nacimiento de la nueva planta. El agricultor tiene esta conciencia porque ve la semilla no como una cosa sino como un proceso, ve la semilla en términos de movimiento.

Utilizar el movimiento como categoría descriptiva e interpretativa de la realidad permite comprender su naturaleza profunda, revelar y liberar la función –y por tanto también el sentido– de los procesos patológicos, porque significa pensar la realidad en términos de funciones, más que verla como un sistema de estructuras.

Las enfermedades son procesos de desestructuración y reestructuración. Pertenecen al mismo orden de realidad que las guerras y las revoluciones, que es también el de la enfermedad y la muerte: el orden de la transformación. Son manifestaciones del proceso evolutivo.

Ver la realidad desde el punto de vista de la estructura, la forma o la apariencia significa no poder comprender los procesos evolutivos, captarlos en su aspecto destructivo, para luego verlos como fenómenos que combatir, como una fuente de sufrimiento y una manifestación sin sentido de fuerzas destructivas ciegas.

La tensión por detener los procesos de transformación inspira casi por completo el desarrollo científico de los últimos tres siglos, que puede leerse como un desarrollo de tecnologías cada vez más eficaces y refinadas encaminadas al objetivo declarado de prevenir las guerras, vencer la enfermedad, el envejecimiento, retrasar la muerte, condicionar los nacimientos, dirimir disputas, etc.

Es el culto a la estructura en que se nos aparece la vida y de su mantenimiento para siempre, exaltación paroxística de la indeformabilidad.

Como todo proceso de transformación, consideramos que las enfermedades son nuestro mayor enemigo y esta concepción nos impide conocer la verdadera naturaleza de estos procesos. El necio mira el dedo. Ve la semilla partida y no imagina la planta que está brotando de ella. Frente a la planta en crecimiento, sigue viendo la semilla.

Al no dejar de ver las cosas en su apariencia estática, nos convertimos en unos necios que no comprendemos tampoco el sentido profundo de intuiciones valiosas para el desarrollo del conocimiento, como la de K. Marx para superar una visión moralista de la historia, la de Cristo respecto al sentido del amor como instrumento de conocimiento y fuerza transformadora, la de Hamer para la superación de una visión moralista de las enfermedades.

Estas ideas todavía se nos escapan. Seguimos pensando que debemos esforzarnos y sacrificarnos para amar, que debemos luchar para afirmar principios de justicia social, que debemos luchar contra los belicistas para eliminar las guerras, que debemos sacrificarnos para sanar.

Pero si ahora imaginamos la planta, el árbol que está brotando de la fea semilla que somos cuando estamos enfermos, si ahora renunciamos a todo lo que pudimos haber hecho como semilla y empezamos a pensar en lo que podemos hacer como árbol, entonces la energía vuelve a fluir y los estados de bienestar se hacen más prolongados y frecuentes, las molestias más contenidas.

Entonces tenemos más tiempo y espacio para notar qué cambia nuestra enfermedad en cada nivel de experiencia y qué nos lleva a cambiar.

Cuando estamos atrapados en un desarrollo bloqueado, es importante desviar la atención de los síntomas, las limitaciones, las terapias, pasar del nivel individual a otros niveles para ver qué hay que hacer en nuestra vida y hacer todo lo que querríamos hacer si estuviéramos sanos. ¡Esto significa ver la semilla desde el punto de vista del árbol!

El conocimiento de los programas y de las leyes biológicas nos permite rastrear los puntos de la visión procedimental, que a su vez nos permite vivir curados mientras estamos enfermos, comportarnos como personas válidas y sanas, a pesar de los síntomas de la enfermedad.

El derecho a estar enfermo: la enfermedad llamada «cura»

Cuando nos sentimos enfermos, tenemos síntomas que nos hacen sufrir, nos asustan o nos invalidan, perdemos nuestra autonomía como adultos y volvemos a la condición de cuando éramos niños: debemos pedir ayuda a los demás y depender de ellos para nuestras necesidades, debemos ser asistidos. Con eso, la satisfacción de nuestras necesidades y deseos está mediada por las acciones de nuestros familiares, nuestra energía vuelve a fluir en los canales del sistema familiar alertando a nuestros seres queridos, quienes se ponen en acción para responder a nuestras solicitudes y para mediar con las respuestas externas. Por lo general, en quienes confiamos primero es en los miembros de la familia, los seres queridos. Pedimos escucha, comprensión, pedimos ayuda para ejecutar los movimientos que nos apetece hacer. Sin embargo, generalmente sucede que, al reconocer nuestro sufrimiento, las personas que nos aman se asustan y se preocupan por nosotros mucho más que nosotros. Navegando por los canales del sistema, nuestra demanda de apoyo se vuelve alarmante, por lo que el estado de bloqueo que representa la enfermedad salta del nivel individual al familiar: nuestra enfermedad, no integrada a nivel individual, ha saturado este nivel y se ha convertido en la enfermedad de toda la familia. Nuestros familiares, alarmados por nuestro estado de salud, toman medidas para buscar remedios, terapias, especialistas adecuados a nuestro caso; comienzan a arrastrarnos por el mundo obsesionados con un solo objetivo: ¡nuestra recuperación! Cuando la familia no logra resolver la crisis, nuestros seres queridos comienzan a hablar con amigos, vecinos y conocidos para obtener inspiración, consejos, información útil para encontrar el tratamiento adecuado para nosotros. Aquí la tensión del bloqueo, saturada también del nivel familiar, nos brinda otro salto cuántico: el nivel social. A este nivel hay miles de millones de posibles soluciones a nuestro problema: nuestros seres queridos volverán a casa con muchas direcciones de especialistas cualificados para ayudarnos, hordas de amigos, vecinos, conocidos, parientes lejanos vendrán a visitarnos y a ofrecernos su consejo. Sucede entonces que, justo cuando más necesitamos una «guarida», tranquilidad, una grata compañía con la que hacer todas las cosas bellas que nos reconcilian con la vida, nos vemos obligados a heroicos *tour de force*, arrastrados por estudios y distintos hospitales, luchando cada día para hacer frente al tráfico de la ciudad, la búsqueda de aparcamiento, la multitud agitada y sufriente de los grandes hospitales, la indiferencia precipitada de los técnicos que nos someten a investigaciones molestas, dolorosas y muchas veces incluso preocupantes o peligrosas, y que nos lanzan diagnósticos inquietantes y nos ofrecen terapias aterradoras. Y… ¡todo ello a la vez! A nivel social, nuestra enfermedad es una pantalla que acoge todas las proyecciones ajenas de miedo, salvación y heroísmo. Aquí la reproducción del estado de bloqueo constituido por nuestra enfermedad se coagula con todas las enfermedades de todos los demás pacientes, aumenta y fortalece la imagen social de la enfermedad, la alimenta con nuestra energía. En el nivel social más amplio, nuestra enfermedad es una entidad que debe ser perseguida, combatida y destruida. Como portadores de este desastre, nos encontramos en la misma condición que las brujas del Renacimiento, cuando fueron acusadas por los inquisidores de estar poseídas por el diablo: ¡si no nos damos prisa en curarnos, nos matarán! ¡Aquí hay otro salto cuántico!

Ahora estamos en la mente cósmica, donde encontramos el recuerdo de nuestra verdadera meta en la vida, de lo que vinimos a hacer, donde encontramos nuestros verdaderos deseos y sueños, nuestro sentido de la vida. Ahora empezamos a fijarnos en todo lo que nos impide movernos en la vida como queremos. Pero estamos enfermos, dependemos de los demás y estamos sobrecargados de cuidados. Cuanto más los decepcionamos, más intentan curarnos.

Nuestra enfermedad ha invadido ahora todos los niveles de nuestra experiencia y existencia, ha producido metástasis en todo el cosmos, sus ramificaciones se extienden amenazadoras para apoderarse de la luna, sus horribles crecimientos oscurecen el sol, mientras alcanzamos el fondo de nuestras energías, donde habita el movimiento de solución: «¡Basta, por el amor de Dios! ¡Dejadme estar enfermo!».

«Ya que no puedo sanar, ahora dejadme en paz, dejadme hacer todo lo que ya no podía hacer para poder seguir los tratamientos, regresad a vuestros consultorios, a vuestras casas, a vuestros seres queridos, despedid a todos los terapeutas: ahora sí. ¡Hago lo que quiero, lo que se me pasa por la cabeza!».

Ahora por fin podemos descubrir que lo que alimenta la enfermedad es todo lo que hacemos para sanar, lo que centra nuestra atención en sanar y lo que, por tanto, nos hace sentir enfermos, nos hace comportarnos como enfermos, hace que la idea y el sentimiento de estar enfermo se haga más grande y granítica.

Si empezamos a hacer todo lo que haríamos si estuviéramos sanos, a comportarnos con cordura, si dirigimos nuestros pensamientos e intenciones hacia lo que nuestro lado sano quiere, entonces estaremos verdaderamente curados, aunque todavía sintamos algunas dolencias.

No son las dolencias las que nos hacen sentir enfermos, sino la imagen que tenemos de nosotros mismos sustentada en nuestros pensamientos y en lo que hacemos. Hay personas que padecen diversas dolencias pero viven como personas sanas, y personas que sin tener ninguna dolencia viven como si estuvieran enfermas y se sienten enfermas, de una enfermedad que siempre está ahí para manifestarse. La salud no es la ausencia de dolencias, sino un estado de ánimo. Cuando nuestro estado mental es saludable, cualquier enfermedad será un trastorno transitorio, que podremos superar aprovechando sus recursos.

La curación no es la consecuencia, sino la condición y causa de la desaparición de los síntomas, porque es el nuevo contacto con nosotros mismos, la paz con nuestro cuerpo, el goce de la compañía de nuestros semejantes después de haberlos liberado del deber de salvarnos.

Éste es el movimiento que desata los nudos, que disuelve la enfermedad, que restablece el equilibrio en el sistema de niveles de existencia.

CAPÍTULO 7

Programas especiales, fases del desarrollo embrionario y fases normales evolutivas o creativas a lo largo de la vida

Las leyes biogenéticas de la NM

De la primera célula haploide a la primera célula diploide
Hamer argumenta que la naturaleza ha utilizado los mismos elementos tanto para constituir los programas biológicos especiales dentro de los cuales reconocemos los procesos de enfermedad como para realizar los movimientos evolutivos de la especie.

Según Hamer, la primera célula original era haploide, lo que significa que tenía la mitad de la composición genética, sólo un ejemplar de cada gen. Estaba hecha como las células germinales, el óvulo y el esperma, pero no era una célula sexual.

El proceso que lleva a la primera célula haploide a duplicar su composición cromosómica y luego a dividirse en dos células haploides constituye la primera fase simpática ergotrópica en la historia natural, similar a la fase activa de un programa especial de tejido endodérmico. La fase vagotónica trofotrópica relacionada consiste en alimentar las dos células haploides.

El siguiente paso evolutivo consiste en que una de estas células con doble herencia cromosómica, en lugar de dividirse en dos células haploides como sus ancestros, permaneció indivisa, experimentando nuevas funciones y convirtiéndose en la primera célula diploide de la historia.

Primera ley biogenética: el embrión reproduce los movimientos evolutivos de la especie
A partir de este momento, cada embrión, en el curso de su desarrollo (ontogénesis), recorre e integra en su propia forma todos los pasos de la evolución

de la especie (filogenia), como afirma la ley biogenética de Haeckel: la ontogénesis resume la filogenia.

Durante el desarrollo del embrión, los gametos, que son secundariamente haploides, se forman a partir de las células germinales masculinas y femeninas, que son diploides. El patrimonio cromosómico partido por la mitad hace posible que estas células, cuando se fusionan en el proceso de fecundación, fusionen su patrimonio cromosómico con el de la célula del nuevo organismo, que es nuevamente diploide. La primera división de esta nueva célula produce dos células, una de las cuales formará el lado derecho del cuerpo, mientras que la otra formará el lado izquierdo.

A la ley de Haeckel, Hamer añade una segunda ley biogenética: los programas biológicos especiales se componen de fases y elementos que ya encontramos en la filogenia. Las herramientas con las que nos transformamos y evolucionamos son las mismas con las que ha evolucionado la especie y los mismos movimientos con los que se desarrolla un embrión.

Tercera ley biogenética: el embarazo se compone de equivalentes de programas biológicos especiales

El embarazo es un proceso natural, que consta de dos programas equivalentes a programas biológicos especiales muy similares a los que contienen las fases, que llamamos «enfermedades». Estos dos programas se ejecutan sincrónicamente y son:

- El calendario de embarazo en el organismo de la madre.
- El programa de desarrollo embrionario y fetal en el organismo del niño.

El organismo de la madre y el del niño se sintonizan a través del sincronismo de los dos programas.

Embarazo

Desde la concepción hasta el tercer mes lunar o la undécima semana, el programa de embarazo es como un programa especial de tejidos endodérmicos dirigido desde el tronco cerebral, es decir, consiste en la proliferación celular en condiciones de tono simpático.

Tenemos la proliferación de la mucosa del útero, que se engrosa y se abastece de sangre para permitir mejor el anidamiento y las primeras etapas de desarrollo del embrión, la proliferación de las glándulas mamarias, que se preparan para producir leche, y la proliferación de los músculos lisos del útero, que se fortalecen para contener al feto en crecimiento y prepararse para el parto.

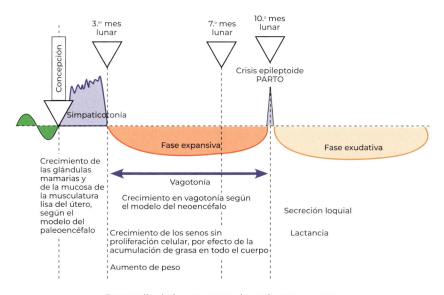

Desarrollo de los procesos de embarazo y parto.
(Gráfico rediseñado a partir de las representaciones esquemáticas extraídas de *Testamento para una nueva medicina*, de R. G. Hamer)

Desarrollo embrionario y fetal

Desde la primera división celular hasta completar el tercer mes de desarrollo embrionario o desde mediados de la undécima semana, el embrión se desarrolla en simpaticotonía, con un crecimiento tipo teratomatoide. En esta fase también se desarrollan el tronco cerebral, el cerebelo y los órganos regulados por ellos, y se define la dominancia del cerebro izquierdo o derecho. En esta etapa del desarrollo, el embrión puede sufrir el mismo DHS que la madre.

Desde el tercer mes hasta el nacimiento, el embrión se desarrolla en vagotonía, según el modelo del neoencéfalo, pero, hasta el séptimo mes, se desarrolla con una proliferación como la de los tejidos dirigidos por la médula cerebral, mientras que a partir del octavo al décimo mes lunar, se desarrolla con una proliferación como la de los tejidos dirigida por la corteza cerebral. En esta etapa, el feto puede someterse a su propio DHS.

Al final del décimo mes lunar, se produce la crisis epileptoide, que consiste en fuertes contracciones tónicas de los músculos del bebé y del útero de la madre: los dolores del parto. Al nacer, sigue la segunda fase vagotónica del programa.

Es evidente cómo la naturaleza no hace grandes distinciones entre un programa de enfermedad y el programa de cualquier evento evolutivo de la vida. Los médicos hacen lo mismo, pero, a diferencia de la naturaleza, que concibe cada evento, incluidas las enfermedades, como un paso en la vida, los médicos aprovechan la similitud de los procesos para definir cada evento significativo en la vida como una enfermedad.

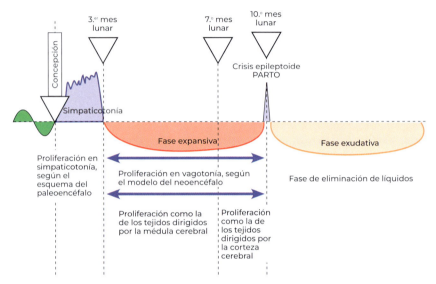

Evolución de los procesos de desarrollo embrionario, fetal y del nacimiento. (Figura reconstruida basándose en las representaciones esquemáticas extraídas del *Testamento para una nueva medicina*, de R. G. Hamer)

Biorritmos y sistemas de resonancia

Todo lo que existe en la naturaleza se mueve. Cada movimiento se propaga en forma de onda, de frecuencia. Los organismos complejos emiten, reciben y procesan verdaderos haces de ondas, sistemas de armónicos, que pueden ser considerados como su timbre, su voz. Todos los movimientos en la naturaleza tienen la forma de una sinusoide. El ritmo bifásico de los programas biológicos especiales no es más que un tipo particular de frecuencia. Los programas biológicos especiales, en realidad, no son más que movimientos embriológicos, cada uno de los cuales tiene su frecuencia particular.

Los organismos se reconocen y se comparan según su movimiento y cómo este movimiento o sistema de movimientos «mueve» al mundo, a través de sistemas de ondas.

Los movimientos difieren en amplitud e intensidad, por lo que las ondas que emiten difieren en frecuencia y longitud de onda. Estos valores son una función de cómo un movimiento ocupa el espacio y cómo se desarrolla en el tiempo.

Imagina un cuerpo moviéndose en el agua. Su movimiento desplaza el agua a su alrededor, que forma ondas esféricas; cuanto más alto, más fuerte e intenso es el movimiento; cuanto más largo, más largo y ancho.

Del mismo modo, todos los movimientos que realizamos imprimen en el campo energético que nos rodea un movimiento ondulatorio que se compenetra con nosotros, y cuyo desarrollo se expresa mediante una curva sinusoidal: los movimientos voluntarios y autónomos, la respiración, el latido del corazón, la pulsación del ritmo primario o respiración del cerebro, los movimientos de las vísceras, las pulsaciones de las células y microorganismos en simbiosis con nosotros, las vibraciones de los átomos y partículas subatómicas que componen nuestro cuerpo, todo emite ondas de movimiento, que son su particular voz. Todos estos movimientos juntos son como la música de una inmensa y fantástica orquesta viviente, que en cada momento se acomoda a la armonía de la creación.

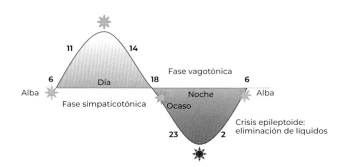

Curva del biorritmo cotidiano en sincronía con las fases del sol

Las frecuencias que estamos entrenados para percibir son una fracción infinitesimal de todas las frecuencias que existen, pero hay grandes áreas de nuestro cerebro que no utilizamos y que aún no sabemos para qué sirven. Quizá algunas de estas áreas tengan una función en el procesamiento de las frecuencias que actualmente no procesamos desde un punto de vista perceptivo y que, por lo tanto, no somos conscientes de sentir e integrar.

Entre las frecuencias que percibimos, procesamos como sonidos las ondas largas de baja frecuencia. Las ondas más cortas de alta frecuencia, en cambio, se nos aparecen como colores. Las ondas infrasónicas, que son más largas que las frecuencias del sonido, se nos presentan como sensaciones táctiles o cinestésicas, como las ondas de choque de una explosión o de un terremoto.

Percibimos los movimientos de las estrellas como fases de tiempo. Percibimos la rotación de la Tierra alrededor de su eje como el movimiento del Sol naciente, alcanzando su máxima altura en el horizonte y luego descendiendo y ocultándose para dar paso a la noche, y después ascender de nuevo. A esta serie de eventos la llamamos «día». Es un desarrollo bifásico, como el de los programas biológicos especiales: del alba al ocaso tenemos la fase simpática, del ocaso al alba la fase vagotónica, entre las dos y las tres de la mañana tenemos la crisis epileptoide: eliminación de líquidos con la orina.

Otro tipo de desarrollo bifásico es la rotación de la Luna alrededor de la Tierra, lo que llamamos «mes lunar» o «lunación»: durante la primera fase, la Luna crece hasta convertirse en luna llena y luego decrece hasta luna nueva. La primera fase de la Luna es simpaticotónica. La luna creciente, además de atraer las mareas, estimula una serie de fenómenos de crecimiento. Las plantas cortadas en esta fase crecen más, mientras que si las cortamos en la fase menguante dan muchos brotes pequeños, que quedan más cortos; las semillas que sembramos con la luna creciente brotan hacia abajo, nacen «con la semilla en la cabeza»; el pelo crece más si lo cortamos con la luna creciente y se nos abren las puntas si lo cortamos con la luna menguante; el vino embotellado con la luna creciente tiende a fermentar.

El ciclo menstrual está regulado por el ritmo lunar, que también tiene lugar según un desarrollo bifásico. Durante la primera mitad del ciclo, que dura unos catorce días, el revestimiento del útero se hincha y se llena de sangre a medida que el óvulo madura. Ésta es la fase de crecimiento en la simpaticotonía. Durante la segunda fase, vagotónica y depresiva, el óvulo alcanza su completa maduración y, si no es fecundado, degenera, mientras la membrana decidua del útero tiene su crisis epileptoide y se desgarra, liberando la hemorragia menstrual. Según Hamer, el ciclo corresponde al transcurso de un conflicto normal de no quedar embarazada. El organismo quisiera cumplir su propósito biológico de hacer que cada óvulo que madura se fecunde y se transforme en un ser humano. Entonces cada óvulo que degenera, desde el punto de vista biológico, corresponde a un proceso de duelo por un hijo que no podemos dar a luz, ¡toda menstruación es un hijo perdido! Por eso muchas mujeres se sienten un poco deprimidas, frágiles e irritables cuando tienen la regla. ¡Qué simple es la biología!

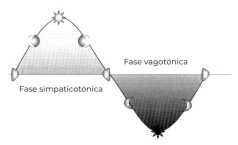

Curva del biorritmo mensual en sincronía con las fases de la luna

La rotación de la Tierra alrededor del Sol, el año solar, es un ritmo aún más lento, una frecuencia que tiene una longitud de onda más larga, pero todavía un desarrollo bifásico medido en el ritmo de las estaciones: durante la primera fase, simpaticotónica, que va de del equinoccio de primavera al solsticio de verano, la Tierra se acerca al Sol, la naturaleza despierta, la tierra brota, la temperatura sube y el clima se vuelve hermoso, nos sentimos estimulados a la actividad. Desde el solsticio de verano hasta el equinoccio de otoño, descendemos la curva simpática: la tierra fructifica y luego se seca, la gente se agota. Desde el equinoccio de otoño hasta el solsticio de invierno, tenemos la parte descendente de la curva vagotónica con su fase expansiva: las lluvias de otoño, que regeneran la tierra que ha fructificado y se ha secado. El agua vuelve a impregnar la tierra hasta el solsticio de invierno, cuando, con su crisis epileptoide, la tierra vuelve a secarse, esta vez por la acción de la escarcha y la nieve, bajo cuyo manto la tierra duerme por fin tranquila y silenciosa, recobrando fuerzas para el próximo despertar.

Al ritmo de las estaciones, las civilizaciones ligadas a la tierra miden sus ritmos de máxima actividad, las fases de descanso y vacaciones, los momentos de celebración.

Las civilizaciones industriales y comerciales han perdido en gran medida estos ritmos y miden su actividad a partir de otros puntos de referencia, tomados de las fases de la producción industrial y de las necesidades organizativas de las grandes ciudades. Estos ritmos artificiales son disonantes con los ritmos biológicos de los organismos y generan estrés. El estrés es una desarmonía, un «tropiezo» en el orden biológico del universo vivo, y el remedio es simple: permanecer en contacto con la naturaleza el tiempo suficiente como para «conectarse» con su música.

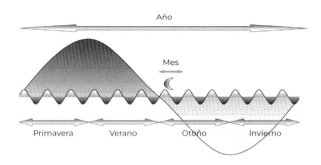

Curva del ritmo mensual confrontado con el ritmo anual

Ritmos aún más largos son los ciclos de los planetas, los cometas, la rotación del eje de la Tierra, o el ángulo de paralaje estelar, las eras geológicas, la expansión y contracción de las galaxias y el propio universo. Podríamos seguir para siempre. Seguiríamos y siempre encontraríamos ritmos bifásicos, ondas sinusoidales. Sabemos por qué: porque el universo respira, y su soplo lo mueve todo con movimientos que son variaciones infinitas sobre el mismo tema de la onda vital. Todo respira el mismo aliento que el universo. Por esta razón, cada frecuencia puede ser leída, decodificada e integrada por cualquier organismo, cada frecuencia es conmensurable con las demás, por lo tanto, universal e inmediatamente comprensible. Por eso el lenguaje de las frecuencias es capaz de comunicarse directamente con los animales, las plantas, las rocas, las aguas y todos los demás seres vivos. Es un lenguaje universal que cada elemento de la creación puede leer.

Los programas biológicos especiales se insertan en las fases de los programas normales de la naturaleza y del organismo, ampliándolos. En cierto sentido, un programa especial detiene el tiempo y, al dilatar las fases normales del biorritmo, nos lleva a vivir las mismas experiencias propias de estas fases, pero expandidas, alargadas, exageradas.

Así, con un programa biológico especial, en la primera fase estamos en tono simpático, pero este estado es duradero, no dura sólo una mañana, sino que continúa, dilatando la mañana durante todo el tiempo del conflicto activo. Durante esta fase del conflicto activo, nuestros días siguen teniendo un biorritmo que alterna fases de actividad con fases de descanso y sueño, pero las fases de actividad son más largas e intensas, las fases de sueño son cortas y las de descanso casi no existen. A veces, cuando estamos muy ocupados con cosas que hacer, decimos: «Necesitaría días de 48 horas». Pues la fase activa de un programa orgánico especial nos da una mañana de al menos 22 o 23 horas.

La fase vagotónica de un programa biológico especial es una dilatación de la fase vagotónica de una curva normotónica, una prolongación en el tiempo de la fase de descanso y sueño, después de que quedemos exhaustos en una larga vigilia llena de actividad y agitación, por lo que necesitamos un mayor período de regeneración: ¡después de un largo día se necesita una larga noche! Sobre todo porque la curación de las heridas no tiene lugar en el estado de vigilia o de sueño, sino en el estado de semisueño o trance meditativo.

Todo esto significa que lo que sucede en las fases de la enfermedad no es diferente de lo que sucede en cualquier otra fase de la vida, sino que se amplía, se exagera.

¿Quién no ha estado alguna vez un poco deprimido, ha tenido miedo de algo, ha tenido sospechas, quién no ha tenido ganas de estrangular a alguien? Sin embargo, se necesita mucho más para considerarse deprimido, fóbico, paranoico o maníaco homicida. La diferencia entre la salud y la enfermedad no está en los síntomas, sino en su intensidad y duración, en la parte de la vida que ocupan, sustrayéndonos de otras cosas.

La similitud del desarrollo de los programas especiales, dentro de los cuales encontramos aquellas manifestaciones que denominamos «enfermedades», con el desarrollo de las fases normales de la vida es interpretada por la medicina y por un sentido común «medicalizado» a través de la identificación de las fases de la evolución y del cambio de vida con las etapas de la enfermedad.

Es así como cada vez se afrontan más fases de malestar normal como si fueran enfermedades. Se intenta mitigarlas o suprimirlas con tratamientos médicos de diversa índole, exasperándolas, prolongándolas en el tiempo y al final transformándolas verdaderamente en enfermedades.

Ciclo menstrual

Durante la fase folicular, la glándula pituitaria libera la hormona estimulante del folículo («*Follicle Stimulating Hormone*» o FSH) y la hormona luteinizante (LH). Algunos folículos comienzan a crecer en el ovario, produciendo estrógeno. En esta etapa de desarrollo, éstos aún no tienen receptores de LH. Generalmente, sólo uno de ellos continúa creciendo, mientras que inhibe el crecimiento de los demás con la secreción de una hormona específica. En algunos casos crecen dos o más folículos, como sucede en el desarrollo de los gemelos. A medida que el folículo sigue creciendo, produce una cantidad baja de estrógeno, que también mantiene baja la concentración de hormonas hipofisarias (FSH y LH), se mueve hacia la pared exterior del ovario y se prepara para la ovulación.

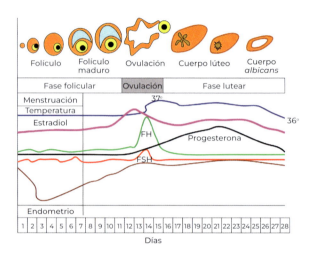

En la fase ovulatoria, la secreción de estrógenos por parte del folículo en desarrollo aumenta bruscamente, estimulando también el rápido aumento de las gonodotropinas. En este punto, el folículo también tiene receptores para la LH y también puede responder al empuje de esta hormona con una maduración rápida. Cuando el folículo ha madurado, secreta suficiente estradiol para estimular la liberación de la hormona luteinizante (LH). En un ciclo promedio, esta liberación de LH ocurre alrededor del duodécimo día y puede durar cuarenta y ocho horas. La liberación de LH madura el óvulo y debilita la pared del folículo ovárico. Veinticuatro horas después del pico de LH, ocurre la ovulación: el folículo maduro se abre y libera el óvulo maduro, la célula más grande del cuerpo (aproximadamente 0,5 mm de diámetro).

La LH estimula la transformación del folículo, que liberó el óvulo, en el cuerpo lúteo, una formación glandular que produce progesterona y estrógeno durante unas dos semanas.

La progesterona ayuda a transformar el endometrio proliferativo en un revestimiento acogedor para la implantación y las primeras etapas del embarazo. También eleva la temperatura corporal entre un cuarto y medio grado centígrado, por lo que las mujeres que miden su temperatura diariamente pueden saber cuándo están en la fase lútea.

Si el óvulo ha sido fecundado, prolifera hasta el estadio de blástula y, atravesando las trompas de Falopio, llega a la cavidad uterina y se implanta a los seis o doce días después de la ovulación. Poco después de la implantación, el embrión informará de su existencia al sistema materno. La gonadotropina coriónica (HCG), una hormona que se puede medir con una prueba de embarazo, da una señal temprana. Desempeña un papel importante en mantener el cuerpo lúteo «vivo» y capaz de producir más progesterona.

Si el óvulo no ha sido fecundado, el cuerpo lúteo se seca y deja un residuo cicatricial, el cuerpo *albicans*, por lo que se colapsa el nivel de progesterona, y la mucosa decidua, que el útero había nutrido para la eventual implantación del óvulo fecundado, se desgarra, y tenemos el sangrado menstrual y el inicio del nuevo ciclo menstrual.

Ciclo menstrual como desarrollo bifásico

La mucosa endometrial, que es de derivación predominantemente endodérmica, crece simpáticamente a medida que el tronco cerebral se programa hasta el decimocuarto día del ciclo. Luego continúa expandiéndose en vagotonía debido al crecimiento de las glándulas contenidas en él, que acumulan sus secreciones dentro de la propia mucosa. Corresponde a la fase A de solución, la fase expansiva, que dura hasta el vigésimo segundo día, cuando la mucosa comienza a liberar las secreciones glandulares acumuladas. Este proceso alcanza su punto máximo al vigésimo octavo día, con la crisis epileptoide: la mucosa decidua se desgarra y libera el sangrado menstrual, con lo que se inicia la fase de eliminación de líquidos, la fase reparadora.

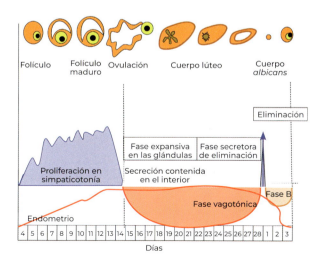

El ciclo menstrual no es un programa especial, pero se compone de los mismos elementos y fases. Es una especie de programa para un conflicto normal, que está representado por el problema del sistema reproductivo de hacer madurar un óvulo y llevarlo a donde pueda ser fecundado, y alimentarlo y desarrollarlo si es fecundado, limpiar la zona de residuos si el proceso no tiene éxito y prepararse para el próximo óvulo y la próxima oportunidad de crear una nueva vida. Las fases recién descritas se pueden ver en la representación esquemática, que muestra el desarrollo bifásico del ciclo menstrual desde el punto de vista de las modificaciones de la mucosa del útero.

El maravilloso DHS: enamoramiento y orgasmo

En la naturaleza, un trauma es un acontecimiento nuevo, inconcebible, que nos pilla desprevenidos, que nos hace quedar suspendidos y activa un programa especial para nosotros. Siempre pensamos en los traumas como eventos negativos, pero hay muchos acontecimientos de la vida normal que nos sorprenden y que abren fases de procesamiento similares a los programas especiales. Uno de estos eventos es enamorarse.

Según la segunda ley biológica, podemos considerar el enamoramiento como un DHS que activa una fase simpática, cuya solución es la conquista de la persona amada, seguida de la fase de relajación, con la relación sexual. Esto culmina en el orgasmo, que constituye el ataque epileptoide.

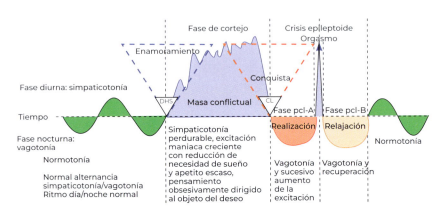

Curva del desarrollo del programa natural del orgasmo en función de la segunda ley biológica.
(Figura reconstruida a partir de representaciones esquemáticas extraídas de *Wissenschaftliche Tabelle der Germanischen Neuen Medizin*, de R. G. Hamer)

¿Por qué no consideramos el enamoramiento como una enfermedad, salvo en los casos en que se prolonga indefinidamente sin la necesaria satisfacción? Porque estamos acostumbrados, sabemos que tiene un principio y un final, porque también es agradable estar enamorado. ¡Bien! Si ahora también vemos los programas especiales como procesos que conocemos o podemos conocer, sabemos qué esperar de su curso, podemos esperar un final y calcular el tiempo del desarrollo, aunque podamos captar los aspectos útiles o funcionales de las enfermedades, los programas especiales no pueden causar más miedo o daño que cualquier otro evento normal de la vida.

CAPÍTULO 8[1]

Curarse con la concienciación de las leyes biológicas en el sistema de salud de la medicina oficial

Al cuidar nuestra salud a partir del conocimiento de las leyes biológicas y de los programas biológicos especiales, debemos tener en cuenta el contexto social histórico en el que vivimos nuestra salud y nuestras enfermedades. Es importante darse cuenta de cómo nuestra forma de vivir la enfermedad y la salud está profundamente condicionada por las ideas y prácticas para las que fuimos educados desde edades tempranas. No es una operación inmediata liberarse de estos poderosos condicionamientos. Comprender los principios de la NM no nos protege del terror que puede desencadenar en nosotros un diagnóstico, de sentirnos abandonados cuando no podemos tener ningún tratamiento si rechazamos los tratamientos indicados por un protocolo o si nos perdemos en el torbellino del sistema de salud hasta perder el timón de nuestra vida.

Los nuevos DHS, con sus complicaciones en el transcurso de los programas establecidos, vienen a nosotros por cómo nos sentimos, por nuestra experiencia de los hechos, no por la evaluación racional de éstos. Muchas veces trabajamos mucho mejor con pacientes que no saben nada de NM que con aquellos que, vencidos por el sentido general del sistema de Hamer y su exposición, llegan con el *Testamento* bajo el brazo, afirmando «creer» en la NM. Cuando se trata de ciencia, los «creyentes» dan miedo, porque asumen una actitud de dependencia, que proyecta expectativas poco realistas, porque están convencidos de que creer exorciza la enfermedad. ¡La enfermedad nos quiere mirar a la cara! Con las enfermedades no podemos discutir creencias, no podemos activar conductas seductoras para convencerlas. Cuando estamos enfermos, debemos estar siempre plenamente dentro de nosotros mismos y siempre absolutamente apegados a la realidad. De lo contrario, no consegui-

---

1. Este capítulo está íntegramente escrito por Katia.

remos nada. Nunca repetiremos lo suficiente la exhortación de Hamer a no creer en la NM, sino a probarla todos los días en todo lo que sucede.

La realidad es que, cuando estamos enfermos, podemos necesitar asistencia, información diagnóstica, intervenciones terapéuticas, que hasta el momento sólo nos puede brindar el sistema de salud. No siempre es posible prescindir de la asistencia del sistema médico y no siempre es razonable.

Si no logramos evitar la recurrencia de conflictos que nos causan perturbaciones graves, potencial o inmediatamente peligrosas, debemos utilizar las herramientas que existen para limitar las molestias o daños. Incluso si un proceso de solución nos bloquea o nos provoca otros cambios mecánicos, es posible que necesitemos una intervención médica. La mayoría de las herramientas diagnósticas o terapéuticas son puestas a disposición por el sistema de salud regido por la medicina académica que, como sabemos, no acepta los principios de la NM. Su aplicación se rige por protocolos de procedimiento que asocian cada instrumento e intervención individual con una secuencia de otras intervenciones. Esto quiere decir que, para tener intervenciones terapéuticas o tener información diagnóstica, que también puede ser necesaria desde la perspectiva de la NM, debemos aprender a movernos en el sistema de salud y a interactuar con los médicos para obtener la información o las intervenciones que consideramos útiles, sin estar condicionados e incorporados a la lógica del sistema médico.

Por lo tanto, estemos sanos o enfermos, no podemos ignorar la medicina.

En efecto, debemos saber cómo funciona el sistema, reconocer su existencia y función, si queremos aprender a utilizarlo sin convertirnos en sus víctimas.

Conocer el funcionamiento y la lógica del sistema mundial de salud es tan importante para la curación como conocer las leyes biológicas. Por ello dedicamos un capítulo a este tema.

Fábrica de enfermedades

La mayoría de la gente sigue viendo al médico como un experto libre para decidir, en ciencia y conciencia, los procedimientos que debe seguir para cada paciente, y al sistema de salud como un servicio para la salud de los ciudadanos. Seguimos viendo los peligros del sistema de salud en las llamadas «negligencias médicas», en las disfunciones. ¡Nunca se nos ocurriría que este sistema es más peligroso para nuestra salud cuanto más perfectamente funcional sea! Sin embargo, eso es exactamente lo que sucede. Precisamente en los países donde la sanidad es más eficiente y los servicios se prestan de forma inmediata, se registra el mayor número de muertes por enfermedades tratadas habitualmente y por enfermedades iatrogénicas. ¿Te has fijado en que las unidades médicas, desde hace unos quince años, se denominan «empresas» sanitarias? ¿Crees que se trata sólo de un cambio de nombre ligado a una imagen de mayor eficiencia? Entonces debes saber que las unidades de salud se llaman «empresas» porque eso es exactamente lo que son: empresas basadas en la lógica de la ganancia y la producción, variables que deben crecer cada año para justificar la existencia de cada unidad de producción.

Pero ¿qué producen estas empresas de atención médica? Producen… enfermedades, luego producen enfermos, ¡que conforman el mercado de las farmacéuticas! En un régimen capitalista de consumo, el mercado, integrado por consumidores bien capacitados, es aún más importante que los productos, porque la fuerza de una empresa se basa en su capacidad de ampliar el mercado, por lo tanto, de inducir en las personas la necesidad de sus productos. Esto significa que una empresa farmacéutica en crecimiento no puede limitarse a producir medicamentos para enfermedades conocidas, ya que este mercado ya está saturado de productos de bajo costo. También debe producir enfermedades siempre nuevas (o nuevas versiones de enfermedades antiguas) y «venderlas» a la gente, transformando a las personas sanas en enfermas tanto como sea posible. Así es como amplían su mercado.

Un gerente de una gran empresa farmacéutica, ilustrando el crecimiento de la empresa a los delegados sindicales durante una reunión, dijo con satisfacción:

«Lanzaremos al mercado una serie de nuevos fármacos, que ahora se están estudiando en los laboratorios, que se patentarán para tratar las enfermedades del futuro, las que aún no existen».

Frases como ésta se dicen con franqueza, fuera de los comités restringidos: las personas que todavía van «al médico» son las únicas que no saben –o no tienen debidamente en cuenta– que el sistema médico ya no tiene la función de curar a las personas, sino la de enfermarlas y mantenerlas enfermas el mayor tiempo posible sin morir.

Si estás convencido de que la frase del gerente es un alarde, entonces, ¿qué te parece el hecho de que una de las vacunas para la gripe H1N1, objeto de las terroristas campañas mediáticas que nos acecharon durante el pasado otoño e invierno, fue registrada para su patente en 2008, mucho antes de que el famoso virus H1N1 apareciera de la nada?[2] Siento que seamos tan claras,

---

2. www.disinformazione.it

pero este libro ya amenaza con tener más de cuatrocientas páginas, por lo que no tenemos tiempo para decírtelo cortésmente ni con circunloquios.

El mercado ideal de las industrias farmacéuticas está formado por personas que nunca están seguras de estar sanas, que siempre deben ser monitorizadas, que deben tomar medicamentos para no enfermarse o porque padecen enfermedades crónicas.

Las campañas de enfermedades y las columnas de información médica son campañas de publicidad farmacéutica. Incluso las asociaciones de pacientes están financiadas por las compañías farmacéuticas y, curiosamente, son las más persistentes en el reconocimiento de nuevos métodos terapéuticos, que podrían volver inútiles los medicamentos que se utilizan actualmente. La investigación en los campos médico y científico está financiada y dirigida casi en su totalidad por los gigantes farmacéuticos. ¿Lo creerías si ellos mismos lo afirmaran, fijándolo como un buque insignia recogido en el jardín de su política expansionista? ¡Bueno! Entonces revisa un anuncio de Federfarma, que pasó por todas las cadenas de televisión y por la prensa hace un par de años, que decía: «¡Federfarma financia la investigación científica en un noventa por ciento!». ¿Qué investigación crees que se financia con un celo tan apasionado?

Todo este poderosísimo aparato mediático y operativo tiene como función ampliar el mercado farmacéutico, producir enfermedades e inculcar en la mente de las personas la ideología adecuada para adquirirlas.[3]

Esto quiere decir que las prácticas introducidas como información médica, diagnóstico y tratamiento, y así entendidas por los pobres cristianos que realmente necesitan tratamiento, no son más que una gigantesca, despiadada, criminal, altamente eficiente operación de marketing hecha en la piel de las personas, destinadas a la producción y comercialización de enfermedades.

Esta nueva estrategia de marketing, extraordinariamente creativa, también tiene un nombre (¡ni siquiera me sorprendería que estuviera patentado!), se llama «*disease mongering*». Así es como lo definen las revistas especializadas:

«Bajo la etiqueta de *disease mongering* se agrupan todas aquellas estrategias que tienen como objetivo aumentar el número de enfermos y enfermedades con el único fin de ampliar el mercado de la salud».[4]

---

3. www.disinformazione.it

4. En el caso particular, la definición está tomada de *Jekill: comunicare la scienza*, publicado por el Master in Comunicazione della Scienza, SISSA, que cita la reseña de

Las campañas mediáticas sobre vacunas, los eslóganes periódicos de las epidemias de gripe, las campañas terroristas sobre el cáncer, sobre las llamadas enfermedades autoinmunes y sobre otras tantas enfermedades, siempre perniciosas, posiblemente incurables y crónicas, incapacitantes, son un fruto de esta estrategia comercial, potencialmente mortal, además de columnas informativas sobre prácticas sanitarias. El objetivo de estas campañas de «información» es asustar a las personas, hacerles dudar de que puedan estar enfermos aun cuando se sientan en perfecto estado de salud, duda que, una vez inculcada, nunca se resolverá, ni siquiera con las más exhaustivas investigaciones médicas, que sólo demostrarán que «probablemente estamos libres de enfermedades», «por ahora».

El objetivo es lograr que las personas sanas se comporten como si estuvieran enfermas, ¡porque están convencidas de que ésa es la forma correcta de poder mantenerse saludables!

¿Qué crees que es la información? ¿Crees que la información te informa sobre las cosas que suceden? Entonces vale la pena recordar que «in-formar» significa literalmente «dar forma a…». Como su nombre indica, la información tiene la función de dar forma a las ideas, representaciones mentales y comportamientos de las personas. La información transmite representaciones mentales a las personas de lo que tienen que percibir, pensar y hacer, ¡concordarlas con el sistema imaginario dominante! Es la herramienta de una dictadura que necesita que las personas se crean libres para ser verdaderamente esclavas.

Al conseguir inducir a millones de personas sanas a controles continuos, seguimiento, cribado médico, autodenominados preventivos, al convencerlas de prácticas de higiene, alimentación, hábitos de vida restrictivos, de tomar medicamentos con función preventiva, conseguimos que millones de personas sanas se comporten como cuando están enfermas, y terminan poniéndose realmente enfermas. La aparición de la enfermedad se interpretará entonces como una confirmación más de la validez de las precauciones tomadas hasta ese momento (¿cómo podemos demostrar que, si hubiésemos vivido ignorando las alarmas, los controles sanitarios y los cuidados preventivos, nunca habríamos enfermado?).

Médicos y profesionales sanitarios, enmarcados en la estrategia del *disease mongering*, son las ruedas del engranaje que lo realiza. Desde hace casi veinte años, la práctica médica ha estado sujeta a un estricto cumplimiento de los

---

Massimo Ferrario en el artículo publicado en PLoS Medicine (ISSN 1549-1277), volumen 3, número 4, abril de 2006.

protocolos médicos. Los protocolos son descripciones extremadamente detalladas de las diversas operaciones que un médico debe realizar en cada caso específico. Para cada caso existe un protocolo específico y los médicos están estrictamente obligados a respetar lo prescrito. Eludir o desatender las instrucciones del protocolo, si es denunciado por un paciente o un colega, conlleva una sanción para el médico, que puede llegar incluso a ser inhabilitado del orden profesional o ser acusado judicialmente por falta de prestación de ayuda.

Si por el contrario el médico trata a un número importante de pacientes con un determinado fármaco, recibirá de la empresa que lo produce un plus de producción, un incentivo: dinero, unas vacaciones, un viaje…, financiación pública para su trabajo, números para presentar estadísticas a la comunidad científica, lo que incrementará su prestigio profesional. Como puedes ver, el médico no es en modo alguno libre de recomendar el tratamiento que considere adecuado al caso, ni las condiciones y límites que estime razonables. El médico ya no es el experto que aconseja y actúa con ciencia y conciencia y en plena libertad para tratar y curar al paciente, sino un empleado, un vendedor en el gigantesco supermercado de la salud al servicio de las «grandes farmacéuticas». No puede decirnos lo que piensa realmente, debe presentarnos el «menú de la casa», de lo contrario perderá su trabajo o incluso será arrestado. Debe convencer a la gente para que se apegue al protocolo y llevar a la mayor cantidad de gente posible a los programas de tamizaje y control preventivo, que son las redes que permiten captar nuevos pacientes. Son estrategias promocionales de un grupo de productos. ¿Es esto un problema cuando realmente necesitamos ser tratados? ¡No necesariamente! Si dejamos de escandalizarnos, de indignarnos, si no persistimos en el moralismo, que nos lleva a tratar el sistema como debe ser, y podemos tomarlo de manera realista como lo que es, entonces nos saldremos con la nuestra.

Así que vamos al médico y entramos en el sistema de salud como si estuviéramos entrando en el supermercado bien surtido de una cadena global.

Sin embargo, no vamos al supermercado a comprobar si hay algo que no nos dimos cuenta de que nos falta. Sólo vamos allí si necesitamos algo, si sabemos qué es, y hacemos una lista de lo que necesitamos, luego revisamos la fecha de caducidad, el lugar de origen del producto, el nivel de calidad y el precio.

Al médico, como al supermercado, no debemos ir cuando estamos bien, a ver si tenemos alguna enfermedad, tal vez nueva y surgida de un laboratorio, sino que vamos allí cuando lo necesitamos, cuando tenemos dolencias que no se resuelven, cuando queremos más información sobre su naturaleza y origen y sobre posibles remedios útiles.

Sabemos que el médico propondrá todo lo que está escrito en el protocolo relacionado. Indagaremos sobre la función, la naturaleza, las contraindicaciones de cada intervención recomendada y luego, después de tomarnos el tiempo necesario para evaluar las posibles alternativas, elegiremos lo que consideramos útil en nuestro caso, rechazando lo que no necesitamos, incluso si es parte de un «paquete promocional» y se vende junto con las intervenciones que consideramos útiles.

Tengamos en cuenta que el médico debe recetar todo el protocolo, porque está obligado a hacerlo. Él está obligado, ¡pero nosotros no! Somos libres de aceptar, rechazar, elegir. De hecho, como somos los únicos que somos libres en la situación, podemos liberar las manos al médico si no está de acuerdo con el protocolo, asumiendo la responsabilidad de la transgresión. Nunca debemos olvidar sopesar el precio: poner en una balanza los beneficios, riesgos y daños asociados con cualquier intervención médica, y los daños, riesgos y beneficios asociados con prescindir de esa intervención. La pregunta mágica que siempre hay que hacerle al médico es: «¿Qué me pasará si prescindo de esa determinada terapia o intervención médica? ¿Cuán seguro está de que tendré las consecuencias amenazadas?». Es posible que te lleves algunas verdaderas sorpresas con la respuesta a esta pregunta.

«Cuando, hace más de diez años, se me paralizaron las piernas, el último ortopedista al que consulté me encontró una artrosis coxofemoral derecha (que padecía desde hacía años sin paralizarme del todo) y me prescribió una intervención de artroprótesis. Cuando le pregunté qué sería de mí si no me operaba, se molestó, me dijo que estaba loca si pensaba en no operarme, que estaba caminando sobre un hueso roto y que, dentro de unas semanas, me vería reducida a una silla de ruedas. Entonces dijo algo que me abrió un horizonte: "Si sigue caminando sobre ese hueso, puede acabar consumiéndolo". ¡No sé si se dio cuenta de lo que había dicho! Pero obtuve la información que necesitaba de esta oración: ¡mi hueso no estaba desgastado, la cirugía tenía como objetivo cortar mi hueso "para evitar que lo consumiera"! Me despedí del doctor, asegurándole que regresaría a él cuando mi hueso se consumiera. En ese caso, la prótesis podría serme útil».[5]

---

5. Una «prótesis» es un dispositivo que reemplaza una parte del cuerpo que no está. Entonces, si se tiene que quitar un hueso para insertar una prótesis, significa literalmente que la prótesis no sería necesaria. Se trata de un «abuso de prótesis», por lo tanto de un daño a la integridad de la persona.

Los protocolos médicos, elaborados por una de las principales multinacionales farmacéuticas, son los mismos en todas partes del mundo. Basta pensar que incluso en lo más salvaje de África, donde quizá no haya ni un acueducto o un sistema de riego, donde hay un pequeño establecimiento de salud, ya han llegado los protocolos médicos. La globalización de la práctica médica garantiza la uniformidad de los tratamientos en todas partes del mundo.

Por lo tanto, si estamos enfermos, los viajes de esperanza para consultar al médico más famoso e ilustre, suponiendo que tenga más experiencia, o tener el hospital más moderno y eficiente, sólo nos hacen desperdiciar energías inútilmente: los protocolos seguidos son los mismos en todas partes.

Un traslado sólo puede tener sentido si el hospital o el médico que queremos consultar tiene un equipo o método en particular que nos puede ser útil y que no está disponible en nuestro hospital.

Los protocolos garantizan la omnipresencia y eficacia del control central del poder médico y por tanto la correcta implementación de las políticas de la empresa relacionadas.

Estrategias del *disease mongering*

Veamos cuáles son los otros métodos del *disease mongering*, es decir, vamos a ver cómo producir y vender enfermedades.

Tensar las mallas de la red: descenso de los umbrales de «normalidad»

Una forma de fabricar enfermedades es bajar los umbrales de «normalidad» en los parámetros diagnósticos. Esta operación se ha realizado en varias ocasiones en los últimos años, con la connivencia de las instituciones sanitarias, el mundo académico y los medios de comunicación. Los umbrales para el peso corporal normal se han reducido progresivamente para inducir a las personas de peso normal a someterse a terapias médicas, dietas y disciplinas físicas para perder peso. En junio de 2003 se redujeron los rangos entre la normalidad de la presión arterial, los triglicéridos, el colesterol, la glucemia, la densitometría ósea y otros parámetros. Por ejemplo, el valor normal de triglicéridos, que era de 200 mg/dl en junio de 2003, era de 150 mg/dl en julio. Esto significa que toda persona sana que tuviera valores de triglicéridos entre 150 y 200 mg/dl, a partir de julio de 2003, debía ser considerada enferma y puesta en terapia.

El valor de colesterol tolerado pasó de 115 mg/dl a 100 mg/dl. De nuevo, cientos de miles de personas sanas con colesterol entre 100 y 115 mg/dl fueron repentinamente declaradas enfermas y puestas en tratamiento.

Lo mismo sucedió con la diabetes en el año 2000, cuando el rango normal de azúcar en la sangre pasó de 140 mg/dl a 126 mg/dl, creando millones de diabéticos con un valor glucémico entre 126 y 140 mg/dl.

Más o menos todos los indicadores de patología han corrido la misma suerte, cayendo como un hacha sobre muchas personas que acudían de buena fe a hacerse los controles de rutina, desconociendo absolutamente la operación comercial que había en curso.

Estirar la red del miedo: pruebas de diagnóstico masivas
Otra manera de crear enfermedades es a través de la detección masiva para el diagnóstico temprano, armas de una medicina fantasmal autodenominada preventiva.

El sistema de salud cuenta con establecimientos de salud, los cuales invitan periódicamente a controles diagnósticos a personas que reúnen las características personales o condiciones laborales adecuadas para ser consideradas en riesgo de padecer determinada enfermedad.

«La primera vez que recibí la notificación, con una cita ya fijada para ir a la clínica indicada, a realizarme el Papanicolaou para la detección de tumores del aparato genital femenino, leí la notificación con su catastrófica lista de males, que podría tener ya sin saberlo, y la tiré a la basura. Al poco tiempo, recibí otra notificación, en la que se especificaba que, como no me había presentado a la cita programada, me habían fijado otra, y que tenía que ser lo suficientemente previsora para presentarme, para estar segura de que no tenía todas las enfermedades terribles, que no podía estar razonablemente segura de no tener, sin hacerme la prueba. También me exigían llamar para cancelar o reprogramar la cita si no podía presentarme.

»¿Qué hago cuando me veo en la tesitura de tener que cancelar una cita que nunca se me ha pasado por la cabeza tener? ¡Me enfado! Estoy a punto de coger el teléfono para decirles cuatro cosas, pero me detengo: «¿Qué diablos estoy haciendo?». ¿Respondo a esta intrusión indebida, absolutamente antiética y petulante en mi hogar, mi tiempo, mi vida y potencialmente mis órganos genitales, que exige que vaya y me haga diagnosticar una enfermedad terrible, que ni siquiera tengo la sospecha de tener?

»Sigo interactuando, me voy a justificar, a discutir. ¿Por qué no me hago un examen? Dejo caer el auricular del teléfono sobre su carcasa: esta historia ya me ha quitado suficiente energía. Si estos señores pueden ponerme una cita por su cuenta, ¡también podrán cancelarla por su cuenta!

»Mi amiga Annamaria, que trata las notificaciones de detección como yo, este año, después de la segunda notificación descartada, recibió un cuestionario para completar, donde se le pedía que respondiera a preguntas sobre por qué no utiliza este servicio, sobre cómo se cura, si practica medicinas alternativas. Es curioso: como no llamas para responder a las objeciones, ¡te piden las respuestas por escrito!».

Imaginemos que envío una carta a todas las personas que, según una serie de parámetros, podría considerar en riesgo de ciertos trastornos mentales, informándoles que tienen una cita conmigo, en mi consultorio, para un breve psicodiagnóstico, el cual podría tranquilizarlas con respeto al riesgo de sufrir cierto tipo de dolencias. Supongamos que también especifico que, si ahora están convencidas de que están bien, podrían no obstante ocultar algunas dinámicas internas que luego podrían manifestarse en forma de una patología grave. Podría precisar que la condición psicológica actual, si bien no crea problemas subjetivos en el momento, podría crearlos en el futuro o ejercer una influencia patológica en sus hijos, quienes verían aumentada su probabilidad de volverse locos en la edad adulta.[6] Por último, pero no menos importante, podría señalar que, notoriamente, un loco no reconoce que lo está, por lo tanto, «¡Señor, podría estar loco sin saberlo!».

Creo que si molestara a ciudadanos particulares, que no me habían pedido nada, con tal comunicación, me arriesgaría a un proceso disciplinario de mi orden profesional por violación de las normas sobre publicidad y violación del código deontológico profesional, y tendría que estar completamente de acuerdo con ellos.

Todo procedimiento diagnóstico debe implementarse a petición expresa del interesado, con el fin de indicar las estrategias, herramientas y métodos más adecuados para solucionar o mitigar el trastorno que presenta la persona que solicitó el diagnóstico. Las indicaciones sobre métodos terapéuticos útiles deben tener en cuenta las condiciones de la persona y ser tales que no corran el riesgo de dañarla o de causarle problemas que no tiene («¡*Primum non nocere*»!).

Cualquier propuesta diagnóstica o terapéutica no solicitada debe ser considerada como una forma de incitación y sugerencia indebida. Estos principios están en el código ético de cualquier terapeuta.

---

6. Por cierto, este argumento en realidad se ha utilizado para extender el uso de un potente antidepresivo en niños de dos años o más, y para persuadir a los padres de que se lo den a sus hijos. Los niños atrapados en esta red han sufrido daños muy graves. Una niña estadounidense de dos años y medio murió por este medicamento, por lo que sus padres cuestionaron a las autoridades responsables.

El tipo de invitaciones que se realizan con fines de tamizaje diagnóstico, que se realizan para diferentes enfermedades (mamografía para cáncer de mama, búsqueda de sangre oculta en heces para cáncer de colon y recto, etc.), representan una fuerte sugerencia, porque buscan inculcar la duda de estar enfermo sin saberlo, lo cual, por supuesto, es difícil de resolver, porque desconecta el juicio sobre la propia salud del sentimiento subjetivo de bienestar. Puedo sentir que estoy bien, pero ¿cómo sé que no tengo alguna enfermedad asintomática, que eclosiona y luego se manifiesta en unos meses o en unos años? Ante esta duda, el diagnóstico parece ser la única solución para tranquilizarse. Pero ¿es realmente así? Las personas que participan en este tipo de controles se tranquilizan en el momento en que los resultados son negativos, pero también se les informa que la seguridad no es del 100 %. Ninguna prueba de diagnóstico garantiza al 100 % que estamos sanos. Así que queda una semilla de duda y nos prepara para el próximo control.

Al ser una ciencia de las enfermedades, la medicina no puede definir el estado de buena salud sino la ausencia temporal de enfermedad y, dado que no existen pruebas que puedan garantizar la ausencia total de enfermedades, la medicina sólo puede juzgarnos exentos provisionalmente por los síntomas o signos de enfermedades actualmente detectables y tratables.

¡Naturalmente! La certeza de que estamos bien sólo puede provenir de cómo nos sentimos. ¡Deberíamos evitar absolutamente que nadie nos moleste cuando estamos bien, cuestionando que podemos estar gravemente enfermos «sin síntomas»! Los patólogos a menudo encuentran tumores completamente asintomáticos y completamente inofensivos, «carcinomas silenciosos», que pueden permanecer durante toda la vida sin que nos demos cuenta de que los tenemos y sin causar ningún daño. Los médicos no tienen herramientas de diagnóstico válidas para distinguir estos tumores inofensivos de los tumores realmente peligrosos. ¡Para la medicina, cualquier proliferación es inmediata o potencialmente peligrosa! Por tanto, el riesgo real e inmediato de participar en un cribado es el de alarmarse y ser tratado por un problema que no existe.

Y ahora veamos los resultados estadísticos de algunas de estas operaciones de medicina preventiva.

Según el estudio publicado en 2006 en la revista *Cochrane Systematic Review*, de 2000 mujeres que participaron en un programa de cribado mamográfico de cáncer de mama durante un período de 10 años, en comparación con un grupo control de 2000 mujeres que no participaron, se evitó un caso probable de muerte por cáncer de mama (0,5/1000 en 10 años). Por otro lado, 10 de estas mujeres se sometieron a un «sobretratamiento», es decir, se sometieron a intervenciones y tratamientos que no eran necesarios, mientras que 242 mujeres de cada 1000 tuvieron resultados falsos positivos, es decir, fueron diagnosticadas con cáncer, un diagnóstico que no fue confirmado por análisis posteriores. Así, el 24% de las mujeres participantes en el programa, a pesar de estar completamente sanas, tuvieron que soportar un *shock* diagnóstico devastador y someterse a más exploraciones médicas, incluso invasivas, que no habrían sido necesarias. La NM nos enseña cuáles son los efectos del *shock* diagnóstico, por lo que podemos imaginar cómo estas mujeres completamente sanas podrían haberse enfermado realmente después de ser diagnosticadas. Pero aún puede suceder algo peor. Dado que las pruebas de detección son indicativas y no permiten un diagnóstico diferencial seguro, si se observa una formación «sospechosa», el diagnóstico requiere otras investigaciones que generalmente son más invasivas que la prueba inicial.

«Una amiga nuestra un poco hipocondríaca pasó un verano caótico debido a una búsqueda exitosa de sangre oculta en las heces. Tuvo que someterse a una colonoscopia para comprobar la ausencia de formaciones sospechosas en el colon, sólo para ser informada de que la sangre detectada probablemente era de las hemorroides. A lo largo de esta fase, tuvimos que apoyarla, tratar sus miedos, animarla a hacerse la prueba. En la declaración de consentimiento informado, que tuvo que leer y firmar, se mencionaba la posibilidad de un daño grave o incluso fatal por la colonoscopia, pero en ese momento, ¡eran más graves los daños que había sufrido por la angustia de no saber si tenía o no tenía cáncer de colon!

»Más complejo es el caso de una señora que, tras el resultado positivo de un test de cáncer de colon y una colonoscopia, fue intervenida quirúrgicamente, con lo que se extirpó una parte del intestino con el tumor sospechoso. El resultado negativo del posterior análisis histológico le fue comunicado en estos términos: "Afortunadamente, el tejido que extirpamos no es canceroso: ¡no tenía nada!". Con esta información, la señora se entregó a expresiones de júbilo: "¡Qué suerte! ¡No tengo nada!"».

¡Obviamente, nos alegramos de la satisfacción de la señora si la hace sentir bien a pesar del trozo de intestino menos! En cambio, lo que pensé mientras escuchaba esta historia es que el pasado de «no tenía nada» me parece muy apropiado: «No tenía nada» antes de que le quitaran un trozo de intestino. ¡Ahora tiene un trozo de intestino menos! ¡Fue el precio pagado por saber que, antes de toda esta aventura, estaba perfectamente sana!

Las fraguas de Saruman: la invención de nuevas enfermedades
Otra estrategia de *disease mongering* es la creación, la invención de nuevas enfermedades. Aquí se da rienda suelta a la imaginación de los investigado-

res: desde el SIDA hasta la enfermedad de las vacas locas, pasando por diversas formas de enfermedades autoinmunes, enfermedades genéticas, cepas de gripe con nombres evocadores como «aviar», «porcina», enfermedades infecciosas de diversa índole, osteoporosis, síndrome premenstrual, infertilidad funcional, enfermedad celíaca asintomática. La lista sería potencialmente interminable.

El trabajo de ingeniería biopsicomediática que compone estas monstruosidades y las equipa como verdaderas trampas, consiste en tomar algunas manifestaciones normales y prácticamente inofensivas del cuerpo, refiriéndolas a una hipótesis explicativa que las identifica como signos de un proceso basado en alguna alteración, cuya presencia, de no ser atendida y tratada, con el tiempo puede causar graves trastornos.

Este otoño-invierno pasado tuvimos un magnífico ejemplo de ingeniería biopsicomediática en la producción de enfermedades con el asunto de la gripe porcina.

Para una enfermedad que fue descrita por fuentes médicas oficiales como una gripe estacional normal, resoluble con cuatro días de cama, que había provocado una fracción del número de muertes atribuidas a la gripe de años anteriores, la OMS incluso ha cambiado los parámetros necesarios para poder declarar una pandemia, alarmar a todos los gobiernos, causar estragos en los medios de comunicación de todos los países del mundo. Durante meses hemos sido bombardeados con informes de muertes por gripe. La frecuencia y la carga emocional de estas comunicaciones daban la impresión de un verdadero boletín de guerra, aunque las cifras y los riesgos reales fueran completamente irrisorios. Todo esto para aterrorizar a la gente e imponer a los gobiernos *stocks* de vacunas excesivos y carísimos, para lograr la vacunación masiva y experimentar con un nuevo tipo de control. Además, las vacunas en cuestión contenían componentes altamente tóxicos, capaces de causar parálisis y otros «efectos secundarios» similares. Los componentes y los efectos se declaraban correctamente en la hoja de información y en la declaración de consentimiento informado, pero muchas personas, influenciadas por los anuncios de terror, estaban demasiado cautivadas por la intención de salvarse de la terrible enfermedad epidémica como para darse cuenta de que los efectos secundarios de las vacunas eran mucho más peligrosos que cualquier gripe. Afortunadamente, este intento de vacunación masiva fue tan violento que sus intenciones fueron evidentes, tanto que muchas personas despertaron y reaccionaron con un verdadero sentido de la realidad. ¡Pero volverán a intentarlo!

¡Así se construyen las enfermedades a partir de síntomas ridículos, que no asustarían a nadie, a menos que ya estemos tan enfermos y debilitados que la más mínima gota puede hacer que nuestro vaso se desborde! Y pensar que los sitios oficiales dejaban claro que la gripe N1H1 se manifestaba con los síntomas de una gripe común y que se podía diagnosticar incluso en ausencia de síntomas de cualquier tipo (asintomáticos).

Actualmente, las epidemias también son producidas, favorecidas o agravadas por políticas sanitarias y campañas mediáticas terroristas, que provocan conmoción en un gran número de personas. Como sabemos por la NM, son los *shocks* los que activan los programas biológicos, en el desarrollo de los cuales se producen esos estados sintomáticos que definimos como «enfermedades». Con esta conciencia podemos darnos cuenta cuándo una determinada información corre el riesgo de activar programas biológicos. Si, por ejemplo, la televisión da un mensaje de alarma sobre una persona que acaba de morir del «síndrome de las vacas locas», acompañado de imágenes dramáticas de terneros tambaleándose sobre sus patas y cayendo al barro en medio de la consternación de sus ganaderos, alternando con imágenes de un gran hospital, inmediatamente nos sentimos impotentes, expuestos a una amenaza invisible que puede estar ya en nuestro entorno. Esta experiencia podría desencadenar una amenaza de conflicto de territorio, o un conflicto de miedo con asco cuando entramos en contacto con otras personas, potencialmente portadoras del virus. O podemos sentir nuestra integridad amenazada y desencadenar un conflicto de ataque. La lista de conflictos que podemos activar con un anuncio terrorista sobre enfermedades es muy larga, pero estos ejemplos son suficientes para comprender que los virus que nos enferman no son animales microscópicos, sino sutiles y perversos virus informativos.

¡Para defendernos de tales virus de información, debemos tener cuidado más que nada con lo que se mete dentro de nuestros ojos y oídos!

Mientras, absortos en interminables prácticas y restricciones higiénicas, deambulamos por la ciudad con una mano ocupada con la tradicional botella de un litro de agua mineral natural (para no arriesgarnos a detenernos un momento a purificarnos) y con el gel desinfectante en la otra (para evitar el contagio), ya no tenemos energía para hacer funcionar el cerebro, ni apéndices libres para mantener a raya lo que nos entra por los oídos y los ojos. Advertencia: ¡por ahí es por donde entran los virus reales!

Hay manifestaciones absolutamente normales, que al pasar a formar parte de los signos de una determinada enfermedad y estar permanentemente asociadas a la idea de esa enfermedad, se vuelven perturbadoras en sí mismas, tanto que obligan a caer a quien las nota en la red de investigaciones diagnósticas, para tranquilizarse.

Éste es el caso de las fasciculaciones, insertas en el concepto de «esclerosis múltiple» como signos diagnósticos. Las fasciculaciones son esos movimientos autónomos de pequeños haces musculares, que se pueden sentir cuando nos relajamos, especialmente después del cansancio, como temblores localizados cortos. En el entrenamiento autógeno, estos movimientos se interpretan como manifestaciones de la actividad regeneradora y reequilibradora del cuerpo en relajación. También podemos sentirlos en el semisueño. Una vez advertidas las fasciculaciones y asociadas al peligro de tener esclerosis múltiple, para defenderse de la angustia de estar enfermo, es necesario desmontar la representación mental que asocia las fasciculaciones a la enfermedad. Para ello se han organizado grupos de personas que han sido diagnosticadas de EM en base a fasciculaciones como único síntoma y que, por lo demás, se encuentran perfectamente bien, aparte del miedo a la enfermedad. Estas personas han activado un chat para confrontar la información y apoyarse.[7]

También se crean nuevas enfermedades masivas al reciclar enfermedades antiguas y bastante raras, para que puedan venderse a una masa de personas. Éste es el caso de la enfermedad celíaca,[8] originalmente un trastorno originado por una intolerancia al gluten de ciertos cereales. Hace unos cinco años, los médicos comenzaron a prescribir pruebas para la enfermedad celíaca a un gran número de personas, incluso a personas completamente sanas: ¡un verdadero cribado masivo! Desde entonces, el mundo está lleno de celíacos, que son tratados con medicamentos y que deben comer alimentos preparados

---

7. El nombre del sitio es: fascicolazionibenigne.forumfree.it
8. La enfermedad celíaca se define como «una condición inflamatoria crónica del intestino delgado causada por una intolerancia al gluten», una proteína contenida en muchos cereales de uso común. Se cree que, en sujetos que la padecen, la ingesta o el contacto con alimentos que contienen incluso trazas de gluten determina la alteración de la estructura de las vellosidades intestinales y el consiguiente defecto en la absorción de nutrientes. La alteración de las vellosidades se produciría por anticuerpos específicos producidos como reacción al gluten. La enfermedad celíaca se considera una enfermedad con predisposición genética, que se produce tras determinadas condiciones desencadenantes, como una dieta rica en alimentos que contienen gluten y la presencia de otras enfermedades autoinmunes (caracterizadas por una respuesta inmunitaria anormal con la producción de anticuerpos dirigidos contra partes del propio organismo, erróneamente identificados como agentes externos peligrosos). Alguna vez se creyó que estos anticuerpos eran directamente responsables del daño intestinal. Hoy se cree que, en ocasiones, la enfermedad está presente incluso en su ausencia; en este caso, se denomina «enteropatía sensible al gluten». La enfermedad celíaca, que suele aparecer en la infancia, se manifiesta típicamente con pérdida de peso, deficiencias nutricionales, anemia, fatiga y trastornos gastrointestinales como dispepsia, dificultades digestivas, pérdida de apetito, diarrea. En las formas que aparecen en la edad adulta, estos síntomas pueden estar ausentes, estar muy matizados, o incluso sustituirse o acompañarse de manifestaciones menos específicas, como falta de fuerzas, irritabilidad y nerviosismo. La enfermedad celíaca que no se trata durante períodos prolongados (años o décadas) expone a un mayor riesgo de desarrollar osteoporosis y tumores del tracto gastrointestinal. (De SapereSalute.it).

para ellos, en ambientes libres de gluten, y que incluso deben evitar entrar en contacto con las harinas agresoras. ¡Te dejo imaginar qué vida tienen que llevar estas personas!

Pero su sacrificio mantiene un floreciente mercado de carísimos productos para celíacos, restaurantes y por supuesto fármacos.

El sistema de salud pasa un subsidio en efectivo a los celíacos diagnosticados para comprar productos alimenticios especiales, pero sólo con la condición de que periódicamente se sometan a una biopsia de la mucosa intestinal, es decir, a una cirugía, con la que se extrae un trozo de mucosa intestinal para analizarla. No sé qué pensar de los efectos de esta mutilación periódica sobre una mucosa intestinal ya de por sí irritable, como se dice que es la de un celíaco.

El hecho de que muchas de estas personas estén completamente bien, incluso comiendo productos de harina normal, no es tenido en cuenta por los médicos, porque la enfermedad celíaca podría causar cáncer con el tiempo, por lo que el hecho de que estén bien aunque coman normalmente no los tranquiliza. ¿Cómo saben que nunca tendrán cáncer de colon? ¿Y si se trata de alguien que no es celíaco? ¿Debe informar al médico para que éste lo trate? ¿Y si el cáncer le llega a un celíaco que siempre ha estado a dieta? Probablemente la persona en cuestión tendrá que convencerse de que si hubiera transgredido las prescripciones, habría tenido un tumor mucho más grande y peor o le habría salido antes. ¡Sí! La persona debe convencerse de esto si no quiere morir de ira o estrangular al médico.

La genética es la última frontera de la estrategia productiva del *disease mongering*, una verdadera mina de enfermedades para las personas sanas, como matriz del concepto de «predisposición genética», que permite insertar en la autoexperiencia de las personas una especie de bomba de relojería, la conciencia de estar enfermo, transitoriamente sano, de una grave enfermedad que puede explotar dramáticamente en unas horas, meses, años o incluso nunca, pero que ya está programada en nuestro código genético. Este concepto es un fiero bisnieto del viejo concepto de «constitución», que ya denunciaba una intención precisa: la de diagnosticar las enfermedades antes de que nos lleguen en lugar de después de que nos lleguen.

Un hombre nos consultó después de tener un episodio de parestesias y anestesia en las manos y el tronco, que duró unos diez días y se resolvió solo. Había tenido otro episodio similar hacía veinte años, también resuelto en una semana. Esta vez consultó a un neurólogo, que tras detectar en su resonancia magnética cerebral un par de diminutas zonas inflamadas y desmielinizadas, le diagnosticó esclerosis múltiple y lo envió a un centro especializado, donde le ofrecieron ponerle inmediatamente tratamiento con cortisona e interferón. Informado sobre la naturaleza y los efectos secundarios de estos medicamentos, este hombre sugirió que el médico hiciera otra resonancia magnética en unos meses, antes de tomar decisiones sobre un tratamiento tan invasivo. Le dijeron que el tratamiento debía hacerse de inmediato; luego, en un año, le harían un chequeo para evaluar su efectividad. A su comentario de que ya estaba completamente bien, el médico le respondió que estaba enfermo de esclerosis múltiple, que por ahora estaba bien, pero que la enfermedad ya debía ser tratada, porque podría manifestarse con un nuevo ataque más grave en una semana, en unos meses, en un año, en veinte años o quizá nunca. Mientras tanto, la terapia, que no podía curarlo, tendría la función de contener la enfermedad y frenar su progresión. Nosotras le indicamos al paciente que el pronóstico de la enfermedad, de la amenaza de enfermar, podía serle diagnosticada a cualquiera. Él ya se había fijado en ello, de hecho le había respondido al médico: «También podría terminar debajo de un coche nada más salir de aquí, en una semana, en tres meses, en un año, en veinte años o nunca. ¿Cree que debería enyesarme por eso?».

Enfermo de vida, enfermo de por vida
La estrategia más rentable con diferencia, capaz de atrapar a todas las personas en la enfermedad, es la medicalización de los acontecimientos normales de la vida: nacimiento, crecimiento, embarazo, parto, menstruación, menopausia, vejez. Todas las etapas de la vida se transforman gradualmente en enfermedades.

Nunca he visto a ninguna mujer en mi familia tener problemas con la menopausia, de hecho todas estaban felices de deshacerse de la molestia periódica de la menstruación y se sentían mucho más fuertes y libres que antes. En todo el pueblo donde crecí, hubo una sola mujer de la que se decía que se había vuelto loca con la menopausia. Ahora veo a una cantidad de mujeres que se someten a investigaciones médicas por menopausia, a terapias de reemplazo hormonal y que sufren trastornos. Sobre todo se sienten devaluadas como mujeres y como personas, lo cual no es bueno para sus huesos, y se sienten viejas y enfermas. No se trata realmente de un efecto de la menopausia, sino de un trastorno mental inducido, de una pérdida del sentido de la realidad, que las lleva a vivir una fase evolutiva como una enfermedad, que en sí misma libera energía y vitalidad.

El intento de medicalizar cada fase y función de la vida fue denunciado, ya en 2005, como una tendencia alarmante por el propio organismo oficial de médicos británicos, el *British Medical Journal*.[9]

---

9. Cita de «disinformazione.it».

La posibilidad de transformar los eventos normales de la vida en enfermedades encuentra una herramienta útil al aplicar las leyes biológicas a la inversa.

De hecho, los pasajes evolutivos de la vida, ya que activan procesos creativos, tienen la misma forma que los programas biológicos especiales que contienen esas fases que llamamos «enfermedades». Las etapas evolutivas también tienen aspectos críticos de alto estrés o riesgo como parte de su programa. Este hecho, que en la NM se considera una prueba más de que las enfermedades son aspectos y fases de procesos evolutivos, es utilizado por los ingenieros de las enfermedades para revertir la realidad al tratar las fases evolutivas de la vida como si fueran procesos patológicos. Como decía mi profesor de matemáticas del instituto:

«¡Oh, niños, un triángulo rectángulo siempre es un triángulo rectángulo! Oh, ¿que ya no lo reconoces si te lo dibujo en el estómago?».

Indisponibilidad de los recursos naturales

El proceso de medicalización de la sociedad incluye también un proyecto destinado a dificultar cada vez más el acceso a los recursos naturales, tanto para el tratamiento como para la nutrición, junto con un programa de formación de personas para sustituir la alimentación natural por artificial, producida con productos químicos. Esta formación, que empezó tranquilamente con productos para animales y con polvos y barritas dietéticas, con determinados suplementos y con OMG, continúa con los restaurantes que ofrecen alimentos sintéticos.

Al mismo tiempo, se presiona a los gobiernos para que aprueben leyes restrictivas al uso de productos naturales, tanto para la alimentación como para la elaboración de remedios naturales, para establecer normas de producción cada vez más difíciles de cumplir y que conducen a la eliminación de productos alimentarios característicos y originales. Las normas de producción apuntan a la uniformidad de los productos y exigen condiciones que sólo las empresas muy grandes y competitivas pueden respetar. Las normas restrictivas se imponen sobre la base de criterios sanitarios, según los cuales los alimentos deben ser asépticos, aunque ello los haga indigestos. El objetivo de este programa es hacer que los alimentos naturales estén tan desvitalizados que ya no puedan competir con los alimentos artificiales.

Un experto en la materia dijo en el programa de Piero Angela que el primer intento de acostumbrar a la gente a la comida química fracasó porque esa comida no resultó satisfactoria desde el punto de vista organoléptico, y advirtió que los químicos y los bioingenieros volverán a atacar con productos más sabrosos y con una novedad absoluta: productos capaces de engañar al gusto, dando así satisfacción al paladar sin por ello nutrir. Éstos últimos se presentarán como los alimentos ideales para aquellas personas con problemas de peso, que pueden así saciarse sin necesidad de aportes nutricionales. ¡Qué bendición! ¡Un alimento de juguete con el que masturbar las papilas gustativas sin consecuencias! ¡Me pregunto qué consecuencias tendrá la desnutrición en estas personas! Este proyecto de un alimento «limpio» de presencias bacterianas (¡las bacterias no son tontas!), pre-medido, pre-preparado, junto con leyes restrictivas que hacen que los recursos naturales sean inalcanzables para la mayoría de las personas, garantiza la apropiación silenciosa y fácil de los recursos naturales por una pequeña élite de personas y permite que el gigante farmacéutico conquiste el inmenso mercado de los alimentos.[10]

Educación para el consumo

Una gran cantidad de dolencias e impedimentos para la autorrealización provienen de que todos los actos de la vida sean «terapéuticos», tanto que las personas siempre se sienten enfermas, equivocadas, ignorantes. Vivimos una crisis de civilización, donde hombres, mujeres y niños son transformados, por seres humanos poderosos y creativos, en apéndices defectuosos y dependientes, siempre en discusión, que continuamente comen cada uno de sus actos creativos y evolutivos para rumiarlos sin cesar en lugar de realizarlos. Este rumiar transforma la energía vital en teorías, protocolos, estrategias de solución, que complican cada vez más la solución y la realización, y alejan indefinidamente el movimiento resolutivo. A través de esta dinámica, la energía de las personas es absorbida y transformada en «consumo», «producto», «mercancía».

Un proceso de enfermedad nos devuelve a nuestro movimiento creativo. Esto nace en el momento presente. La teoría no lo contiene porque es fruto del pasado y los sistemas operativos que de ella descienden la imposibilitan aunque la prefiguren, pues proceden del pasado. Surge en el presente y la única solución es hacerlo.

---

10. www.codexalimentarius.net; «La leva di Archimede», asociación de consumidores por la libertad de elección, www.laleva.org; www.disinformazione.it

La naturaleza nos ha dotado de sentidos para «sentir», para orientarnos hacia lo que necesitamos y para escapar de lo que nos perjudica. También podemos integrar las sensaciones en percepciones complejas y sistemas de imágenes, que nos dibujan mapas para orientarnos y sistemas de conocimiento capaces de orientarnos con la máxima claridad.

En el presente y en el movimiento creativo, encontramos la capacidad de sentir nuestras necesidades reales, que serían muy simples: un territorio y una casa que no sea invadida, aire y agua limpios, naturalmente buena comida, tiempo y libertad de movimiento, satisfacción y comunicaciones y relaciones divertidas, sentirse bienvenido y amado, tener una familia y amigos a quienes amar. Todas estas necesidades pueden ser naturalmente satisfechas por la existencia misma.

CAPÍTULO 9

Estrategias, criterios y apoyos terapéuticos

Definición de estado de salud

La medicina no ha codificado una definición del estado de salud. Siendo una ciencia empírica de la enfermedad, estrictamente hablando, la salud está fuera de su campo de especialización. Cuando una ciencia de las enfermedades trata de definir un fenómeno que está fuera de su campo de investigación, sólo puede definirlo con sus propias herramientas conceptuales. Por tanto, la medicina no puede definir el estado de salud sino como «una condición temporal de probable ausencia de enfermedad», es decir, definir la salud desde el punto de vista de la enfermedad, como una fase inexplicable de bienestar entre dos fases comprensibles de enfermedad.

El conocimiento de la NM nos permite invertir esta perspectiva y ver las enfermedades desde el punto de vista de la salud.

El estado natural de un organismo es la salud, el bienestar, la autorrealización libre y gozosa. Esta realización no es un «estado» sino un proceso, un sistema vivo en movimiento, una historia. Podríamos decir que la salud es un feliz equilibrio armónico de muchos procesos, que, tomados cada uno por sí solo, podrían expresarse como enfermedades, pero que, en su conjunto, se convierten en la realización de cada uno como instrumento y factor de la armonía de todos.

Si nuestra condición normal es la presencia constante de un cierto número de programas especiales en diferentes fases del desarrollo o estado, la salud es concebible como un equilibrio dinámico entre simpático y vagotónico y entre tensiones diferentes, a veces opuestas. La capacidad de mantener tal equilibrio es la del equilibrista, que se deja mover por un empujón lo justo para recibir otro empujón en sentido contrario o diferente, útil para mantener el equilibrio, o la habilidad del marinero, que mantiene la embarcación en su rumbo siguiendo el movimiento del viento y de las corrientes.

Nos movemos en la vida como lo hacemos cuando caminamos: cada vez que levantamos un pie para llevarlo adelante, nos quedamos sobre un solo pie, poniendo cada vez en crisis nuestro equilibrio anterior. En la fracción de tiempo en que nuestro pie permanece fuera del suelo, somos inestables, pero andar es realmente gestionar de forma creativa esa continua inestabilidad, porque andar es tanto levantar el pie como apoyarlo en el suelo. Quien pretende permanecer siempre en una posición estable permanece inmóvil e incapaz de seguir los vientos y las corrientes de la vida: el roble que se quiebra por el fuerte viento, cuando la caña se dobla sin problemas. Por eso, en las costas expuestas a fuertes vientos marinos, encontramos cañaverales y bosques de tamariscos y casi ningún otro árbol.

Indicaciones de ayuda terapéutica
Si la salud es la capacidad de mantener un equilibrio dinámico, la ayuda que podemos prestar a una persona que atraviesa un proceso de enfermedad, y por tanto de transformación, radica en fomentar la capacidad de conocer, sentir y reconocer los procesos y fuerzas que la mueven, la capacidad de dejarse mover por estas fuerzas, de entrar en armonía con ellas, de sustituir las defensas rígidas por un equilibrio plástico y dinámico, flexible. También debemos tener en cuenta que todas las formas de análisis, seguimiento y remedio frente a las manifestaciones de la enfermedad, incluso cuando se nos imponen como necesarias, son como mucho reforzadoras de la enfermedad: cada vez que nos enfocamos en algo que hacer «contra» la enfermedad, reforzamos su presencia. Cuando los efectos de la enfermedad son muy condicionantes, no podemos prescindir, al menos inicialmente, de estas operaciones de refuerzo, pero debemos centrarnos cada vez más en los recursos y en la experiencia ampliada del cuerpo, de su dinámica y de la vida de la persona, de su sistemas de relaciones, en su misión en el mundo.

La prescripción de un remedio es siempre también la prescripción del síntoma, una forma de confirmación y refuerzo de la enfermedad, de la que la persona, por el momento, no puede prescindir, que tiene la función de circunscribir la experiencia de la enfermedad y dirigirla hacia la curación. La persona que se enfoca en sus síntomas en cada momento del día, preguntándose cómo deshacerse de ellos, con la prescripción del remedio, trata sus síntomas tres veces al día durante cinco minutos, tiene la satisfacción de hacer algo contra su enfermedad, se pone a disposición el resto del día para vivir independientemente de su enfermedad. En este tiempo liberado de la lucha contra la enfermedad, brotan los retoños de una nueva vida.

El éxito de un remedio depende de cómo lo experimente y utilice el paciente: si delega en el remedio la tarea de tratar los síntomas y libera su atención para ocuparse de otra cosa, el remedio tendrá un buen efecto terapéutico; si, por el contrario, la persona quiere monitorizar el remedio para ver si funciona, el remedio será inútil o incluso dañino. La prescripción de un remedio, por lo tanto, no puede ignorar las características del paciente y la relación del paciente con el terapeuta. Estas características forman parte de la acción del remedio al igual que los principios activos que contiene o incluso más. Es precisamente el uso que la persona hace del remedio lo que posibilita algunos efectos conocidos de los medicamentos, como el efecto «placebo». Es el efecto terapéutico de un remedio administrado por el médico con el objetivo declarado del paciente de obtener un efecto determinado y que logra el efecto previsto, aunque se trate de una sustancia inactiva. Las enfermeras daban pastillas de vitaminas a los pacientes hospitalizados que siempre pedían somníferos por la noche. Los pacientes «engañados» de esta manera dormían tranquilos con la vitamina, como lo harían con la pastilla para dormir. El efecto placebo representa una parte apreciable de cualquier fármaco, que en ocasiones alcanza el 90 % o el 100 %. La oveja negra de la familia del efecto placebo es la paradójica reacción al fármaco, que se ve frecuentemente con fármacos psiquiátricos, pero que también podemos ver en personas con conflicto de prófugo activo con astringentes y diuréticos. Ésta es una reacción opuesta a la esperada por el medicamento.

En todos estos casos, comprobamos que el remedio es siempre un instrumento del paciente y su efecto está en función de su experiencia, de su relación con el médico, de en qué medida la administración del remedio tiene lugar en el contexto en que la persona puede recurrir mejor a sus propios recursos.

Como pacientes, debemos aceptar siempre el remedio que nos convence del médico que nos convence, de lo que sentimos que nos conviene. Esto no quiere decir que sea el médico más comprensivo y servicial, sino el adecuado para nosotros. Después de todo, nosotros mismos podemos ser unos masoquistas y encontrar un médico frío, hostil, gruñón, pero preciso, convincente y terapéutico. Nadie puede saber cuáles son las características del médico adecuado para nosotros. Somos nosotros quienes debemos sentir y confiar en lo que sentimos.

Una nueva imagen de las enfermedades

El sistema de la NM explica por qué enfermamos y nos proporciona conexiones entre los eventos que constituyen la llamada «enfermedad» y los eventos que ocurren en otros planos de nuestra vida; también nos ayuda a comprender la función de lo que sucede en el transcurso de un programa biológico especial y a prever futuros desarrollos, por lo tanto, nos permite dar sentido a lo que está sucediendo, tener la situación bajo control y poder tomar decisiones terapéuticas conscientemente.

De la quinta ley biológica aprendemos que lo que hemos llamado «enfermedad» no es más que una parte de un programa biológico especial y sensible de la naturaleza, codificado en el desarrollo de la evolución de las especies, que nos permite utilizar la riqueza de información de la especie para integrar experiencias inconcebibles o imposibles, que no pueden integrarse con las herramientas y la información adquirida en nuestra experiencia individual.

Los programas especiales nos permiten buscar información y códigos para integrar experiencias en las capas más profundas del inconsciente personal y colectivo, así como para transformar y reprogramar nuestro «*hardware*», estructurando y deconstruyendo tejidos y circuitos, aumentando o acelerando, disminuyendo o ralentizando las funciones, implementando los procesos de transformación apropiados del cuerpo.

Los superprogramas especiales nos permiten incluso procesar a niveles transpersonales, en estados de conciencia contemplativos y místicos, donde podemos encontrar consuelo, conocimiento e inspiración de todo el cosmos.

Pero el conocimiento de la función de los programas especiales no nos exime de tener que afrontar y superar sus fases molestas, dolorosas o peligrosas.

En la mayoría de los casos, es posible dejar correr el programa especial sin interferir, recuperando al final del programa el estado natural de salud y retomando el camino de la vida enriquecido por la experiencia vivida durante la enfermedad.

En los casos en que el programa especial implique graves limitaciones, inconvenientes o riesgos, proceden intervenciones cualificadas asistenciales y de tratamiento, que no deben estar encaminadas a reprimir la enfermedad, sino a limitar sus manifestaciones más dolorosas o peligrosas, con total respeto del sentido y de la función de la enfermedad y con respeto a la dignidad y autoridad del enfermo.

Para asegurar intervenciones médicas útiles para superar las fases difíciles de un programa especial, sin correr el riesgo de intervenciones perjudiciales o exageradas, siempre es necesario estar correctamente informado sobre la naturaleza, los efectos y las posibles alternativas de los remedios que se nos recomiendan. Es necesario dedicar tiempo para evaluar y decidir con tranquilidad. Es necesario tener siempre claridad sobre lo que nos está pasando y sobre el papel que tienen los diferentes remedios en que esto suceda. La claridad es el recurso esencial que nos permite redefinir nuestra enfermedad en términos funcionales en cada momento. Redefinir los hechos que componen la enfermedad en cada momento como medio de curación es también el mejor antídoto contra el miedo irracional a la enfermedad.

El círculo vicioso del miedo

El círculo vicioso, que se establece en el desarrollo de una enfermedad demandante o grave, por las interacciones y experiencias vividas en el sistema médico y los cambios en las relaciones en la familia, en el trabajo y en las situaciones sociales, se basa en algunas suposiciones fundamentales. La representación, compartida por el pensamiento actual, de la enfermedad y la enfermedad grave en particular y las imágenes y esquemas mentales relacionados. Esta representación compartida sustenta, tanto en médicos como en pacientes, familiares, amigos y conocidos, las relativas expectativas inconscientes de deterioro y muerte. La imagen que tenemos de lo que nos sucede es fundamental, porque constituye el programa de lo que nos sucederá en el futuro. Si fuéramos un ordenador, nuestras imágenes mentales serían nuestros programas, por lo que la imagen que tengamos de nuestra enfermedad es determinante para su desarrollo.

El diagnóstico crea una expectativa inconsciente que lo transforma en una «profecía autodeterminada»: el sistema de imágenes que se organiza en el momento del diagnóstico constituye el programa, que difícilmente puede detenerse, de todo lo que sucederá después.

La autoridad del médico, el miedo del médico y del paciente, su posición de total indefensión, junto con la imagen aterradora de la enfermedad, potencian los efectos de la expectativa y determinan cada suceso posterior, del que cada paso confirmará la expectativa.

El programa de tratamiento es una guerra contra la enfermedad, un estado de perenne activación para defenderse del enemigo interior y de tensión para resistir las agresiones «amigas» del exterior, justo cuando se necesita seguridad y un cómodo abandono. Incluso en caso de recuperación, uno siempre está «a prueba»: el enemigo podría reaparecer, quizá disfrazado, y regresar para invadir otro dominio del cuerpo.

Cada remedio adoptado para conjurar el desarrollo desfavorable de la enfermedad es exactamente lo que la constituye y la determina: la solución que se convierte en problema.

Sin todos estos remedios, la enfermedad, en la mayoría de los casos, no sería tan grave.

En casos que todavía pueden ser graves o fatales, seguir el desarrollo del programa en lugar de combatirlo aún tiene la ventaja de apoyar a la persona, fortalecerla y mantenerla normalmente alerta y consciente, capaz de mantener su dignidad y autoridad, la relación con familiares y amigos, su propio lugar en el sistema, no ser torturado y mutilado, apropiarse o construir nuevas perspectivas de vida, o morir de una manera humana.

La curación según las leyes biológicas
Para entender cómo aplicar el sistema de la NM, liberando toda su eficacia terapéutica, debemos tener en cuenta que éste aún no ha sido integrado en el sistema de conocimiento compartido, por lo que las personas no tienen una verdadera cultura y experiencias compartidas sobre el funcionamiento de los programas biológicos especiales, en cambio, son adoctrinados diariamente por la educación médica básica, que durante años ha sido difundida por los médicos en su práctica y a través de los medios de comunicación.

Además, el campo de la NM está formado por unos pocos expertos, sin un aparato operativo: no hay clínicas, hospitales, centros de primeros auxilios adecuadamente equipados, que operen teniendo en cuenta los descubrimientos de la NM. Esto significa que una persona que quiera ser tratada de acuerdo con estos principios debe cuidarse personalmente, mediando con la presión de las autoridades médicas y contando con la comprensión y ayuda de sus amigos y familiares.

Las condiciones que hacen posible el proceso terapéutico ideal en la NM son las resultantes de la integración de la NM en el patrimonio de conocimientos compartidos. En esta condición ideal, tanto los médicos como los pacientes y sus familias comparten un sistema imaginario y cognitivo, en el que las enfermedades son eventos sensibles a seguir, sostener y aprender.

En este contexto ideal, la función del médico es bastante diferente a la actual, también lo es la del paciente y la de sus familiares y amigos.

El paciente ideal es competente: tiene información correcta sobre los programas biológicos, ha aprendido de su propia experiencia a reconocer diferentes síntomas de los programas biológicos, a relacionarlos con las experiencias vividas, a seguir el desarrollo con calma y seguridad, ayudándose de los remedios más simples y efectivos. Por lo tanto, ha aprendido a no temer las manifestaciones inteligentes de su propio cuerpo.

El paciente de la NM se conoce a sí mismo y conoce su cuerpo. Sabe intervenir en sus propios procesos biológicos con competencia y conciencia, y sabe solucionar la mayoría de sus dolencias y las de su familia y de sus animales.

En un pequeño número de casos de trastorno, cuando siente la necesidad de ayuda experta, esta persona aporta su propia competencia y autoridad a la relación con el médico o terapeuta, que también es respetada y reconocida por su familia y por el médico mismo.

El paciente es siempre el «líder» del proceso de curación: utiliza todas las herramientas terapéuticas con plena conciencia de lo que está sucediendo.

El médico ideal de la NM no hace controles periódicos de medicina preventiva, porque sabe tratar a las personas cuando lo necesitan, entiende la naturaleza, el origen y las causas sistémicas de los procesos de enfermedad. Estará atento a la vida de sus pacientes, nada más y nada menos que como los antiguos médicos de familia, que conocían personalmente a los pacientes y seguían sus historias de vida. También estará atento a la experiencia, al significado personal particular que los pacientes atribuyen a los eventos: sabe que un evento que una persona vive con el corazón alegre puede ser dramático para otra. Tal médico «reconoce a los suyos».

El terapeuta ideal en la NM nunca interviene para impedir el desarrollo de programas biológicos especiales, de los cuales conoce la función y significado, no hace diagnósticos tempranos, ni biopsias, especialmente en tumores que tienen reacciones violentas si son acosados. En esto, el médico experto en la NM sigue la buena práctica de los antiguos médicos de nunca acosar el tejido donde se está produciendo un proceso inflamatorio o infeccioso. El médico proporcionará remedios para contener los síntomas más molestos o peligrosos y sobre todo pondrá atención a lo que sucede en el cerebro, ya que el edema cerebral es el verdadero responsable de la mayoría de los desenlaces fatales en los procesos de solución de los programas biológicos especiales.

En los casos en que el programa especial implique graves limitaciones, inconvenientes o riesgos, proceden intervenciones cualificadas asistenciales y de tratamiento, que no deben estar encaminadas a reprimir la enfermedad, sino a limitar sus manifestaciones más dolorosas o peligrosas, con total respeto del sentido y de la función de la enfermedad, y con respeto a la dignidad y autoridad del enfermo.

Si una fase en desarrollo del programa biológico dificulta o esperamos que obstaculice una función vital, es posible que se requiera cirugía. En este caso, el médico sabe que la intervención sólo debe reducir o extirpar aquella parte del tejido que dificulta la función vital y no extirpar el órgano completo.

Tiende a garantizar la calidad de vida del paciente por encima de todo, porque sabe que, cuando la vida se vuelve invivible, también aumenta el riesgo de complicaciones, nuevas enfermedades y tensión hacia la muerte.

El médico ideal también sabe cómo encontrar las palabras para explicar a los familiares de su paciente lo que le sucede, para apoyarlos y tranquilizarlos, e instruirlos sobre lo que pueden hacer para brindar a su familiar la ayuda más funcional y realista. Además, es capaz de identificar e indicar acciones o movimientos encaminados a resolver tensiones y conflictos en el ámbito familiar o social, como problemas en el trabajo, dificultades en la escuela, conflictos con familiares o vecinos. En definitiva, el médico ideal tiene en cuenta al paciente en términos sistémicos.

El aspecto más importante se refiere a la relación: el paciente es siempre el responsable del proceso que le sucede; el médico o experto en la NM proporciona al paciente las herramientas útiles para superar con éxito las fases más difíciles del programa biológico y la información necesaria para que el paciente pueda procesar lo que le sucede, para que tenga claro lo que le está pasando, sobre el significado y función de este suceso, para que pueda tener expectativas realistas sobre lo que sucederá en los desarrollos posteriores del programa y para que pueda tomar decisiones verdaderamente conscientes sobre las opciones terapéuticas más adecuadas para él. El experto no toma decisiones sobre las opciones terapéuticas del paciente, sino que le ayuda con información completa y realista a decidir al respecto. El fundamento de la terapia es siempre y en todo caso la relación terapéutica, por lo que el terapeuta debe tener una relación clara, leal y acogedora con su paciente. El paciente debe sentirse seguro en la relación y debe sentirse libre, incluso para discutir o rechazar ciertas posiciones del terapeuta, así como para elegir a otro terapeuta. Las herramientas que ayudan al paciente en la fase de la curación no son las que integra claramente el médico, sino las que integra el paciente. La curación en sí misma no es una función del terapeuta, sino una función de la enfermedad misma. El terapeuta trabaja con el paciente para liberar a la función curativa de aquello que pueda complicarla.

Sanar con la NM en la situación actual
Ahora que tenemos una idea de la cura ideal, podemos preguntarnos: ¿cómo utilizar el conocimiento que hemos aprendido de la NM en las condiciones actuales?

Actualmente, la NM es un método científico no reconocido en el ámbito académico, por lo tanto no acreditado ni practicado en el ámbito institucional. Es una ciencia en evolución y, en algunos aspectos, todavía experimental. Al no estar reconocida, no está prohibida, pero tampoco regulada. Su campo está compuesto por unos pocos expertos de diversa formación con las más dispares calificaciones profesionales, sin un aparato operativo: no hay centros adecuadamente equipados, hospitales, centros de primeros auxilios, desarrollos de formación acreditados, que operen según los principios de la NM. Esto significa que una persona que quiere ser tratada según los principios de la NM debe cuidarse personalmente, tomando la información que necesita de expertos a los que debe evaluar con realismo, mediando sus necesidades y sus orientaciones con las presiones de las autoridades médicas y confiando en el consentimiento y la ayuda de sus amigos y familiares.

El paciente a cargo del proceso de atención

El contexto, que hace posible el correcto proceso terapéutico de la NM, exige como condición necesaria que el paciente sea competente, es decir, que tenga información correcta sobre los programas biológicos y sobre las expresiones de estos programas en los tres niveles (psíquico, cerebral y orgánico), y que sea capaz de relacionar sus síntomas con las experiencias y hechos de su vida.

Esta competencia es la base de la conciencia del paciente de lo que está pasando en su cuerpo y en su vida en cada momento. Esta conciencia es el requisito fundamental de la autoridad del paciente y de su capacidad de autodeterminación y orientación en las opciones terapéuticas. Esta competencia, sin embargo, no nos hace invulnerables frente a los traumas de los diagnósticos y la influencia de la poderosa concepción tradicional de las enfermedades, que impregna profundamente nuestra conciencia. En todo caso, la experiencia de la NM nos ayuda a no exponernos al trauma del diagnóstico, a seguir nuestro rumbo sin discutir o polemizar con los demás.

Lo que hay que hacer es aprender a utilizar cualquier ayuda médica, para tener siempre claridad mental sobre lo que nos está pasando, para poder decidir qué ayuda necesitamos y qué intervenciones rechazar, manteniéndonos siempre «a la cabeza del proceso».

Una característica del sistema de salud de la que es necesario defenderse para mantenerse a la cabeza del proceso es la extrema rigidez del sistema y la fragmentación de las intervenciones especializadas, característica por la cual el sistema de salud parcela las intervenciones y dispersa la relación con el paciente en mil circuitos que no se comunican entre sí.

Dado que la fuente de autoridad en el sistema de salud son los protocolos, el sistema considera que las personas son intercambiables, ya que todas deben comportarse de la misma manera prescrita por los protocolos: indicadores unificados de procedimiento. Aparte de la carencia marciana de las nociones fundamentales para poder distinguir una persona de una cacerola, el actual sistema de salud hace que el paciente no pueda tener como referente a una persona, sino que debe tener como referente distintos roles, ocupados por personas. Para el paciente que transita por estos circuitos, es de vital importancia recomponer su propia experiencia, que se descompone en estos circuitos. El paciente debe dar un único sentido global a todas las experiencias, informaciones, prescripciones, intervenciones que tienen por objeto a él mismo, de las que reporta informaciones a menudo contradictorias. El paciente debe ser siempre capaz de recomponer su propia integridad, debe permanecer íntegro.

El mayor peligro, quizá incluso más que las intervenciones mutiladoras y los medicamentos altamente tóxicos, que encontramos en el sistema de salud es una confusión generalizada e inaceptable. Reunir toda esta masa confusa de información y eventos en una sola experiencia significa no dar nada por sentado, tomar toda la información, pedir explicaciones, tener siempre claro lo que sucede y lo que se dice, poder recomponerlo con lo que se dice y hace en otros lugares. Al final, cuando llegamos a nuestra casa y lo ponemos todo en orden, las cuentas deben volver a nosotros, todo debe estar claro. El primer factor en la curación es la claridad mental sobre lo que nos sucede. ¡Todo debe tener sentido para nosotros!

En esta operación de recomposición, la ayuda del experto en la NM tiene una función importante, porque sirve para llevar el timón de la situación, para sacar del sistema lo que necesitamos, evitando caer en un protocolo que nos dirige inconscientemente. El experto en la NM es un intérprete sistémico, tiene las claves para recomponer la experiencia del enfermo en el sistema de salud y restaurar el sentido sistémico, ayudando así a la persona a orientarse y a poder tomar decisiones realistas.

A veces no podemos evitar la omnipotencia del protocolo y la suspensión transitoria de nuestra autodeterminación. Por ejemplo, si necesitamos una cirugía, sabemos que ningún hospital permitirá una cirugía que no sea de amputación en caso de cáncer. Por lo que la alternativa será entre la intervención según protocolo o la no intervención. En estos casos, hay que optar por quedarse con los pies en el suelo sin dejarse inspirar por el miedo. No es sensato rechazar una intervención por miedo, pero tampoco lo es aceptarla por miedo. Siempre necesitamos datos reales para evaluar. No es buena idea intentar convencer a los médicos de la validez de tus métodos de tratamiento: no pueden romper el protocolo, por lo que son los pacientes quienes deben decidir qué tratamientos o diagnósticos aceptar y cuáles rechazar.

También es muy importante evitar el impacto del diagnóstico: si conoces a un experto en la NM, lee el diagnóstico con él, explicándolo inmediatamente en términos funcionales. Evitar el impacto directo de los distintos diagnósticos, junto con la capacidad de mantenerse al frente del proceso terapéutico, sirve para evitar exponerse a nuevos traumas, que activan nuevos programas biológicos y por tanto nuevas enfermedades. Los datos siempre deben interpretarse en términos realistas y sistémicos, luego volver a los hechos que están sucediendo, tener sentido y verificarse en persona.

En la NM no se debe confiar en nadie, ni siquiera en el terapeuta competente de la NM: uno mismo debe verificar, creer sólo en la propia experiencia directa.

El paciente es el único que «siente» lo que le sucede, que tiene experiencia directa de ello y que, por tanto, puede acudir a los recursos del programa biológico en desarrollo, así como sufrir o disfrutar de las consecuencias. Con la claridad que le da su competencia y sensibilidad, es el único que puede y debe elegir los tratamientos e intervenciones necesarios en cada momento. Los expertos, a cuya ayuda el paciente siente que debe recurrir, deben ser entendidos como herramientas que utiliza en su desarrollo.

La terapia de red en la NM
En el sistema de la NM, el trabajo diagnóstico-terapéutico se desarrolla simultáneamente en tres niveles: psíquico, cerebral y orgánico. Ningún terapeuta tiene plena competencia, experiencia y autoridad en los tres niveles. Para ello, muy a menudo, es necesario trabajar con una red de expertos. Es importante que personas con diferentes habilidades, que atienden al mismo enfermo, realicen regularmente grupos de verificación y supervisión, porque es necesario que trabajen juntos las fases del proceso de recuperación y que se refieran a las comunicaciones del paciente, evaluaciones y propuestas concordantes. La red de expertos también debe saber integrar el trabajo de los expertos que no comparten la misma visión sobre las enfermedades, pero que, sin embargo, pueden ser necesarios.

Cuando se trabaja de manera sistémica, es particularmente difícil para un terapeuta mantener un sentido de sus límites y no traspasar los límites de su competencia. Es precisamente la colaboración constante y eficaz con expertos de otras disciplinas, con los que colaboramos, la que hace que cada uno de nosotros aprenda a mantener un sentido de sus propios límites de competencia y a aprovechar al máximo la competencia de los demás. Al trabajar juntos en los mismos temas, hemos aprendido mucho unos de otros sobre nuestros límites y esto nos ha hecho apreciar y comprender mejor las herramientas conceptuales y técnicas que tenemos a nuestra disposición.

La función del experto en la NM en relación con su cualificación profesional
El paciente debe ser consciente de que el terapeuta, cualquiera que sea su formación básica específica, que trabaja en la NM, relaciona conceptos y hechos, cuya definición y valoración pueden ir más allá de su ámbito de competencia profesional.

Por ejemplo, puede ocurrir que un médico dé sugerencias sobre aspectos relacionados con el comportamiento, las relaciones familiares, aspectos emocionales o cognitivos de su paciente. Del mismo modo, puede ocurrir que un psicólogo dé información sobre remedios de carácter médico. En estos casos, el terapeuta siempre debe recordar al paciente que esa información en particular está más allá de su competencia, que se la da puramente como información y que debe verificarla con un experto de confianza en el tema.

El paciente debe verificar lo que le dice el terapeuta y debe comprender cualquier información que esté fuera del campo de competencia del terapeuta, como una sugerencia para ser debidamente verificada con expertos en el campo correspondiente, sean también expertos en la NM o no.

Libertad de elección terapéutica
La libertad de elección terapéutica debe considerarse intangible. Los terapeutas, familiares o amigos no deben interferir. Las creencias de los expertos o las preocupaciones de los familiares no deben determinar las opciones terapéuticas del paciente, quien debe utilizar a los expertos, las intervenciones y los contextos terapéuticos como sus herramientas, sin ser presionado o limitado. Debe garantizar toda la información, explicaciones, garantías, comodidad y tiempo, para permitirse un uso consciente, competente y eficaz de estas herramientas. La libertad del paciente es el primer requisito para poder afrontar con éxito los procesos de curación, y la función fundamental del experto en la NM es garantizarla y protegerla.

El paciente que se encuentra atravesando fases sintomáticas particularmente difíciles, dolorosas o de riesgo debe contar, si lo siente o lo considera necesario, con la ayuda adecuada, orientándose dentro de los servicios médicos existentes y disponibles, y eventualmente mediando entre la intervención médica indicada y la que el paciente considere adecuada, obteniendo toda la información y explicaciones que necesita para poder tomar su decisión.

¡Atención! La libertad de elección de tus seres queridos también es sagrada cuando deseas utilizar la NM pero ellos quieren tratarse a sí mismos de la manera tradicional. Si un ser querido se enferma de una enfermedad grave, confía en el protocolo de tratamiento y no muestra interés en otras posibilidades, no debes presionarlo para que adopte la NM. Tu insistencia podría hacer tambalear su claridad y su confianza en el cuidado que está recibiendo, sin que se establezca una nueva organización mental encaminada a solucionar su problema. Siempre tenemos en cuenta que una persona enferma experimenta una condición particular, de la cual no podemos tener experiencia directa. En esta condición, esa persona encuentra recursos que nunca podríamos sospechar. En algunas civilizaciones antiguas, se escuchaba a los enfermos, porque se creía que por su boca hablaban las deidades, y se hacía lo que pedían. Ahora deberíamos hacer lo mismo.

El paciente que requiere hospitalización debe ser consciente de que el terapeuta que lo sigue según el sistema de la NM no puede interferir con un protocolo en desarrollo. Sólo puede, si el propio paciente lo solicita y si lo considera indicado en el caso concreto, dar apoyo, consuelo, mantener la continuidad de la relación, dar herramientas que ayuden al paciente a hacer conexiones entre hechos de diferentes niveles y a explicarse aquello que sucede.

La familia en la enfermedad

Para que el proceso terapéutico se lleve a cabo con éxito, es necesario que todos los familiares y personas cercanas al paciente en las fases sintomáticas compartan y comprendan sus opciones terapéuticas. El pánico, incluso de un solo miembro de la familia, en una fase sintomática complicada, puede crear situaciones dramáticas y hacer que se pierda la conciencia del proceso en desarrollo, complicando el desarrollo con nuevas fases conflictivas activas con consecuencias desastrosas.

Por lo tanto, cualquier proceso terapéutico debe poder contar con la colaboración o al menos con la neutralidad pacífica y convencida de los miembros de la familia. Esta condición necesaria prácticamente nunca se da, porque los familiares de un enfermo están comprensiblemente preocupados, asustados, muchas veces incluso más que el enfermo y en plena búsqueda angustiosa de todos los medios para que se recupere. Para favorecer un contexto familiar funcional a la curación, ante todo debemos tener en cuenta que la familia de un enfermo es una familia enferma.

Una familia es un organismo: cuando uno de sus miembros se enferma, toda la familia se enferma, como un solo cuerpo que sufre en una parte de él. Quien ha tenido un familiar gravemente enfermo es muy consciente de la angustia impotente de verlo sufrir, de la tensión dramática de la búsqueda de soluciones, de la manera más eficaz de ayudarlo, respetando su libertad y su voluntad. Una experiencia de enfermedad es un camino en el que se necesita ayuda concreta, pero en el que estamos básicamente solos viviendo la experiencia profunda y a menudo incomunicable. En él recae toda la atención de los familiares, médicos y expertos que atienden al paciente. El dolor y las angustias de los miembros de la familia suelen pasar a un segundo plano, se vuelven irrelevantes. Por lo tanto, es difícil que estas angustias familiares encuentren un contexto en el que expresarse, encontrar desahogo y sentido. Sin embargo, el estado de ánimo de los familiares, su capacidad para brindar una ayuda realista y respetuosa, libre de angustias y confusiones, su disponibilidad para escuchar y apoyar eficazmente al enfermo en su camino, son aspectos de fundamental importancia para una buena recuperación, para asegurar la mejor calidad de vida y las mejores condiciones para la fase terminal de la vida. Por consiguiente, los familiares de una persona enferma deben ser apoyados y ayudados, a veces incluso más que la persona enferma. La persona enferma siente y experimenta su camino de enfermedad y curación. Los programas biológicos activados en su cuerpo también le proporcionan las herramientas, la sensibilidad y los recursos para vivir esta experiencia y aprender de ella. Los familiares no tienen la misma conciencia: aquello que el paciente vive directamente, los familiares lo viven a través de él. La conciencia de la enfermedad, por tanto también los recursos para vivirla, en los miembros de la familia debe ser reconstruida, extrayéndola de la relación.

Por lo tanto, los familiares de un enfermo necesitan procesar sus angustias para no hacerlas pesar sobre su familiar enfermo con la exigencia espasmódica de que se recupere pronto. Necesitan ver claro el camino de su familiar para entender el significado, las herramientas, los remedios adoptados. Necesitan mirar hacia delante para avanzar también hacia la curación, sentir y asumir los cambios que vienen de la enfermedad, y aceptarlos.

Para dar respuesta a esta necesidad de las familias, muchas veces les hacemos partícipes del proceso terapéutico y de su elaboración, y también les permitimos que asistan a algunas sesiones. También hemos organizado un espacio especialmente reservado para ellos, un grupo de ayuda, que representa un contexto donde los familiares pueden expresar sus emociones y exponer sus dificultades, dudas y problemas. La experiencia de encontrarnos con problemas similares nos permite no sentirnos solos o extraños, encontrar solidaridad y complicidad, desarrollar soluciones comunes. Las herramientas proporcionadas permiten una reorganización cognitiva de los problemas, lo que ayuda a plantear situaciones problemáticas en términos realistas, a captar las tensiones evolutivas que trae la enfermedad y activarlas, a reconocer y activar los recursos que el estado de necesidad de los familiares nos hace descubrir.

El grupo de apoyo

Es muy importante que una persona enferma sea capaz de comunicarse a partir de sus propias experiencias y reciba de esta comunicación una mayor claridad, conciencia y confianza en sí misma. Un grupo de apoyo, donde las personas enfermas y sus familiares o amigos puedan expresar sus ideas, necesidades, experiencias y donde puedan plantear sus propias dudas es una herramienta necesaria. Por eso concebimos, hace unos siete años, el grupo abierto de estudio, consulta y comparación sobre las aplicaciones de la NM.

En ese momento, nos llamó la atención la dificultad de ayudar a las personas que se enfrentaban a enfermedades graves desde una perspectiva sistémica. En estos casos, el miedo y los automatismos de los tratamientos médicos confundían tanto el cuadro sintomático como el estado psíquico, que hacía muy difícil una intervención que aportara claridad. Concebimos el grupo abierto con una función de primera acogida para aquellos que habían oído hablar de la NM y querían saber más, para aquellos que tenían preguntas o temas específicos que proponer, para aquellos que estaban intrigados o interesados en el tema pero no lo suficientemente motivados para participar en un seminario, para aquellos que estaban siendo tratados desde la perspectiva de la NM y necesitaban el apoyo o la confrontación con quienes seguían la misma orientación.

La intención que inspiró a este grupo fue aprender a leer hechos cotidianos más o menos normales con los conceptos de la NM, para verificar las leyes en la vida cotidiana, para «aprender a leer la NM» en paz, sin la urgencia y el miedo que caracterizan a un estado de enfermedad grave.

El grupo se concibió como un espacio abierto, donde cualquier persona podía aportar sus experiencias, problemas o dudas, tanto si quería hacerlo una vez como si quería participar todas las veces. A lo largo de los años, este grupo ha sido una valiosa experiencia y se ha convertido en un espacio acogedor, casi de fiesta. Seguimos reuniéndonos cada quince días, en total libertad, en la creencia absoluta de que, para curar y sanar, hay que ser libre. Muchas personas han encontrado en este grupo apoyo, consuelo, claridad, complicidad y, con el tiempo, esto ha adquirido una función terapéutica, que no habíamos previsto y de la que nosotros mismos hemos aprendido y seguimos aprendiendo. Este grupo es nuestro orgullo y nuestro disfrute.

A menudo nos encontramos con personas que necesitan ver con claridad sus problemas o hacer elecciones de tratamiento, personas que tienen un familiar enfermo y que encuentran junto a otros la manera de ayudarlo o la fuerza para aceptar que esto los pone a sí mismos en un camino que ellos no comparten Las personas vienen con preguntas y, a menudo, encuentran sus respuestas con nosotros. Para nosotros, este grupo es un hogar acogedor. Entre las personas que participan más o menos regularmente, existen estrechas relaciones de amistad y complicidad, y esta red de relaciones constituye un ambiente tranquilizador y clarificador para las personas que se enfrentan a procesos de enfermedad.

Pensamos que un grupo organizado con criterios similares puede ser un apoyo válido para los enfermos y sus familias. También es esencial que este grupo no sea un «gueto», que incluya a personas que traen diferentes problemas y también personas sanas que disfrutan aprendiendo a comprender los hechos de la vida.

La composición de la diversidad es una piedra angular de nuestra concepción de la curación. Recientemente supimos que se ha formado una organización que recupera todas las semillas y plantas que quedaron excluidas del cultivo en beneficio de unas pocas especies más productivas. El principio de este redescubrimiento de la multiplicidad de especies se llama «biodiversidad». Aquí cultivamos la biodiversidad de las personas.

Lectura de los indicadores de diagnóstico, los marcadores tumorales

Los marcadores tumorales son índices diagnósticos de un proceso neoplásico. Se pueden recolectar mediante análisis de sangre, análisis de células, análisis químicos de sangre o análisis de suero sanguíneo. Las más utilizadas, por la sencillez de ejecución, son las pruebas de marcadores tumorales presentes en el suero.

Hamer no niega la validez de los marcadores, pero piensa que tienen un nombre equivocado.[1] De hecho, los marcadores se consideran un índice de la enfermedad, ya que dan testimonio de la proliferación celular. En la nueva medicina, el uso de los marcadores debe tener en cuenta el tipo de programa en desarrollo y las características de su desarrollo, porque sólo del desarrollo del programa biológico en curso se puede derivar el sentido de proliferación que los marcadores simplemente detectan. Mientras que en la medicina tradicional el aumento del valor de un marcador es un índice relativo de agravamiento de la enfermedad, en la Nueva Medicina, ante el aumento de un marcador que indica la proliferación de un tejido dirigido por el cerebro arcaico, sabemos que tenemos un tumor que está creciendo en fase activa, entonces podemos esperar que ese tumor siga creciendo si no resolvemos el conflicto que lo origina. Si por el contrario tenemos el crecimiento de un marcador que identifica la proliferación de un tejido dirigido por el neoencéfalo, obtenemos, precisamente del aumento del marcador, la confirmación de que el conflicto se está resolviendo, por lo que sabemos que esta proliferación se detendrá por sí sola después de repararse el tejido.

El conocimiento de las leyes biológicas nos permite interpretar correctamente los valores de los marcadores tumorales y por tanto utilizarlos de manera consciente, evitando angustiarnos cada vez que los vemos subir.

Cuando tenemos proliferación celular en un tejido, la cantidad de sustancia que producen estas células aumenta y, si ésta se produce en cantidad suficiente y se libera a la sangre, se puede detectar el aumento de la concentración de esta sustancia en la sangre.

Así, la concentración de esa sustancia en la sangre puede considerarse un marcador, es decir, el indicador de un proceso de proliferación celular.

Hay marcadores específicos para cada tipo de tejido y marcadores menos específicos. Los marcadores que aumentan en presencia de proliferación celular de tejidos dirigidos por el paleoencéfalo aumentan en la fase activa de los conflictos relativos, mientras que los marcadores que indican prolifera-

---

1. R. G. Hamer, *Il cancro*, pág. 134.

ciones de tejidos dirigidos por el neoencéfalo aumentan en las fases de resolución de conflictos.

La VSG (velocidad de sedimentación globular) es el índice menos específico, ya que sólo indica la presencia de un proceso inflamatorio o infeccioso. Otras sustancias, como la alfafetoproteína o el CEA, son marcadores de proliferación tisular regulados por el cerebro arcaico. La alfafetoproteína, o AFP, es una glicoproteína similar a la albúmina, que se forma en el hígado, el saco vitelino y en partes del tracto gastrointestinal del feto, y es la principal proteína durante el desarrollo fetal. La máxima concentración de AFP en suero se produce durante la quinta semana de embarazo, cuando alcanza las 2 000 000 U/ml, es decir, 3 g/l. En adultos normales, la concentración de AFP es inferior a 7 U/ml o 10 µg /l. El valor de la concentración de AFP aumenta en presencia de una proliferación celular de tejidos regulada por el paleoencéfalo, en particular con el tumor del tejido glandular del hígado, de las células germinales, del parénquima pancreático y de la mucosa endodérmica del estómago. Sin embargo, también tenemos una alta concentración de AFP en enfermedades hepáticas benignas, como la hepatitis viral aguda, la cirrosis hepática, la hiperbilirrubinemia neonatal.

Por lo tanto, un valor alto de la concentración de AFP no siempre es un índice específico de proliferación de células neoplásicas.

Los marcadores nunca son absolutamente específicos como índices de neoplasia. Por tanto, debemos considerarlos un sistema de información, que nos puede ser útil, pero que debe estar siempre referido a la experiencia real y a hechos concretos e interpretado según un sistema de referencia capaz de explicar lo que realmente le sucede a la persona en su vida, en su experiencia y en su cuerpo, e identificar el significado y la función de estos eventos.

Para intervenir correctamente en el desarrollo de un programa especial, es importante distinguir entre los marcadores del paleoencéfalo y los del neoencéfalo. De hecho, el aumento de un marcador paleoencefálico nos indica que estamos ante una fase activa, por tanto ante un tumor que crece y con un estado de conflicto. En una fase de este tipo, sabemos que ninguna terapia agresiva podrá detener la proliferación del tumor que, por más atacado y destruido que sea, volverá a crecer siempre que quede aunque sea una sola célula del tejido involucrada en el programa especial. En esta situación, la indicación más válida es resolver el conflicto sin atacar el tumor. Si la solución al conflicto no es práctica, entonces es mejor la ablación quirúrgica del tejido objetivo, en lugar de un ataque químico continuo, que envenena todo el organismo.

Sin embargo, si tenemos un crecimiento en los marcadores del neoencéfalo, sabemos que el conflicto que había activado el programa especial ya está resuelto. Estamos en la fase de la curación, por lo que sabemos que la proliferación en desarrollo es una reparación del tejido que se había ulcerado en la fase activa anterior del programa. Al ser una reparación, la proliferación tiene una función que finaliza cuando ha alcanzado su objetivo, es decir, cuando el tejido ha sido reparado. Así pues, podemos dejar que el programa se complete sin detenerlo y sin entrar en pánico, si la reparación no impide funciones importantes o esenciales para la supervivencia. Si, por el contrario, la reparación de un tejido dificulta funciones, debemos apoyar las funciones obstaculizadas o impedidas con los medios más adecuados, encaminados a la protección y restauración de las funciones vitales y no a la destrucción total de un esquivo tumor que no se detiene si no se erradica y destruye. El crecimiento celular se detendrá cuando se haya terminado de reparar el tejido. Para garantizar las funciones vitales esenciales, posiblemente sea suficiente con eliminar las partes de tejido que dificultan las funciones vitales, sin demoler órganos enteros.

Como señalan procesos reparativos y fases de resolución de conflictos, Hamer define los marcadores de tejido del neoencéfalo como «marcadores de vitalidad».

La redefinición funcional de los marcadores es importante, especialmente cuando, después de un conflicto resuelto, vemos surgir un marcador de vitalidad, que en la medicina tradicional implica el diagnóstico de un proceso metastásico en desarrollo y que corre el riesgo de proporcionarnos un nuevo trauma diagnóstico adicional y otros traumas con activación de los relativos programas especiales. Así es precisamente como terminamos activando otras proliferaciones y haciendo el diagnóstico.

Si sabemos que el marcador indica un proceso de reparación, podemos esperar tranquilamente a que termine el programa, dejando que nuestro cuerpo acabe su trabajo.

Mientras que los marcadores de tejido paleoencefálico son pocos, tenemos un mayor número de marcadores de proliferación tisular regulados por el neoencéfalo: inmunoglobulinas, Ca 15/3, 125, 19.9, PPA, transaminasas, gamma GT, etc.

La curva de los valores de concentración de un marcador sigue la curva del desarrollo del programa biológico especial que nos señala. Un marcador paleoencefálico aumenta en la fase activa y disminuye progresivamente tras la solución del conflicto, a medida que el organismo lo metaboliza.

El valor de la concentración de un marcador del neoencéfalo aumenta después de la solución del conflicto, alcanza la concentración máxima al final de la fase A de la solución, luego disminuye progresivamente a medida que se metaboliza.

Esto sucede cuando un desarrollo ocurre de forma lineal, sin complicaciones ni interacciones de otros programas.

Recaídas y cronicidad

Cuando vemos que los valores de un marcador se mantienen establemente altos en el tiempo o crecen progresivamente, estamos en presencia de un conflicto que se repite, que se reactiva continuamente, o, si es un marcador del paleoencéfalo, podría ser también un conflicto en fase activa, como hemos visto anteriormente.

El valor de un marcador de un programa paleocerebral aumenta en la fase activa, y después de la solución disminuye lentamente. Si cuando estamos en la fase de la solución experimentamos una recaída del conflicto, volvemos a la fase activa y el valor del marcador, que iba bajando lentamente, vuelve a aumentar hasta la nueva solución del conflicto. Si seguimos teniendo recaídas, el valor del marcador tendrá una tendencia creciente en el tiempo en oleadas sucesivas, como vemos en la siguiente figura.

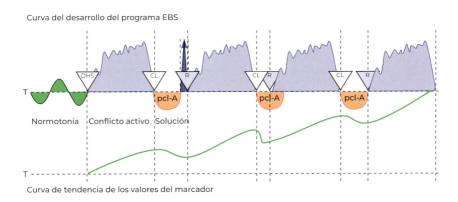

Curva de tendencia del valor de un marcador tumoral de tejidos dirigido por el paleoencéfalo en presencia de un programa recidivante. (Figura reconstruida sobre la base de representaciones esquemáticas de *Wissenschaftliche Tabelle der Germanischen Neuen Medizin*, de R. G. Hamer)

Así es como podemos encontrar un valor de PSA de 70, un marcador de la próstata, que en condiciones normales sería inferior a 5.

Con un programa de recaídas continuas muy frecuentes, tendremos una mínima proliferación celular, siempre detenida por la fase de solución y caseificación de las células neoplásicas, por lo que no podremos juntar suficientes células para justificar el diagnóstico de «tumor». Lo que los médicos detectarán en el tejido afectado por el programa de recaídas será, en cambio, una inflamación o infección crónica. Por ejemplo, en lugar de cáncer de próstata, se nos diagnosticará prostatitis con valores altos de PSA.

Los valores de un marcador de los tejidos regulado por el neoencéfalo aumentan en la fase de resolución de conflictos y disminuyen en la fase activa. En presencia de un programa recurrente, por lo tanto, tendremos una tendencia general en los valores del marcador aumentando en oleadas sucesivas, pero con las fases de crecimiento correspondientes a las soluciones del conflicto, como vemos a continuación.

Los marcadores de los tejidos regulados por el neoencéfalo también señalan programas recurrentes. Valores muy altos de la concentración de estos marcadores en el plasma nos indican que tenemos recaídas continuas.

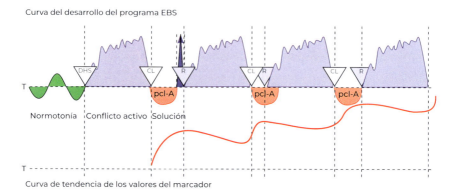

Curva de tendencia del valor de un marcador tumoral de tejidos dirigido por el neoencéfalo en presencia de un programa recidivante.
(Figura reconstruida sobre la base de representaciones esquemáticas de *Wissenschaftliche Tabelle der Germanischen Neuen Medizin*, de R. G. Hamer)

Si, por ejemplo, tenemos un valor de 2740 de Ca15/3, que es un marcador relativamente específico de tejidos mesodérmicos como huesos y ovarios, cuyo valor máximo en condiciones normales es de 30, o un valor de 4000 de las inmunoglobulinas IGG, que en condiciones normales no sería superior a 170, sabemos que estamos ante un programa especial de recaídas.

La Beta-HCG es una sustancia que actualmente se utiliza como base para las pruebas de embarazo.

Los análisis de sangre indican la presencia de otros programas especiales activados y nos informan sobre la fase en la que se encuentran no sólo mediante marcadores tumorales, sino también con otros índices importantes.

Por ejemplo, los valores del colesterol nos indican la solución a un conflicto de territorio o frustración sexual para un zurdo. Como solución a estos conflictos, la acumulación de colesterol repara el interior de las arterias. En ese momento, se acumula en la sangre y luego vuelve a disminuir después de la reparación. Cuando tenemos continuas recaídas de este conflicto, la concentración de colesterol en sangre aumenta progresivamente hasta llegar a ser tres o cuatro veces superior al valor normal.

El aumento en el valor de los índices de funcionalidad hepática como las transaminasas nos señala un conflicto de rencor territorial o un conflicto de identidad para un zurdo. Si el valor es permanentemente mucho más alto que la norma, nos enfrentamos a un conflicto de resentimiento que se repite de manera continua.

Si vemos valores altos de diferentes marcadores, sabemos que tenemos más programas especiales en desarrollo.

Lo dicho sobre los marcadores tumorales, por tanto, también se aplica a otros parámetros diagnósticos, como el valor de la azotemia o la creatininemia para la insuficiencia renal, la glucemia para la diabetes, etc. Cuando tenemos alterado el valor de un índice diagnóstico de manera estable o creciente, estamos en presencia de un conflicto de recaída.

Otros indicadores de diagnóstico
Temperatura
La hipotermia, es decir, una temperatura inferior a 35 °C, con sensación de fiebre a 36 °C, señala:

- Un conflicto activo de disgusto o el ataque epileptoide del programa correspondiente, que causa hipoglucemia.
- La fase activa o crisis epileptoide de un programa de tejido mesodérmico, que estimula la extracción de sangre de la circulación periférica para concentrarla en los órganos internos, reduciendo la temperatura.
- Un conflicto activo del tálamo, que baja la presión arterial, en correspondencia con una dilatación flácida de los vasos sanguíneos, por lo que la sangre tiene dificultad para abastecer las zonas periféricas.

Una fiebre baja hasta 37,5 °C señala la fase de solución de un programa del tejido endodérmico o mesodérmico dirigido por el cerebelo, especialmente con sudoración nocturna y eliminación de orina en la segunda mitad de la noche.

Una fiebre de 38 °C o 38,5 °C con gran fatiga indica una fase de solución del tejido mesodérmico dirigida por la médula cerebral.

Una fiebre alta, desde 38,5 °C hasta más de 40 °C, indica la solución de un programa de tejido ectodérmico.

La fiebre que sube a determinadas horas y luego desaparece durante el resto del día señala la presencia de un conflicto en suspensión, que se reactiva en determinados momentos del día y luego se resuelve en otros. La fiebre viene con la vagotonía de la fase de solución.

Si la fiebre aparece por la mañana después de despertar, significa que el conflicto se ha reactivado durante la noche, a través de un sueño, y que al despertar se resolvió.

Cuando estamos en vagotonía, la fiebre sube naturalmente durante la noche y baja hacia la mañana.

Presión arterial

La presión máxima mide el empuje que mueve la sangre desde el corazón hacia el torrente sanguíneo, mientras que la mínima es la presión con la que la sangre regresa al corazón. El intervalo entre la presión máxima y la mínima debe ser igual a un tercio del valor de la presión máxima para que la sangre tenga suficiente impulso para volver al corazón.

La presión arterial baja indica un conflicto de tálamo activo o recurrente.

Una presión máxima constantemente alta indica un conflicto de líquidos con un programa renal activo o resuelto. Incluso después de la solución, la presión permanece alta de manera estable. Una vez que el riñón ha aprendido a producir más orina haciendo circular más sangre, continúa haciéndolo.

La presión arterial baja indica una fase de solución de un conflicto de pericárdico, con edema del pericardio que comprime el corazón, por lo que es necesario aumentar la presión para que la sangre regrese al corazón. Es útil colocar una compresa de hielo envuelta en un paño húmedo sobre la nuca en períodos de un cuarto de hora o veinte minutos, alternando con media hora de reposo, para reducir el edema y bajar la presión.

La presión arterial máxima elevada indica una fase de solución del conflicto medular del miocardio y se acompaña de taquicardia y arritmia ventricular, con posible paro respiratorio y dolor en el corazón.

PH de la orina

En las fases de solución de los tejidos endodérmicos, el pH de la orina suele ser básico, del orden de 8, debido a que el proceso de caseificación provoca abrasiones, con sangrado, que derivan en la liberación de proteínas en la orina, que bajan el grado de acidez de la orina, aunque el metabolismo de los hongos, que también están presentes en buena cantidad, ayuda a aumentar el grado de acidez.

El olor pútrido de la orina indica una fase de solución del conflicto del prófugo.

El color rojo o marrón indica la presencia de sangre, por lo tanto una solución de los riñones o de la pelvis renal.

Remedios

Como dijo Hanneman, la naturaleza es la farmacia de Dios: produce sus propios remedios por sí misma. El cuerpo produce sustancias que lo ayudan en momentos críticos y que a veces sólo necesitan ser estimuladas o apoyadas.

Como todo desarrollo es bifásico, las funciones de los posibles remedios también son dos: simpática o vagotónica.

Los remedios simpaticotónicos también son diuréticos.

Los psicofármacos neurolépticos y sedantes, los baños calientes, los masajes relajantes y las sustancias naturales, como la hierba de San Juan, la valeriana o el tilo, son vagotónicos.

Los simpaticotónicos son la cortisona, la belladona, los antibióticos, los citostáticos de la quimioterapia, la radioterapia, las sustancias como la Coca-Cola, el café, el chocolate amargo, el té verde, el ácido cítrico, la aspirina, el ácido salicílico, la vitamina C, la cocaína, el paracetamol, los medicamentos como el Brufen, el Voltaren, el Toradol, remedios como la árnica homeopática y la tintura madre de *ribes nigrum*, los masajes tónicos, los baños fríos, el hielo.

La morfina, al igual que otros derivados del opio utilizados como analgésicos, tiene un mecanismo de acción particular. Éste bloquea la transmisión del impulso del dolor al cerebro, al inhibir la liberación de los neurotransmisores relacionados en el área presináptica, al engañar a los receptores de endorfinas y encefalinas, que el cuerpo sintetiza como sustancias analgésicas naturales. Además, la morfina inhibe el centro del cerebro que controla la respiración. La acción de este fármaco es, por tanto, poderosamente analgésica, pero también de inhibición de la capacidad natural de resistir el dolor, así como de inhibición de la respiración. Debe administrarse en dosis crecientes para lograr el mismo efecto, es adictivo y tiene efectos secundarios importantes. Suele administrarse sólo durante períodos muy cortos o a pacientes moribundos, para los que se considera la sedación del dolor más importante que cualquier otra necesidad.[2]

---

2. Los efectos secundarios indeseables son: miosis (pupilas diminutas), hipotermia con sudores fríos, convulsiones, disminución de la diuresis, depresión de la respiración y de la actividad vasomotora, náuseas, vómitos y, a la larga, hepatomegalia, trastornos del sueño, aumento de la secreción de la hormona adrenocorticotrópica, que estimula la del cortisol, la hormona del crecimiento y la prolactina. También hay inhibición de las hormonas sexuales hipofisarias y periféricas, falta de deseo sexual y menstruación en las mujeres e impotencia en los hombres, estreñimiento debido a una reducción de

En las fases vagotónicas, que son los períodos donde generalmente hay dolor y donde se hinchan los tejidos, tanto en los órganos periféricos afectados por el programa especial como en el cerebro, la morfina acentúa el entumecimiento y aumenta el edema.

Otras sustancias simpaticotónicas, que tienen un efecto incisivo sobre el dolor sin tener los efectos secundarios de los opioides, además de clasificarse como «drogas» (al igual que la morfina), también han sido excluidas de la farmacopea oficial, por lo que ni siquiera pueden ser utilizadas bajo supervisión médica y son ilegales.

Una de estas sustancias es la marihuana, que tiene un efecto levemente eufórico y anestésico, por lo que podría ayudar a subir la curva vagotónica manteniendo la conexión con la vida.

Otra sustancia que podría ser eficaz en estados de vagotonía severa con dolor intenso sería la cocaína, un alcaloide extraído de las hojas de *Erythroxylum coca*. Sus efectos fueron estudiados por Sigmund Freud, quien lo descubrió y experimentó en sí mismo, consumiéndola durante más de veinte años para contrarrestar los síntomas de su cáncer de mandíbula y manteniendo una condición de ausencia de dolor y claridad mental, lo que le permitía trabajar y llevar una vida activa. Bebía el polvo disuelto en agua. Estudios posteriores han destacado los efectos secundarios nocivos de la cocaína y han convencido al mundo científico de abandonar su uso, favoreciendo los opiáceos naturales y sintéticos.[3] Es curioso cómo se ha abandonado por completo

---

la motilidad intestinal. Es posible la muerte por envenenamiento, infarto de miocardio u otro. El uso prolongado puede provocar tolerancia inversa y dependencia física y psíquica, es decir, puede inducir una reducción en la producción de opioides endógenos (ante la presencia de un producto externo, nuestro organismo reduce su propia función fisiológica para ahorrar energía), dando lugar a dependencia física. Puede provocar la aparición de actitudes ansiosas, propias de una adicción física.

3. Los efectos observados de la cocaína son: a nivel psíquico, distorsión de las capacidades cognitivas y receptivas, sensación de aumento de las percepciones, acentuación de la reactividad física y mental, reducción de las ganas de dormir y del hambre y la sed, euforia (de ahí el uso pasado como antidepresivo y como tratamiento para la adicción a opiáceos) y disforia, pérdida de inhibiciones, inducción de estados psicóticos, reducción de la sensación de fatiga, modificación de la libido. A nivel fisiológico, se observa vasoconstricción local (por ejemplo, nasal), anestesia local ligera (por ejemplo, gingival y dental, de ahí el uso pasado en odontología), disminución de espermatozoides (no útil para fines anticonceptivos), aumento en la frecuencia cardíaca, aumento de la contractilidad del ventrículo izquierdo, aumento de la presión arterial, hiperproducción de adrenalina, aumento de la producción de endotelina, disminución de la producción de óxido nítrico, aumento de la agregación plaquetaria en la sangre, aceleración del proceso aterosclerótico, con riesgos considerables de trombosis, infarto de miocardio y daño permanente al sistema cardiovascular, hipertensión, disfunción eréctil.

el uso médico de esta sustancia, que si bien no da tolerancia, permite mantener una vida activa y ciertamente no tiene efectos secundarios más nocivos que los de la morfina. Además, parece extraño que incluso se prohíba cualquier uso de la hoja de coca, que pueblos enteros han utilizado durante siglos, en forma de infusión o papilla, para contrarrestar los efectos de la altura, el cansancio, el frío y el hambre, cuando es mucho más peligroso que sustancias como el alcohol estén fácilmente disponibles en cualquier supermercado.

Cabe señalar que estas sustancias ilegales sólo están disponibles en el mercado clandestino y, por lo tanto, de manera descontrolada e insegura. Las drogas ilegales son mezclas tóxicas con efectos absolutamente impredecibles, porque la sustancia reclamada se mezcla con todo tipo de sustancias. Así que, si por casualidad tienes la idea de hacerte con una sustancia ilegal, olvídate. Nuestra consideración sobre los efectos de ciertas sustancias pretende sólo ser un estímulo para que el mundo científico considere el estudio de otras sustancias que podrían utilizarse en las fases vagotónicas.

Otros remedios naturales, como los remedios fitoterapéuticos, homeopáticos y otros, son más bien catalizadores del programa, en el sentido de que empujan y orientan al organismo en el movimiento que intenta realizar. Personalmente vimos un efecto sorprendente de Star of Bethlehem en el conflicto de separación. Otros estudiosos han observado correlaciones entre algunos conflictos biológicos y ciertas flores de Bach u otros remedios homeopáticos o fitoterapéuticos.[4]

Si estamos en simpaticotonía estaremos agitados, pero hemos visto que esta agitación es funcional para resolver el conflicto, por lo que es mejor no intervenir con vagotónicos, siempre que la agitación sea compatible con la vida. También en las crisis epileptoides estaremos agitados, ya que se trata de un estado relativamente breve de fuerte simpaticotonía. Podemos intervenir en las crisis epileptoides con remedios vagotónicos sólo si no hay riesgo de que el descenso de la segunda fase vagotónica, que seguirá a la crisis epileptoide, pueda ser peligroso o mortal. En caso de infarto, por ejemplo, puede ser peligroso dar sedantes porque éstos podrían potenciar el efecto de la siguiente vagotonía sobre el edema cerebral y hacer que la persona no pueda resurgir de esta fase. Por tanto, en este tipo de crisis epileptoide es preferible tomar un simpaticotónico al final de la crisis, que nos permita afrontar la fase vagotónica posterior partiendo de un tono más elevado.

---

4. Simone Ramilli: *Wellness Flowers, I dodici rimedi per i conflitti psicosomatici secondo la Psicobiotica*, Tecniche Nuove Edizioni, mayo de 2008. Angelo Fierro: *Il grande libro dei fiori di Bach*, Corbaccio edizioni, 2000.

Para mitigar los efectos de las fases vagotónicas, son útiles los astringentes o simpaticotónicos. La producción de cortisona, secretada por la corteza suprarrenal, está regulada por la corteza cerebral. La cortisona tiene una función astringente sobre los tejidos dirigida por el neoencéfalo. Funciona en la fase de la curación, ya que induce un estado tónico simpático, pero, precisamente por eso, debemos tener cuidado porque se corre el riesgo de reactivar el conflicto. Tomada en las crisis epileptoides, acelera la convulsión y la eliminación de líquidos, por lo que favorece una superación más pronta de la crisis, pero exacerba los síntomas, por lo que ayuda en las crisis epileptoides con síntomas que no son de riesgo, sino sólo molestos. No tiene ninguna función en los programas dirigidos por el paleoencéfalo.

Con el conflicto del prófugo activo, que es un programa dirigido por el paleoencéfalo, la cortisona no sólo deja de promover la diuresis, sino que aumenta la retención de agua. En este caso, podemos conseguir algún efecto con diuréticos como el Lasix asociado a un relajante muscular de la musculatura lisa, como el Buscopan o la codeína.

Con los programas paleoencefálicos podemos paliar los trastornos en la fase de la solución utilizando antibióticos. Es conocida la acción de la penicilina en la tuberculosis, en la neumonía de los tejidos endodérmicos o en la bronquitis corticorresistente, que es un programa del tejido endodérmico de los bronquiolos.

La penicilina y los antibióticos son venenosos para los hongos, que son microorganismos dirigidos por el paleoencéfalo y actúan en esta zona, mientras que la cortisona, cuya producción es regulada por el neoencéfalo, tiene función en los tejidos de esta zona. El cuerpo también sigue una regla homeopática: «*Similia similibus curantur*», los semejantes son cuidados por semejantes.

En todos los casos en los que el brote cerebral, con el edema relacionado, se localiza en una zona relativamente superficial del cerebro, por tanto en los programas dirigidos por el neoencéfalo en general o en los dirigidos por el cerebelo, es útil poner una compresa de hielo envuelta en una toalla mojada en la parte de la cabeza más cercana a donde se encuentra el brote. Esta compresa mantiene la temperatura a 0 ºC y permite ejercer una acción astringente sobre los edemas cerebrales, sin riesgo de congelar o quemar los tejidos. La compresa se puede dejar puesta de quince a veinte minutos, luego se quita y se vuelve a poner en intervalos de veinte minutos. La bolsa de hielo en la cabeza es particularmente útil en caso de fiebre.

Durante la primera fase vagotónica, cuando el cuerpo acumula líquidos de manera natural, se recomienda limitar al máximo la ingesta de líquidos, evitando beber mucho o transfundir líquidos por vía intravenosa.

Indicaciones terapéuticas para posibles complicaciones en programas biológicos especiales

Los programas de los tejidos regulados por el tronco cerebral no suelen causar ninguna perturbación durante la fase activa del programa, durante la cual el tejido implicado aumenta su función o prolifera formando tumores. Estas proliferaciones, que Hamer siempre y en todo caso llama «adenocarcinomas», refiriéndose al tipo de células que proliferan y a su función, no siempre son identificadas como tales por un médico que observe a la persona en esta fase. Muchas veces la proliferación del tejido es mínima, o consiste en un simple engrosamiento del tejido, que los médicos no detectan con sus herramientas de diagnóstico o no lo consideran patológico.

Sólo cuando el tumor alcanza un tamaño o se manifiesta en una forma que lo hace detectable para las herramientas de diagnóstico, se identifica como un tumor. No se detecta un crecimiento tumoral de unas pocas células dispersas.

Por lo general, los tumores endodérmicos son asintomáticos en la fase activa, por lo que los médicos los identifican sólo con motivo de verificaciones o controles diagnósticos de rutina o por síntomas que no se originan en el programa endodérmico. Las personas conocidas por los médicos como pacientes de cáncer, por otro lado, se mantienen bajo control constante y literalmente se «tamizan» para encontrar incluso los rastros más pequeños de crecimiento tumoral. A estas personas se les diagnostica con mayor frecuencia estos tumores asintomáticos.

Si conocemos la NM, no necesitamos más herramientas de diagnóstico que nuestra percepción de cómo nos sentimos, para saber si estamos pasando por una fase activa de un programa del tejido endodérmico. De hecho, sabemos que si hemos tenido una experiencia traumática de cierto tipo, si desde ese momento estamos obsesionados con pensamientos que vuelven a esa experiencia y las condiciones que produjo, si tenemos trastornos del sueño y del apetito, las manos y los pies fríos, estamos en un conflicto activo. Si sabemos que estamos en un conflicto activo, sabemos que lo primero que debemos hacer es resolverlo si es posible.

Lo primero que hay que hacer en todo caso es seguir el precepto evangélico: «No se ponga el Sol sobre vuestro enojo». Sabemos que la verdadera enfermedad comienza con los hechos traumáticos que perturban nuestra vida, que la enfermedad existe cuando falla nuestra paz con nosotros mismos, con nuestro cuerpo o con los demás. Cuando tenemos dolencias físicas, en realidad estamos sanando.

Esta conciencia nos permite evitar controles médicos constantes cuando estamos bien. Sabemos que cuando estamos bien, no estamos enfermos, y cuando estamos en un conflicto activo, por lo que estamos bien físicamente pero estamos obsesionados con el conflicto, es bueno no acudir a controles médicos, para evitar el riesgo de que nos encuentren algún tumor que está creciendo. Es mejor resolver el conflicto en el desarrollo. En caso contrario, tendremos dos problemas: un conflicto activo que hace crecer el tumor más un conflicto activo de diagnóstico.

Si no conocemos la NM, si no nos damos cuenta de que estamos en conflicto activo o no podemos resolverlo hasta después de cierto tiempo, entonces si llegamos a la fase de la curación cuando la masa de conflicto acumulada es de cierta importancia, debemos prepararnos para hacer frente a perturbaciones notables, que pueden superarse fácilmente, trastornos más graves o incluso muy graves, en función del tiempo de permanencia en conflicto activo, la intensidad del conflicto y el tipo de programa especial activado.

Cuando tenemos dolencias debido a programas del tronco cerebral, tenemos casi la seguridad completa de que estamos en proceso de curación, a menos que haya un tumor realmente grande en una parte del cuerpo donde impide funciones vitales. De hecho, tal evento es muy raro.

Un caso particular lo constituye la fase activa del programa de los túbulos colectores de los riñones, durante la cual se produce retención de agua en diversos grados. Según Hamer, todos los casos de aumento de peso son atribuibles a este programa: no se gana peso por lo que se come, ya que el aparato digestivo tiene la inteligencia biológica que le permite retener las sustancias necesarias y expulsar las superfluas o nocivas. El aumento de peso no fisiológico se debe a la acumulación de líquidos en los tejidos, especialmente en las células grasas y en los tejidos que tienen otros programas en la fase de la curación. La fase activa del prófugo también implica el crecimiento de tejidos adenocarcinomatosos en el tejido de los túbulos renales. Esta proliferación nunca es advertida en la fase activa por los médicos, porque ningún médico acude a buscar datos diagnósticos de este tipo en el caso de una persona que tiende a engordar. Se limitan a ponerla a dieta y a prescribirle actividades motrices, porque creen que la única causa del aumento de peso es la sobrealimentación o la irregularidad alimentaria y la falta de actividad física. Los médicos señalan, para correlaciones estadísticas, que las personas que tienden a engordar también tienden a moverse poco y creen, por una cuestión dogmática, que comen demasiado o mal. Como creen que las personas aumentan de peso debido a un trastorno del comportamiento, los médicos intentan la reeducación de dicho comportamiento. Ni siquiera sospechan que, en la base del fenómeno, puede haber una perturbación orgánica. Por lo tanto, no realizan investigaciones diagnósticas en este sentido. Las únicas investigaciones clínicas que se realizan en el caso de la obesidad están relacionadas con la posible presencia de trastornos metabólicos o de trastornos endocrinológicos.

El dogma que asocia la obesidad con comer en exceso proviene de la observación de que las personas privadas de alimentos pierden masa corporal, lo que lleva a la ecuación de que el exceso de masa corporal está relacionado con comer en exceso habitualmente.

En efecto, las deficiencias dietéticas disminuyen la masa corporal indiscriminadamente (huesos, músculos, tejidos conectivos, etc.), por lo que es cierto que provocan pérdida de peso. Por otro lado, no pueden prolongarse en el tiempo, porque se vuelven insostenibles: una persona hambrienta no puede seguir privándose de alimentos voluntariamente por más de un tiempo determinado. En cuanto vuelve a comer con normalidad, la masa corporal se regenera y, dado que la masa perdida es principalmente de origen mesodérmico, tiende a regenerarse de manera exuberante. Por otro lado, la dieta no tiene un efecto estable sobre la retención de agua, más bien tiende a agravarla, porque un prófugo que se ve privado de la posibilidad de comer libremente se sentirá aún más prófugo, por lo tanto retendrá aún más fluidos y nutrientes en su cuerpo. Esto explica por qué, al dejar una dieta, se recupera rápidamente el peso perdido… con intereses. El remedio que se ofrece es estar siempre a dieta, usar diuréticos y laxantes con regularidad, hacer ejercicio continuamente, es decir, alimentar un círculo vicioso que implica una lucha perenne contra el propio cuerpo.

A ningún médico se le ocurrirá buscar el origen de este fenómeno en los túbulos renales, por lo que nunca se descubrirá un adenocarcinoma de los túbulos activos, a no ser que se realicen controles renales específicos por otros motivos.

Cuando el programa implantado en un tejido implica el crecimiento de unas pocas células o de pequeños cúmulos celulares dispersos, la fase activa pasará totalmente desapercibida y, en la fase de cicatrización, la necrosis de estas células adoptará el aspecto de una inflamación o de una infección del tejido, que será tratada con antiinflamatorios, antibióticos, etc.

Cuando tumores de cierto tamaño han crecido en la fase activa, podemos tener trastornos más apreciables en la fase de la curación, que pueden requerir atención médica. Aquí tendremos un diagnóstico diferente según el tipo de programa, pero también según el momento de la fase de solución en el que nos encontremos en el momento del diagnóstico. Si llegamos al diagnóstico cuando el tumor aún está completo e infectado por microorganismos, en el tejido edematoso hinchado, tendremos un diagnóstico de cáncer en un estado avanzado de formación. Si el tumor ya está parcialmente destruido, tendremos un diagnóstico de cáncer en etapa temprana o tumor necrosante. Si el tumor ya ha sido degradado por microorganismos, en el tejido hinchado y empapado en el líquido purulento resultante de la caseificación, el diagnóstico será de infección microbiana. Si el proceso es en el pulmón, tendremos neumonía. Si las cavidades dejadas por la destrucción de los tumores todavía están presentes en el pulmón, el diagnóstico será de tuberculosis pulmonar. Si el proceso involucra al hígado, tendremos un diagnóstico de cáncer de hígado cuando el tumor aún está presente, de lo contrario el diagnóstico será hepatitis. Si la investigación diagnóstica se realiza al final del proceso, cuando el hígado ya ha reconstituido la masa perdida, el médico encontrará el hígado agrandado y pondrá al paciente a dieta.

En órganos como el pulmón, el hígado, el páncreas, el intestino, que realizan funciones vitales esenciales, la solución puede generar serios problemas e incluso amenazar la supervivencia. La primera buena regla que se debe seguir es nunca hacerse exámenes médicos cuando se está bien. No existe una medicina preventiva, sino sólo una búsqueda espasmódica de tumores asintomáticos, que en su mayor parte se curarían solos, sin ser notados y que, de ser diagnosticados, implican la inclusión en programas de tratamiento, que corren el riesgo de invalidar fuertemente a personas básicamente sanas.

Cuando nos diagnostican un tumor, es fundamental saber con precisión qué tipo de tumor es y sobre qué tipo de tejido está proliferando, por ello es necesario que el diagnóstico histológico sea muy claro, porque son estos datos los que nos permiten rastrear el conflicto en desarrollo y saber en qué etapa del desarrollo del programa especial nos encontramos.

Si nuestro tumor crece simpáticamente, es parte de uno de los programas especiales del paleoencéfalo. El diagnóstico histológico o la tomografía computarizada cerebral confirmarán esta hipótesis. Por supuesto, la verificación decisiva es la comparación de los datos con su experiencia personal.

Siempre es bueno evitar las biopsias y otras investigaciones invasivas, pero también debemos lidiar con nuestro miedo. Si sabemos que tenemos cáncer, podemos sentirnos en peligro si no nos hacemos todas las pruebas necesarias. En este caso, lo mejor es hacerlas.

Siempre es nuestra experiencia la que debe dirigir nuestras acciones, de tal manera que sintamos que tenemos nuestro cuidado en las manos, que tenemos toda la información que necesitamos para tomar nuestras decisiones y que nuestras elecciones son las que nos hacen sentir más seguros. Incluso si estamos familiarizados con las leyes biológicas, durante una fase sintomática podemos sentirnos más seguros en el hospital que en casa. Siempre debemos seguir lo que sentimos, aunque momentáneamente nos parezca que contradice nuestras opiniones. Necesitamos sentirnos seguros.

Si sentimos la necesidad de buscar atención médica cuando estamos sanando y tenemos dolencias, debemos ser capaces de utilizar la asistencia médica, incluida la del hospital si es necesario, tratando de evitar intervenciones que puedan dañarnos.

En el hospital se aplican de manera estándar prácticas que, en una fase de solución, podrían resultar inadecuadas. Por ejemplo, en el hospital se aplica rutinariamente un goteo de solución fisiológica, que tiene como objetivo hidratar y facilitar el trabajo de las enfermeras, que pueden inyectar los medicamentos directamente en el frasco, desde donde la solución gotea lentamente hacia la sangre. Los médicos consideran inofensivas estas perfusiones, que además evitan que el paciente sufra los pinchazos varias veces al día.

En la NM, en cambio, sabemos que, durante la primera fase de solución, cuando los tejidos de los órganos y el BH en el cerebro están hinchados de líquidos, una perfusión de líquido agrava el edema de los tejidos, por lo que debe ser absolutamente evitada. Una de las causas más frecuentes de muerte durante la fase de solución de los programas especiales es el edema cerebral. Para evitar este riesgo y el de complicaciones en la cicatrización de los órganos afectados, es importante no ingerir líquidos. En caso de estar indicados, astringentes y diuréticos si no existe un programa simultáneo de túbulos renales en fase activa.

Lo primero que se debe hacer en caso de hospitalización en la fase de la curación es, por tanto, rechazar las perfusiones de líquidos.

La otra cosa que hay que rechazar son los anestésicos opiáceos, especialmente la morfina. Ésta interrumpe la conexión del cerebro con los órganos que están funcionando e impide la fase de la curación. Además, la morfina disminuye la resistencia al dolor, por lo que debe administrarse en dosis crecientes y no tiene efecto curativo.

Debemos tener en cuenta que el dolor aumenta con el empeoramiento del edema, por lo que los fármacos astringentes, como la cortisona o los antibióticos, también tienen un efecto calmante sobre el dolor.

Ciertas fases de la curación, especialmente si implican trastornos graves o potencialmente mortales, pueden ir acompañadas de estados de agitación psíquica o motora, de estados de desorientación y de perturbaciones psíquicas de cierta importancia. En estos casos, los médicos administran sedantes. Pero estos sedantes también deben rechazarse en estas situaciones, porque inducen la inmovilidad y el sueño artificial, lo que impide realizar todos los movimientos necesarios para superar la fase de la curación. Estos movimientos son una expresión de la conciencia embrionaria, del cerebro arcaico, por lo que pueden parecer completamente insensatos y disparatados a quien los observa desde fuera, pero tienen un importante sentido biológico. Así como los movimientos de un embrión en el útero materno se autoorganizan, así también los movimientos, los procesos creativos y la comunicación de una persona enferma en la fase de la curación son absolutamente necesarios para la curación y es absolutamente de primera importancia dejar a la persona libre para realizarlos y, en efecto, facilitarle este tipo de expresión.

La esencialidad de los movimientos autopoiéticos en las fases de curación de cierta importancia es una de las razones que explican por qué las personas en estas fases tienden a mostrar una reacción paradójica a los sedantes.

Un caso especial al que debemos prestar atención es la constelación del tronco o «consternación».

Esta condición representa un trastorno psíquico de cierta gravedad o, si se presenta en una persona que está en tratamiento en el hospital y tiene trastornos orgánicos severos, puede confundirse con un estado de coma.

Si uno de nuestros seres queridos se encuentra en este estado, la hospitalización en urgencias y la administración de psicofármacos puede generar mayores molestias y complicar el estado del paciente, generar mayor confusión y nuevos traumas. El asombro de la consternación surge de manera instantánea, por lo que si lo verificas, te será relativamente fácil detenerte, ponerte cómodo, tomarte el tiempo para reflexionar sobre lo que sucedió justo antes del inicio de la consternación. Este evento tiene que ver con el ingreso a la constelación, ya sea porque constituye un trauma o porque hubo algún elemento que reactiva un binario. Lo mejor es llevar a la persona al lugar donde se sienta más segura, tranquilizarla, evitar presionarla de cualquier manera, como pedirle explicaciones, retroalimentar su estado de salud, etc.

La seguridad, la tranquilidad y el tiempo podrían resultar resolutivos.

Si la persona consternada está en el hospital, quienes la conocen bien pueden entender dónde se siente más segura. Puede ser que necesite que la lleven a su casa para que se recupere, pero también puede que se sienta tranquilizada por la presencia de un familiar, enfermera o médico de su confianza.

En cualquier caso, es importante que una persona que la tranquilice esté siempre cerca de ella y mantenga contacto físico y vocal: tocar a la persona, moverla despacio, hablarle. Recuerda que la clave para activar y sostener la función curativa es la relación con el enfermo.

En las fases de solución de los programas de la médula ósea, lo primero en lo que debemos fijarnos es en no romper la cápsula del hueso donde está inflamado e hinchado, pues la zona del hueso que se está reparando es muy frágil, por lo que se necesita mucho cuidado: hay que moverse lentamente, sin hacer esfuerzos ni cargar pesos y sin perforar ni cortar la cápsula. Los viejos médicos tenían cuidado de no tocar una parte inflamada. Cuando se repara, el hueso es líquido, contenido dentro de la cápsula que mantiene su forma. En el interior de este líquido, proliferan nuevas células que reparan el tejido. Si la cápsula se rompe en ese momento, el líquido contenido se derrama y forma una proliferación mucho mayor, sobre todo porque la ruptura requiere una reparación adicional. Cualquier tejido controlado por la médula cerebral crece exuberantemente cada vez que es pinchado o roto.

El padre de todos los obstáculos a los que nos enfrentamos con los programas de la médula ósea y sobre todo con los de los huesos es el dolor, por lo que poder ganarle la partida al dolor es haber ganado ya la guerra. Pero no podemos engañar al dolor eliminándolo, porque es de fundamental importancia: debemos integrar el dolor y ése es realmente nuestro problema.

La experiencia del dolor
Todos hemos aprendido a experimentar el dolor como un signo de enfermedad, deterioro y peligro, por lo que hemos aprendido a rechazar la experiencia del dolor y a tratar de suprimirlo a toda costa.

Los viejos médicos saben que el dolor es un signo de vitalidad, especialmente en enfermedades degenerativas y severas. La insensibilidad de una parte del cuerpo es un signo clínico muy ominoso. La NM confirma que todos los procesos de deterioro y erosión de los tejidos sanos pasan desapercibidos, sin sensaciones negativas particulares, al igual que el crecimiento de tumores. El dolor siempre señala una fase de regeneración.

«Una vez fui herida por un arpón, que se clavó en mi pierna justo por encima del tobillo. Era de noche; cuando sentí el golpe del arpón clavarse en la pierna, no sentí ningún dolor, sólo un golpe:

—¿¡Quién es el idiota que juega a la pelota en la playa por la noche!? –exclamé.

»Inmediatamente después, la luz de la antorcha iluminó la escena del arpón clavado en mi pierna. Sólo entonces sentí el dolor agudo que me atravesaba de pies a cabeza. Pedí que me quitaran el arpón de la pierna, luego corrí por la orilla, en el agua fría, más de un kilómetro para llegar a la salida de la playa. Tan pronto como llegué a casa, a salvo, vi que los dos agujeros producidos por el arpón estaban limpios. Sólo salía un poco de sangre. Apoyé la pierna sobre una almohada y le apliqué desinfectante. En cuestión de minutos, la pierna estaba hinchada, las heridas se pusieron rojas y empezaron a doler mucho más.[5]

Veamos qué significa esta experiencia, que muchas otras personas habrán tenido y que todos pueden comprobar fácilmente. De esta historia aprende-

---

5. La que sufrió el incidente con el arpón es Katia.

mos que el dolor es una experiencia psíquica de nivel cognitivo, la experiencia del dolor es nuestra percepción consciente personal del daño a nuestro cuerpo. El dolor es una función de nuestra imagen de lo que sucede en nuestro cuerpo. Sin percepción y evaluación del daño, no hay dolor. El otro aspecto que notamos es que, hasta que no comienza la fase de regeneración, la parte del cuerpo lesionada o herida no duele. Por tanto, podemos definir al dolor como la experiencia psicológica de toma de conciencia del bloqueo funcional de una parte del cuerpo, donde se inicia un proceso de regeneración y curación. El dolor, que es propiamente la experiencia personal y subjetiva del bloqueo, que depende de la visión del proceso en desarrollo, será tanto más intenso e insoportable cuanto más esté ligado, en la mente, a procesos de desintegración o invasión desestructuradora.

Esta consideración nos informa de que la intensidad y la cualidad de la percepción del dolor pueden verse muy influenciadas y modificadas por la reestructuración cognitiva de la imagen que tenemos de nuestra enfermedad.

Si percibimos el proceso que genera el dolor como un evento funcional en nuestro cuerpo, una reorganización útil, que podemos ver en el tiempo con un principio y un final, el dolor será mucho más llevadero que cuando vemos el dolor como una expresión de un mal que nos devora hasta el amargo final, hasta la inevitable muerte.

Curar el dolor es una imagen relativamente disonante en nuestra cultura, como lo es la noción del dolor como autoproducción funcional. Sin embargo, podemos utilizar experiencias comunes y accesibles para reestructurar nuestra experiencia del dolor, como la experiencia mencionada anteriormente.

Cuando nos ponemos en la perspectiva de seguir el programa especial en marcha, con la voluntad de captar sus aspectos regeneradores y evolutivos, encontrándonos cada vez con la confirmación en los datos diagnósticos, que marcan nuestros pasos, e imaginando el final del proceso y la definitiva solución, el dolor ya no es algo que tenemos que soportar de manera pasiva, sino que se convierte en una señal valiosa, que guía nuestros movimientos autoadaptativos que facilitan nuestra curación.

Por lo tanto, desde una perspectiva activa, el dolor es la señal que nos permite permanecer siempre en relación con nuestro cuerpo y con la parte lesionada o enferma. En caso de riesgo en una parte del cuerpo, lo primero que nos dice el dolor es: «¡Detente! Estoy trabajando para regenerar un tejido».

La primera señal de bloqueo siempre debe ser apoyada y respetada, pero esto a menudo no es suficiente. En los programas de regeneración extendida, el dolor a menudo se hace sentir incluso si nos detenemos, por lo que debemos manejarlo si queremos llegar al final del programa. En estos casos, además de trabajar nuestra imagen del programa actual, también debemos aprender a «modular» el dolor.

¿Por qué el dolor parece tan irreductible? Porque es el sistema de señalización más importante que nos conecta con la vida: nos mantiene vivos y, si seguimos sus indicaciones, nos devuelve a la vida.

Todos hemos aprendido a sentirnos perdidos e impotentes ante el dolor, a ponernos anestesia, a que alguien nos lo «quite», hemos aprendido que el dolor «hay que aguantarlo».

Soportar el dolor significa tratar de ignorar sus indicaciones, tratar de ignorarlo, pero cuando las indicaciones que nos da son esenciales para sanar o para vivir, ignorar las indicaciones del dolor significa ser aplastado y cancelado, permanecer en el dolor o dirigirse hacia la muerte.

Hay otra forma: seguir activamente las indicaciones del dolor, modular el dolor con movimiento. Esta modulación es fundamental siempre y especialmente en programas óseos o musculares.

Cualquiera que haya asistido a personas inmovilizadas sabe bien que continuamente piden ayuda para cambiar de posición. Sienten que la inmovilidad prolongada es tan dañina como el esfuerzo, les dice el dolor. El dolor nos impide realizar esfuerzos y movimientos de carga, pero también permanecer quietos. De hecho, bloquea el movimiento voluntario y libera el movimiento autónomo del cuerpo que tiene la función de autoestructuración y autoadaptación, es el mismo movimiento que hicimos de embriones para construir nuestro cuerpo y que funciona cada vez que necesitamos regenerar o reconstruir o transformar una parte de nuestro cuerpo: el movimiento embrionario. Este movimiento se siente simplemente colocando las manos relajadas sobre el cuerpo de una persona y se libera cuando el movimiento voluntario «calla», induciendo una especie de trance. Se siente y manifiesta sus cualidades autoterapéuticas cuando la persona se encuentra relajada y ligeramente medio dormida, como ocurre en los estados meditativos. Por eso las técnicas de meditación son una ayuda válida en estos casos.

El dolor se modula escuchándolo y haciéndolo objeto de meditación, llevándonos siempre a la posición donde el dolor amaina o desaparece. Seguir estas indicaciones del dolor significa recomponer los movimientos de la danza del embrión, donde cada movimiento crea nuevos tejidos. Si una persona está inmovilizada y no puede moverse por sí misma, las personas que la asisten deben ser sus caballeros en la danza de la curación, moviéndola siempre siguiendo sus indicaciones, siempre en la posición más cómoda. El dolor será entonces tu señal más importante que te guiará en el movimiento de curación sin riesgo de lesiones o fracturas.

BIBLIOGRAFÍA

Cattaneo, Zaccheo: *Grossi Anatomia microscópica*, Ed Utet.
De Tarso, Pablo: *Cartas de los apóstoles, Carta a los efesios*.
Enderlein, Günther: «Bacteria cyclogeny: Prolegomena to a study of the structure, sexual and asexual reproduction and development of bacteria», *Pleomorphic SANUM*, Phelps Road, Glendale, EE. UU.
Fierro, Angelo: *Il grande libro dei fiori di Bach*, Corbaccio edizioni, 2000.
Grabación del seminario Coin, Málaga, 2003.
Hamer, Ryke Geerd: *Vermächtnis einer Neuen Medizin. Krebs, Leukämie und Psychose*, ed. Amici di Dirk, Colonia.
—: «12+1 Hirnnerven – Tabelle», Edizioni Amici di Dirk, Ediciones de la Nueva Medicina, Alhaurín el Grande, julio de 2004.
—: «Präsentation der Neue Medizin, Ediciones de la Nueva Medicina, Alhaurín el Grande, 2004.
—: Extracto de *Krebs, krankheit der Seele*, Edizioni Amici di Dirk, Colonia, 1984, edición de la A.S.A.C. (Association Stop Au Cancer), Chambéry.
—: *Fondement d'une Medécine Nouvelle*, editado por la ASAC (Association Stop Au Cancer), Chambéry, 1993.
—: *Il cancro e tutte le cosiddette malattie*, Ediciones de la Nueva Medicina, Alhaurín el Grande, 2004.
—: *Il capovolgimento diagnostico*, Edizioni Amici di Dirk, Ediciones de la Nueva Medicina, Fuengirola, mayo de 2000.
—: *Il capovolgimento diagnostico. La genesi delle malattie e in particolare del cancro*, Ediciones de la Nueva Medicina, Alhaurín el Grande, tercera edición italiana, noviembre de 2003.
—: *Introduzione alla Nuova Medicina*, cuarta edición revisada y ampliada, en la traducción italiana de Marco Pfister. Las dos ediciones precedentes son del 2000 y del 2002.
—: *Krebs und alle sog. Krankheiten*, Ediciones de la Nueva Medicina, julio de 2004.
—: *Krebs, krankheit der Seele*, Edizioni Amici di Dirk, Colonia, 1984.
—: *Kurzfassung der Neuen Medizin*, Edizioni Amici di Dirk, Colonia, 1981.
—: *Tableau synoptique de la médecine nouvelle*, Edizioni Amici di Dirk, Colonia, y ASAC Chambéry.

—: *Testamento per una Nuova Medicina*, Ediciones de la Nueva Medicina, S.L. Alhaurín el Grande, junio de 2003.

—: *Vermaechtnis einer neuen Medizin: Krebs, leukämie, psychose*, Edizioni Amici di Dirk, Colonia, 1987.

—: *Wissenschaftiche Tabelle der Neuen Medizin*, Ediciones de la Nueva Medicina, Alhaurín el Grande, noviembre de 2006, 2007, 2008; edición italiana de 2009.

Issartel, Lionelle e Marielle: *Conoscere l'osteopatia*, Tecniche nuove ed., Milán, abril de 1992.

«Jekill: comunicare la scienza», editorial del master en comunicación de la ciencia, SISSA.

Maturana, H. R. y Varela, F. J.: *L'albero della conoscenza*, Garzanti, Milán, 1984.

Passerini, A.; Bergamini, L. y Loeb, C.: *La Tomografia Computerizzata nella diagnostica neurológica*, Masson Editore.

Pfister, Marco: «Dispense del I corso avanzati di Nuova Medicina», septiembre de 2001, publicada en el Manual n.º 1.

Prigogine, Ilya y Stengers, Isabelle: *La nuova alleanza. Uomo e natura in una scienza unificata*, Turín, 1981.

Prigogine, Ilya: *La fine delle certezze*, Bollati Boringhieri, Turín, 1997.

—: *Le leggi del caos*, Roma-Bari, 1992.

Ramilli, Simone: *Wellness Flowers, I dodici rimedi per i conflitti psicosomatici secondo la Psicobiotica*, Tecniche Nuove Edizioni, mayo de 2008.

Reich, Wilhelm: *Analisi del carattere,* tr. Furio Belfiore y Anneliese Wolf, SugarCo, Milán, 1973.

Rugarli: *Manuale di medicina interna sistematica*, Ed. Masson, 1990.

Shapiro, Francine: *E.M.D.R. Desensibilizzazione e rielaborazione attraverso movimenti oculari*, McGraw-Hill, primera edición italiana, marzo de 2000.

Simoncini, Tullio: *Il cancro è un fungo*, Lampis ed., noviembre de 2005.

www.disinformazione.it; www.scienzaeconoscenza.it;

www.mednat.org/germi_teoria.htm

ÍNDICE

Prólogo de Rino Curti 7
Introducción 11
Advertencias e instrucciones de uso 21

CAPÍTULO 1. ESTRUCTURA TEÓRICA DEL SISTEMA DE LA NUEVA MEDICINA 25
Las cinco leyes biológicas 25
Programas biológicos normales y programas especiales 28
Programas biológicos superespeciales: las constelaciones esquizofrénicas 30
Teoría de los nervios craneales 33
Programas especiales naturales biológicos sensatos (EBS).
    El DHS (síndrome de Dirk Hamer) 36
Las constelaciones de conflictos 40

CAPÍTULO 2. PROGRAMAS BIOLÓGICOS ESPECIALES DE TEJIDOS ENDODÉRMICOS DIRIGIDO POR EL TRONCO CEREBRAL 45
El cerebro de la célula y el cerebro del órgano 46
Tronco cerebral 47
Tejidos regulados por el tronco cerebral 47
Microorganismos de los tejidos regulados por el tronco cerebral 48
Conexión ipsilateral entre las áreas del tronco cerebral y los órganos inervados . 49
Áreas cerebrales de proyección de tejidos endodérmicos 49
Conflictos del bocado 50
Disposición de los programas especiales de los tejidos endodérmicos
    en la *Tabla científica* de la NM 51
Cualidades de los tejidos del tracto gastrointestinal 55
Conflictos del bocado y desarrollo en los tejidos
    y los órganos de los correspondientes programas especiales
    regulados por el tronco cerebral. Programa de los tubos colectores
    del riñón y el conflicto de la existencia o «conflicto del prófugo» 58
Programa de la médula suprarrenal y conflicto de estrés insoportable 69
Programa del lóbulo anterior de la hipófisis o «adenopituitario» 70
Programas de la boca: cavidad oral, faringe, laringe
    y tejidos glandulares relacionados 72

Programa de la submucosa de la faringe 73
Programa del nervio olfativo por la mucosa endodermal de la nariz 74
Programa del oído medio y de la trompa de Eustaquio 74
Programa de la trompa de Eustaquio 75
Programa del oído medio 76
Programas del ojo: glándulas lagrimales e iris 79
Programa de las glándulas lagrimales 79
Programa del iris del ojo 80
Programa del nervio óptico para la coroides 82
Programa de las amígdalas 83
Programa de la submucosa del paladar 88
Programa de la capa endodérmica subyacente a la mucosa de la boca 90
Programa del tejido acinar de las parótidas 92
Programa de la parte acinar de las glándulas salivales sublinguales 95
Programa de la tiroides 96
Programa de la parte acinar de las glándulas paratiroides 98
Programa de las células caliciformes de los bronquios 101
Bronquiolos y alvéolos del pulmón 102
Programa de la submucosa endodérmica del tercio inferior del esófago
    y de los residuos de la mucosa endodérmica aún presentes
    en los dos tercios superiores 104
Programa de la mucosa del estómago (excepto de la curvatura menor) 107
Programa del duodeno 108
Programa del tejido glandular del hígado 109
Programa del parénquima del páncreas 112
Programa de la mucosa del intestino 114
Programa del intestino delgado 115
Programa del yeyuno (parte superior del intestino delgado) 116
Programa del íleon (intestino delgado inferior) 117
Programa del intestino ciego y del apéndice 120
Programa del intestino grueso (colon ascendente, transverso y descendente) .. 121
Programa del colon sigmoide 123
Programa del recto 124
Programa del tejido endodérmico del ombligo 125
Programa del trígono de la vejiga 127
Programa de las glándulas de Bartolino 128
Programa de las células del pene que producen esmegma 129
Programa de las trompas 131
Programa de la mucosa del cuerpo del útero 132
Programa de la próstata 134

Programas especiales de tejidos de derivación endodérmica regulados
    por las áreas mesencefálicas del tronco cerebral 136
Programa de las células germinales de los ovarios y de los testículos 138
Musculatura lisa de los músculos oculares 144
Musculatura lisa del músculo oblicuo superior 145
Musculatura lisa del músculo recto lateral 146
Musculatura lisa de los músculos dilatadores y del esfínter del iris 147
La musculatura lisa implicada en la masticación 148
Musculatura lisa del paladar blando y de la bóveda de la faringe 149
Musculatura lisa de los músculos de la deglución, de la lengua
    y del esófago 150
Musculatura lisa de los músculos de la mímica de la cara 151
Musculatura lisa del trapecio y del esternocleidomastoideo 152
Musculatura lisa del intestino 153
Musculatura lisa del corazón 153
Musculatura lisa de las arterias y de las venas 156
Musculatura lisa del cuerpo del útero 158

CAPÍTULO 3. PROGRAMAS BIOLÓGICOS ESPECIALES DE LOS TEJIDOS DERIVADOS DEL MESODERMO ARCAICO DIRIGIDO POR EL CEREBRO 161

Evolución de la conexión nerviosa del cerebro a los órganos 161
Conflictos de ataque y programas especiales de tejidos derivados
    del mesodermo arcaico regulados por el cerebelo 164
Conflictos de ataque y desarrollo en los tejidos y en los órganos
    de los correspondientes programas biológicos especiales dirigidos
    por el cerebelo. Programas especiales de la dermis y sus anexos 170
Melanoma 173
Herpes zoster o «fuego de San Antonio» 174
Programa de las glándulas sudoríparas: nódulos de acné 175
Programa de las glándulas sebáceas 176
Programa de las terminaciones nerviosas de la dermis: neurofibroma
    o glioma periférico 176
Programa de las glándulas mamarias 178
Programas del pericardio, de la pleura y del peritoneo 183
Programa del pericardio 184
Programa de las pleuras 186
Programa del peritoneo 188
Programa del epiplón mayor 190

CAPÍTULO 4. PROGRAMAS BIOLÓGICOS ESPECIALES DE LOS TEJIDOS DERIVADOS DEL MESODERMO RECIENTE REGULADOS POR LA MÉDULA CEREBRAL 193

Los tejidos derivados del mesodermo reciente y sus funciones 193
Conflictos que activan los programas biológicos especiales de los tejidos dirigidos por la médula cerebral: conflictos de autoevaluación 195
Conflictos de autoevaluación y desarrollo en los tejidos y órganos de los correspondientes programas biológicos especiales dirigidos por la médula cerebral. Programa biológico especial del tejido conjuntivo 207
Programa biológico especial del tejido adiposo 208
Programa especial del cartílago biológico 210
Programa especial biológico de los tendones 213
Programas biológicos especiales de la musculatura estriada 214
Programa biológico especial de la musculatura estriada del corazón 218
Programa de la musculatura estriada de los bronquios 223
Programa de la musculatura estriada de la laringe 224
Programa de la musculatura estriada del diafragma 225
Músculo ciliar para la acomodación del cristalino 226
Musculatura estriada extrínseca de los ojos 228
Musculatura de la masticación 229
Programa de la musculatura mímica de la cara 230
Programa de la musculatura del paladar blando y de la faringe 231
Programa de la musculatura estriada del músculo esternocleidomastoideo y del trapecio 232
Programa de la musculatura estriada de la lengua y del esófago 233
Programa de la musculatura estriada del cuello y del esfínter del útero 234
Programa de la musculatura estriada de la vejiga 235
Programa de la musculatura estriada del recto 236
Programas biológicos especiales de los huesos 237
Distintos conflictos de infravaloración relacionados con la localización de los programas en distintas zonas del esqueleto 238
Programa concomitante de la médula ósea y de la sangre 247
Programa biológico especial del bazo 253
Programa especial de la médula ósea 255
Programa especial de la dentina 263
Programa especial de los ganglios linfáticos 264
Programa especial de la íntima mesodérmica de los vasos arteriales 265
Programa de la íntima de los vasos venosos 267
Programa de los vasos linfáticos 268

Programa de la corteza de las glándulas suprarrenales 269
Programa de los ovarios 270
Programa del tejido intersticial de los testículos 273
Programa del parénquima del riñón 274

CAPÍTULO 5. PROGRAMAS ESPECIALES DE LOS TEJIDOS DERIVADOS DEL ECTODERMO DIRIGIDOS POR LA CORTEZA CEREBRAL 279

La evolución de los tejidos de derivación ectodérmica 279
Programas motores de la musculatura estriada voluntaria regulados
    por la corteza somatomotora 289
Conflictos biológicos que activan los programas motores 290
Conflictos motores y programas especiales de los tejidos regulados
    por la corteza motora. Programas de los músculos de los ojos 298
Programa del músculo ciliar 298
Programa del músculo recto lateral 299
Programa de la musculatura estriada extrínseca de los ojos 299
Programa del músculo oblicuo superior del ojo 300
Programa de los músculos motores de la lengua y de la masticación 300
Programa de los músculos motores de la lengua y del esófago 301
Programa motor de los músculos del paladar blando y de la faringe 302
Programa de la musculatura estriada de los ⅔ superiores del esófago
    implicada en el acto voluntario de la deglución 303
Programa de la musculatura mímica de la cara 304
Programa de la musculatura estriada de los músculos
    esternocleidomastoideo y trapecio 304
Programa del diafragma 306
Programa motor de la musculatura estriada del corazón 307
Programas de la inervación cortical motora con función voluntaria
    relacionados con conflictos territoriales 310
Programa de inervación motora voluntaria de la curvatura menor
    del estómago y del duodeno 311
Programa de inervación motora voluntaria de las vías biliares y pancreáticas . . 312
Programa motor de la musculatura estriada voluntaria de los bronquios 313
Programa motor de la musculatura estriada de la laringe
    y de las cuerdas vocales 314
Programa de inervación motora voluntaria de la musculatura del recto 315
Programa de inervación motora voluntaria de la musculatura estriada
    del cuello y del orificio del útero y de la vagina 316
Programa de inervación motora voluntaria de la vejiga 318

Programas de los tejidos de derivación ectodérmica dirigidos
   por la corteza somatosensorial y los conflictos de separación 319
Programas de la corteza somatosensorial y los conflictos de separación.
   Programa de la piel y el conflicto de separación simple 324
Programa de la función sensorial del trigémino 327
Programa de la función sensorial del nervio facial 329
Programa de la función sensorial del nervio glosofaríngeo 330
Programa de la función sensorial del nervio vago 331
Programa del estrato profundo del cuero cabelludo:
   conflicto de separación brutal 331
Programa del cabello: conflicto de la separación de las caricias 333
Programa de los receptores de la piel: conflictos por separación
   con sensación de pérdida de identidad 335
Programa del epitelio de los ojos y los conflictos por separación visual,
   lejos de los ojos 336
Programa del epitelio del párpado y de la conjuntiva 337
Programa de la córnea del ojo 338
Programa del cristalino 339
Programa de la pigmentosa de la retina 340
Programa del epitelio plano intraductal de los conductos galactóforos 341
Programa de la sensibilidad del periostio dirigido por la corteza
   cerebral postsensorial 344
Programas de las mucosas ectodérmicas dirigidos por la corteza basal 347
Corteza olfativa y el programa de la mucosa de la nariz 352
Programa funcional de la pérdida de olfato 353
Programa de la mucosa de los senos paranasales 354
Programa de la mucosa del epitelio plano de la boca 356
Programa de la mucosa del epitelio plano de los dos tercios superiores
   del esófago 357
Programas de los conductos de las glándulas. Programa de los conductos
   de las glándulas lagrimales 359
Programa de los conductos excretores de la parótida 360
Programa de los conductos excretorios de las glándulas sublinguales 361
Programas de la corteza auditiva 362
Programa de la clóquea 364
Programas de los tejidos de derivación ectodérmica dirigidos por las áreas
   corticales visuales en la sección del cerebro a nivel de las ínsulas 365
Programas de los tejidos de derivación ectodérmica, dirigidos por las áreas
   corticales visuales en la sección encefálica a la altura de las insulas,
   no influenciados por el equilibrio hormonal 368

Programa del esmalte de los dientes 370
Áreas corticales visuales y los conflictos por miedo en la nuca 371
Programa del nervio óptico 372
Programa de las retinas 372
Programa del cuerpo vítreo 374
Programas dirigidos por áreas corticales periinsulares que regulan
    la producción de hormonas sexuales y los conflictos en el ámbito
    del territorio 376
Programas en el ámbito territorial masculino.
    Programa del epitelio plano de los conductos de los arcos faríngeos:
    el conflicto de miedo frontal 395
Programa de la mucosa intrabronquial del epitelio plano y de la
    musculatura de los bronquios: el conflicto del territorio amenazado 397
Conflicto masculino del territorio y el programa de la íntima
    de las arterias coronarias y de las vesículas seminales 401
Programa del seno carótido 406
Programa de las vesículas seminales 407
Conflicto de rencor en el territorio y los programas de la mucosa
    de la curvatura menor del estómago, de la mucosa duodenal,
    de los conductos biliares y pancreáticos 408
Programa de la mucosa de la curvatura menor del estómago, del píloro
    y del bulbo duodenal 409
Programa de los conductos hepatobiliares intrahepáticos y extrahepáticos
    y de la mucosa del epitelio plano de la vesícula biliar 411
Programa del epitelio plano de los conductos pancreáticos 414
Conflicto masculino de marcaje del territorio: no poder delimitar
    los límites del territorio. Programa de la mucosa del epitelio plano
    del cáliz del riñón izquierdo, la mucosa del uréter izquierdo,
    la hemiparte izquierda de la vejiga y de la parte izquierda de la uretra 416
Programa de la mucosa del epitelio plano de los cálices renales 417
Programa de la mucosa del uréter izquierdo 418
Programa de la mucosa epitelial de la hemiparte izquierda de la vejiga 419
Programa de la mucosa de la hemiparte izquierda de la uretra 420
Programas del espacio territorial femenino. Programa del epitelio plano
    de los conductos de la tiroides 421
Programa de la mucosa del epitelio plano y de la musculatura de la laringe:
    el conflicto de miedo alarmado 423
Programa del epitelio pavimentoso de la mucosa laríngea 424
Programa de la musculatura estriada de la laringe y de las cuerdas vocales 426

Conflicto de frustración sexual y el programa de la íntima
de las venas coronarias y de la mucosa del cuello
y del orificio del útero 430
Programa de la íntima de las venas coronarias 431
Conflicto de frustración sexual y el programa de la mucosa epitelial
del cuello y del orificio del útero 435
Programa de la mucosa epitelial de la vagina 438
Programa de la mucosa del recto: conflicto de identidad 439
Conflictos femeninos de marcaje del territorio 441
Programas de la mucosa de los cálices renales del riñón derecho,
del uréter derecho, de la hemiparte derecha de la vejiga
y de la parte derecha de la uretra. Programa de la mucosa
del epitelio plano de los cálices del riñón derecho 441
Programa de la mucosa del uréter derecho 442
Programa de la mucosa de la hemiparte derecha de la vejiga 443
Programa de la mucosa del lado derecho de la uretra 444
Áreas de la regulación de los niveles de azúcar en la sangre:
los programas de los islotes pancreáticos de Langerhans 445
Conflicto masculino de oposición impotente y el programa
de las células beta de los islotes de Langerhans 446
Conflicto femenino del miedo con asco y disgusto y el programa
de las células alfa de los islotes Langerhans 447
Programa directo del diencéfalo. Conflicto del tálamo: la rendición total 448

CAPÍTULO 6. NUESTRA CONSTELACIÓN PERSONAL Y ÚNICA. MAPA PERSONAL DE LOS CONFLICTOS 451

Cuándo necesitamos nuestro mapa personal de los conflictos 453
En la fase activa 456
En la fase de la curación 457
Cómo se construye el mapa personal 458
Conflictos actuales 460
Conflictos históricos 463
Conflicto fundamental o «clave» del sistema de conflictos 466
Determinación de los programas especiales involucrados en nuestros
síntomas presentes y el punto de desarrollo en el que nos encontramos ... 467
Conflictos del bocado: aspectos instintivos 475
Conflictos de autodevaluación y la estructura del carácter 477
Conflictos de ataque y la profunda estructura arcaica de las defensas 480
El nivel de los conflictos corticales y el ámbito de la relación 481

Determinación del tipo de equilibrio hormonal: estado de ánimo,
    disposiciones emocionales y relacionales, orientación
    y experiencia sexual, lugar en el grupo y en la jerarquía social,
    comportamiento social 483
Orden de los niveles cuánticos en el mapa personal de los conflictos 485
Primer nivel: la conciencia cósmica 488
Segundo nivel: la mente social 489
Tercer nivel: las relaciones familiares interiorizadas 490
Cuarto nivel: el ego individual 492
Pero ¿qué es la enfermedad? 494
La imagen del proceso de enfermedad-curación 495
La realidad desde el punto de vista del movimiento 498
El derecho a estar enfermo: la enfermedad llamada «cura» 500

CAPÍTULO 7. PROGRAMAS ESPECIALES, FASES DEL DESARROLLO EMBRIONARIO Y FASES NORMALES EVOLUTIVAS O CREATIVAS A LO LARGO DE LA VIDA 503
Las leyes biogenéticas de la NM 503

CAPÍTULO 8. CURARSE CON LA CONCIENCIACIÓN DE LAS LEYES BIOLÓGICAS EN EL SISTEMA DE SALUD DE LA MEDICINA OFICIAL 517
Fábrica de enfermedades 518
Estrategias del *disease mongering* 524
Indisponibilidad de los recursos naturales 534
Educación para el consumo 535

CAPÍTULO 9. ESTRATEGIAS, CRITERIOS Y APOYOS TERAPÉUTICOS 537
Definición de estado de salud 537

Bibliografía 573